中国科学院教材建设专家委员会规划教材

高等院校医学系列教材

案例版™

供医学影像学、医学影像技术、生物医学工程等专业使用

X线/CT医学影像诊断学

编著 高剑波 杜勇

主编 丁莹莹 廖美焱 沈文 史河水 文戈 王维

副主编

编委（按姓氏笔画排序）

丁莹莹 昆明医科大学第三附属医院
于红 上海长征医院
王维 中南大学湘雅三医院
王杰 山西医科大学第一医院
文戈 南方医科大学南方医院
邓琼 海南医学院第一附属医院
史河水 华中科技大学同济医学院附属协和医院
白旭 天津医科大学肿瘤医院
吕滨 中国医学科学院阜外医院
朱力 宁夏医科大学总医院
刘屹 中国医科大学第一附属医院
刘亚 新疆医科大学第一附属医院
刘毅 广东省人民医院
汤超 包头医学院第二附属医院
农津 川北医学院附属医院
孙实 北京大学肿瘤医院
杜勇 川北医学院附属医院
李叶 吉林大学第一医院
李凯 广西医科大学第一附属医院
李军 贵州医科大学附属医院
李杰 首都医科大学附属北京佑安医院
杨宝 河南中医药大学第二附属医院
杨宏 川北医学院附属医院
杨中 西安交通大学第二附属医院
杨汉
杨全新

吴兴旺 安徽医科大学第一附属医院
何玉麟 南昌大学第一附属医院
沈文 天津市第一中心医院
张川 川北医学院附属医院
张伟 中国医科大学附属盛京医院
张娅文 川北医学院附属医院
陈伟建 温州医科大学附属第一医院
陈殿森 河南科技大学第一附属医院
尚乃舰 哈尔滨医科大学附属第三医院
郑敏文 空军军医大学西京医院
居胜红 东南大学附属中大医院
赵绍红 中国人民解放军总医院
洪楠 北京大学人民医院
徐磊 首都医科大学附属北京安贞医院
高传平 青岛大学附属医院
高剑波 郑州大学第一附属医院
唐磊 北京肿瘤医院
梁盼 郑州大学第一附属医院
梁长华 新乡医学院第一附属医院
彭志刚 河北医科大学第三医院
谢传森 中山大学肿瘤医院
雷军强 兰州大学第一医院
鲍海华 青海大学附属医院
廖美焱 武汉大学中南医院
薛蕴菁 福建医科大学附属协和医院

科学出版社

北 京

郑 重 声 明

为顺应教育部教学改革潮流和改进现有的教学模式，适应目前高等医学院校的教育现状，提高医学教育质量，培养具有创新精神和创新能力的医学人才，科学出版社在充分调研的基础上，引进国外先进的教学模式，独创案例与教学内容相结合的编写形式，组织编写了国内首套引领医学教育发展趋势的案例版教材。案例教学在医学教育中，是培养高素质、创新型和实用型医学人才的有效途径。

案例版教材版权所有，其内容和引用案例的编写模式受法律保护，一切抄袭、模仿和盗版等侵权行为及不正当竞争行为，将被追究法律责任。

图书在版编目（CIP）数据

X线/CT医学影像诊断学/高剑波，杜勇主编. —北京：科学出版社，2022.1
中国科学院教材建设专家委员会规划教材·高等院校医学系列教材
ISBN 978-7-03-070040-7

Ⅰ.①X… Ⅱ.①高… ②杜…Ⅲ.①X射线诊断–高等学校–教材 ②计算机X线扫描体层摄影–诊断学–高等学校–教材 Ⅳ.①R814

中国版本图书馆CIP数据核字（2021）第206958号

责任编辑：朱 华 / 责任校对：宁辉彩
责任印制：赵 博 / 封面设计：陈 敬

科 学 出 版 社 出版
北京东黄城根北街16号
邮政编码：100717
http://www.sciencep.com
涿州市殷润文化传播有限公司印刷
科学出版社发行 各地新华书店经销
*
2022年1月第 一 版 开本：787×1092 1/16
2025年3月第二次印刷 印张：30
字数：928 800
定价：138.00元
（如有印装质量问题，我社负责调换）

前　言

随着医学科技的不断发展,高端医学影像设备已在临床上得到广泛的普及和推广应用,从而促进了医学影像学向更科学、更严谨的专业化方向发展。为了满足医学影像学的专业发展需求,建立适应现代医学影像学发展的教育体系,培养紧密配合临床医疗服务工作、掌握特殊医疗技术和医疗技能、技艺卓越、拔尖创新的高级医学影像学人才。在科学出版社大力支持下,我们邀请国内医学影像学专家,参考国内、外资料,并结合相关领域经验,启动本书的编写工作。

本教材是高等院校医学系列教材,供医学影像学、医学影像技术等专业的本科生、研究生、进修生、规培生及实习生的学习用书,可作为放射医学考试辅导用书,同时也可作为临床相关专业人员了解本专业的参考用书。本教材编写中强调:内容选择要把握继承、发展与创新的关系,要在吸收、研究以往国家级规划教材的基础上有所偏重、有所发展、有所创新;要体现医学影像专业特点,以案例分析的形式,把疾病临床与病理特点、重点影像特征、各影像技术优势有机结合起来,使学生从专业技术角度更全面地获取知识,又在能力方面得到了提高;要注重知识的全面性、系统性、代表性;结合近年来影像新技术组织素材,使教材更加实用、有效。

我们感谢各位编委及其编写团队的辛勤付出,感谢科学出版社相关编辑,还有其他在本书写作、编辑和出版过程中做出贡献的所有人员,在此予以由衷感谢!

希望通过本书的出版,能为涉及医学影像学教学的教师和学生提供指导和参考。限于编写者的认识和经验,书中某些观点和想法不一定全面和恰当,或许还会有一些不妥之处,敬请广大同行专家及读者不吝批评和指正。

本书编委会
2021 年春

目　　录

第一章 绪 论

自 1895 年德国物理学家伦琴发现 X 线后不久，X 线即被用于人体的检查，进行疾病的诊断，并形成了放射诊断学（diagnostic radiology），奠定了医学影像学的基础。随着科学技术的发展，20 世纪 50～60 年代开始应用超声与核素显像进行人体检查，出现了超声成像（ultrasonography）和核素闪烁成像（scintigraphy）。70～80 年代又研发出了计算机体层成像（computed tomography，CT）、磁共振成像（magnetic resonance imaging，MRI）和发射体层成像（emission computed tomography，ECT），包括单光子发射计算机体层显像（single photo emission computed tomography，SPECT）与正电子发射体层显像（positron emission tomography，PET）等新的成像技术。这些成像方法极大地提高了显像水平，仅 100 年的时间形成了包括 X 线诊断、超声诊断、核素显像诊断、CT 与 MRI 诊断在内的医学影像诊断学（diagnostic medical imaging）。虽然各种成像技术的成像原理与方法不同，诊断价值与限度亦各异，但均是使人体内部结构和器官成像，借以了解人体解剖与生理功能状况及病理变化，以达到诊断疾病的目的。

近年来，由于微电子学与电子计算机的发展，以及分子医学的发展，使得影像诊断设备不断改进，检查技术也不断创新。影像诊断已从单一的形态成像诊断发展为形态成像、功能成像和代谢成像并用的综合诊断。继 CT 与 MRI 之后，心脏和脑的磁源成图（magnetic source imaging）已初步应用于临床。此外，用于神经和精神疾病的功能磁共振成像（functional magnetic resonance imaging，fMRI）也取得了极大的发展。分子影像学、影像组学也在研究中，以上这些足以说明影像诊断学的发展具有很大的潜力。

目前，传统的模拟 X 线成像已经发展为数字成像，数字成像改变了图像的显示方式，图像解读也由只用照片观察过渡到兼用屏幕观察，到计算机辅助诊断（computer aided diagnosis，CAD）。计算机辅助诊断技术，减轻了图像过多、解读费时的压力。图像存档与传输系统（picture archiving and communication system，PACS）的出现，使图像的保存、传输与利用发生巨大变化，并使远程放射学（tele-radiology）成为现实，极大地方便了会诊工作。由于图像数字化、网络和 PACS 的应用，影像学科将逐步成为数字化或无胶片学科。同时，标准化的海量数字影像数据也为人工智能（artificial intelligence，AI）在医学影像诊断的应用奠定了基础。

20 世纪 70 年代兴起的介入放射学（interventional radiology）是在影像监视下对某些疾病进行诊断或治疗的新技术，其按技术可分为血管性介入放射学（药物灌注、栓塞技术、成形支架、滤器技术等）和非血管介入放射学（穿刺活检、引流技术、异物取除、腔道支架等），采用微创的方法，使一些用内科药物或外科手术难以进行治疗或难以奏效的疾病得到有效的医治。介入放射学已成为同内科学和外科学并列的三大治疗体系之一。近年来，介入放射学发展迅速，影像监视系统除用 X 线成像，如数字减影血管造影（digital subtraction angiography，DSA）外，超声、CT 与 MRI 也应用于临床。介入治疗的应用范围已扩大到人体各个器官、结构的多种疾病，疗效也不断提高，在设备、器材与技术上都有很大改善，在临床应用与理论研究上也有很大进步。

纵观影像诊断学与介入放射学的应用与发展，可以看出医学影像学的范畴不断扩大，诊治水平明显提高，已成为运用高科技手段最多，在临床医学中发展最快且作用重大的学科之一。影像学科在临床医疗工作中的地位也有明显提高，已成为医院中作用特殊、任务重大、不可或缺的重要临床科室。影像学的发展也有力地促进了其他临床各学科的发展。

作为一名医学影像学专业的医学生，要掌握各种成像技术的成像原理、检查方法、影像诊断和诊断价值及限度。

第一节 X 线 成 像

一、X 线成像的基本原理

（一）X 线的产生

X 线可由 X 线管内高速运行的电子群撞击钨靶时产生。X 线管为一高度真空的二极管，阴极内装有钨丝，阳极内装有呈斜面的钨靶和附属散热装置。阴极钨丝在 12V 电压下被加热，钨丝附近便产生许多自由电子，向 X 线管两端加以高电压（40~150kV）时，阴阳极间电势差陡增，电子由阴极向阳极高速运行，撞击钨靶后发生能量转换，其中 1% 以下的能量转变为 X 线，99% 以上的能量转变为热量。

（二）X 线的特性

X 线是一种肉眼看不见的波长很短的电磁波，波长范围 0.0006~50nm。目前，X 线诊断常用的波长范围为 0.008~0.031nm。X 线与其临床成像有关的主要特性有以下几点：

1. 穿透性（penetrability） X 线的穿透力很强，能穿透可见光不能穿透的物质。X 线的穿透力与 X 线管两端的电压密切相关，电压越高，穿透力越强。同时 X 线的穿透力还与被照体的密度和厚度有关。X 线的穿透性是 X 线成像的基础。

2. 荧光效应（fluorescence effect） X 线能激发荧光物质如硫化锌镉和钨酸钙等，使波长极短的 X 线转变为波长较长的可见荧光，这种转化称为荧光效应。荧光效应是透视检查的基础。

3. 感光效应（photosensitivity） 涂有溴化银的胶片经 X 线照射后感光产生潜影，经显影、定影处理，感光的溴化银中的银离子（Ag^+）被还原成金属银（Ag），并沉积于胶片的胶膜，在胶片上呈黑色。而未感光的溴化银在定影和冲洗过程中，从 X 线胶片上被洗掉，显示出胶片片基的透明本色。依金属银沉积的多少，便产生了从黑至白不同灰度的影像。感光效应是 X 线摄影的基础。

4. 电离效应（ionizing effect） X 线穿过任何物质都可使之电离，而产生电离效应。空气的电离程度与空气吸收 X 线的量成正比，因而通过测量空气的电离程度可计算出空气中 X 线的量。X 线穿过人体也可产生电离效应，引起生物学方面的改变即生物效应，此为放射治疗的基础，也是 X 线检查时需要防护的原因。

（三）X 线成像基本原理

X 线之所以能使人体组织结构形成影像，主要是由于 X 线具有穿透性、荧光效应和感光效应，同时也因为人体组织结构有密度和厚度的差别，导致 X 线穿过人体不同的组织结构时被吸收的程度不同，到达荧光屏或 X 线胶片上的 X 线量出现差异，从而在荧光屏或 X 线胶片上形成明暗或黑白不同的影像。

人体组织结构按密度不同可分为三类：高密度的骨组织和钙化组织等；中等密度的皮肤、肌肉、结缔组织、实质器官和体液等；低密度的脂肪组织和体内的气体。

二、X 线设备与 X 线成像性能

（一）X 线设备

X 线设备主要包括 X 线管、变压器（包括降压变压器和升压变压器）及操作台。

（二）X 线成像性能

数字 X 线成像（digital radiography，DR）是将 X 线摄影装置或透视装置与计算机相结合，使形成影像的 X 线信息由模拟信息转变为数字信息，然后形成图像的成像技术。依其结构的不同可分为计算机 X 线成像（computed radiography，CR）、数字 X 线荧光成像（digital fluorography，DF）与平板探测器数字 X 线成像（digital radiography，DR）三种。

CR 是用影像板（image plate，IP）代替 X 线胶片作为介质，IP 上的影像信息经过激光扫描读取、图像处理和显示等步骤获得数字化图像。CR 已广泛应用于临床。

DF 是由影像增强电视系统（image intensify television，IITV）取代 CR 的 IP 作为介质。图像用高分辨力摄像管进行扫描。其他结构和处理与 CR 相近。DF 用于数字胃肠造影和数字减影血管造影设备。

DR 是用平板探测器将 X 线成像信息转换成电信号，再数字化，转换过程均在平板探测器内完成，故 X 线信息损失少，图像质量好，且成像时间短。

数字化图像质量优于传统 X 线图像；图像处理系统可调节对比度，从而得到最佳观察效果；患者接受的 X 线量较少；摄影条件的宽容度较大；图像信息可摄成照片或由光盘储存，也可输入 PACS 中。

三、X 线检查技术

人体组织结构基于密度上的差别，可产生 X 线图像上的黑白对比，此为自然对比。对缺乏自然对比的组织器官，可人为引入高密度或低密度的物质，使之产生对比，此为人工对比。引入的高密度或低密度物质称为对比剂（contrast medium），用人工对比方法进行的 X 线检查称为造影检查（contrast examination）。

（一）普通检查

1. 荧光透视（fluoroscopy）　使用影像增强电视系统。透视过程中可转动患者，从不同的方位进行观察；可了解器官的动态变化，如心脏大血管的搏动和胃肠道的蠕动等；操作方便，费用低，可立即得出诊断结论。但透视的影像对比度和清晰度较差，难以观察密度差较小的结构和病变，以及密度和厚度较大的部位，如头颅、脊柱和骨盆等，且缺乏客观记录。

2. X 线摄影（radiography）　对比度及清晰度较好，且能显示密度和厚度较大的部位及密度差较小的病变。常需摄两个相互垂直的方位，如正侧位。

（二）特殊检查

特殊检查有软线摄影（soft ray radiography）、体层摄影（tomography）、放大摄影（magnification radiography）和荧光摄影（fluorography）等。自 CT 等现代成像技术应用以来，只有乳腺 X 射线摄影（mammography）还在广泛应用。软线摄影是应用能产生软 X 线（波长较长，平均为 0.07nm）的钼靶 X 线机进行的摄影检查。

（三）造影检查

造影检查是将对比剂引入器官内或其周围间隙后进行的 X 线检查。

1. 对比剂　分高密度对比剂和低密度对比剂两类。高密度对比剂有钡剂和碘剂。低密度对比剂为气体，现已少用。

钡剂为医用硫酸钡，主要用于食管和胃肠道造影。

碘剂分为有机碘和无机碘两类，后者基本不用。水溶性有机碘剂主要用于心血管造影；经肾排出可显示肾盂和尿路；还可行脊髓造影检查等。水溶性有机碘剂分两型：①离子型，如泛影葡胺等；②非离子型，如碘帕醇、碘海醇（欧乃派克）等。离子型对比剂具有高渗性，毒副作用较多。非离子型对比剂具有相对低渗性、低黏度和低毒性等优点。

2. 造影方法　有以下两种：①直接引入法，包括口服（如食管和胃肠钡餐检查）、灌注（如钡剂灌肠、逆行尿路造影和子宫输卵管造影等）和穿刺注入或经导管直接注入器官和组织内（如脊髓造影和心血管造影等）。②间接引入法，如对比剂注入静脉后，经血液循环到达肾脏，然后由肾脏排入泌尿道而行尿路造影。

四、X 线检查的安全性

X线对人体可产生一定的生物效应，超过容许照射量，可发生放射反应，甚至放射损害，故应重视防护，以保护患者和工作人员的健康。放射防护应遵循屏蔽防护、距离防护和时间防护的原则。用铅等高密度物质作为屏障进行屏蔽防护；利用 X 线量与距离平方成反比的原理，通过增加 X 线源与人体间距离来减少照射量；每次检查照射时间不要过长，尽量避免重复检查。应根据国家有关放射防护的规定制定和落实防护措施。

五、X 线图像特点

X线图像是由从黑到白不同灰度的影像所组成，是灰阶图像。这些不同灰度的影像反映了人体组织结构的解剖或病理状态。在实际工作中，通常用密度的高与低来表述影像的白与黑，如用高、中、低密度分别表述白影、灰影和黑影。

人体组织结构的密度与 X 线图像上的密度是两个不同的概念。前者是指人体组织单位体积内物质的质量，而后者则指 X 线图像上的黑白。物质的密度与其自身的比重成正比，厚度相同的不同组织结构，密度高者，比重大，吸收 X 线多，X 线图像呈白影；相反，密度低者，比重小，吸收 X 线少，图像呈黑影。因此，X 线图像上的白影与黑影除与被照组织的厚度有关外，主要是反映组织结构密度的高低。

X线图像是 X 线束穿透路径上各种组织相互重叠的影像。X 线束由 X 线管向人体锥形投射，故 X 线图像有一定程度的放大失真并产生伴影，使图像清晰度降低。

六、X 线诊断的临床应用

尽管 CT 和 MRI 等现代成像技术对病变的显示比 X 线成像有明显的优势，但并不能替代 X 线检查。一些部位，如胃肠道仍主要使用 X 线检查；骨骼和胸部也多是首先应用 X 线检查。故 X 线诊断仍是影像诊断中使用最基本的检查方法。

第二节　X线计算机体层成像

计算机体层成像（computed tomography，CT）是 1969 年由 Hounsfield 设计成功的。CT 图像作为真正的断层图像，与传统 X 线成像相比，图像清晰、密度分辨率高、无断面以外组织结构干扰，提高了病变的检出率和诊断准确率，促进了医学影像学的发展。

一、CT 成像的基本原理

CT 是利用 X 线束对受检部位一定厚度的层面进行扫描，由探测器接收不同方向该层面上人体组织对 X 线的衰减值，经模/数转换输入计算机，通过计算机处理后得到组织衰减系数的数字矩阵，再将矩阵内的数值通过数/模转换，用黑白不同的灰度等级在荧光屏上显示出来，即构成 CT 图像。

根据受检部位的组织成分和密度差异，CT 图像重建需要选择适当的数学演算方式，包括标准演算法、软组织演算法和骨演算法等。需要指出的是，图像演算方式选择不当可降低图像的分辨率。

二、CT 设备与 CT 成像性能

CT 的发展大致可分为两个阶段，第一阶段，即从 CT 发明到螺旋 CT 出现的非螺旋 CT 阶段，改变了医用 X 线的诊断方式；而第二阶段，即从螺旋 CT 到目前的多层螺旋 CT 时代，发展和丰富了横断面 X 线诊断的手段。

单层螺旋 CT 设备结构利用滑环技术，球管探测器系统可连续旋转，改变了以往馈电和数据传导方式，提高了 CT 扫描和检查的速度。4 层螺旋 CT 主要改进的是探测器材料，采用了辐射转换效率高的稀土陶瓷闪烁晶体组成，与光电二极管一起共同组成探测器阵列，辐射的总转换效率提高至 99%。16 层螺旋 CT 最大的改变是探测器阵列的排数和总宽度增加，其次机架旋转一周的扫描速度也相应缩短为 0.42 秒，最短为 0.37 秒。64 层螺旋 CT 将滑环旋转一周的速度提高，增加一次扫描层数并扩大覆盖范围，并提高图像质量和各向同性的分辨率。128 层、256 层及 320/640 层螺旋 CT，又使多层螺旋 CT 发展进程的步伐迈出了坚实的一步。双源 CT 使一个 X 线管、一组探测器系统，改变成了双 X 线管和双探测器系统，提高了扫描的速度和扫描仪的功能定位。Discovery 或 revolution CT 改进了 X 线管、探测器材料和高压发生器，配以专用成像软件，可实现能谱成像。

三、CT 检查技术

CT 扫描过程中，受检患者要制动，对于儿童或配合欠佳的患者可适当采用镇静剂甚至麻醉药物。胸、腹部 CT 检查扫描前应训练屏气，腹盆部扫描前需口服对比剂。

（一）平扫

平扫（plain scan，non-contrast scan）又称为普通扫描或非增强扫描，是指不用对比剂增强或造影的扫描。扫描方位多采用横断层面，检查颅脑及头面部病变有时可加用冠状层面扫描。

（二）增强扫描

增强扫描（enhancement scan）指血管内注射对比剂后再行扫描的方法，包括常规增强扫描、动态 CT 增强扫描（dynamic CT enhancement scan）、延迟增强扫描、双期或多期增强扫描等方式。

动态 CT 增强扫描常用三期扫描，即动脉期、静脉期和实质期，主要用于了解组织、器官或病变的血液供应状况。特殊 CT 增强检查方法，包括双能 CT 检查和灌注成像，前者可为单源双能图像或双源双能图像，在肿瘤病理类型、分化程度、血管成像等诊断方面有重要价值。后者实际上为一种特殊的增强扫描，主要用于评价组织器官的灌注状态。

（三）CT 造影

CT 造影是指对某一器官或结构进行造影再行扫描的方法，分为 CT 血管造影和 CT 非血管造影两种。常用的如 CT 血管造影（CT angiography，CTA）和 CT 椎管造影（CT myelography，CTM）等。CT 血管造影的最大优势是快速、无创，可多平面、多方位、多角度显示脉管管腔、管壁及病变与血管的毗邻关系，一定程度上可取代有创的血管造影检查。CT 椎管造影有助于显示椎管内病变。CT 关节造影目前临床应用较少，其可清晰显示关节骨端、关节软骨、关节内结构及关节囊等关节解剖结构。

四、CT 检查的安全性

CT 作为临床常用的医学影像诊断设备，对于早期检出病变、判断病变性质等价值重大，但存在一定的风险，因此，安全性是非常重要的问题。

1. CT 作为一种无创的影像成像方法，部分检查需静脉注射碘对比剂，但通常 24 小时内可完全排出，对人体不构成伤害。

2. CT 的辐射剂量问题一直受到关注。在曝光前必须确认 X 线输出量后才能扫描，结合近年来不断优化的低剂量扫描方案，不会影响到人体的健康。

3. CT 检查包括平扫、增强扫描及双能 CT 检查，有助于疾病检出、性质鉴别、分化程度及病理类型的判断，以及治疗效果的评价。临床上从未发生因检查导致的伤害事件。

4. CT 灌注成像可在毛细血管层面反映组织的血供特点，已成为早期或超早期诊断、鉴别及预测缺血性和肿瘤性疾病临床疗效的有效方法。本方法技术成熟，安全可靠。

综上所述，CT 检查是安全、无创的，碘对比剂过敏率低，而且药物代谢较快，对人体不构成危害。

五、CT 图像特点

1. CT 图像是数字化模拟灰度图像 CT 图像由一定数目从黑到白不同灰度的像素（pixel）按固有矩阵排列而成。这些像素的灰度反映相应体素（voxel）的 X 线吸收系数。如含气的肺组织呈黑色影像，肌肉或脏器等软组织呈灰色影像，骨组织呈白色影像。

2. CT 图像具有较高的密度分辨力 CT 图像的密度分辨力（density resolution）较常规 X 线图像高，相当于常规 X 线图像的 10～20 倍，能清楚显示软组织构成的器官及构造，如脑、纵隔、肝、胰、脾、肾及盆腔等，并可确切显示出病变影像，这种病灶的检出能力是常规 X 线图像难以达到的。值得一提的是，CT 图像的空间分辨力不及常规 X 线图像。通过 CT 增强检查增加病变与周围组织结构的密度对比，有利于病变的检出和诊断。

3. CT 图像的密度能够进行量化评估 CT 图像可利用 X 线吸收系数量化评估密度高低的程度，这是常规 X 线检查所无法达到的。CT 密度的量化标准采用的是 CT 值，单位为亨氏单位（Hounsfield unit，HU）。一般以水的吸收系数为 1，CT 值定为 0HU；人体内密度最高的骨皮质吸收系数为 2，CT 值定为 +1000HU；人体内密度最低的气体吸收系数为 0，CT 值定为 –1000HU。临床工作中，为了观察的组织结构和病变显示最佳，可选用不同的窗技术，包括窗位（window level）和窗宽（window width）。

4. CT 图像为断层图像 CT 图像常规是横轴位断层图像，含有一定层面厚度的组织结构，克服了普通 X 线检查影像重叠的缺点，有助于清楚显示各个器官组织结构。在亚毫米薄层 CT 扫描的基础上，凭借 CT 图像后处理技术对 CT 轴位断面图像信息进行图像重组，可获得冠状位、矢状位二维图像及三维立体的 CT 图像等。

六、CT 诊断的临床应用

1. CT 在中枢神经系统疾病中的应用 CT 检查可早期发现出血性病变，对于缺血性病变，结合 CT 灌注成像可敏感检出超急性期脑梗死，但目前临床尚未普及。有关颅脑外伤性病变，CT 对骨折的诊断价值高于其他检查方法。此外，CT 平扫结合增强检查有助于诊断是否存在出血、肿瘤、炎症、血管畸形和寄生虫等疾病，辅助 CT 血管成像检查及图像后处理技术，可取代大部分血管造影检查对脑血管畸形及动脉瘤等疾病的诊断。

2. CT 在颌面部及颈部疾病中的应用 CT 检查对于颌面部及颈部疾病的诊断有一定的优势，尤其在急诊诊断中有重要价值。结合图像后处理技术，CT 检查可明确颅底、颌面部复杂骨折，气道病变的诊断，以及病变累及范围、周围组织结构关系等。值得一提的是，针对内耳及中耳的高分辨率扫描并结合三维重建技术，有助于诊断听小骨病变和内耳畸形。

3. CT 在呼吸系统疾病中的应用 有别于 X 线平片可能会漏诊部分肺内微小病变，CT 对肺结节的检出率可提高 5～10 倍。近年来，随着低剂量扫描技术和三维重建技术的临床应用，CT 检查已成为体格检查和肺内病变初步筛查手段。对于肺栓塞性疾病的诊断，肺动脉成像结合三维重建技术可发现肺动脉三级甚至更细分支内的栓塞，一定程度上取代了核素通气灌注扫描。对于肺内占位性病变、弥漫性病变的定性诊断，CT 平扫结合增强检查仍然是推荐的最佳影像方法。对于胸膜和胸壁病变的诊断，目前多依据超声检查，但复杂性病变的定性诊断，仍需结合 CT 检查。由于胸部外伤性疾病往往合并多系统损伤，CT 检查可短时间内准确诊断病情，并明确是否合并心脏、大血管损伤等疾病。

4. CT 在纵隔及心血管疾病中的应用 CT 可提示纵隔肿瘤性疾病的来源及内部特征。通过冠状动脉 CTA 检查，有助于观察冠状动脉狭窄与否和程度，还可了解狭窄形成的原因。对于冠心病患者，CTA 还能用于评估心肌缺损范围、程度及侧支循环情况、心脏功能分析，以指导个体化治疗。结合心电门控的心脏扫描及三维重建技术，有助于了解心脏发育异常的部位和程度，以及心脏瓣膜的形态等，便于先天性心脏病和心脏瓣膜病的诊断。

5. CT 在腹部疾病中的应用 CT 辅以三维重建，尤其是仿真内镜重建，已成为腹部空腔性脏器，如胃、小肠、结肠等疾病的重要检查方法。CT 增强检查可进一步了解是否伴有黏膜破坏，以及阑尾炎的诊断，明确肠梗阻的部位和梗阻部位的血运状况、梗阻原因等，同时对于治疗方案的制定亦有一定的帮助。对于腹部实质性脏器包括肝脏、脾脏、胰腺等，CT 平扫结合增强检查可明确病变轮廓、密度改变，以及动态增强过程中灌注状态改变。对于急腹症的诊断，如消化道穿孔等，CT 检查有较高的敏感性。由于腹部外伤性疾病往往合并多系统损伤，CT 检查可短时间内准确诊断病情，并明确是否合并实质脏器撕裂、破裂和出血等。CT 对于泌尿系统疾病的诊断亦有一定的价值，如通过动态增强扫描可确定肾实质、集合系统和输尿管等改变。CTA 还能用于腹部血管如肾动脉疾病、门脉高压等的诊断。

6. CT 在运动系统疾病中的应用 运动系统疾病多为外伤性疾病，X 线平片容易遮挡或与肋间隙重叠，判断比较困难。CT 平扫结合三维重建技术可用于复杂外伤的诊断、骨龄的测量和力学分析、骨密度测量，还可用于骨折愈合的判断等。对于脊椎损伤、椎间盘病变及软组织肿瘤等疾病的诊断，CT 平扫价值不及 MRI 扫描，多数病变尚需增强检查。

7. CT 在其他领域中的应用 CT 检查可辅助诊断血管疾病和介入治疗，有助于准确了解病变范围、程度，便于介入或手术治疗前准备。如 CT 可作为有效引导胸部或骨骼系统的穿刺引导设备，尤其是对于肺内病变的穿刺活检和治疗。此外，CT 还可为外科手术导航，用于了解病变的准确部位、范围及周围组织结构。

第二章　医学影像诊断学总论

学习要求：
1. 记忆：X 线及 CT 检查技术的优势和综合应用。
2. 理解：X 线及 CT 检查方法的特点和比较。
3. 运用：不同 X 线及 CT 检查技术的临床应用。

第一节　X 线/CT 检查技术临床应用及综合应用比较

一、不同影像技术的临床应用特点

医学影像诊断的主要依据或信息的来源是图像。不论是 X 线或 CT，都是以由白到黑不同灰度的影像来显示。然而，不同成像技术的成像原理并不相同，其图像上的灰度所反映的组织结构或表示的意义亦有所不同。例如，X 线与 CT 的成像基础是依据组织间的密度差异，黑、白灰度所反映的是对 X 线吸收值的不同；而 MRI 的成像基础是依据组织间的弛豫时间差异，黑、白灰度所反映的是代表弛豫时间长短的信号强度；超声的成像基础则是依据不同组织所具有的声阻抗和衰减的声学特性，黑、白灰度代表的是回声的弱与强。因此，在进行影像诊断时，须在掌握不同成像技术的成像原理基础上，熟悉它们各自的图像特点和临床应用，并能根据这些图像表现推测所代表的组织类型和病理变化，进而发现可能存在的病灶及其性质。

（一）X 线图像的特点

1. X 线图像为直接模拟灰度图像　X 线图像是透过人体的 X 线直接形成的图像，其由自黑到白不同灰度的影像组成，这种直接模拟的灰度图像是通过影像的密度及其变化来反映人体组织结构的解剖和病理状态。应当指出，人体组织结构的密度与 X 线图像上的密度是两个不同的概念，前者是指人体组织单位体积物质的质量，而后者则指 X 线图像上所示影像的黑白程度。两者之间有一定的关系，即物质的密度高、比重大、吸收的 X 线量多，在图像上呈白影；反之，物质的密度低、比重小、吸收的 X 线量少、在图像上呈黑影。在日常工作中，描述 X 线图像上组织结构黑、白程度时，通常以低密度、中等密度和高密度来表示，它们分别为黑影、灰影和白影。X 线图像上，所示影像密度的高、低主要与组织结构类型有关，亦与其厚度有一定关系。组织和器官发生病变时，X 线图像上可显示原有的密度发生改变，根据其黑、白变化形式，分别称之为密度减低或密度增高。进行各种造影检查时，人为通过不同途径向体内器官或间隙内引入高密度或低密度对比剂，形成人工密度对比，此时，所获得的 X 线造影图像依然为直接模拟的灰度图像。

2. X 线图像是影像重叠图像　X 线图像是 X 线束穿透某一部位内不同密度和厚度的组织结构后的投影总和，是该穿透路径上各个结构影像的相互叠加。这种叠加的结果，可使一些组织结构或病灶的投影因累积增益而得到很好的显示，然而也可使一些组织或病灶的投影被覆盖而较难识别或不能显示。尽管 X 线检查所获得的是影像重叠的图像，但可覆盖较大范围，便于对某一解剖部位的组织结构进行整体观察，如胸部和脊椎的 X 线平片。

3. X 线图像的放大和失真　应当明确，由于 X 线管的阳极靶有一定面积且产生的 X 线呈锥形投射，因此，X 线影像就产生了伴影并有一定程度的放大。伴影使 X 线影像的清晰度减低，另外由于是锥形投射，使处于射线中心部位的物体只有放大，并无失真和变形，但在射线边缘部位的物体除了放大，还伴有失真和变形。

4. X 线图像不可调节 普通 X 线图像是直接模拟成像，图像上的影像灰度和对比度与摄片参数、处理条件等密切相关。当获得照片后，其灰度和对比度是固定的、不可调节的。

数字化 X 线成像包括计算机 X 线成像（computed radiography，CR）和数字 X 线成像（digital radiography，DR），其图像的特点有别于传统 X 线检查图像。如同其他数字化成像，数字化 X 线成像通过灰阶处理和窗显示技术，可调整影像的灰度和对比度，从而使不同密度的组织结构及病灶同时得到最佳显示。然而，其仍保持传统 X 线图像的放大、失真，以及影像重叠的缺点。

（二）X 线诊断的临床应用

X 线用于临床疾病诊断已有百余年历史。尽管现代成像技术如超声、CT 和 MR 对疾病诊断显示出很大的优越性，但并不能完全取代 X 线检查。一些部位如乳腺，主要使用 X 线检查；对于胃肠道，X 线检查仍具有较高的应用价值；骨骼系统和胸部也多首选 X 线检查。但在有些部位中，如中枢神经系统、肝、胆、胰和生殖系统等疾病的诊断则主要靠现代成像技术，X 线检查的价值有限。值得一提的是，在介入放射学领域通过获取病变的组织学、细菌学、生理和生化资料进行疾病诊断时，最常应用的成像技术仍是 X 线检查。

（三）CT 图像的特点

1. CT 图像是数字化模拟灰度图像 CT 图像是经数字转换的重建模拟图像，是由一定数目从黑到白不同灰度的像素（pixel）按固有矩阵（matrix）排列而成。这些像素的灰度反映的是相应体素（voxel）的 X 线吸收系数。

如同 X 线图像，CT 图像亦是用灰度反映器官和组织对 X 线的吸收程度。其中黑影表示低吸收区，即低密度区，如含气的肺组织；灰影表示中等吸收区，即中等密度区，如软组织的肌肉或脏器；白影表示高吸收区，即高密度区，如含钙量高的骨组织。

2. CT 图像具有高的密度分辨力 与传统 X 线图像不同，CT 图像的密度分辨力（density resolution）高，相当于传统 X 线图像的 10～20 倍。因此，人体不同的软组织虽对 X 线的吸收差别小，且大多类似水的吸收系数，但在 CT 图像上亦可形成对比，这是 CT 的突出优点。所以，CT 能清楚显示由软组织构成的器官，如脑、纵隔、肝、胰、脾、肾及盆腔器官，并可在良好图像背景上确切显示出病变影像，这种病灶的检出能力是传统 X 线图像难以比拟的。然而，应当明确的是，组成 CT 图像的基本单位是像素。CT 装置不同，所选择的显示技术不同，像素的大小和矩阵数目亦不同，像素大小可以是 1.0mm×1.0mm 或 0.5mm×0.5mm，矩阵数目可以是 256×256、512×512 或 1024×1024 不等。虽然像素越小，矩阵数目越多，构成的图像越细致，空间分辨力（spatial resolution）就越高，但总体而言，CT 图像组成的基本单位即像素仍较大，故空间分辨力不及传统 X 线图像。尽管存在这一不足，CT 图像高的密度分辨力所产生的诊断价值要远远超过这一不利因素带来的负面影响。

如同 X 线造影检查，CT 增强检查通常也会采用静脉注射高密度对比剂的方法，增加病变与周围组织结构的密度对比，以利病变的检出和诊断。相较于传统的 X 线检查，病变的密度对比改变在 CT 增强图像上显示良好。

3. CT 图像能够进行密度量化分析 由于 CT 图像是数字化成像，因此不但能以不同的灰度来显示组织器官和病变的密度高低，而且还可应用 X 线吸收系数表明密度的高低程度，具有量化概念，这是传统 X 线检查所无法达到的。在实际工作中，CT 密度的量化标准不用 X 线吸收系数表示，而是用 CT 值，单位为亨氏单位（Hounsfield unit，HU）。因此，在描述某一组织器官或病变密度时，不但能够用高密度、中等密度或低密度来形容，亦可用它们的 CT 值来说明密度的高低程度。X 线吸收系数与 CT 值的换算关系如下：水的吸收系数为 1，CT 值定为 0HU；人体中密度最高的骨皮质吸收系数为 2，CT 值定为 +1000HU；人体中密度最低的气体吸收系数为 0，CT 值定为 −1000HU。因此，人体中密度不同的各种组织的 CT 值居 −1000～+1000HU 的 2000 个分度之间。

人体软组织的 CT 值范围小，且与水的 CT 值近似，但由于 CT 具有高的密度分辨力，仍可将密度差别小的软组织及其病变分辨出来，如脑皮质、髓质与脑梗死灶。临床工作中，为了使 CT 图像上待观察的组织结构和病变达到最佳显示，需依据它们的 CT 值范围，选用不同的窗技术（window technique），包括窗位（window level）和窗宽（window width）。提高窗位，荧光屏上所显示的图像变黑；降低窗位则图像变白。增大窗宽，图像上的层次增多，组织间对比度下降；缩小窗宽，图像上的层次减少，组织间对比度增加。

4. CT 图像常规为断层图像　临床应用中，CT 图像常规是横轴位断层图像，克服了普通 X 线检查各组织结构影像重叠这一限度，从而使它们得以清楚显示，明显提高了病灶的检出率。然而，断层图像不利于器官结构和病灶的整体显示，需要连续观察多帧图像，经人脑思维整合或运用图像后处理重组技术，才能形成完整的概念。

CT 图像类似但并非为真正的解剖断面图像，而是人体中具有一定厚度层面的重建图像。因此，当一个扫描层面内同时含有两种或两种以上密度不同且走行与层面平行的组织时，其所显示的密度并非代表任何一种组织，所测得的 CT 值为它们的平均值，这种现象称为部分容积效应或部分容积现象（partial volume effect），其可影响病变的显示和诊断。为了克服这一不利因素，可采用更薄的准直、更小重建层厚和特殊算法进行图像重建，如高分辨力 CT（high resolution CT，HRCT）检查，以利于微小结构和病变的显示。

5. CT 图像能进行各种后处理　CT 图像是数字化图像，因此能够运用计算机软件进行各种后处理。CT 图像后处理技术涵盖了各种二维显示技术、三维显示技术及其他多种分析处理和显示技术。其中二维显示技术包括电影显示（cine display）、多平面重组（multiplanar reformation，MPR）和曲面重组（curved planar reformation，CPR）；三维显示技术有最大密度投影（maximum intensity projection，MIP）、最小密度投影（minimum intensity projection，minIP）、表面遮盖显示（surface shaded display，SSD）、容积再现技术（volume rendering technique，VRT）、CT 仿真内镜（CT virtual endoscopy，CTVE）和组织透明投影（tissue transition projection，TTP）；其他分析、处理和显示技术包括各种分离技术、肺结节分析技术、骨密度分析技术、心脏（包括冠状动脉及心肌灌注）分析技术、CT 灌注分析和显示技术及各种叠加显示技术等。这些分析和显示技术的开发和应用极大地拓展了 CT 的应用领域，并显著提高了 CT 的诊断价值。

（四）CT 诊断的临床应用

CT 检查的突出优点是具有很高的密度分辨力，而易于检出病变，特别是能够较早地发现小病变和较准确显示病变范围，因而广泛用于临床。尤其是近年来，随着 CT 设备的不断改进和完善，16 层、64 层、256 层和 320 层 CT 及双能、双源 CT 和双层探测器 CT 的相继应用，以及多种后处理软件的开发，使得 CT 的应用领域在不断地扩大。

目前，CT 检查的应用范围几乎涵盖了全身各个系统，特别是对于中枢神经系统、头颈部、呼吸系统、消化系统、泌尿系统和内分泌系统病变的检出和诊断具有突出的优越性。对于心血管系统、生殖系统和骨骼肌肉系统病变，CT 检查亦具有较高的诊断价值。CT 检查所能检出和诊断的病种包括各种先天性发育异常、炎症性疾病、代谢异常病变、外伤性改变、退行性和变性疾病、良恶性肿瘤及心血管疾病等。

由于 CT 检查技术的不断创新，使得 CT 的诊断信息除了来源于病灶形态学表现外，还增添了功能性表现，这就为获得准确诊断提供了新的依据。CT 灌注成像即为一种功能成像，其可反映组织器官和病灶的血流灌注改变，而有利于病变的检出及定性诊断。此外，应用快速电影模式进行 CT 扫描，还可实时观察器官的活动，如心脏各房室的收缩和舒张、胃肠道的蠕动及关节的运动，这就为疾病诊断提供了新的信息。

值得提出的是，近几年来鉴于设备软硬件的发展，CT 检查在急症医学中的地位也越来越重要。例如，疑为脑梗死时快速同时完成 CTA 检查和灌注检查；对鉴别胸痛三联症（心绞痛、主动脉夹层和肺动脉栓塞）的一站式检查；对肠系膜血管血栓形成和栓塞的 CTA 检查等，为急症患者的及时、合理、有效治疗提供了可靠依据。

然而，CT 检查的应用仍有一些限制。首先，CT 检查使用 X 线，且辐射剂量高于传统 X 线检查，在一定程度上限制了 CT 的应用，尤其在妇产科、儿科等领域中的应用。如何降低 CT 检查的辐射剂量已成为当前关注的重要焦点，也是今后 CT 发展和应用的一个重要努力方向。目前，胸部低剂量 CT 扫描已初步用于肺癌高危人群的筛查，冠状动脉 CTA 检查也在通过设备软硬件的改进不断降低辐射剂量。此外，新型双能 CT 的开发则能通过一次增强检查，同时获得近似于正常平扫的虚拟平扫图像和增强 CT 图像，从而显著降低了患者的辐射剂量。

CT 检查应用的另一个限制是对某些病变的检出尚有困难。例如，对中枢神经系统微小转移灶的发现及对脊髓病变的显示还远不及 MR 检查；对消化系统胃肠道黏膜小病灶的识别也不及 X 线造影检查；对骨骼肌肉系统软骨、关节盘和韧带病变的显示仍十分困难。再有，CT 检查虽能发现大多数病变，准确地显示病灶的部位和范围，然而如同其他影像学检查，CT 对疾病的定性诊断仍然存在一定的限制。例如，CT 检查有时难以确定肿瘤性与非肿瘤性疾病；有时虽能确定为肿瘤性疾病，却难以鉴别肿瘤的良恶性；有时即使确定为恶性或良性肿瘤，但仍难以判断肿瘤的病理类型。

因此，使用 CT 检查各系统疾病时，应当明确其应用价值、对不同疾病检查的适应证及它的限度，只有这样才能充分发挥 CT 检查的优势，减少和避免非必要和无诊断价值的 CT 检查。

二、不同影像技术和检查方法的比较

对于不同系统和解剖部位，各种成像技术的适用范围和诊断效果有很大的差异。例如，在中枢神经系统，X 线检查的应用价值有限而基本不再使用，超声检查的能力亦有很大的局限性，目前广泛应用的是 CT 和 MRI 检查；相比较，对于乳腺，X 线检查仍然是首选和主要的检查技术，尽管超声、CT 和 MRI 检查有一定的应用价值。又如，在呼吸系统，由于有良好的密度自然对比，X 线平片仍是常用的首选检查技术，也是最基本的方法；CT 检查基于密度分辨力高等特点，对疾病的检出和诊断明显优于 X 线平片检查，已成为呼吸系统疾病诊断的主要手段；超声检查则受肺组织和胸壁骨组织对入射超声波全反射的影响，而 MRI 检查也由于肺组织含气、质子密度低致信号强度弱，因此这两种成像技术极少用于检查呼吸系统疾病。上述示例不难说明，由于各种成像技术的成像原理和图像特点不同，而且各个系统和解剖部位的组织类型亦不相同，因此在影像学检查时，应有针对性地选用对疾病显示效果好、诊断价值高的成像技术。

同一种成像技术，还包括不同的检查方法，这些检查方法的适用范围和诊断效果亦有很大差异。因此，对某一系统和解剖部位的检查，在选用特定的成像技术后，还要根据具体情况，进一步选用不同的检查方法。例如，急性脑梗死属于中枢神经系统疾病，需选用 CT 或 MRI 检查，但在超急性期脑梗死时，常规 CT 和 MRI 检查常不能显示病灶，需进一步选用 CT 灌注检查或 MRI 的 DWI 检查，方能发现病灶和明确诊断。又如，CT 检查是呼吸系统疾病诊断的主要手段，而对于常见的孤立性肺结节，还应选用高分辨力 CT 检查，以显示结节内部、边缘及周围肺组织的细节，必要时随诊检查并应用肺结节软件进行分析，以利结节的定性诊断。因此，对某一疾病的检查，当确定所用成像技术后，根据具体情况，进一步选用适当的检查方法对于疾病的检出及其诊断同样具有非常重要的意义。

三、不同影像技术和检查方法的综合应用

影像学检查时，不同成像技术和方法的综合应用亦十分重要，目的是更敏感地发现病变、明确病变的范围、显示病变的特点、提高病变的诊断准确性和正确评估病变的分期，以利临床制订合理、有效的治疗方案。这种综合应用既包括 X 线、超声、CT 和 MRI 这些不同成像技术间的综合应用，

也包括每一成像技术中不同检查方法的综合应用。例如，在急性脑血管病的患者，通常首先行 CT 平扫检查，确定颅内有无急性出血。当发现急性出血时，根据出血部位、表现特征及相关的临床资料，有可能为高血压性脑出血，也有可能疑为动脉瘤、脑血管畸形所导致的出血，此时需进一步行 X 线血管造影（DSA）检查或 CTA、磁共振血管成像（MRA）检查，以明确出血的病因；若 CT 检查未发现有急性颅内出血表现，则可能为超急性期脑梗死，在这种情况下，还需进一步行 CT 灌注检查或 MRI 检查，其中 MRI 检查时除常规序列外，尚应选择对超急性期脑梗死检出敏感的 DWI 序列。又如，对于胃肠道恶性肿瘤，X 线钡剂造影检查常为首选成像技术，然而这种检查只能观察胃肠道内壁和腔内改变，无法显示肿瘤的壁外侵犯，更不能发现有无周围和远隔淋巴结转移及肝转移等，在这种情况下通常需行超声、CT 或 MRI 检查，以进一步显示病变范围，有利于肿瘤的分期和治疗。选用某一种成像技术进行检查时，有时还要综合应用该成像技术中的不同检查方法，例如，对于前列腺癌的检查应选用 MRI 技术，除了行常规序列的 T_1WI 和 T_2WI 外，还常需行 DWI、PWI 或 MRS 检查。这些检查不但能进一步明确是否为前列腺癌，而且还能准确指明肿瘤的范围，有利于肿瘤的分期和治疗。

四、诊断与技术相结合

医学影像技术和医学影像诊断在临床上相互依赖。通过使用水平较高的医学影像诊断，能够帮助医学影像技术的推升，并能够拓宽医学影像技术的应用范围。同时在对患者实施医学影像诊断时，使用较高水平的影像技术，能够提高影像诊断的准确度。但在临床诊断中，较低质量的医学影像诊断信息会对患者的临床诊断造成极大的影响。若没有较好地对患者进行诊断，将会制约影像技术的提升。

影像学检查虽然是重要的临床诊断方法，甚至是某些疾病的主要诊断方法，但是仍有一些限制。首先，并非所有疾病行影像学检查均能发现异常表现，如急性病毒性肝炎、急性肾盂肾炎和急性膀胱炎等，影像学检查常无明确异常表现。其次，即使影像学检查发现异常表现，由于通常反映的是大体病理改变，并非组织学所见，因此仅依据这些异常表现并非均能做出正确的定性诊断，这是影像学检查的限制。

目前在临床上 X 线平片、CT 等影像诊断技术较常用，这些诊断技术在临床对于患者实施诊断的过程中各有特点，但也有一些局限性及不足。对于某些疾病而言，无法使用单一的诊断方式来确诊。在此过程中，医学影像的诊断技术和医学影像的技术工作实际上是一个整体，通过互相渗透及相辅相成的形式，在临床诊断中互相依赖、制约及促进。随着医学影像技术的不断发展，出现了一些全新的检查技术和影像组学、人工智能诊断，提升了临床诊断效果。

第二节 X 线/CT 检查的申请和影像诊断报告的原则

一、影像检查的申请

（一）影像检查申请的意义

在日常诊疗过程中，申请影像检查是一项重要且必不可少的工作。选择适当的影像学检查手段和检查项目，正确填写影像检查申请单，显得尤为重要。对于影像科工作人员来说，一份简明扼要的 X 线/CT 申请单，不仅能够帮助技术员提前叮嘱被检者做好检查的准备工作，还能够指导其根据检查项目及临床要求选择投照或扫描的部位、体位及范围，同时可以使影像诊断医师更加有目的性地进行阅片，对病灶的有无、部位、范围、性质、程度等信息做出更为准确的诊断，从而为临床医生对疾病的进一步诊治提供更多的影像学依据，节约被检者的时间及费用。

（二）影像检查申请的目的

在临床工作中，临床医生为就诊者申请影像检查的目的不尽相同，主要包括：①为被检者进行健康体检或疾病筛查。目前，在入职体检、投保体检中影像学检查是一项必不可少的项目，临床医生常需要为体检者开单申请影像学检查；同时，在临床工作中，对于某种疾病的高危人群，常需要针对该疾病申请影像学检查，例如，对于常年吸烟的老年人群，需要进行高分辨率胸部CT排查有无肺癌可能；对于乙肝或丙肝患者，需要定期进行超声、CT或MRI等检查，排查有无肝硬化甚至肝癌的可能。②对可疑某种疾病，需借助影像学手段，加以印证或排除该病。例如，对于车祸外伤就诊、局部疼痛而骨折体征不明显的患者，常需要进行X线摄影或CT扫描进一步排查有无隐匿性骨折的可能；对突发一侧肢体无力的老年患者，需要申请头颅CT或头颅MRI等检查，排查有无急性脑梗死的存在。③对于临床表现相似的疾病，临床医生常需要采用影像学检查进行疾病诊断及鉴别诊断。例如，对于剧烈胸痛的患者，临床考虑是否有主动脉夹层、急性心肌梗死或肺动脉栓塞时，可进行胸部CTA扫描，有助于鉴别这三种疾病，以便给予及时的救治；对于有肉眼血尿的患者，常需申请泌尿系超声、CT或MRI等，进一步鉴别引起血尿的原因。④对于已发现病变的患者，采用适当的影像学检查，可对病灶的性质进行推测。例如，临床可触及的明显的腹部肿块，进行腹部超声、全腹CT或MRI检查，可明确肿块的部位，并根据其影像学表现，推测肿块的良恶性。⑤对已有病理诊断的患者，可通过影像学检查明确病变的部位、大小、累及范围、分期等，为后续治疗方案的选择提供参考依据。例如，进行性吞咽困难的患者，胃镜发现食管管腔明显狭窄而无法通过，局部活检提示食管癌，常需申请钡餐或者胸部CT检查，明确病变累及的范围、有无纵隔淋巴结转移等。⑥在疾病的诊治过程中，常需要对患者进行随访复查，以观察疾病的变化，不仅有利于疾病的最终诊断，也有助于用药方案的调整。例如，在胸部CT中发现磨玻璃密度的结节，常难以界定其是肿瘤还是炎性病变，需定期进行高分辨率胸部CT扫描，观察结节有无进展或吸收，以确定疾病的性质；对于以往肺部炎症患者，在药物治疗后，需要进行胸部X线平片或胸部CT等检查，观察炎症有无吸收，以验证药物治疗是否有效，是否需要进行药物调整。⑦此外，影像学检查还常与一些临床操作相结合，这些操作也需要进行影像学申请。例如，对于胸部CT发现的肿块，常需要在CT扫描的引导下进行定位穿刺活检；在较多胸腔积液需要进行引流治疗时，一般先在超声的引导下进行穿刺点的定位，再进行穿刺引流。

（三）影像检查申请的内容

正确填写影像检查申请单，选择适当的检查手段、检查部位，必要时对申请的相关要素进行一些备注，不仅能保证技术员所选取的投照或扫描范围包括临床医生所关注的脏器或部位，也能让影像诊断医师根据图像更快捷、更准确地做出诊断。一份完整的影像检查申请单常常包括以下内容：

1. 被检者的一般资料　主要包括被检者的姓名、性别、年龄、籍贯、职业、联系电话、住址、ID号、检查号等内容。某些疾病有其好发年龄及好发性别，因此，性别及年龄等信息可以帮助考虑或排除一些疾病；此外，籍贯及职业等信息有助于某些地方病和职业病的诊断；而联系电话等信息让影像诊断医师在遇到疑问时可以直接咨询被检者本人，以便更详细地了解病史，从而更精确地做出诊断；ID号、检查号有助于查找既往的病历及检查结果。

2. 临床资料　主要包括病史与主诉、症状与体征、相关化验、临床诊断、既往病史与家族史等。由于不同的疾病可以具有相同的影像表现，而同一种疾病也可以有不同的影像学表现。因此，影像诊断医师在给任何图像下诊断时，都需紧密结合临床。只有综合这些临床资料所包含的信息，同时对投照或扫描的图像进行细致解读，才能更准确地诊断疾病。例如，食管钡餐发现食管局部管壁僵硬，黏膜破坏、中断，管腔狭窄，若患者主诉为进行性吞咽困难时，应首先考虑食管癌可能；而若患者主诉有误服强酸或强碱类化学物品时，则应考虑腐蚀性食管炎可能。同时，在进行疾病诊断时也需要与相关化验结果相结合。例如，腹部CT发现肾上腺区占位性病变，若临床上有阵发性高血压病史，实验室检查中24小时尿中儿茶酚胺代谢产物明显增高者，应高度怀疑嗜铬细胞瘤可能。此外，对于既往病史与特定家族史者，在影像申请时也应做必要说明。例如，腹部CT检查仅发现单侧肾脏存在，如患者有肾脏切除病史，则为术后改变，若无相关手术病史，则应注意先天性单侧肾缺如可能；颅脑 CT 显示双侧基底节及脑实质内多发对称性钙化，若患者有相似家族史，应考虑特发性家族性脑血管铁钙质沉积症，而若患者病史与实验室检查提示有甲状旁腺功能低下者，应考虑为甲状旁腺功能低下的继发改变。

3. 与此次检查相关的内容　主要包括成像技术及检查方法、检查项目及检查部位、检查目的、申请备注等。对于某一疾病，应选择对该疾病检出敏感、诊断价值高且便捷的成像技术及检查方法，例如，CT 对肺部肿瘤的显示要优于胸部 X 线片、MRI 及超声，因此，对于肺部肿瘤的患者应选择 CT 作为其成像技术及检查方法。检查项目及检查部位的填写应准确，且与临床诊断、检查目的相匹配。例如，对于腹膜刺激征阳性，需快速诊断有无肠穿孔的患者，应选择腹部立位 X 线片（观察有无膈下游离气体），而不能申请腹部卧位 X 线片（卧位时，游离气体邻近前腹壁，不能被很好地发现）。重病人可选用左侧卧位水平投照。此外，检查目的和申请备注的填写也十分重要。对于特殊投照或扫描要求的患者（如需要在负重状态下摄影者），在检查目的或申请备注处进行说明，不仅能提示技术员根据需求完成投照或扫描任务，也能引导影像诊断医师进行重点观察及分析。

4. 其他内容　如申请科室、床号、申请时间、申请医生等。这些信息有利于影像技师或诊断医师与临床医师进行沟通。

二、影像图像的阅片方法

对图像进行解读、分析是影像科诊断医师的主要工作之一。全面且有目的地对图像进行分析，可以提高诊断的完整性及准确性，主要有以下几个分析方法：

1. 全面观察分析　全面、系统地对图像进行观察，养成良好的阅片顺序及习惯，有助于减少病灶，尤其是小病灶的遗漏。全面观察分析，不仅包括对扫描层面所反映的各个结构进行观察分析，还包括选取不同窗宽、窗位的图像进行观察分析。例如，在观察胸部正位 X 线片时，应养成良好的阅片顺序，可由内向外或由外向内、由上至下或下至上逐一观察各个肺野，同时，不应遗漏肺门、纵隔、胸廓各组成骨的病变，此外，还需观察投照所及的双侧肱骨头、颈椎、腹部区域有无病灶；在观察胸部 CT 时，除了在肺窗上逐层观察有无肺内病变，尤其应注意肺内小结节的观察（由于结节较小，仅在 1～2 个层面上显示，若不细心则很容易遗漏），还需在纵隔窗上观察有无纵隔的病变，在骨窗上观察有无骨质的改变。

2. 重点观察分析　重点、具体地对图像进行观察，根据临床症状及临床需求，有利于做出正确诊断、为临床的治疗提供影像学依据。例如，对于临床表现为急性腹痛的患者行腹部立位 X 线片，应重点观察有无膈下游离气体或腹腔肠管有无明显扩张及气液平，以诊断有无消化道穿孔或肠梗阻等急腹症；对于临床表现为梗阻性黄疸的患者行上腹部 CT 扫描，应重点观察肝内外胆管及胰管有无扩张，扩张的程度、范围，梗阻的部位，梗阻的原因等，还需重点观察邻近脏器有无病变及邻近淋巴结有无肿大等。

3. 对比观察分析　包括左右对比、前后对比、不同时相对比、与其他检查对比等。①左右对比：当某部位发现可疑病灶时，常需要与对侧相应部位进行对比，以明确该部位有无病灶。尤其是小儿四肢外伤者，由于骨骼发育未完全，多数干骺端未融合，需要与骨折线相鉴别，加照对侧肢体有助于两者的辨别。②前后对比：在临床工作中，常需要通过影像资料观察原有病灶有无好转或进展，来决定是否需要对原有诊治方案进行调整。例如，对于肺炎患者，在药物治疗一段时间后，常需再次行胸部 X 线或胸部 CT 检查，来确定炎症有无吸收，借以判断是否需要调整剂量或更换药物；对比肿瘤术后的患者，常需要定期复查，观察有无肿瘤的复发。③不同时相对比：在 CT 增强扫描中，观察注入对比剂后不同时相病灶强化程度的变化，有助于病变性质的推断。例如，CT 平扫发现肝脏有低密度占位，可观察增强扫描动脉期、门脉期及延迟期强化程度的变化来推断病灶的性质：如病灶呈"快进快出"改变，即动脉期明显强化，门脉期及延迟期强化程度减退且低于周围正常肝组织时，那么病灶为肝癌的可能性较大；若病灶呈渐进性强化时，则提示为海绵状血管瘤；

若病灶始终无强化，则可能是肝囊肿。④与其他检查对比：被检者在近期做了多项检查，尤其是当多种检查结果不对等时，需要对多种检查的征象、结果进行对比整合，从而进一步确认病灶及其特征。例如，乳腺超声对乳腺肿物的数量、大小有较好的显示，但对钙化灶的检出不敏感，而乳腺钼靶可显示肿物的边界情况及肿块内的钙化灶，尤其是小钙化灶，但对于致密型腺体有一定局限性，综合两者结果能更好地明确病灶的数量、大小、性质等信息，甚至病灶性质仍不明确时，还可以行乳腺 MRI 检查进一步补充。

三、影像诊断报告的书写原则

（一）书写报告前准备

在书写诊断报告前，需进行一些必要的准备工作，包括核对受检查信息及检查图像信息。

1. 核对被检者信息 一般在影像图像及报告书上都有一些被检者信息，如姓名、性别、年龄、检查号等。在书写报告前认真核对这些信息与申请单上的资料是否一致，可以防止"张冠李戴"的现象发生，从而防止该受检查得到错误的诊断及治疗，避免不必要的医疗差错、医疗事故。

2. 检查图像信息 除了核对受检查的信息，在书写报告前还需要检查图像上一些必要的图像信息。主要包括：①需核对图像的检查时间是否与当次的扫描时间相符。不少受检查进行了多次检查，核对检查时间可保证所分析的图像为当次检查的图像，防止发生此类错误，同时有利于前后片对比时所书写报告的时间准确。②需核对图像与检查项目、检查部位是否相符。例如，申请单的检查项目为胸部正侧位片，而仅有胸部正位片的图像时，需与技师进行核对；再如，右腿外伤患者，而图像为左侧胫腓骨正侧位时，需与临床医师沟通，明确检查的目的是检查右腿外伤情况，还是检查左侧有无合并骨折。③需检查图像质量是否达到诊断要求，包括检查方法、成像技术等扫描技术条件的原因，以及患者自身原因。例如，在怀疑肺动脉栓塞患者行胸部 CTA 观察肺动脉时，由于对比剂用量少或扫描延迟时间不当，容易导致肺动脉显影不良，或肺动脉与胸部其他血管（肺静脉、胸主动脉等）共同显影，导致对比度不足，从而不能做出诊断；因机器故障、患者运动、患者体内有影响成像的物品（如义齿、栓塞物、人工关节等）导致图像上出现明显的伪影。当伪影较重，覆盖图像上原有的病灶时，不能准确地获取病灶信息（大小、范围、边界等），甚至会遗漏病灶，导致不能正确地分析图像、做出诊断。因此，在分析图像前，需保证图像质量达到诊断要求，避免误诊、漏诊。

（二）正确书写影像诊断报告

书写影像诊断报告时，必须使用医学专用术语，要保证语句通顺、逻辑性强，并且正确使用标点符号。完整的影像诊断报告书一般包括以下内容：

1. 一般资料 再次核对受检查各项信息。

2. 成像技术和检查项目 标明成像的技术和检查项目，以便进行核对，同时对于一些图像分析相关的步骤或状态进行说明。如肠道准备情况，侧卧位、俯卧位等非常规体位，屏气状态等。

3. 影像表现 是对所观察的内容的记录，是影像诊断报告书的核心部分之一，在全面、重点地观察分析图像后，将所观察到的信息书写于此处，为印象或诊断，即结论部分提供依据及说明。在书写时应注意以下原则：①对于正常表现的描述应简明扼要，表明这些脏器或部位没有存在明显影像学能发现的病变，避免这些脏器或部位的漏诊，同时也能节省篇幅，把重点放在异常表现的描述上。②对于异常表现的描述应细致、完整、有序，应重点描述病灶的部位、数目、大小、形态、边界、密度或信号强弱、增强扫描的程度及时相变化、邻近组织结构改变及与病灶的关系。③对一些特殊征象进行必要的描述。某些征象对疾病的诊断及鉴别诊断具有一定的意义，在描述时应进行一些必要的说明，例如，在鉴别肺炎性结节与肺癌时，应对有无合并钙化、有无毛刺、有无卫星灶、有无胸膜凹陷等进行必要说明，以提供良恶性鉴别依据。

4. 印象或诊断　作为诊断报告书的结论部分，是对影像表现中所描述的内容的总结归纳。因此，印象或诊断需简明扼要、用词准确、完整全面、重点突出，且需与影像表现内容相对应，没有遗漏。影像表现未发现异常者，应在印象或诊断处写"正常"或"未见异常"；影像表现发现异常时，应写明病变的部位、性质及累及范围，如"右肺下叶后基底段周围型肺癌伴右肺门淋巴结转移"，对于尚无法定性者，应写明病变的部位、范围，并列出可能的几种诊断或鉴别诊断，并对进一步的检查手段做出合理的建议，如"右侧股骨下段膨胀性囊状骨质破坏区，考虑骨巨细胞瘤可能性大，需与动脉瘤样骨囊肿相鉴别，建议 MRI 进一步检查"；当多种病变共存时，应根据这些病变的临床意义排序，如"1. 直肠癌术后改变，术区未见明确肿瘤复发；2. 膀胱结石；3. 前列腺钙化"。

5. 初步医师和复核医师签名　一般采用双签制度，即一份报告由一名医师书写初步报告后，交由另一名更高年资的医师审核，确认无误后方可发报告；准发报告前，复核医师应在报告单上手写签名以表示对报告内容负有责任。

第三节　图像存档及传输系统和信息放射学发展现状

一、图像存档及传输系统

图像存档及传输系统（picture archiving and communication system，PACS）是一种以影像图像数字化、网络化、信息化为要求，将数字化成像设备、高速计算机网络、海量存储设备和影像后处理及诊断工作站相结合，从而实现医学影像图像的采集、传输、存储、后处理、显示等步骤一体化的系统，其使得影像资料的管理更加方便、高效。

（一）PACS 的基本组成

PACS 主要由三部分组成，即图像采集系统、PACS 控制系统、图像显示系统，如图 2-3-1 所示。

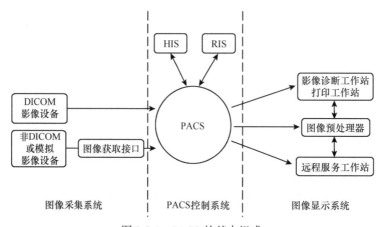

图 2-3-1　PACS 的基本组成

1. 图像采集系统　主要功能是获取影像图像信息，并将其转化为数字化图像传输至 PACS 控制系统。包括：①符合医学数字成像和传输（digital imaging and communication in medicine，DICOM）3.0 标准的图像采集：由数字化 X 线成像、CT、MRI 等各种数字化影像成像设备采集数字化图像，直接与 PACS 控制系统连接，将图像传输至 PACS 控制系统；②不符合 DICOM 3.0 标准的图像采集：包括非标准的 DICOM 数字图像、模拟信号、胶片等，需要先通过图像获取接口，将图像转化为 DICOM 3.0 标准的数字化图像。

2. PACS 控制系统　主要用于对 DICOM 影像文件的存储和管理，实现影像图像的存储、传输、接收、分发等功能，还可以与医院信息系统（hospital information system，HIS）和放射信息系统

（radiology information system，RIS）进行数据传输、交换。主要功能包括：从成像设备或图像获取接口获得图像，提取图像中的文本信息；更新网络数据库；存储图像文件；对数据流进行控制、分发；从存储系统中调取对照信息；执行文档读写任务。

3. 图像显示系统 主要用于影像图像的显示及预处理。主要包括：①图像预处理器，可对PACS控制系统获得的图像进行预处理，对一些参数进行设置，还可根据需求进行图像的后处理，并将处理好的图像传输到其他工作站。②影像诊断工作站，用于对预处理器处理前后的图像进行存储、显示，以便影像科诊断医师进行阅片。③打印工作站，可对处理前后的图像进行胶片排版，并进行打印。④远程服务工作站，可将图像进行上传，使得医师可以在 web 浏览器或其他软件对图像进行调阅。其主要功能有：对图像进行必要的后处理；对图像的信息（如长度、密度、角度、面积等）进行测量；对图像进行管理，支持调阅患者不同时期、不同影像检查的图像及报告；支持图像的发送及接收，以实现远程医疗的功能。

（二）PACS 的应用

1. 在诊断方面的应用 相对于传统的使用胶片进行阅片，PACS 的应用使得图像数字化，大大提高了图像的分辨率，图像局部放大，减少病灶的误诊及漏诊，还可以通过各种测量工具、后处理工具对原始图像进行加工，提供更为直观的信息。此外，还可以调阅不同时间、不同成像技术的影像资料加以比对，提高疾病的诊断准确率，为临床进一步诊治提供了依据。

2. 在教学方面的应用 PACS 通过与 HIS 进行链接、信息交换，可以将患者的影像图像与临床病历、实验室检查、病理结果及其他检查结果相结合，为教学提供完整的病案资料，并可以根据需求实时调阅影像图像及其他资料，调动学生的主动性，大大提高了教学的质量。

3. 在科研方面的应用 对于回顾性研究，PACS 提供了检索功能，可以通过各种关键词组合查询需要的病例，并可以调阅其影像图像及临床资料，保证了病例的完整性，大大提高了病例收集及统计的效率；对于前瞻性研究，PACS 提供各项后处理功能，可以根据需求对图像进行必要的后处理，使得病灶的显示更加清晰、直观。

4. 在管理方面的应用 PACS 通过大容量存储设备对影像图像进行存储及传输，可对大量的影像图像进行管理，还可以引入任务分配功能，明确每个岗位的责任，实现对岗位的管理。PACS 还通过与 RIS 进行链接，与登记预约系统及成像设备工作站相交互，方便这类信息的管理，减少了相应的管理成本。此外，由于 PACS 的使用，减少了胶片的使用量，也减少了胶片耗材成本。

综上，在医疗服务需求不断增长的时代背景下，PACS 的应用及发展为患者和医院提供了便捷，大大地提高了医疗质量，节约了医疗成本，为社会带来了显著的经济效益。

二、信息放射学发展现状

当代信息放射学除了 PACS 外，还包括放射信息系统和远程放射学。

（一）放射信息系统

放射信息系统（RIS）是一项主要依赖计算机和网络通信技术的系统，广泛用于各医院的影像学科室，结合 PACS 完成影像科的大部分日常工作。PACS 主要负责对影像图像进行存储、传输、后处理等，而 RIS 负责处理非图像相关的文本信息，如登记预约、收费统计、权限设置等。RIS 主要由服务器、若干工作站及其之间的传输网络所构成，主要包括：①登记预约工作站，用于登记临床医生开具的检查申请，记录影像检查申请单上的内容（包括被检者的一般资料及临床资料、检查项目、检查目的、申请备注等），并根据实际待检查数量、设备使用情况及检查需求进行预约，保证后续工作的顺利实施。②检查工作站，用于选取对应的被检者进行扫描参数设置，并将影像图像与被检者信息进行匹配、核对，避免"张冠李戴"现象的发生。③影像工作站，用于从 PACS 调阅图像进行分析后诊断报告的书写工作，其提供相应诊断报告的模板，使得报告书写工作变得更加便捷。④打印工作站，通过人工编排或扫描条形码的方式调取并下载相关的影像资料，并将其发送至输出终端，如胶片打印机、光盘刻录机、诊断报告打印机等。

影像科的日常工作流程：临床医生在 HIS 工作站为被检者申请影像检查，并填好相应申请单的内容；RIS 登记预约工作站接收该申请进行预约，并将该被检者信息推送至检查工作站的被检者列表；技术员点选对应的被检者进行摄片或扫描；检查完成后，设备将 DICOM 格式的图像上传至PACS 系统进行存储，同时将检查完成的信息反馈给 RIS；影像科诊断医师在 PACS 上调取图像，必要时进行一些图像后处理，充分观察分析图像后，用 RIS 找到相应被检者的报告界面进行报告撰写；诊断医师将诊断报告打印，技术员或诊断医师根据需要将影像图像打印成胶片或刻录成光盘。可以看出，RIS 已广泛运用于影像科日常工作中，在其每个环节都起着十分重要的作用。

（二）远程放射学

随着网络技术的发展，远程医疗逐渐受到人们的重视。其中，远程放射学（teleradiology）是指运用数字化成像技术、计算机及网络技术将一个地方的医学图像及医学资料通过网络传输到另一个地方进行显示，供后者的专家教授阅片，从而做出诊断或进行会诊，实现了传统 PACS 上的空间延伸，是远程医学的一个重要组成部分。其最大的优点就是充分利用了不同医院，尤其是大型医院的专家资源。对于一些缺少高年资影像诊断医师的偏远地区医院，可以将患者的影像图像及相关资料上传至服务器，然后大型医院的专家通过从服务器调取该图像及资料进行观察分析，做出诊断，达到远程会诊的目的。这样不仅能使患者免于跋涉到大型医院看病，也能充分利用地区医院的设备资源及大型医院的专家资源，地区医院的诊断医师也可以通过远程会诊的学习提高自身诊断水平。此外，各医院的专家也可通过远程放射对疑难病例进行会诊。

远程放射学是通过远程影像会诊网络实现的，其以会诊管理中心为枢纽，将各个成员医院的会诊中心连接形成网络。成员医院通过将影像图像及相关资料上传至会诊管理中心，并提出会诊申请，其他成员医院在工作站调取图像及资料，实现远程会诊。

目前，远程会诊也逐渐在各地区实行起来。国外发达国家已经普遍开展放射远程会诊，在我国也已经得到国家支持。随着信息化、网络化的快速发展，远程放射学也将成为影像医疗模式的一个发展方向。

第三章 中枢神经系统

学习要求：
1. 记忆：中枢神经系统疾病不同成像技术的优势和综合应用。
2. 理解：中枢神经系统正常影像表现及基本病变影像学表现。
3. 运用：常见中枢神经系统疾病的影像表现。

第一节 脑

一、不同成像技术的优势和综合应用

（一）X 线检查

1. 头颅平片 临床上很少应用，主要用于检查颅骨骨折和颅骨肿瘤。常规摄取后前位和侧位片，必要时加摄切线位片。

2. 脑血管造影（cerebral angiography） 通常用 DSA 技术，包括颈动脉造影（carotid arteriography）和椎动脉造影（vertebral arteriography）。主要用于评估脑血管疾病，如颅内动脉瘤、动静脉畸形等，也常作为 CTA 检查的补充方法，并为脑血管疾病诊断的金标准。此外，脑血管造影也是脑血管疾病介入治疗的组成部分。

（二）CT 检查

1. 平扫 CT 为颅脑疾病的常规检查方法，其中部分疾病如急性颅脑外伤、急性脑出血和先天性脑发育畸形等，平扫 CT 检查常可明确诊断。

2. 增强 CT 平扫 CT 发现颅内病变时，多需行增强 CT 检查，并依临床拟诊疾病和平扫检查表现，采用不同的增强检查方法。

（1）普通增强检查：是大多数颅脑疾病如肿瘤性、血管性、感染性病变等常用的增强方法，依据病变的强化程度和方式，多可明确诊断。

（2）CTA 检查：主要用于脑血管疾病检查，可以发现和诊断脑动脉主干及主要分支狭窄和闭塞、颅内动脉瘤和动静脉畸形等。由于 CTA 检查的安全性高、成像质量佳，已部分取代有创性的 DSA 检查。

（3）CT 灌注检查：可以反映脑实质微循环和血流灌注情况，主要用于检查急性脑缺血，此外对于脑肿瘤病理级别的评估、肿瘤治疗后改变与复发的鉴别等也有一定价值。

3. 图像后处理技术 运用 CT 获得的容积数据，可行多种 CT 图像后处理，如行冠状、矢状乃至任意方位的多层面重组以更清楚地显示病变的空间位置，应用最大密度投影可更佳地发现颅内动脉瘤及其与载瘤动脉的关系等。

二、正常影像表现

（一）X 线检查

颈动脉 DSA 检查：颈内动脉经颅底入颅后，先后发出眼动脉、脉络膜前动脉和后交通动脉，终支为大脑前、中动脉。①大脑前动脉的主要分支依次是额极动脉、胼缘动脉、胼周动脉等；②大脑中动脉的主要分支依次是额顶升支、顶后支、角回支和颞后支等。这些分支血管多相互重叠，结

合正侧位造影片容易辨认。正常脑动脉走行迂曲、自然、由近及远逐渐分支、变细、管壁光滑、分布均匀、各分支走行较为恒定。

（二）CT 检查

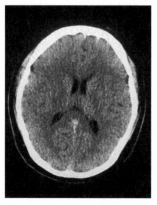

图 3-1-1　正常脑平扫 CT 表现

1. 平扫 CT　正常脑平扫 CT 表现如图 3-1-1 所示。

（1）颅骨：为高密度，颅底层面可见其中低密度的颈静脉孔、卵圆孔、破裂孔等。鼻窦及乳突内气体呈极低密度。

（2）脑实质：分大脑额、颞、顶、枕叶及小脑、脑干。皮质密度略高于髓质，分界清楚。大脑深部的灰质核团密度与皮质相近，在髓质的对比下显示清楚：①尾状核头部位于侧脑室前角外侧，体部沿丘脑和侧脑室体部之间向后下走行；②豆状核位于尾状核与丘脑的外侧，呈楔形，自内而外分为苍白球和壳核；苍白球可钙化，呈高密度；③丘脑位于第三脑室的两侧；④豆状核外侧近岛叶皮层下的带状灰质为屏状核。尾状核、丘脑与豆状核之间的带状髓质结构为内囊，自前向后分为前肢、膝部和后肢；豆状核与屏状核之间的带状髓质结构为外囊。内、外囊均呈略低密度。

（3）脑室系统：包括双侧侧脑室、第三脑室和第四脑室，内含脑脊液，为均匀水样低密度。双侧侧脑室对称，分为体部、三角区和前角、后角、下角。

（4）蛛网膜下腔：包括脑沟、脑裂和脑池，充以脑脊液，呈均匀水样低密度。脑池主要有鞍上池、环池、桥小脑角池、枕大池、外侧裂池和大脑纵裂池等；其中鞍上池在横断面上表现为蝶鞍上方的星状低密度区，多呈五角或六角形。

2. 增强 CT

（1）普通增强检查：正常脑实质仅轻度强化，血管结构、垂体、松果体及硬脑膜呈显著强化。

（2）CTA 检查：脑动脉主干及分支明显强化，MIP 上所见类似正常脑血管造影的动脉期表现。

（3）CT 灌注检查：获得脑实质各种灌注参数图，其中皮质和灰质核团的血流量和血容量均高于髓质。

三、基本病变影像学表现

（一）X 线检查

脑血管 DSA 检查：脑血管单纯性狭窄、闭塞常见于脑动脉粥样硬化；脑血管局限性突起多为颅内动脉瘤；局部脑血管异常增粗、增多并迂曲为颅内动静脉畸形表现；脑血管受压移位、聚集或分离、牵直或扭曲见于颅内占位性病变。

（二）CT 检查

1. 平扫 CT

（1）密度改变：①高密度病灶，见于新鲜血肿、钙化和富血管性肿瘤等；②等密度病灶，见于某些肿瘤、血肿吸收期、血管性病变等；③低密度病灶，见于某些肿瘤、炎症、梗死、水肿、囊肿、脓肿等；④混杂密度病灶，为各种密度混合存在的病灶，见于某些肿瘤、血管性病变、脓肿等。

（2）脑结构改变：①占位效应，为颅内占位性病变及周围水肿所致，表现为局部脑沟、脑池、脑室受压变窄或闭塞，中线结构移向对侧；②脑萎缩，可为局限性或弥漫性，皮质萎缩显示脑沟和脑裂增宽、脑池扩大，髓质萎缩显示脑室扩大；③脑积水：交通性脑积水时，脑室系统普遍扩大，脑池增宽；梗阻性脑积水时，梗阻近侧脑室扩大，脑沟和脑池无增宽。

（3）颅骨改变：①颅骨本身病变，如外伤性骨折、颅骨炎症和肿瘤等；②颅内病变累及颅骨，如蝶鞍、内耳道或颈静脉孔扩大及局部骨质增生和（或）破坏，常见于相应部位的肿瘤性病变。

2. 增强 CT

（1）普通增强 CT：可见病变呈不同形式强化。①均匀性强化：见于脑膜瘤、转移瘤、神经鞘瘤、动脉瘤和肉芽肿等；②非均匀性强化。见于胶质瘤、血管畸形等；③环形强化：见于脑脓肿、结核瘤、胶质瘤、转移瘤等；④无强化：见于脑炎、囊肿、水肿等。

（2）CTA 检查：异常表现与 DSA 检查所见类似。

（3）CT 灌注检查：脑血流量减低、血容量变化不明显或增加、平均通过时间延长且范围与脑血管供血区一致，为脑缺血性疾病表现；局灶性脑血流量和血容量均增加，常见于脑肿瘤。

四、颅内肿瘤影像诊断

脑　膜　瘤

病案 3-1-1

患者，女，47 岁，头晕、右耳鸣 3 个月。发病以来未发热，精神状态良好，食欲良好，睡眠良好，大小便正常（图 3-1-2）。

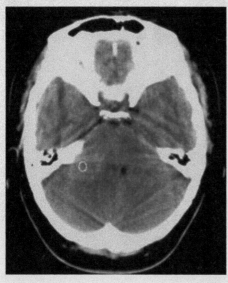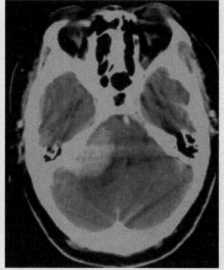

图 3-1-2

问题：

1. 患者病史有何特点？
2. 患者 CT 检查的主要影像表现是什么？
3. 该病诊断及鉴别诊断需考虑哪些？

病案 3-1-1 分析讨论

脑膜瘤（meningioma）占颅内肿瘤的 15%～20%，好发于中年女性。起源于蛛网膜颗粒帽细胞，多为颅内脑外肿瘤，与硬脑膜粘连。好发部位为矢状窦旁、大脑凸面、蝶骨嵴、嗅沟、桥小脑角、大脑镰或小脑幕等处，少数肿瘤位于脑室内。肿瘤包膜完整，多由脑膜动脉供血，血运丰富，常有钙化，少数有出血、坏死和囊变。组织学分为脑膜上皮型、纤维型、过渡型、砂粒型、血管瘤型等多种类型。

【影像学表现】

1. X 线表现　一般不用于该病诊断。

2. CT 表现

（1）平扫：等或略高密度，类圆形，边界清楚，其内常见斑点状钙化；多以广基底与硬脑膜相连；瘤周水肿轻或无，静脉或静脉窦受压时可出现中或重度水肿；颅板受累引起局部骨质增生或破坏。

（2）增强扫描：多呈均匀性显著强化。

【诊断与鉴别诊断】

根据影像学表现，结合脑膜瘤的好发部位、性别和年龄特征，易于明确诊断。少数表现不典型的脑膜瘤，需与星形细胞瘤、转移瘤和脑脓肿等鉴别。

星形细胞瘤

病案 3-1-2

患者，女，35 岁，突发头痛及抽搐。发病以来未发热，精神状态良好，食欲良好，睡眠良好，大小便正常（图 3-1-3）。

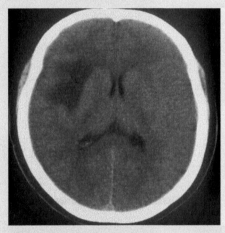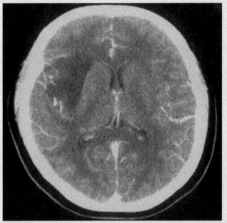

图 3-1-3

问题：

1. 患者病史有何特点？

2. 患者 CT 检查的主要影像表现是什么？

3. 综合上述病史，应考虑何种疾病？如何确诊？

病案 3-1-2 分析讨论

星形细胞瘤（astrocytoma）属于神经上皮组织起源的肿瘤，为中枢神经系统最常见的肿瘤，成人多发生于大脑，儿童多见于小脑。肿瘤按细胞分化程度不同分为 Ⅰ～Ⅳ 级：Ⅰ 级分化良好，属低度恶性；Ⅲ、Ⅳ 级分化不良，为高度恶性；Ⅱ 级则介于二者其间。Ⅰ 级肿瘤的边缘较清楚，部分 Ⅰ、Ⅱ 级肿瘤易发生囊变，肿瘤血管较成熟；Ⅲ、Ⅳ 级肿瘤呈弥漫浸润生长，肿瘤轮廓不规则，分界不清，易发生坏死、出血，肿瘤血管丰富且形成不良。临床常有局灶性或全身性癫痫发作、运动障碍及颅内压增高等表现。

【影像学表现】

1. X 线表现　一般不用于该病诊断。

2. CT 表现　病变多位于白质。

（1）Ⅰ 级肿瘤：平扫，通常呈低密度灶，边界清楚，占位效应轻；增强检查，无或轻度强化（毛细胞型和室管膜下巨细胞型星形细胞瘤除外）。

（2）Ⅱ～Ⅳ级肿瘤：平扫，多呈高、低或混杂密度的肿块，可有斑点状钙化和瘤内出血，肿块形态不规则，边界不清，占位效应和瘤周水肿明显；增强检查，多呈不规则花环样强化或附壁结节强化，有的则呈不均匀强化，也可表现无明显强化。

【诊断与鉴别诊断】

根据上述星形细胞瘤的CT表现，大多数肿瘤可以定位、定量，约80%的肿瘤还可做出定性诊断。低密度无强化Ⅰ级肿瘤需与脑梗死、胆脂瘤、蛛网膜囊肿等鉴别：①脑梗死的低密度灶形态与血管供应区一致，边界清楚，增强后呈脑回状强化；②蛛网膜囊肿的CT值更低；③胆脂瘤可为负CT值。环形强化的肿瘤需与脑脓肿、转移瘤等鉴别：①脑脓肿壁较光滑，厚薄均匀，一般无壁结节；②转移瘤的壁较厚且不均匀，内缘凹凸不平，且瘤周水肿常更广泛。少数肿瘤的密度较高，均一性强化，类似脑膜瘤和转移瘤，可根据病史及骨质改变等鉴别。

垂 体 瘤

病案 3-1-3

患者，女，32 岁，既往月经正常，近一个月月经量少，有溢乳现象，临床化验检查泌乳素明显升高（图 3-1-4）。

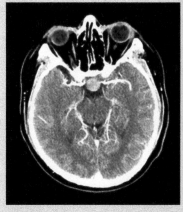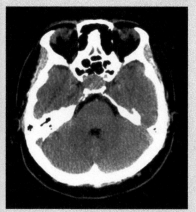

图 3-1-4

问题：

1. 患者病史有何特点？
2. 患者CT检查的主要影像表现是什么？
3. 综合上述病史，应考虑何种疾病？如何确诊？

病案 3-1-3 分析讨论

垂体瘤（pituitary tumor）绝大多数为垂体腺瘤（pituitary adenoma），占脑肿瘤的10%左右，30～60 岁常见，分泌泌乳素的微腺瘤多为女性。垂体腺瘤按其是否分泌激素可分为非功能性和功能性腺瘤；功能性腺瘤包括泌乳素、生长激素、性激素和促肾上腺皮质激素腺瘤等。直径 10mm 以下者为微腺瘤，大于 10mm 者为大腺瘤。肿瘤包膜完整，较大肿瘤常因缺血或出血而发生坏死、囊变，偶有钙化。肿瘤向上生长可穿破鞍膈突入鞍上池，向下可侵入蝶窦，向两侧可侵入海绵窦。临床上，主要表现为垂体功能异常和视野缺损。

【影像学表现】

1. X 线表现　一般不用于该病诊断。
2. CT 表现　病变多位于白质。

（1）垂体微腺瘤：平扫不易显示，需行冠状面薄层增强检查，表现为强化垂体内的低密度、等密度或稍高密度结节；间接征象包括垂体高度≥8mm、垂体上缘隆突、垂体柄偏移和鞍底下陷。

（2）垂体大腺瘤：平扫表现为蝶鞍扩大，鞍内肿块向上突入鞍上池，可侵犯一侧或两侧海绵窦；肿块呈等密度或略高密度，内常有低密度灶；增强检查呈均匀、不均匀强化。

【诊断与鉴别诊断】

根据影像学表现，结合内分泌检查结果，90%的垂体腺瘤可明确诊断。少数垂体大腺瘤需与鞍上脑膜瘤、颅咽管瘤等鉴别。垂体微腺瘤的诊断主要靠 MRI，增强检查更为明确。

听 神 经 瘤

病案 3-1-4

患者，男，45 岁，右耳耳鸣、听力下降半年（图 3-1-5）。

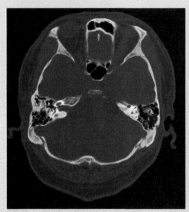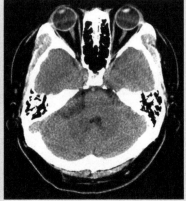

图 3-1-5

问题：

1. 患者病史有何特点？

2. 患者 CT 检查的主要影像表现是什么？

3. 综合上述病史，应考虑何种疾病？如何确诊？

病案 3-1-4 分析讨论

听神经瘤（acoustic neurinoma）系成人常见的后颅窝肿瘤，占脑肿瘤的 8%～10%；男性略多于女性，儿童少见。听神经瘤多起源于听神经前庭支的神经鞘；早期位于内耳道内，以后长入桥小脑角池；包膜完整，常有出血、坏死、囊变；多为单侧，偶可累及双侧。临床上主要有听力部分或完全丧失及前庭功能紊乱等症状。

【影像学表现】

1.X 线表现   一般不用于该病诊断。

2.CT 表现   病变多位于白质。

（1）平扫：桥小脑角池内等密度、低密度或混杂密度肿块，偶见内有钙化或出血，瘤周轻至中度水肿；第四脑室受压移位，伴幕上脑积水；骨窗观察内耳道呈锥形扩大。

（2）增强扫描：均匀、不均匀或环形强化。

【诊断与鉴别诊断】

根据听神经瘤的特征性位置和影像学表现，绝大多数肿瘤可以确诊。当听神经瘤表现不典型或肿瘤较大时，需与桥小脑角脑膜瘤、胆脂瘤、三叉神经瘤等鉴别。

颅 咽 管 瘤

患者，女，11 岁，头痛、视物模糊 1 周（图 3-1-6）。
问题：
1. 患者病史有何特点？
2. 患者 CT 检查的主要影像表现是什么？
3. 综合上述病史，应考虑何种疾病？如何确诊？

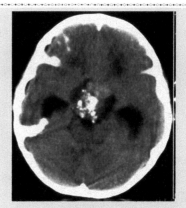

图 3-1-6

病案 3-1-5 分析讨论
颅咽管瘤（craniopharyngioma）是颅内较常见的肿瘤，占脑肿瘤的 2%～6%；儿童和青年多见，男性多于女性。颅咽管瘤是源于胚胎颅咽管残留细胞的良性肿瘤。肿瘤多位于鞍上，可分为囊性和实性，以囊性为主多见，囊壁和实性部分常有钙化。临床上主要表现为生长发育障碍、视力改变和垂体功能低下。
【影像学表现】
1. X 线表现 一般不用于该病诊断。
2. CT 表现
（1）平扫：鞍上池内类圆形肿物，多呈以不均匀低密度为主的囊实性病灶；常见呈高密度的囊壁壳样钙化和实性部分不规则钙化；压迫视交叉和第三脑室前部时，可出现脑积水。
（2）增强扫描：肿物囊壁和实性部分分别呈环形和均匀或不均匀强化。
【诊断与鉴别诊断】
根据颅咽管瘤影像学表现，结合其多有钙化的特点，较易明确诊断；少数肿瘤发生在鞍内与鞍上时，需与垂体瘤等鉴别。

脑 转 移 瘤

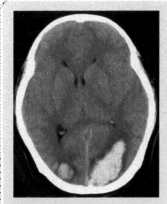

图 3-1-7

病案 3-1-6
患者，女，38 岁，绒癌肺转移半年，突发视物模糊、恶心呕吐（图 3-1-7）。
问题：
1. 患者病史有何特点？
2. 患者 CT 检查的主要影像表现是什么？
3. 综合上述病史，应考虑何种疾病？如何确诊？
注释：出血的部位即是转移的部位，绒毛膜癌脑转移最常表现为颅内或硬膜下血肿，容易误认为原发颅内肿瘤而延误治疗，患者的病死率显著升高，与 GTN 整体病死率 5% 相比，上升至 29.7%，预后极差。血清 β-HCG 水平异常升高是诊断关键证据，但是也有例外。

病案 3-1-6 分析讨论

　　脑转移瘤（metastatic tumor of brain）较常见，占脑肿瘤的 20% 左右。多发生于中老年人，男性稍多于女性。脑转移瘤多自肺癌、乳腺癌、前列腺癌、肾癌和绒癌等原发灶，经血行转移而来；顶枕区常见，也见于小脑和脑干；常为多发，易出血、坏死、囊变；瘤周水肿明显。临床主要有头痛、恶心、呕吐、共济失调、视神经盘水肿等表现。

【影像学表现】

　　1. X 线表现　一般不用于该病诊断。

　　2. CT 表现

　　（1）平扫：脑内多发或单发结节，单发者可较大；常位于皮髓质交界区；呈等或低密度灶，出血时密度增高；瘤周水肿较重。

　　（2）增强扫描：结节状或环形强化，多发者可呈不同形式强化。

【诊断与鉴别诊断】

　　根据脑转移瘤影像学表现，结合原发瘤病史容易明确诊断，但需与其他多灶性病变如其他多发性脑肿瘤及多发性脑脓肿等鉴别。

五、颅脑损伤影像诊断

　　颅脑损伤（craniocerebral injury）因受伤机制不同而呈现多样性，一般有头皮软组织伤、颅骨损伤和脑实质损伤，三者常合并发生。此处主要介绍脑实质的损伤，包括脑挫裂伤、颅内血肿、脑水肿、脑积水及脑萎缩等。由于不同程度的脑损伤临床上治疗及预后不同，所以伤后短期内了解颅内损伤情况至关重要。

　　影像检查对颅脑损伤的诊断和预后评估具有很高的价值。头颅 X 线平片虽可发现骨折，但不能了解颅内情况；脑血管造影诊断价值有限。而 CT 检查可以安全、无创、迅速地显示颅内损伤状况，使患者得到及时的诊治，已成为首选检查。

脑挫裂伤

病案 3-1-7

　　患者，女，72 岁，自高处（约 2 米）坠落，致全身多处不适 5 天，伤后头晕不适，无明显昏迷，由外院转入。体格检查：神志清楚，瞳孔等大等圆，对光反射灵敏，左侧胸腹部胸带固定、压痛，呼吸急促，腹部未见明显外伤性改变（图 3-1-8）。

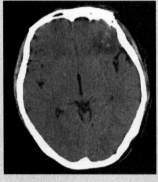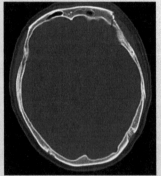

图 3-1-8

问题：

　　1. 结合上述资料，该患者诊断为何种疾病？

　　2. 请简述该疾病的临床及 CT 影像诊断要点？

病案 3-1-7 分析讨论

脑挫裂伤（contusion and laceration of brain）是指颅脑外伤所导致的脑组织器质性损伤，包括脑挫伤和脑裂伤。脑挫伤（contusion of brain）是外伤引起的皮质和深层的散发小出血灶、脑水肿和脑肿胀；脑裂伤（laceration of brain）则是指脑及软脑膜血管断裂。二者常同时发生，影像学与临床不易将其区分，故统称脑挫裂伤。本病常由于旋转力的作用所致，多发生于着力点及附近，也可发生于对冲的部位，如额极、颞极下面，常并发蛛网膜下腔出血，是最常见的颅脑损伤之一。

脑外伤可引起局部脑组织水肿、坏死、多发散在小出血灶及液化等病理改变，根据伤后时间早晚可分为三期：

1. 早期（伤后数日内） 脑组织主要发生出血、水肿、坏死等变化。

2. 中期（伤后数日至数周） 受伤脑组织开始修复。坏死区组织逐渐液化，由瘢痕组织修复。蛛网膜因出血机化增厚，与脑粘连。

3. 晚期（数月至数年） 病灶形成瘢痕组织或脑软化灶。相邻脑组织萎缩，脑膜增厚与脑粘连；并可出现脑室变形、脑积水或癫痫等并发症。

临床表现有伤后头痛、恶心、呕吐或意识障碍，可有神经系统定位体征及生命体征的变化，多有蛛网膜下腔出血表现。病情轻重与脑挫裂伤的部位、范围和严重程度直接相关。

【影像学表现】

1. X 线表现 一般不推荐。

2. CT 表现

（1）散在点片状出血：病灶常大小不一、形态不规则，周围常常伴有低密度水肿区。

（2）损伤区局部低密度改变：表现为边缘模糊、大小不等、形态不一的密度减低区，且脑白质区明显。数天至数周后，部分低密度区可恢复正常脑组织密度，部分则密度进一步减低，出现软化改变。

（3）较重的脑挫裂伤：多合并有蛛网膜下腔出血，表现为大脑纵裂池、脑池、脑沟密度增高。

（4）占位及萎缩征象较重的挫裂伤：急性期可发生占位效应，表现为同侧脑室受压变形，中线结构移位，重者甚至出现脑疝征象；晚期可出现脑内局部软化灶并伴有脑萎缩改变。

（5）合并其他征象：如脑内血肿、脑外血肿、颅骨骨折、颅内积气等。

脑 内 血 肿

病案 3-1-8

患者，男，28 岁，不慎摔伤头部 1 天，急诊 CT 示左侧前额叶见团块状高密度影，周围见片状水肿带，边界清，右侧额叶见斑片状低密度影（图 3-1-9）。

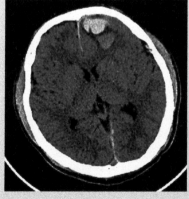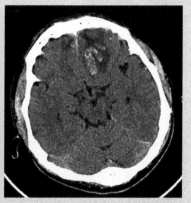

图 3-1-9

问题：

1. 患者病史有何特点？
2. 患者CT检查的主要影像表现是什么？
3. 综合上述病史，应考虑何种疾病？如何确诊？

病案3-1-8　分析讨论

脑内血肿（intracerebral hematoma）发生于脑实质内，为颅内血肿的一种表现形式。多数为对冲脑挫裂伤所致，其发生部位与脑挫裂伤或者颅骨直接损伤部位一致。

脑内血肿根据其发生部位不同，分为浅部血肿和深部血肿。前者一般来自脑挫裂伤灶，血肿位于伤灶附近或伤灶裂口中，部位多数与脑挫裂伤的好发部位一致，少数与凹陷骨折的部位相应；后者多见于老年人，位于白质深部，脑的表面可无明显挫伤。

脑内血肿与其他血肿和继发性脑水肿较难鉴别，可表现为原发性神经症状及体征加重，伴有颅内高压及脑疝表现。

【影像学表现】

1. X线表现　一般不用于该病诊断。

2. CT表现

（1）好发部位同脑挫裂伤，以额、颞叶多见，表现为边界清楚的高密度影，形态不一，CT值为50～80HU，周围伴有低密度水肿带，有占位效应，常与脑挫裂伤一同发生。

（2）吸收期血肿密度逐渐降低，最终可成为低密度软化灶，病灶周围有胶质瘢痕组织收缩而表现为局限性脑萎缩改变。

（3）CT多平面重建后可多方位显示血肿，有助于血肿范围的观察。

硬膜外血肿

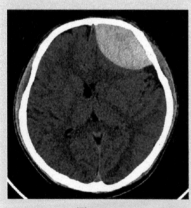

图3-1-10

病案3-1-9

患者，男，24岁，头部外伤2小时后至急诊科就诊，左前额着地，患者摔伤后，曾有数分钟的昏迷，清醒后自觉头晕、恶心。体格检查一般情况可，神经系统检查未见阳性体征，生命体征未见异常，头颅平片未见明显异常。留院观察3小时后，患者感头晕加重伴呕吐、烦躁不安，进而出现浅昏迷状态、查体：T 38℃，BP 150/100mmHg，P 60次/分，R 18次/分，浅昏迷，瞳孔等大等圆，对光反射存在（图3-1-10）。

问题：

1. 患者病史有何特点？
2. 患者CT检查的主要影像表现是什么？
3. 综合上述病史，应考虑何种疾病？如何确诊？

病案3-1-9　分析讨论

颅内血肿积聚于颅骨内板与硬脑膜之间，称为硬膜外血肿（epidural hematoma），占颅脑损伤的2%～3%，占全部颅内血肿的25%～30%，仅次于硬膜下血肿。

硬膜外血肿多发生于头颅直接损伤部位，常为加速性头颅损伤所致。其病理特点为头部受外力作用，紧靠颅骨内板的动脉或较大静脉窦破裂，血液进入硬膜外间隙而形成，因硬膜与颅骨粘连紧密，故血肿的范围局限，呈双凸透镜形。

硬膜外血肿常见于颞、额顶和颞顶部，也可发生于颅后窝与纵裂等部位，可单发或多发，多不伴有脑实质损伤，硬膜外血肿可继发于各种类型的颅脑损伤之后，且血肿部位各不相同，因此临床表现不尽一致。

头外伤后原发昏迷时间较短，再度昏迷前可有中间清醒期，可有脑组织受压症状和体征，严重者出现脑疝征象。

【影像学表现】

1. X 线表现

（1）颅脑平片可显示骨折处，但不能显示颅内情况。

（2）脑血管造影可确定硬膜外血肿的存在、部位及大致范围，但诊断价值有限。

2. CT 表现

（1）颅骨内板下梭形或双凸形高密度区，边界清楚锐利；血肿范围局限，一般不超过颅缝。如骨折超越颅缝，血肿亦可超过颅缝。

（2）血肿密度多均匀。不均匀的血肿，早期可能与血清溢出、脑脊液或气体进入有关，后期与血块溶解有关。

（3）血块完全液化时血肿成为低密度。可见占位效应，一般较硬膜下血肿轻；骨窗观察多数损伤局部可有骨折。

硬膜下血肿

病案 3-1-10

患者，女，66 岁，摔伤 3 天后就诊。查体：被动体位，神志不清（图 3-1-11）。

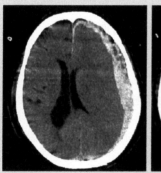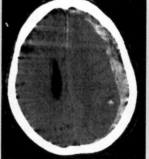

图 3-1-11

问题：

1. 患者病史有何特点？

2. 患者 CT 检查的主要影像表现是什么？

3. 综合上述病史，应考虑何种疾病？如何确诊？

病案 3-1-10 分析讨论

颅内出血积聚于硬脑膜与蛛网膜之间称为硬膜下血肿（subdural hematoma），是最常见的颅内血肿之一，约占各类颅内血肿的 1/3。

硬膜下血肿常因减速性头外伤，导致对冲伤处皮质动脉分支或静脉破裂出血所致，常与脑挫裂伤同时存在。血肿好发于额颞部，由于蛛网膜无张力，与硬脑膜结合不紧密，故血肿范围较广，形状多呈新月形或半月形，甚至可覆盖整个大脑半球。根据其伤后发生的时间分为急性（伤后 3 天）、亚急性（伤后 4 天至 3 周）和慢性（伤后 3 周后）硬膜下血肿。

急性硬膜下血肿临床症状重，多为持续性昏迷，且进行性加重，很少有中间清醒期，颅内压增高和脑疝症状出现早。亚急性硬膜下血肿临床症状出现较急性者晚。慢性硬膜下血肿病情发展慢，临床特点为只有轻微外伤或无明显外伤史，常在伤后3周后引起颅内高压症状，并出现相应脑受损部位的定位体征。

【影像学表现】

1. X线表现　一般不用于该病诊断。

2. CT表现

（1）平扫：急性硬膜下血肿多表现为颅骨内板下新月形或弧形高密度影，范围广泛，不受颅缝限制，常伴有脑挫裂伤，占位效应较显著。血肿的密度不均匀与血清渗出和脑脊液相混有关。少数贫血患者及大量脑脊液进入血肿内，可表现为等或低密度区或混合密度影。

亚急性和慢性硬膜下血肿可表现为高、等、低或混杂密度；由于血块沉积，横断扫描可表现为"前方低密度，后方密度增高"的液体-凝块界面；血肿的形态可由新月形逐渐发展为双凸状，与血肿内高渗状态有关。少数慢性硬膜下血肿可见"盔甲脑"征象，即大脑有广泛的钙化包绕。

（2）增强扫描：远离颅骨内板的皮层和静脉强化，亦可见到连续或断续的线状强化的血肿包膜（由纤维组织及毛细血管构成），从而可清楚地勾画出包括等密度血肿在内的硬膜下血肿轮廓，增强扫描仅用于亚急性或慢性硬膜下血肿，特别是对诊断等密度硬膜下血肿有帮助。

由于等密度硬膜下血肿与脑组织密度差别不明显或者没有差别，CT平扫不易显示，容易漏诊；单侧等密度硬膜下血肿主要表现为占位征象（如脑沟、脑裂变窄或消失，脑灰白质界面内移），同侧脑室受压，中线结构移位或小脑幕裂孔疝的表现。增强扫描常可借强化的皮层、脑表面静脉或血肿包膜而勾画出血肿轮廓。双侧等密度硬膜下血肿CT显示更为隐蔽，下列征象可提示诊断：①双侧侧脑室对称性变小，体部呈长条状；②双侧侧脑室前角内聚，夹角变小，呈"兔耳征"；③脑白质变窄塌陷，皮髓质界面内移；④邻近脑沟消失。诊断困难时，可行CT增强扫描或MRI检查进一步明确诊断。

蛛网膜下腔出血

病案 3-1-11

患者，男，23岁，酒后摔倒2小时来就诊，患者头痛伴恶心、呕吐、面色稍白，出冷汗，喷射样呕吐。来诊时患者神志尚清，可自主回答医生问题，但烦躁不安。随后1小时出现神志模糊。患者既往体健，否认有头痛史、高血压史，否认吸烟，偶饮酒，无遗传病家族史。查体：T 36.1℃，P 82次/分，BP 125/86mmHg。查体不合作。双肺呼吸音清，未闻及干湿啰音。双侧瞳孔等大等圆，直径约2.5cm，直接和间接对光反射存在，但略微迟钝，双侧眼球向左凝视。左侧腱反射稍减弱，颈项强直，Brudzinski征阳性。（图3-1-12）。

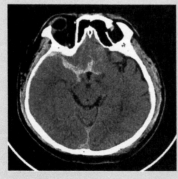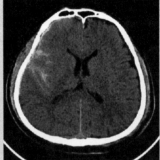

图 3-1-12

问题：

1. 结合上述临床体征及CT所示，诊断为什么疾病？并简述其主要影像诊断要点。

2. 请简单分析其主要鉴别诊断及临床注意事项？

病案 3-1-11 分析讨论

蛛网膜下腔出血（subarachnoid hemorrhage，SAH）是由于颅内血管破裂，血液进入蛛网膜下腔所致。脑挫裂伤同时伴随脑膜的撕裂，血液流入蛛网膜下腔，导致蛛网膜下腔积血，并可引起脑膜粘连，导致脑脊液吸收和循环障碍从而产生脑积水。

临床上表现为原有的神经症状体征并伴有剧烈的头痛、高热，查体可有颈项强直，kernig及 Brudzinski 征阳性。

【影像学表现】

1. X 线表现　一般不用于该病诊断。

2. CT 表现

（1）出血多位于脑损伤附近的大脑纵裂池、侧裂池、基底池及脑沟内。

（2）大脑纵裂池内出血呈纵行窄带样高密度影，脑沟内为线样高密度影，脑池密度增高，明显时可呈铸型改变，后期可以出现脑室系统扩张、脑积水改变。

弥漫性轴索损伤

病案 3-1-12

患者，男，83 岁，摔倒致伤头部 2 天来就诊，家属述：患者于 2 天前上楼时不慎摔倒，致伤头部，当即意识不清，呼之不应，无恶心呕吐，无肢体抽搐，无发热，具体情况不详，家属发现后未予处理，后意识稍恢复，言语不行，自发病以来精神、食欲差，睡眠一般，留置导尿管，大小便正常，体重较前无明显变化。今为求诊治，行颅脑 CT 检查（图 3-1-13）。查体：意识朦胧，查体欠合作，言语不能，双侧瞳孔等大等圆，直径约 2mm，对光反射迟钝，颈无抵抗，四肢肌力检查不合作，肌张力正常。生理反射正常，病理反射未引出。

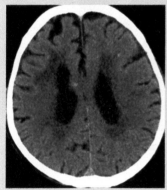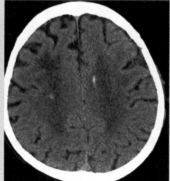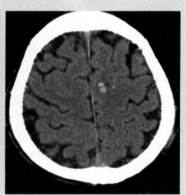

图 3-1-13

问题：

1. 结合病史及影像表现，请简述该病的病理机制？

2. 请简述该病的诊断依据及鉴别诊断？

病案 3-1-12 分析讨论

弥漫性轴索损伤（diffuse axonal injury，DAI）是头部受到瞬间旋转暴力或弥漫施力所致的脑内剪切伤（shear injury），引起脑灰白质、胼胝体、脑干及小脑神经轴索肿胀、断裂、点片状出血和水肿，常合并其他脑损伤。

临床表现常危重，大多在伤后即发生原发性昏迷，常为持续性，可达数周至数月，可伴有去大脑强直、去皮层强直、瞳孔改变、病理征等变化。存活者预后不佳，常有严重的神经系统后遗症。

【影像学表现】

1. X线表现　一般不用于该病诊断。

2. CT表现　弥漫性轴索损伤表现为单发或多发点状至15mm以下的微小病灶，包括非出血灶（约占80%）和出血灶（约占20%），病变长轴与受累轴突方向一致，通常外周病灶小于中心病灶。

（1）非出血灶：CT主要征象为双侧幕上半球弥漫性脑水肿和脑肿胀，灰白质界限模糊，表现为累及部分较多的稍低密度区，半卵圆中心、内囊、穹窿柱、前后联合结构不清，严重者脑干、胼胝体亦可受累；脑室、脑池受压变小，脑池和脑沟界限模糊。CT检出率低，但MRI可高达90%。

（2）出血灶：微小出血灶的检出对诊断和预后判断很重要。CT表现为大脑半球灰白质交界处、基底节区、胼胝体、脑干或小脑单发或多发点状至15mm以下的高密度小出血灶，周围水肿轻微；但CT对微小出血病灶显示不佳，特别是胼胝体和颅后窝等部位的微小病灶，MRI及SWI检查可大大提高诊断率。

迟发型颅内血肿

病案 3-1-13

患者，男，74岁，车祸外伤后头晕、头痛约4小时就诊。查体：神志清楚，精神差，头部可见外伤，双侧瞳孔等大等圆，左侧2.5mm，右侧2.5mm，对光反射尚灵敏（图3-1-14）。

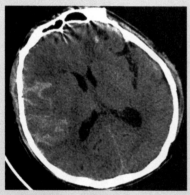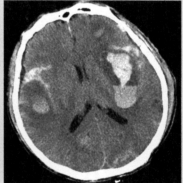

图 3-1-14

问题：

1. 结合病史，请阐述迟发型颅内血肿的病理机制？

2. 请简单分析迟发型颅内血肿的诊断要点及临床注意事项？

病案 3-1-13 分析讨论

外伤性迟发型颅内血肿是指伤后首次CT检查时无血肿，而在以后的CT检查中发现了血肿，或在原无血肿的部位发现了新的血肿，此种现象可见于各种外伤性颅内血肿。常见于伤后24小时内，6小时内的发生率较高，最晚可在伤后3天发生。

病理机制主要是：由于外伤导致血管受损，但尚未全层破裂，因而CT检查未见出血；外伤后局部脑组织水肿及小动脉损伤导致血管痉挛，代谢紊乱，伤及血管壁，引起脑组织释放凝血酶原，造成血管内凝血，纤维蛋白溶解，结果导致局部血管闭塞和栓塞，血管内凝血溶解出血，使得原已不健全的血管壁发生破裂而出血，形成迟发性血肿。

临床表现为伤后经历了一段病情稳定期后出现：①颅内压增高症状：头痛，恶心，呕吐，视神经盘水肿；②意识障碍进行性加重：烦躁不安，嗜睡，意识模糊，昏迷；③抽搐，偏瘫，失语；④脑疝：昏迷，瞳孔不等大，对光反射迟钝或消失，锥体束征阳性。

【影像学表现】

1. X 线表现　一般不用于该病诊断。

2. CT 表现　迟发型颅内血肿 CT 表现与颅内血肿一致，均为外伤后脑实质内出现结节状或团块状高密度影，边界锐利，周围伴或不伴有低密度水肿带。

脑外伤后遗症

病案 3-1-14

患者，男，26 岁，脑血肿清除术后半年，CT 示左侧颞叶深部见片状水样密度影，边界清晰（图 3-1-15）。

问题：

1. 患者病史有何特点？

2. 患者 CT 检查的主要影像表现是什么？

3. 综合上述病史，应考虑何种疾病？如何确诊？

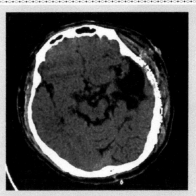

图 3-1-15

病案 3-1-15

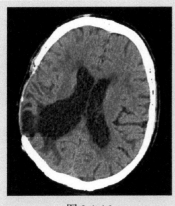

图 3-1-16

患者，男，73 岁，脑血肿清除术后，CT 示右侧顶枕部部分颅骨缺损，右侧顶叶见片状水样密度影，与右侧侧脑室后角相通，周围脑回缩小，脑沟加深、加宽，双侧侧脑室扩张，以右侧侧脑室后角明显（图 3-1-16）。

问题：

1. 患者病史有何特点？

2. 患者 CT 检查的主要影像表现是什么？

3. 综合上述病史，应考虑何种疾病？如何确诊？

病案 3-1-16

患者，男，38 岁，CT 示右侧颞部硬膜下见少许条片状高密度影（↑）（图 3-1-17）。

问题：

1. 患者病史有何特点？

2. 患者 CT 检查的主要影像表现是什么？

3. 综合上述病史，应考虑何种疾病？如何确诊？

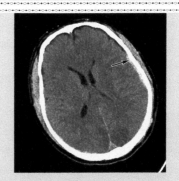

图 3-1-17

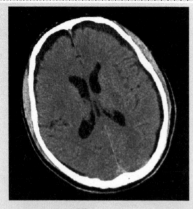

病案 3-1-17

　　患者，男，47 岁，脑外伤 17 天后复查 CT 示双侧额部、左侧颞枕部及右侧枕部硬膜下见弧形水样密度影，较前新增（图 3-1-18）。

问题：

　　1. 患者病史有何特点？

　　2. 患者 CT 检查的主要影像表现是什么？

　　3. 综合上述病史，应考虑何种疾病？如何确诊？

图 3-1-18

病案 3-1-14～病案 3-1-17 分析讨论

　　脑外伤常见的后遗症包括脑软化、脑萎缩、脑穿通畸形、脑积水和硬膜下水瘤等，均为不可逆性改变。

　　1. 脑软化（encephalomalacia）　病灶常继发于脑挫裂伤和脑内血肿，也可见于外伤性脑梗死后。影像学表现如下：

　　（1）X 线表现：一般不用于本病诊断。

　　（2）CT 表现：脑实质内显示边缘较清楚的近似水样低密度区，CT 值稍高于脑脊液，邻近脑室扩大，脑沟、蛛网膜下腔增宽。

　　2. 脑萎缩　严重脑外伤后有 30% 的患者可发生脑萎缩（brain atrophy）。影像学表现如下：

　　（1）X 线表现：一般不用于本病诊断。

　　（2）CT 表现

　　1）广泛的脑萎缩：表现为患侧半球体积变小，中线结构移向患侧。

　　2）局限性脑萎缩：表现为相邻脑沟、脑池和脑室扩大，脑回变窄，脑蛛网膜下腔增宽。

　　3. 脑穿通畸形（porencephaly）　系指由于脑内血肿或脑挫裂伤后脑组织坏死、吸收形成与侧脑室相通的软化灶。影像学表现如下：

　　（1）X 线表现：一般不用于本病诊断。

　　（2）CT 表现

　　1）境界清楚的低密度区，CT 值近似脑脊液。

　　2）相应脑室明显扩大并与上述脑软化区相通。

　　4. 脑积水　颅脑外伤引起脑积水，分为急性、慢性脑积水。急性脑积水发生于外伤后 2 周内，多因血块阻塞脑脊液通路所致，为阻塞性脑积水。慢性脑积水发生于伤后 3 周至半年，常以脑脊液吸收障碍为主，为交通性脑积水，是因外伤后血凝块堵塞蛛网膜颗粒绒毛从而使脑脊液吸收障碍。影像学表现如下：

　　（1）X 线表现：一般不用于本病诊断。

　　（2）CT 表现

　　1）脑室对称性扩大，尤以侧脑室前角为主，其周围有明显的间质性水肿带，但无脑沟加宽加深。

　　2）阻塞导水管时，第四脑室不扩大。

　　5. 硬膜下水瘤　又称硬膜下积液，系外伤后引起小的蛛网膜破裂或撕裂，形成活瓣，脑脊液进入硬膜下腔积聚而成，也可能是硬膜下血肿吸收后所致。多发生于一侧或两侧额颞颅骨内板下方。积液可缓慢增多，也可逐渐吸收而消失。

　　临床上可能有未注意到的外伤史或于较长时间以前曾有外伤史。常见神经功能损害、颅压增高和头颅局部或整体增大。影像学表现如下：

（1）X线表现：一般不用于本病诊断。

（2）CT表现：颅骨内板下新月形水样低密度灶，近似脑脊液，可一侧或双侧。

六、脑血管疾病影像诊断

脑 出 血

病案 3-1-18

患者，男，50岁，3天前中午饮酒后右手持物无力，伴直行右偏，目光呆滞，反应迟钝，口齿含糊不清，当时无呕吐物，无肢体抽搐，无大小便失禁，查CT示左侧基底节区血肿，拟"脑出血，高血压"收住入院。查体：R 11次/分，P 78次/分，T 37.8℃，BP 141/78mmHg，意识清楚，右侧肢体肌力减退，右侧病理征阳性，右侧深感觉减退。入院后完善检查，予降血压、降颅压、营养神经、补钾及补液等对症治疗，病情有好转，复查头颅CT示左基底节区血肿吸收期改变，病情稳定，予以出院（图3-1-19）。

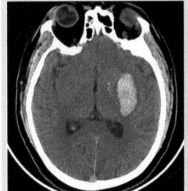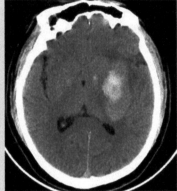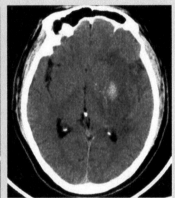

图 3-1-19

问题：

1. 高血压性脑出血的临床表现有哪些？

2. 简述高血压性脑出血病理分期及相应CT表现。

3. 高血压性脑出血的主要鉴别诊断有哪些及如何鉴别？

病案 3-1-18 分析讨论

脑出血（cerebral hemorrhage）是指非外伤性脑实质内的自发性出血，占卒中的17.1%～55.4%，比例高于西方国家。高血压是其最常见原因，约占60%以上，50岁以上是好发年龄。大多数患者于精神紧张、情绪激动或活动时突然发病，表现为剧烈头痛、头晕、恶心、呕吐，并逐渐出现一侧肢体无力、意识障碍。70%的脑出血部位位于基底节区，也可见于大脑半球、脑干及小脑等部位。约50%的患者在24小时内出现血肿扩大，而血肿扩大在临床上往往预示着不良预后。脑出血患者多有头痛、高血压病史。

【分期】

1. 超急性期（≤24小时） 血肿内红细胞完整，主要含有氧血红蛋白。

2. 急性期（1～2天） 红细胞的细胞膜仍保持完整，红细胞内的氧合血红蛋白释放出氧逐渐变为脱氧血红蛋白。

3. 亚急性期（3 天至 3 周）

（1）亚急性初期（3～5 天）：红细胞的细胞膜仍保持完整，红细胞内的脱氧血红蛋白进一步氧化，逐渐转变为正铁血红蛋白，这一改变从血肿的外周向中心逐渐发展。

（2）亚急性中期（6～10 天）：红细胞的细胞膜开始破裂，并将正铁血红蛋白释放到细胞外。细胞膜的破裂也是从血肿的外周向中心逐渐发展。

（3）亚急性晚期（10 天至 3 周）：红细胞完全崩解，血肿内以正铁血红蛋白为主，血肿周边的巨噬细胞吞噬血红蛋白形成含铁血黄素。

（4）慢性期（3 周后）：血肿逐渐吸收或液化，病灶周边的巨噬细胞内含有明显的含铁血黄素沉积。

【影像学表现】

1. X 线表现　一般不用于该病诊断。

2. CT 表现

（1）急性期（包括超急性期和急性期）：脑内团块样或不规则形的高密度灶，CT 值为 50～80HU，密度均匀。血肿边缘可见低密度水肿带，血肿较大者可有占位效应。脑干、基底节区和丘脑区血肿可破入脑室，亦可进入蛛网膜下腔，表现为脑沟（池）等密度或高密度影。对于血肿扩大的患者，CT 血管造影（CTA）上的原始点征具有特征性。点征是指 CTA 轴位的原始图像上 1～2mm 大小的脑出血实质内的单一或多发的增强病灶，呈现为斑点样或线样的增强高密度影，一般认为点征是由对比剂外渗引起的。急性期血肿一般无强化。

（2）亚急性期：血肿密度逐渐减低，由血肿外周逐渐向中心发展，此即"融冰征"；灶周水肿逐渐减轻，新生毛细血管开始形成，此时增强扫描病灶呈环形强化，此称为"靶征"。

（3）慢性期：血肿密度进一步减低，血肿液化吸收，逐渐缩小，最后呈圆形、类圆形或裂隙状低密度，伴有同侧脑室扩大、脑沟增宽等脑萎缩表现。

脑　梗　死

病案 3-1-19

患者，男，69 岁，3.5 小时前散步时无明显诱因下出现左侧肢体乏力，伴行走及抬举不能，左侧口角流涎，伴口齿不清，无头晕头痛，抽搐，恶心呕吐等症状。查头颅急诊 CT（图 3-1-20），诊断考虑脑梗死，且在溶栓时间窗内，经患者家属同意，予以阿替普酶溶栓治疗，左侧肢体肌力较前好转，后肢体再次出现无力，考虑再栓塞，经患者家属同意，予急诊脑动脉支架取栓，并以"脑梗死"收住入院。查体：R 20 次/分，P 75 次/分，T 36.7℃，BP120/67mmHg，左侧鼻唇沟浅，口角右歪，两侧肌力减低，左侧较右侧差，双侧病理征阳性。入院后，患者在全麻下行经皮脑动脉取栓+颈动脉支架植入术，术中过程顺利，造影显示血管开通，术后予以抗血小板聚集、降脂、营养神经及改善循环等治疗，患者病情稳定，症状改善，予以出院。

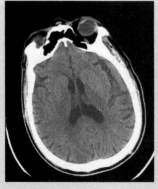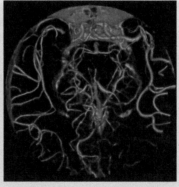

图 3-1-20　CT 检查

病案 3-1-20

患者，女，70 岁，3 小时前就餐时突发左侧肢体无力伴自主活动不能，伴言语不清，神志朦胧，头晕，无恶心呕吐，胸闷气促。查头颅急诊 CT（图 3-1-21），拟"脑梗死"收住入院。查体：R 20 次/分，P 72 次/分，T 36.5℃，BP159/91mmHg，意识昏迷，左侧肌力减低，颈项强直阳性，既往有高血压病史 5 年余，高脂血症病史 4 年余，规律口服降压类药。入院后，患者在全麻下行经导管脑内血管取栓术，术中过程顺利，造影显示大脑中动脉开通。术后予以抗血小板聚集、降脂、营养神经及改善循环等治疗，患者病情稳定，症状改善，予以出院。

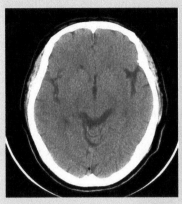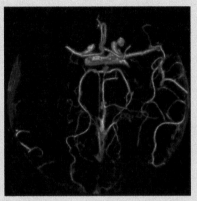

图 3-1-21 CT 检查

问题：

1. 请描述图中 CT 影像学表现。
2. 脑梗死的主要鉴别诊断有哪些及如何鉴别？
3. 简述脑动脉闭塞性脑梗死的动态 CT 表现（发病后不同时期的 CT 表现）。

病案 3-1-19、病案 3-1-20 分析讨论

脑梗死（cerebral infarction）是指因脑部血液循环障碍，导致脑组织缺血、缺氧性坏死，并出现神经功能缺损的脑血管疾病，其发病率在脑血管疾病中占首位，约占 75%。脑梗死包括脑血栓形成、脑栓塞和腔隙性脑梗死，其中以脑血栓形成最常见。脑血栓形成多由脑的大或中动脉发生粥样硬化引起，继而导致管腔狭窄、闭塞，以大脑中动脉闭塞最多见，其次为大脑后动脉，并引起病变血管供应区脑组织坏死。脑梗死好发于中老年人，多有动脉硬化、糖尿病、高脂血症病史。患者常在安静状态下急性起病，如睡眠或休息时，初期症状及体征不明显，可表现为一侧肢体麻木无力，肢体偏瘫，头晕头痛等，以后逐渐出现颅内压增高征及神经症状，如癫痫、视力障碍、听力障碍等。

【分期】

1. 超急性期（<6 小时） 大体病理改变常不明显，脑内血流灌注持续下降造成神经细胞肿胀，细胞生理功能消失，此时为细胞毒性水肿阶段。

2. 急性期（6～72 小时） 梗死区脑组织肿胀，脑沟、脑回消失，切面上灰白质分界不清；神经元细胞坏死、脱髓鞘，血脑屏障破坏，发生血管源性水肿，占位效应明显。

3. 亚急性期（3～10 天） 坏死组织开始吸收，水肿和占位效应在 4～7 天达到高峰后开始消退。小胶质细胞向坏死区增生并吞噬坏死组织，星形胶质细胞增生活跃，内皮细胞增生形成新的毛细血管，侧支循环建立。

4. 慢性期（10 天以后） 坏死的脑组织逐步液化和被清除，最后形成软化灶，周围伴有胶质细胞增生形成胶质瘢痕，邻近的脑室、脑沟和脑池扩大，皮质萎缩。部分小的梗死灶可没有囊腔，而只有胶质瘢痕，以后可逐渐缩小、消失。

【影像学表现】

1. X线表现 脑血管造影早期可见病变血管闭塞，为其特征性表现。

2. CT 表现

（1）超急性期：CT 检查可无阳性发现，或仅显示模糊的低密度区。

（2）急性期：急性早期（24 小时前）CT 检查可仍无阳性发现，部分病例可在大脑中动脉或大脑后动脉见到管状或点状密度增高影，CT 值为 77～89HU，此称为脑动脉高密度征，为动脉内栓塞或血栓形成导致密度增高所致；大脑中动脉闭塞患者早期还可出现豆状核或基底节模糊，灰白质分界不清，岛带区也可表现为灰白质界限模糊，此称为岛带征。豆状核模糊在 6 小时内出现频率最高，岛带征在 6～12 小时出现最多。急性后期（24 小时后）CT 检查可显示清楚的低密度区，低密度区范围与闭塞血管供血区一致，并同时累及皮、髓质，梗死区周围出现低密度水肿带，可有占位效应。

（3）慢性期（包含亚急性期）：水肿、占位效应在 4～7 天达高峰后逐渐消退，梗死区坏死组织开始吸收，在梗死后 2～3 周，CT 平扫梗死区表现为等密度，此称为模糊效应，这是由于脑水肿逐渐消失而吞噬细胞浸润，组织密度增加所致。新生毛细血管增多，此时增强扫描梗死区可出现脑回样、条状强化。脑梗死后期，坏死组织清除，可形成囊腔，CT 表现为边界清楚的低密度灶，脑梗死相邻部位的脑室、脑池或脑沟扩大，患侧半球变小，中线结构移向患侧。

颅内动脉瘤

病案 3-1-21

患者，男，58 岁，15 天前晨起无诱因下出现头痛，以左侧颞部为主，呈炸裂样头痛，程度剧烈，持续性，伴恶心呕吐，呕吐物为胃内容物，无明显咖啡样物质及血性液体，无意识障碍，无四肢抽搐，无口吐白沫，无发热，无腹痛，未予重视。10 天前患者出现左侧眼睑下垂，睁眼不能，眼球转动困难，无视物重影，无视野缺损，遂来诊。查 CTA 提示左侧后交通动脉瘤（图 3-1-22），为求进一步治疗，拟"左侧后交通动脉瘤"收住院。查体：神志清，精神可，右侧瞳孔直径 3mm，对光反射灵敏，左侧瞳孔散大，对光反射消失，左眼内收、上下视受限，双侧鼻唇沟对称，伸舌居中，四肢肌力、肌张力正常，无感觉障碍，两侧腱反射对称引出，病理征阴性。行 DSA 全脑血管造影检查，提示左侧后交通动脉瘤形成，大小约 11.5mm×5.5mm。根据病史，动脉瘤再出血风险较高，具有手术治疗指征，交代患者家属病情及手术风险，行开颅动脉瘤夹闭术，手术顺利，术后予补液对症处理，现患者生命体征平稳，头部创口无明显渗出，予以出院。

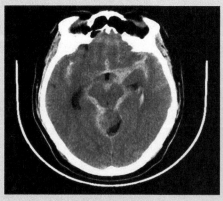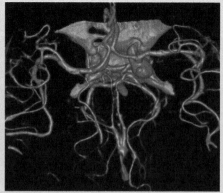

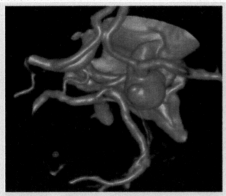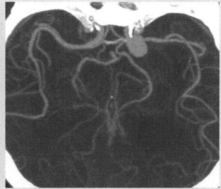

图 3-1-22 CT 检查

问题：

1. 怀疑颅内动脉瘤，进行脑血管造影时应注意什么？
2. 简述颅内动脉瘤出血与高血压性脑出血的鉴别要点。
3. 如何鉴别颅内动脉瘤是否合并血栓？
4. 不同位置的颅内动脉瘤出血所引起的脑内、脑室出血有什么不同？

病案 3-1-21 分析讨论

颅内动脉瘤是颅内动脉的局限性扩张形成的动脉血管性改变，可发生于任何年龄，是造成蛛网膜下腔出血的首要非创伤性病因。

90% 左右的颅内动脉瘤发生于颈动脉系统，剩余 10% 发生于椎动脉或基底动脉。前后交通动脉瘤各占全部颅内动脉瘤约 1/2，大脑中动脉占 20%，基底动脉占 5%，其余的发生于其他动脉起始部或分叉处。本病临床多数无症状，个别因瘤体较大，压迫周围脑组织或相邻的颅神经可产生相应的症状，最常见的是后交通动脉瘤导致的第Ⅲ对脑神经的脑池段的外源性压迫。动脉瘤破裂引起的蛛网膜下腔出血或脑内血肿表现为突然剧烈头痛、恶心、呕吐及神经症状。动脉瘤可以是囊状、梭形或夹层动脉瘤。梭形动脉瘤被认为是高血压性动脉硬化性疾病的血管扩张的一种极端形式。颅内动脉瘤也可以继发于动脉夹层或血管壁感染。根据动脉瘤的形态分为五种类型：①粟粒状动脉瘤；②囊状动脉瘤；③假性动脉瘤；④梭形动脉瘤；⑤壁间动脉瘤（即夹层动脉瘤）。大多数为囊状动脉瘤，指动脉壁局部向外突出，常发生于 Willis 环的分叉处，动脉瘤朝向血流流入分叉处的方向，组织学检查发现动脉瘤壁仅存一层内膜，缺乏中层平滑肌组织，弹性纤维断裂或消失，瘤壁内有炎性细胞浸润；电镜下见瘤壁弹力板消失。巨大动脉瘤内常有血栓形成，甚至钙化，或分层呈"洋葱"状。

【影像学表现】

1. X 线表现　当动脉瘤钙化时，平片有提示作用，可呈有缺口的环状，或似马蹄铁，缺口相当于瘤颈处，称动脉瘤窗，多位于蝶鞍附近。

2. CT 表现

（1）平扫表现与瘤腔内有无血栓有关，无血栓囊性血管瘤平扫表现为圆形等或稍低密度影，边缘清楚，增强均匀强化。

（2）部分血栓性囊性动脉瘤呈不均匀的高密度圈影，中心部分为低密度，增强后高密度圈无变化，而中心区的低密度呈均匀强化，这种密度不同的同心圆变化称为"靶环"。

3. 脑动脉造影　是诊断该疾病的主要方法，用于确定动脉瘤的位置、大小、形态、数目，以及脑血管循环情况等。表现为梭形或囊状结节，可有蒂与动脉干相连，大的动脉瘤也可呈不规整形。

脑动静脉畸形

病案 3-1-22

　　患者，女，54 岁，无明显诱因下头晕、头痛 4 月余，无视物模糊，头痛不剧，休息后好转，疲劳时加重，右侧为著。未予重视，1 天前头痛加重，出现剧烈头痛，随即出现恶心，无呕吐，无肢体活动障碍，无四肢抽搐。查急诊 CT 示右侧额叶混杂密度灶，动静脉畸形首先考虑（图 3-1-23）。拟"头痛，大脑血管动静脉畸形"收住院。查体：R 20 次/分，P 88 次/分，T 38.7℃，BP143/88mmHg，意识清楚。入院后行 DSA 造影检查，确诊为动静脉畸形，给予脱水、抗炎、营养神经药物及支持治疗后，情况好转，予以出院。

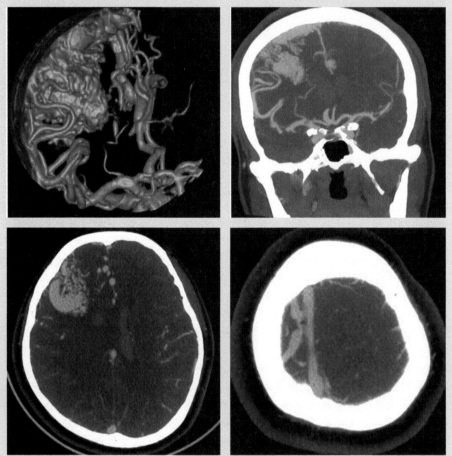

图 3-1-23　CT 检查

问题：

　　1. 脑动静脉畸形的影像诊断要点包括哪些？

　　2. CTA 相较于其他影像学检查有何优势？

　　3. 脑动静脉畸形的主要鉴别诊断有哪些及如何鉴别？

病案 3-1-22 分析讨论

　　脑动静脉畸形（arteriovenous malformation，AVM）是一种脑血管的先天性发育畸形，好发于中青年人，平均发病年龄为 32～39 岁，男女比例为 1.1～1.2 : 1。AVM 由一条或多条供血动脉、畸形血管团、一条或多条引流静脉组成，引流至静脉或静脉窦，有时可见动脉与静脉直接相通。供血动脉或血管团内动脉的动脉瘤常见，且易于出血。畸形血管团内血流缓慢易形成血栓，血栓和管壁可钙化，血管团内有的血管极度扩张，管壁极薄，容易破裂出血。此外畸形血管内有邻近的脑组织，其周围脑组织可因缺血而萎缩，并发生神经元变性和神经胶质细胞增生。98%AVM为单发，85%发生于幕上，其中又以大脑中动脉分布区的脑皮质最常见。AVM大小差异很大，大的可布满整个大脑半球，甚至跨越中线侵入对侧，小的则难以发现，AVM的大小是AVM分级的重要标志之一。

AVM最常见的临床表现是颅内出血，表现为头痛、呕吐、意识障碍等。癫痫是仅次于出血的主要临床表现，年龄越小出现的概率越高，其与AVM的部位和大小有关。此外还可见颅内血管杂音、突眼和脑神经功能障碍、智力减退等。

【影像学表现】

1. X线表现

（1）平片可发现畸形血管钙化，呈斑点状或双弧形。

（2）DSA是诊断AVM的金标准，可见迂曲的畸形血管团和增粗的供血动脉，引流静脉早期显现。

2. CT表现

（1）平扫：常表现为边界不清的混杂密度病灶，内可见等或高密度点状、线状血管影，高密度钙化和低密度软化灶，占位效应不明显，周围脑组织常有脑萎缩改变。

（2）增强扫描：增粗的供血动脉及粗大引流血管。

海绵状血管瘤

病案 3-1-23

患者，男，19岁，无明显诱因下，多发头晕2年余，无头痛，无恶心、呕吐，无四肢乏力，无心慌，无失眠，无耳鸣，无视物旋转，未予重视。近来出现上述症状的次数增多，每1~2天1次，伴听力下降、视物旋转，余性质同前，遂就诊。查CT示左颞叶及右侧额叶镰旁结节灶，海绵状血管瘤首先考虑（图3-1-24），门诊拟诊断为"颅内海绵状血管瘤"，建议手术治疗，今为求进一步治疗，拟"颅内海绵状血管瘤，症状性癫痫"收住院。查体：生命体征平稳，神志清，精神可，双侧瞳孔等大等圆，直径约3mm，对光反射灵敏，眼球向各方向运动正常，鼻唇沟尚对称，伸舌居中，四肢肌力5级，肌张力两侧对称，双侧病理征阴性。入院后完善各项检查，在全麻下行癫痫病

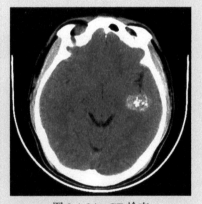

图 3-1-24 CT检查

灶切除术、前颞叶切除术，术后给予抗炎、脱水、止血、预防癫痫、营养神经药物及支持等治疗，患者病情好转，予以出院。

问题：

1. 结合上述疾病，颅内海绵状血管瘤的诊断要点是什么？
2. 颅内海绵状血管瘤的主要鉴别诊断及注意事项有哪些？
3. 血管畸形中海绵状血管瘤与AVM的鉴别点是什么？

病案 3-1-23 分析讨论

海绵状血管瘤是脑血管畸形的一种，发生率约为7%，仅次于动静脉畸形。脑内者多好发于大脑半球各叶，尤其是外侧裂区、皮层下区及基底节区，脑外者多见于颅底。大体形态为充满血液的多分叶团块，周围为环形的厚薄不等的胶质化的及含铁血黄素沉积的脑组织。组织学为丛状、薄壁的血管窦样结构，其间有神经纤维分隔，但血管间没有正常脑组织，血管窦壁由单层上皮细胞和成纤维细胞组成，组织学上缺少肌层和弹力层，病灶内可见不同时期的出血，

并呈不同程度的机化、钙化甚至骨化。由于海绵状血管瘤几乎百分之百有瘤内出血，故病灶组织周围可见含铁血黄素沉着和染色。海绵状血管瘤常有家族史，同一患者往往多发；常与静脉畸形同时发生（10%～30%），两者同时存在，出血风险将增加，临床工作中许多海绵状血管瘤经常只是偶然发现，可无任何症状，或可表现为癫痫、头痛等。

【影像学表现】

1. X线表现　一般不用于该病诊断。

2. CT表现

（1）平扫：边缘清晰的圆形高密度病变，该高密度多由海绵状血管瘤内的微钙化所致。除急性出血或较大病灶，病灶周围一般无水肿及占位效应，急性出血可表现为较均匀的高密度。

（2）增强扫描：因病灶内的血管样结构缺乏肌层和弹力纤维，因而促进血液流动的动力不足，致病灶内对比剂排空缓慢。根据瘤体内部组成成分不同，病灶可均匀强化、边缘强化而中心部不均匀强化，甚至无明显强化。具有明确的局部"缺损"病变征象，却无明显占位效应和病灶周围水肿是诊断海绵状血管瘤的重要依据之一。

脑静脉畸形

病案 3-1-24

患者，男，50岁，1天前工作时突发左侧颞部头痛，伴右侧肢体麻木，伴乏力，头晕，视物旋转，站立不稳，无恶心呕吐，无肢体抽搐，无大小便失禁，无畏寒发热，遂拟"脑梗死"收住院。入院后查头颅急诊 CT（图 3-1-25），诊断考虑右侧额叶静脉畸形。查体：R 16 次/分，P 56 次/分，T 36.1℃，BP151/93mmHg。入院后完善相关检查，予抗血小板聚集、抗感染、改善循环等对症支持治疗。患者生命体征平稳，未诉明显不适，予以出院。

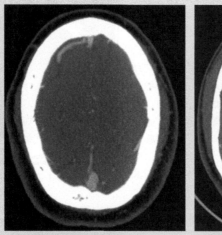
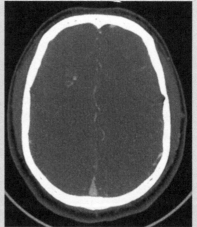
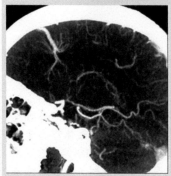
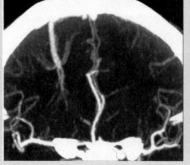
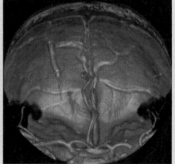

图 3-1-25　CT 检查

问题：

1. 请描述图中 CT 影像学表现。
2. 发育性静脉畸形（DVA）和脑动静脉畸形（AVM）应该如何鉴别？
3. CTA 相较于其他影像学检查有何优势？

病案 3-1-24 分析讨论

静脉血管畸形包括发育性静脉畸形（developmental venous anomaly，DVA），Galen 静脉畸形和静脉异常曲张，其中以 DVA 最常见，故本节主要介绍 DVA。DVA 常见于额顶叶的脑室白质旁，也可见于小脑半球近室管膜处，是由髓静脉的先天发育异常造成的，由畸形的髓静脉团及一支扩张的引流静脉构成。病理上表现为大脑或小脑深部髓质内多支扩张并呈放射状排列的髓质静脉，汇入一支增粗的中央静脉，向皮质表面、静脉窦或向室管膜下引流。可同时伴有海绵状血管瘤，临床常无症状，偶因伴发的海绵状血管瘤出血引起癫痫等症状。DVA 不能被切除，一旦被切除，患者将发生严重的静脉梗死。

【影像学表现】

1. X 线表现

（1）脑血管造影检查：DVA 在动脉期、毛细血管期均无异常表现，在静脉期可见畸形的血管静脉贯穿脑实质流入静脉窦、浅静脉或深静脉，不伴有动脉的扩张及异常动静脉短路。

（2）多根髓静脉呈轮辐状集中，即呈所谓海蛇头征或水母状表现，较具特征性。

2. CT 表现

（1）平扫：可无异常表现，或显示侧脑室前角附近边界不清的稍高密度影。

（2）增强扫描：可显示出有强化的点、线状髓质静脉及增粗的中央静脉影。病灶无占位征象，周围无软组织水肿。

烟雾病

病案 3-1-25

患者，女，50 岁，3 小时前无明显诱因下突感头痛，不剧烈，右顶较明显。数分钟后出现左侧肢体乏力，随后出现神志不清，并逐渐加重至昏迷。急查 CT 示脑出血破入脑室。CTA 示烟雾病（图 3-1-26）。给予甘露醇脱水处理后拟"脑出血，高血压"收入院。查体：神志昏迷，双侧瞳孔直径 5mm，对光反射消失，左侧肢体偏瘫，右侧肢体刺痛稍有活动。入院后完善相关检查，明确诊断，排除手术禁忌，全麻下行右侧脑室外引流+左侧 ommaya 储液囊置入术。术后予预防感染、促神经功能恢复、补液对症支持治疗。现患者病情好转，予以出院。

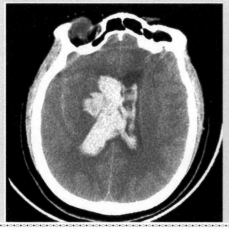
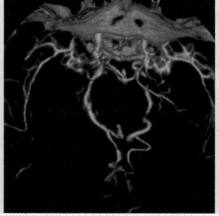

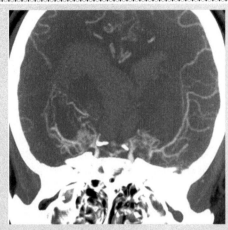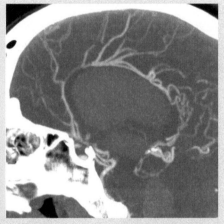

图 3-1-26　CT 检查

问题：

1. 用脑动脉造影诊断烟雾病的诊断标准有哪些？
2. 结合上述疾病，烟雾病所致的脑出血与其他疾病如何鉴别诊断？
3. 烟雾病以广泛的侧支循环形成为特征，其侧支循环的来源主要有哪几条途径？

病案 3-1-25 分析讨论

烟雾病又名 moyamoya disease，是一种少见的脑血管疾病，病因不明，其主要特征为颈内动脉末端和其属支出现进行性狭窄或闭塞，为维持大脑的正常循环血流量而使颅底血管和软脑膜发生代偿性增生，以至于在血管造影成像时显现似烟雾飘散在空气中的影像。日本学者于1969 年发现此种征象并命名。

本病常见于儿童或青春期，也可见于成人，最常见的临床表现为一过性脑缺血，也可有急性脑卒中、癫痫或蛛网膜下腔出血。儿童患者首发症状以脑缺血为主，成人患者通常以突发脑出血（脑室出血、蛛网膜下腔出血、脑实质出血）为主，根据出血位置不同其临床症状可表现为意识障碍、头痛、肌无力和言语障碍，成人烟雾病也可表现为缺血症状。主要病理表现为颈内动脉末端、大脑中动脉及大脑前动脉起始部血管内膜明显增生，内弹力层高度迂曲、断裂，中膜萎缩，外膜轻度炎症反应，间质萎缩变薄。另外，平滑肌细胞移行、异常增殖和细胞外基质过度堆积导致管腔进行性狭窄甚至闭塞，继而颅底部异常血管网形成予以代偿，异常血管网的管壁菲薄而脆弱，容易破裂出血。

【影像学表现】

1. X线表现　一般不用于该病诊断。

2. CT表现

（1）平扫：早期常为阴性，或可表现为脑缺血，如梗死、萎缩及软化，20%见脑内或蛛网膜下腔出血，脑内出血多位于额叶，形态不规则，可破入脑室，上述征象可单独或合并出现。

（2）增强扫描：可显示脑底动脉环及大脑前、中动脉近侧段变细，显影不良，或不显影。有时可看到基底核区、侧脑室室管膜下和脑表面出现点状、弧线状细小血管影，为侧支循环血管。

3. 脑血管造影　是诊断本病的主要方法，表现为单侧或双侧颈内动脉末段及大脑前、中动脉不同程度狭窄或闭塞，使得颅底动脉环细小、杂乱、迂曲代偿，血管、软脑膜、蛛网膜形成的侧支血管形同烟雾状。

七、颅内感染性疾病影像诊断

脑 脓 肿

病案 3-1-26

　　患者，女，74 岁，右侧颜面部及右颞部疼痛 1 月余，当时未引起注意，自行服用止痛药物（具体不详）效果不佳，于次日前往当地医院牙科就诊，牙科检查未见明显异常，后在家属要求下，赴当地医院住院治疗。在当地医院住院期间，予以对症支持治疗（具体不详），反应逐渐变迟钝，肢体活动较前为差，无大小便失禁，无恶心呕吐，无四肢抽搐，无呼吸困难，无面色苍白，行头颅 CT 检查发现：脑脓肿（图 3-1-27）。家人为求进一步治疗，前来就诊，以"脑脓肿"收住院。查体：神志尚清，精神萎靡，查体欠配合，脑膜刺激征阳性，双瞳孔直径 3mm，对光反射灵敏，鼻唇沟尚对称，四肢肌力双下肢 3 级、右侧上肢 5 级、左侧上肢 4 级，四肢肌肉有萎缩，全身重度营养不良伴消瘦，双侧病理征阴性。入院后完善相关检查，排除手术禁忌，在全麻下行"神经导航下左颞开颅脑脓肿切除术"，手术顺利，术后予以抗炎、脱水降颅压、扩血管、营养脑神经及补液对症治疗。患者病情恢复可，切口Ⅰ/甲级愈合，已拆线，予以出院。

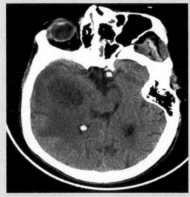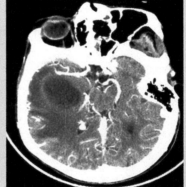

图 3-1-27　CT 检查

问题：

　　1. 脑脓肿的主要临床表现有哪些？

　　2. 脑脓肿的常见感染途径有哪些？

　　3. 结合上述病例，简述脑脓肿的诊断要点。

病案 3-1-26 分析讨论

　　脑脓肿（brain abscess）是一种严重的颅内感染性疾病，是指化脓性细菌感染引起的化脓性脑炎、慢性肉芽肿及脑脓肿包膜形成，少部分也可由真菌或原虫侵入脑组织所致。

　　脑脓肿的发生可源自耳源性、鼻源性、损伤性、血源性及隐匿性等多种途径，脓肿出现的位置也和病因密切相关，脑脓肿幕上多见，以颞叶居多，占幕上脓肿的 40%，也可见于额、顶和枕叶，小脑脓肿少见，偶见于垂体。患者可表现为发热、头痛及局灶性神经功能缺失，临床表现的轻重差别很大，大部分患者均有急性全身感染症状，10%～50% 的患者病灶多发。脑脓肿可分为早期脑炎、晚期脑炎、早期包膜和晚期包膜四个阶段。

　　早期脑炎时脑部出现大量炎性细胞浸润和渗出。晚期脑炎时炎症扩散，病灶中部出现坏死液化，出现少量新生血管及成纤维细胞，水肿达到高峰，病灶中部出现低密度影。早期包膜时病灶部位坏死大面积扩散，新生血管及成纤维细胞大面积出现。晚期包膜时病灶感染部位新生血管、成纤维细胞及炎性细胞减少，但胶原纤维及纤维细胞使得其内壁变得更加光滑，故脓肿壁内层为炎症细胞带，中层为肉芽和纤维组织，外侧为神经胶质层。脓腔可呈液态、干酪或凝块状。若脓腔破溃外溢，可形成多房脓肿。

【影像学表现】

1. X线表现　一般不用于该病诊断。

2. CT表现

（1）脑炎早期：发病4天内，CT示病变为边缘模糊的大片状低密度区，周围出现水肿带，伴或不伴有斑片状或脑回样增强。

（2）脑炎晚期：发病4～10天，病变为大片状低密度区，呈环形强化，有占位效应及病变周围水肿，病灶中部出现低密度影，延迟扫描病变中心有强化。

（3）包膜早期：发病10～14天，边缘清楚的环形增强病变，壁薄而光滑。

（4）包膜晚期：14天后，脓肿壁较包膜早期增厚，但水肿及占位效应减轻。

（5）小脓肿：平扫脓肿与水肿分界不清，呈不规则低密度区，增强可呈环形强化，亦可呈小结节状强化，为脓肿内壁肉芽组织增生所致，占位效应较轻。

【诊断与鉴别诊断】

根据影像学表现，结合脑脓肿的好发部位、性别和年龄特征，易于明确诊断。

结核性脑膜炎

病案 3-1-27

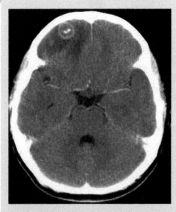

图 3-1-28　CT检查

患者，男，51岁，1周前无明显诱因下出现头痛，持续性，较剧，头痛与体位改变无相关性，当时未就诊，无视物模糊，无呕吐，无肢体无力，无意识不清。5天前患者出现发热，夜间为著，最高40℃，拟"颅内感染"收住院。查体：R 20次/分，P 70次/分，T 36.8℃，BP105/72mmHg，意识清楚，两侧鼻唇沟对称，肌力、肌张力正常。入院完善相关检查，行腰穿检查示蛋白及细胞数明显升高，查头颅CT提示粟粒样改变（图3-1-28），考虑结核性脑膜炎，予异烟肼针、利福平、吡嗪酰胺、乙胺丁醇抗结核治疗。目前患者情况稳定，未诉明显不适，予以出院。

问题：

1. 请简述结核性脑膜炎的影像学诊断要点。
2. 结核性脑膜炎的主要鉴别诊断有哪些及如何鉴别？

病案 3-1-27 分析讨论

颅内结核（intracranial tuberculosis）包括脑结核球、结核性脑膜炎和结核性脑脓肿，多继发于肺结核，也可因密切接触结核患者致病。患病人群以儿童和青年人最常见，几乎所有的感染途径均为血行播散。

1. 临床表现

（1）脑结核球（brain tuberculoma）：与一般颅内占位表现相似，表现为慢性颅压增高及局部定位体征。幕上结核球可有头痛、癫痫、偏瘫、失语、感觉异常表现，幕下结核球则出现小脑功能失调的症状。

（2）结核性脑膜炎（tuberculous meningitis）：以全身中毒表现、脑膜刺激征为主，也可有颅压增高征象、癫痫、意识障碍等表现。

（3）结核性脑脓肿（tuberculous brain abscess）：较少见，主要表现为发热、头痛、呕吐及局限性脑炎的症状。

2. 病理

（1）脑结核球：病灶常位于皮质内，呈结节状或分叶状，中心为干酪样坏死区，最外围为完整的纤维膜，中间为少量炎症细胞，可见星形细胞增生。少数中心可见钙化，极少数可见脓液。病灶区脑皮质多与脑膜有粘连。

（2）结核性脑膜炎：主要累及软脑膜，以鞍上池明显。蛛网膜下腔可见大量炎性渗出物黏附，尤以脑底部为甚。有时在脑膜上、脑实质内可形成小的结核结节。可产生血栓、脑软化、脑水肿和脑积水。

（3）结核性脑脓肿：多为多房性，大体病理与化脓性脑脓肿相近，周边多为结核性肉芽组织。

【影像学表现】

1. X 线表现　一般不用于该病诊断。

2. CT 表现

（1）脑结核球：约 80% 为单发，平扫表现为等或略低密度结节影，部分结节内可见钙化，中心点状钙化是其特征。灶周有轻度水肿，有占位效应。增强扫描病灶呈环形强化，部分病灶也可呈均匀或不均匀的结节状强化，极少数病灶不强化。伴有中央点状钙化的脑内环形强化病灶称为"靶征"，在诊断上具有特征性。

（2）结核性脑膜炎：平扫脑池变形，狭窄甚至闭塞，蛛网膜下腔密度增高，以鞍上池、外侧裂池最为明显，增强扫描呈不规则明显强化，强化程度类似出血或阳性对比剂脑池造影的 CT 表现。有时平扫在脑膜上、脑实质内可见粟粒样或小结节影，呈等或低密度，增强扫描小结节明显强化。此外还可有脑水肿、脑积水、局灶性脑缺血和脑梗死等表现。

（3）结核性脑脓肿：CT 表现与化脓性脑脓肿相近，但其内无气体。约 70% 为单发。平扫示脑实质内等密度或低密度结节影，周围水肿明显，增强扫描呈环形强化。

【诊断与鉴别诊断】

结核性脑膜炎需要与隐球菌性脑膜炎、化脓性脑膜炎、病毒性脑膜炎及结节病性脑膜炎等相鉴别。

<h1 style="text-align:center">脑 囊 虫 病</h1>

病案 3-1-28

患者，男，24 岁，5 个月前无明显诱因下出现发作性左下肢抽搐，无意识不清，无摔倒在地，无大小便失禁，每次发作于数秒钟内可自行缓解，每个月发作 2～4 次，每次发作前无预感。1 个月前患者打牌时突发四肢抽搐，摔倒在地，当时意识不清、呼之不应，伴双目紧闭、牙关紧闭及口吐白沫，无大小便失禁，持续约 15 分钟后缓解，其后无头痛、恶心及呕吐，无肢体乏力感。现为求进一步治疗，拟"症状性癫痫"收住院。查体：R 20 次/分，P 82 次/分，T 36.9℃，BP 118/78mmHg，神志清，肌力、肌张力正常（图 3-1-29）。

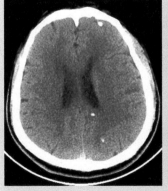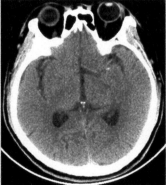

图 3-1-29　CT 检查

问题：

1. 请简述脑实质型脑囊虫病的影像学诊断要点。
2. 脑囊虫病的主要鉴别诊断有哪些及如何鉴别？

病案 3-1-28 分析讨论

脑囊虫病（cerebral cysticercosis）又称囊尾蚴病，为猪绦虫的囊尾蚴经血行播散寄生于脑组织内形成，是最常见的脑寄生虫病。脑囊虫的发病率约占囊虫病的 80%。按照发生部位不同，脑囊虫病可分为脑实质型、脑室型、蛛网膜下腔型及混合型，以脑实质型最多见。囊虫的演变过程经历囊泡期、胶样囊泡期、结节肉芽肿期及钙化期四个阶段。脑囊虫病一般起病较缓，癫痫发作是其最常见表现，此外还可有意识障碍及精神障碍、锥体束征及锥外症状、颅内高压及脑水肿等表现。可见皮下结节，多位于头颅及躯干部位。由于脑实质型囊虫病具有自限倾向，所以某些患者可无明显症状。

【影像学表现】

1. X线表现　一般不用于该病诊断。

2. CT表现　病变多位于白质。

（1）脑实质型

1）囊泡期：平扫幕上半球见圆形或类圆形低密度影，以灰白质交界处多见，一般多发，直径在 5~10mm。其内可见小结节状等密度或高密度影，此为囊虫头节。增强扫描一般无强化，周围见轻度水肿。

2）胶样囊泡期：平扫同囊泡期，增强扫描可见环形强化，周围见明显水肿。

3）结节肉芽肿期：平扫示脑实质内结节样稍低密度影，增强扫描呈结节状或环形强化，周围见不同程度脑水肿。

4）钙化期：脑实质内见多发钙化影，钙化周围无水肿，增强扫描无强化。

（2）脑室型：以第四脑室最多见，第三脑室次之，侧脑室少见。囊虫囊泡密度近似于脑脊液密度，囊壁薄，表现为脑室形态异常或脑室局限性不对称扩大，脉络丛移位，梗阻性脑积水。部分囊泡密度可高于脑脊液，囊壁可见环形强化或钙化。位于侧脑室者，病灶可随体位变化移动。

（3）蛛网膜下腔型：平扫外侧裂池、鞍上池等脑池囊性扩大，见轻度占位效应；蛛网膜下腔扩大、变形；脑室对称性扩大。增强扫描有时可见结节状强化或环形强化，也可见到脑膜强化。

（4）混合型：上述两种或两种以上类型表现同时存在。

【诊断与鉴别诊断】

根据影像学及临床表现，结合免疫学试验检查结果，脑囊虫病多可明确诊断。

八、脱髓鞘疾病影像诊断

多发性硬化

病案 3-1-29

患者，女，33 岁。因"左侧肢体乏力 5 天"入院。于当地医院就诊，行头颅 CT 示双侧放射冠、半卵圆中心多发脑梗死。予抗血小板、改善循环、营养脑神经等对症处理。患者 2 天前开始出现神志模糊，伴视物不清。既往曾反复发作性肢体无力，于当地医院治疗，具体治疗不详。来我院后，行 MRI 检查（图 3-1-30）。

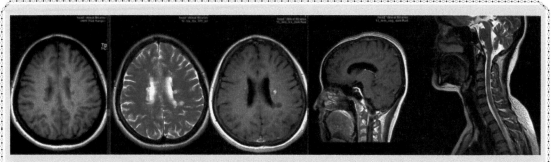

图 3-1-30　MRI 检查

问题：
1. 该患者 MRI 检查有何异常改变？
2. 该疾病诊断及鉴别诊断需考虑哪些？

病案 3-1-29 分析讨论

多发性硬化（multiple sclerosis，MS）是一种中枢神经系统自身免疫性疾病，好发于青年女性，男女比例约为 1：2，本病可发生在任何年龄，通常在 20～40 岁，发病高峰为 30 岁左右。其病因尚不明确，可能与遗传及环境因素有关系。其典型病理特征为小静脉周围炎症及伴有轴突保留的白质脱髓鞘改变；临床表现没有特异性，可以有包括运动、感觉和自主功能障碍在内的多种表现。超过一半的患者在发病 20 年后不能完全自主运动；总体预期寿命减少 7～14 年。

【影像学表现】

1. X 线表现　一般不用于该病诊断。

2. CT 表现　一般不用于该病诊断。

3. MRI 表现

（1）最常累及脑和脊髓的白质纤维。表现为圆形或者卵圆形的病灶，其长轴垂直于侧脑室，呈"道森"手指样。多发性硬化的病灶可以从几毫米到 1cm 大小，部分病灶可以相互融合，呈不规则形。

（2）最常累及脑室周围白质及胼胝体。累及胼胝体的病灶容易在矢状位发现。其他典型发病部位包括脑干、第四脑室底部、中脑导水管周围、中脑、脑桥及小脑脚。灰白质交界处及基底节也可受累。

（3）平扫：T_1WI 表现为等或稍低信号，慢性期可表现为中心部分等信号伴有周围高信号环，可有不同程度的脑萎缩表现；T_2WI 表现为高信号。T_2FLAIR 像表现为双侧的非对称性线形或卵圆形中心低信号，边缘高信号病灶。急性期 DWI 表现为环形的边缘高信号病灶，病灶边缘的 ADC 多变，中心部位 ADC 值升高，各向异性下降。

（4）增强扫描：在脱髓鞘的过程中，可有强化，可以表现为结节样或者环形或者半月形及马蹄形，强化一般在 6 个月内消失。

【诊断与鉴别诊断】

根据 2017 年修订的 McDonald 标准，多发性硬化的 MRI 确诊需在单次 MRI 检查时发现至少在两个典型部位，如脑室周围、皮层下、幕下及脊髓，发现一处白质高信号病灶；同时有强化及不强化的病灶，或者在随访中发现新发病灶。

多发性硬化需要与正常老年性改变、脑血管病、急性播散性脑脊髓炎、血管炎相鉴别。

正常老年性改变包括多发的 T_2WI 和 FLAIR 高信号改变。这些区域往往更小且更多地随机分布在幕上的深部和皮层下白质，胼胝体及幕下通常不受累；正常老年性改变与小血管的动脉硬化有关，在高血压和糖尿病患者中更多见。

脑血管病的白质病变往往位于较多发性硬化更加靠外周的部位，腔隙性梗死表现为多发深部白质、基底神经节和中央脑桥高信号病变。皮层下动脉硬化性脑病往往表现为较多发性硬化更为弥漫的脑室周围病灶，且通常不会累及 U 型纤维。

急性播散性脑脊髓炎（ADEM）有时会表现出与多发性硬化相同的影像表现。但 ADEM 常常有前驱的病毒感染症状，且为单向疾病。即 ADEM 的所有病灶在急性期同时强化，但慢性期没有强化。随访观察，之前强化的病灶会消失但不会有新的病灶产生。

急性播散性脑脊髓炎

病案 3-1-30

患者，女，14 岁，癫痫发作，1 周前发热，体温 39℃，于当地治疗后缓解（图 3-1-31）。

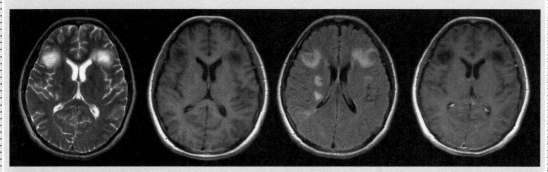

图 3-1-31　MRI 检查

问题：

1. 该患者 MRI 检查有何异常改变？
2. 该疾病需与哪些疾病鉴别？

病案 3-1-30 分析讨论

急性播散性脑脊髓炎（acute disseminated encephalomyelitis，ADEM）是一种免疫介导的、临床表现多样的、广泛累及中枢神经系统（CNS）白质的特发性炎症脱髓鞘疾病，常见于儿童与青少年，往往与感染、疫苗接种有关。ADEM 在男女之间发病率没有差别，常见的临床表现为发热、头痛、癫痫、脑膜刺激征等。

【影像学表现】

1. X 线表现　一般不用于该病诊断。

2. CT 表现　一般不用于该病诊断。

3. MR 表现

（1）平扫：T_2WI 及 T_2FLAIR 像上多发高信号，呈双侧，非对称性分布，同一个患者其病灶大小不一。典型病例表现为皮质下白质和脑中线附近及灰白质交界处的白质病变，也可累及基底节、丘脑、脑桥、小脑等部位。近 1/3 的患者可累及脊髓，常表现为大的融合性病变，可累及多个节段。

（2）增强扫描：30% 可出现强化。

【诊断与鉴别诊断】

ADEM 的诊断需同时具备以下四点：①首发症状为多种表现的脑病且原因可能为炎性脱髓鞘所致；②脑病（无法用发热、全身疾病或体表症状解释的意识或者行为改变）；③在急性期（3 个月内）脑部 MRI 检查表现为脱髓鞘改变；④首次发病 3 个月以后未见新的临床或 MRI 表现。ADEM 与 MS 磁共振鉴别要点见表 3-1-1。

磁共振特征	ADEM（典型）	MS（典型）	磁共振特征	ADEM（典型）	MS（典型）
深部灰质及皮层受累	√		垂直于胼胝体病灶		√
双侧弥散分布	√		卵圆形		√
边界不清	√		单独累及胼胝体		√
大的球形病灶	√		单发边界清晰		√
脑室周围病灶		√	T_1WI 黑洞		√

九、先天性畸形影像诊断

胼胝体发育不全

病案 3-1-31

患者，男，49 岁，无明显症状（图 3-1-32）。

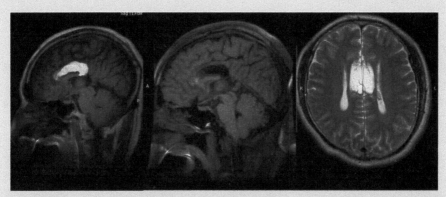

图 3-1-32 MRI 检查

问题：

1. 该患者 MRI 检查有何异常改变？
2. 该疾病需与哪些疾病鉴别？

病案 3-1-31 分析讨论

胼胝体发育不全是指胼胝体部分或全部未发育。胼胝体在妊娠第 8～20 周发育。胼胝体发育不全常常伴有其他脑发育畸形，常见的有 Chiari Ⅱ 型畸形、Dandy-Walker 畸形、半球间囊肿、皮质发育异常、脑膨出等，并具有相应的临床症状。仅有胼胝体发育不全的患者通常无临床症状。

【影像学表现】

1. X 线表现　一般不用于该病诊断。

2. CT 表现　一般不用于该病诊断。

3. MRI 表现

（1）直接征象：胼胝体结构完全或部分缺如。

（2）间接征象：①两侧侧脑室平行分离，间距扩大，后角及三角区明显对称性或不对称性扩大，形成八字或蝙蝠翼状侧脑室外形；②第三脑室扩大、上移；③透明隔间腔消失；④完全性胼胝体发育不全者，大脑纵裂池从前部至后部贯通、不中断；⑤可伴有脂肪瘤、中线的囊肿等。

【诊断与鉴别诊断】

胼胝体发育不全具有典型的影像学表现，CT、MRI 诊断较为容易，但应注意其合并的其他颅脑畸形。

Chiari Ⅰ型畸形

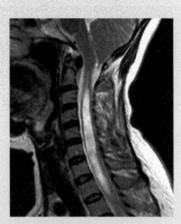

病案 3-1-32

　　患者，女，30 岁，头痛，颈肩部疼痛来诊（图 3-1-33）。

问题：

　　1. 该患者 MRI 检查有何异常改变？

　　2. 该疾病需与哪些疾病鉴别？

图 3-1-33　MRI 检查

病案 3-1-32 分析讨论

　　小脑扁桃体呈"钉状"通过枕大孔向下移位至颈椎椎管内，一般是由于较小的后颅窝与正常的小脑不匹配所引起。正常 4 岁以内小孩，小脑扁桃体可位于枕大孔下 6mm 以内；4 岁以后开始逐渐回缩，20～30 岁成年人小于 3mm，40～80 岁时需小于 4mm，而 90 岁以后一般小于 3mm，且正常时不会呈钉状。本病可伴发有脊髓空洞。

【影像学表现】

　　1. 枕骨大孔拥挤，小脑扁桃体变尖，呈"钉状"通过枕大孔向下移位至颈椎椎管内，在成年人需小于 5mm，在小于 4 岁的儿童数值可略增大。

　　2. 扁桃体沟呈垂直方向排列；小脑延髓池受压或者消失，斜坡短平。颅脑平片可显示伴随的颅颈部畸形，如颅底凹陷、寰椎枕骨化等。

【诊断与鉴别诊断】

　　本病需要与继发性小脑扁桃体下疝鉴别，如由于低颅压导致的小脑扁桃体下移或者肿瘤推挤等导致的小脑扁桃体下移。

Chiari Ⅱ型畸形

病案 3-1-33

　　患者，女，18 岁，晕厥来诊（图 3-1-34）。

问题：

　　1. 该患者 MRI 检查有何异常改变？

　　2. 该疾病需与哪些疾病鉴别？

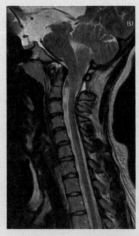

图 3-1-34　MRI 检查

病案 3-1-33 分析讨论

Chiari Ⅱ型畸形，又称为 Arnold-Chiari 或者 Cleland-Chiari 畸形，主要包括脑干移位和小脑下部移位至颈椎椎管内，同时第四脑室向下移位并延伸到枕大孔以下。本病几乎总是合并腰段脊髓脊膜膨出，其发生与神经管的闭合缺陷有关。90%的病例合并胼胝体发育不良。当 Chiari Ⅱ型畸形合并高颈部或低枕部脑膨出时，为 Chiari Ⅲ型畸形。大多数可在产前诊断检测出来。

【影像学表现】

1. 后颅窝狭小，其内容物（脑干和小脑下部）向下移位，进入颈椎椎管内。
2. 枕骨大孔扩大，呈漏斗状改变；颞骨岩部呈"扇贝"样改变，斜坡呈凹槽样改变。
3. 第四脑室拉长，低位，陷入颈椎椎管内。
4. 硬膜窦通常异位；小脑常被小脑幕牵拉向上呈凹陷状，向下延伸的位置低于枕大孔，并且与 C₁ 椎体的后弓或者发育缺陷的后弓之间的坚固纤维带连接，向后压迫凹陷。
5. 侧脑室前角可变尖，后角不成比例的扩大，同时可以合并灰质异位和（或）胼胝体发育不全。也常常合并有脊髓空洞。

【诊断与鉴别诊断】

本病需要与严重的、慢性分流术后导致的脑组织塌陷、小脑上疝的脑积水或先天性的脑积水相鉴别。

十、精神障碍性疾病

阿尔茨海默病

病案 3-1-34

患者，女，78 岁，进行性痴呆 2 年（图 3-1-35）。

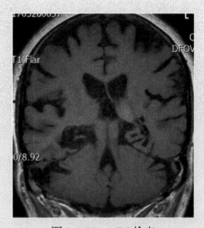

图 3-1-35 MRI 检查

病案 3-1-34 分析讨论

阿尔茨海默病（Alzheimer's disease，AD）是一种起病隐匿的进行性发展的神经系统退行性疾病。AD 的特点是进行性神经变性，伴有认知障碍，干扰日常生活活动，最终给患者和患者家属带来沉重的经济负担。AD 的特点是两个异常蛋白质的积累：细胞外 Aβ 蛋白质和细胞内 τ 蛋白。淀粉样蛋白和 tau 沉积在时空上的进展具有预测性。淀粉样蛋白首先聚集在额叶、颞叶和枕叶的基部，然后扩散到内嗅皮层、海马、杏仁核、岛叶皮质和扣带皮质，保留了主要的视觉和感觉运动皮质。相反，神经纤维缠结沉积按以下顺序进行：过度内嗅皮层、内嗅皮层、海马、颞叶皮质、联合皮质，最后是初级感觉运动皮质和视觉皮质。

【影像学表现】

1. X 线表现　一般不用于本病诊断。

2. CT 表现

（1）弥漫性的脑萎缩，以颞叶前部、海马最为明显，两侧多不对称。

（2）虽然不能直接诊断 AD，但可以用来排除其他痴呆原因，如头外伤（慢性硬膜下血肿）、肿瘤、脑积水（特别是正常压力性脑积水）等。

3. MRI 表现

（1）内嗅区皮层和海马容积减小，同时可发现合并的脑小血管病、脑白质高信号等。

（2）测量海马和内嗅区皮层的体积，可以早期识别 AD，以备早期的治疗。

【诊断与鉴别诊断】

首先要确定患者是否存在其他可导致痴呆的任何局灶性病变，如中风、肿瘤或血管畸形或脑积水等；其次，必须明确存在颞叶内侧萎缩；再次，评估脑白质高信号的程度及是否存在微出血，以确定 AD 或者其他痴呆症的类型（血管性痴呆、脑淀粉样变性和其他痴呆），如存在顶枕萎缩则提示神经退行性疾病，如皮质基底核退化症或路易体痴呆。额颞叶萎缩与相对保留脑桥和显著萎缩的中脑需考虑是进行性核上性麻痹。大脑萎缩并脑室明显不成比例增大，提示正常压力脑积水。

抑　郁　症

重度抑郁障碍的特征是持续性低情绪，通常伴随着认知功能障碍、身体症状、社会功能受损。目前，抑郁症的诊断依赖于患者的报告和行为评估。

近年来，神经影像尤其是 MRI 在抑郁相关的脑改变检查中发挥着巨大的作用。抑郁症患者在额叶、顶叶、丘脑、尾状核、苍白球、壳核、颞叶的灰质都发现了结构性异常改变。在重度抑郁症患者中，额叶体积的变化区域被认为是最常见的区域，前额区域的厚度可明显减少。重要的前额病变包括布罗德曼 24 区（前路的一部分）、扣带皮层、眶额皮层（OFC）、中额叶前部皮质、背外侧前额皮质（DLPFC）等区域。DTI 检查可显示白质改变，如海马区、顶叶区域，颞下回和额上回的部分各向异性降低。此外，MRI 检查还能为皮层及皮层下的回路连接异常提供重要的诊断信息。

精神分裂症

精神分裂症是典型的精神障碍，其病理生理学基础尚不清楚。

部分精神分裂症患者可表现为脑室（包括侧脑室和第三脑室）增大及皮质萎缩，但不具有特异性；而有研究认为，颞叶和额叶是精神分裂症患者出现异常的主要区域。海马位于大脑颞叶内侧，精神分裂症患者通常比健康对照患者的海马更小，海马体积的减少可能代表了灰质的丧失，而灰质的丧失可能对认知功能如学习和记忆有重要意义；在精神分裂症患者中，基底节尤其是苍白球体积可增大而下丘脑则较小。精神分裂症是一种临床诊断。目前，尽管 MRI 可以帮助我们看到精神分裂症患者大脑结构变化的某些特征，但尚不能用来对个体患者做出诊断。精神分裂症的 MRI 尚处于研究阶段。

第二节　脊　　髓

一、不同成像技术的优势和综合应用

（一）X 线检查

1. X 线平片　因不能直接显示脊髓影像，对脊髓病变的价值极其有限，应用较少。

2. 脊髓造影 又称 X 线椎管造影，是诊断椎管内血管畸形的可靠方法。由于该方法有创，目前多已被脊髓 MRI 所替代。

（二）CT 检查

1. CT 常作为椎管病变的初查方法，可用于评估椎体骨质改变，显示椎管旁软组织异常。CT 扫描后可进行多平面重组（multiplanar reformation，MPR），能够更好地观察椎管、椎间盘与脊髓的关系、病变的范围等。CT 血管造影（computed tomography angiography，CTA）检查对发现椎管内血管畸形有较高价值。总体上，CT 对于脊髓病变的诊断能力有限，一般无法直接显示绝大多数脊髓病变。

2. CT 脊髓造影（CT myelography，CTM） 多于常规椎管造影后进行 CT 扫描，为轻微有创性检查，其解剖显示清晰，可了解椎管内脑脊液的循环状态。

二、正常影像学表现

（一）正常 X 线表现

脊髓在 X 线平片上不可显示。在脊髓造影上显影较淡，颈髓前后径 6～8mm，颈膨大横径 12～15mm，胸腰髓前后径 5～7mm。圆锥轻度增粗后，向下逐渐变细成终丝。马尾神经在蛛网膜下腔呈均匀排列的点、线状低密度影。

（二）正常 CT 表现

椎管内硬脊膜囊平扫呈类圆形软组织密度影，密度均匀，硬脊膜外间隙富含脂肪；神经根鞘平扫呈直径 1～3mm 的圆形软组织密度影，位于侧隐窝内。CTM 在高密度的脊髓蛛网膜下腔衬托下可清楚显示脊髓、神经根和马尾。

三、基本病变影像学表现

（一）X 线造影检查

1. 脊椎平片上椎管内肿瘤可致骨性椎管扩大，表现为椎弓根内缘变平或凹陷、椎弓根间距增宽和椎体后缘凹陷。

2. 脊髓血管造影显示椎管内局部血管异常增多、增粗和迂曲，见于椎管内血管畸形。

（二）CT 检查

1. 脊髓外形异常

（1）脊髓增粗：常见于髓内肿瘤、脊髓感染及炎症、脊髓损伤急性期等。

（2）脊髓萎缩：常见于髓外硬膜内肿瘤、脊髓损伤后期。

2. 脊髓密度异常

（1）局限性髓内低密度或密度不均匀，常见于髓内肿瘤、多发性硬化症、脊髓感染性疾病及外伤等。

（2）弥漫性脊髓密度异常常见于脊髓感染性疾病、非感染性脊髓炎症、脊髓脱髓鞘性病变。

四、椎管内肿瘤影像诊断

椎管内肿瘤（intraspinal tumor）约占神经系统肿瘤的 15%，以 20～40 岁成人多见。按生长的部位可分为脊髓内、脊髓外硬膜内和硬膜外肿瘤三种，其中以脊髓外硬膜内肿瘤为常见，占 60%～75%。

室 管 膜 瘤

室管膜瘤（ependymoma）是最常见的髓内肿瘤，约占髓内肿瘤的 60%，可发生于脊髓各段，常见于腰骶段，呈膨胀性生长。临床上多见于 30～60 岁男性。肿瘤生长缓慢，少数可恶变，可发生种植转移和脊髓空洞改变。

1. 影像学表现

（1）X 线表现

1）平片检查：可无明显异常，有时可见椎管扩大、椎弓根间距增宽，偶见肿瘤钙化。

2）脊髓造影：大多可见脊髓增粗，但无移位。蛛网膜下腔部分阻塞时，对比剂呈对称性分流；完全阻塞时则呈大杯口状梗阻，两侧蛛网膜下腔对称性变窄或完全闭塞。

（2）CT 表现

1）室管膜瘤位于脊髓内，呈梭形，长轴与脊髓平行，平扫可见脊髓密度均匀降低，外形呈不规则膨大。肿瘤边缘模糊，囊变较常见，表现为更低密度区，钙化少见。当肿瘤扩张、压迫邻近骨质时，可见椎管扩大。增强扫描，肿瘤实质部分轻度强化或不强化，囊变部分无强化。

2）CTM 可见蛛网膜下腔变窄、闭塞，延迟扫描有时可见对比剂进入囊腔。

（3）MRI表现

1）平扫：T_1WI呈低信号或等信号，T_2WI高信号，肿瘤血管显示为低信号。

2）增强扫描：均匀强化，水肿及囊变区无强化。

2. 诊断与鉴别诊断　典型的室管膜瘤 CT 平扫呈低密度影，CTM 显示脊髓局灶性增粗，蛛网膜下腔狭窄，增强扫描肿瘤可轻度强化，需与星形细胞肿瘤等其他髓内肿瘤相鉴别。

星形细胞瘤

脊髓内星形细胞瘤（astrocytoma）是儿童最常见的髓内肿瘤，多为纤维性星形细胞瘤，以浸润性生长为主，病变与正常脊髓分界不清，可同时累及多个脊髓节段，肿瘤可发生坏死囊变，可伴发脊髓空洞形成。临床常表现为疼痛，多为局限性。晚期可引起神经脊髓功能不全的症状和体征。

1. 影像学表现

（1）X 线表现

1）平片：大多数无阳性发现，少数可见轻度脊柱侧弯和椎弓根间距增宽。

2）椎管造影：多节段脊髓增粗，相应蛛网膜下腔对称性变窄，甚至部分或完全闭塞。

（2）CT 表现

1）平扫：脊髓内星形细胞瘤可多灶性发生，但大多相互连续，累及多节段生长。肿瘤边界不清，呈略低密度或等密度，少数可呈高密度，囊变常见，钙化少见。

2）增强扫描：轻度不均匀强化。

3）CTM：脊髓膨大增粗，邻近蛛网膜下腔受压变窄甚至闭塞。伴发脊髓空洞时可见空洞延迟充盈对比剂。

（3）MRI表现

1）平扫：T_1WI呈低信号，T_2WI高信号。

2）增强扫描：明显强化，水肿及囊变区无强化。

2. 诊断与鉴别诊断　结合临床表现、发病部位及影像学表现，髓内星形细胞肿瘤不难诊断。星形细胞肿瘤与室管膜瘤的鉴别在于前者多见于儿童，以颈、胸段最为常见，累及范围较大，伴发囊肿的机会较少；而室管膜瘤常见于成人，病灶范围较局限，好发于腰骶段。

神 经 鞘 瘤

病案 3-2-1

  患者，男，43 岁，左胸背部麻木 1 年，双臂麻木、力弱半年，右腿踩棉花感 3 个月。患者约 1 年前出现左胸背部麻木，近 1 年未明显加重。半年前出现双臂麻木、力弱，近半年未明显加重。3 个月前出现右腿踩棉花感。4 天前就诊于外院，行颈椎 CT 检查发现"寰枢椎关节水平占位"，为求明确诊治来诊，门诊以"颈椎 1～2 水平椎管内占位"收入院。追问病史，2 年前无明显诱因出现恶心、呕吐，2 年来间断出现。自发病以来神志清，精神可，食欲正常，睡眠正常，大小便正常，体重无减轻（图 3-2-1）。

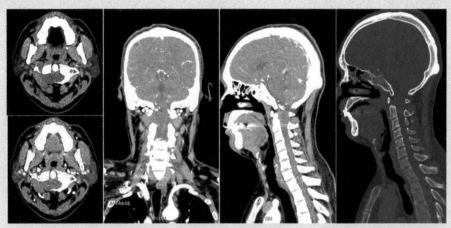

图 3-2-1　CT 检查

问题：

  1. 患者病史有何特点？
  2. 患者 CT 检查的主要影像表现是什么？
  3. 综合上述病史，应考虑何种疾病？如何确诊？

病案 3-2-1 分析讨论

  神经鞘瘤（neurilemmoma）是最常见的脊髓外硬膜内肿瘤，也是最常见的椎管内肿瘤，占所有椎管内肿瘤的 29%，起源于神经鞘膜的施万细胞，故又称施万细胞瘤（Schwannoma）。生长于髓外硬膜内的脊神经根及脊膜的神经鞘膜，呈哑铃状骑跨在脊膜内外，可发生于椎管内任何节段，以中上颈段和上胸段多见。临床最常见于 20～50 岁，无明显性别差异。大多数患者早期有神经根痛，以后逐渐出现感觉异常，可出现四肢无力、运动障碍表现，晚期可有括约肌功能紊乱症状。

【影像学表现】

  1. X 线表现

  （1）平片：可见椎弓根骨质局限吸收、破坏，有时可见椎间孔扩大及椎管内病理钙化。

  （2）脊髓造影：可见肿瘤侧蛛网膜下腔增宽，健侧变窄，部分阻塞时，对比剂围绕肿瘤边缘而成充盈缺损；完全阻塞时，阻塞端呈典型的双杯口征。

  2. CT 表现

  （1）平扫：圆形实质性肿块，密度略高于脊髓密度，相应脊髓受压、移位。

  （2）增强扫描：中等均匀强化。肿瘤易向椎间孔方向生长导致肿块呈哑铃状生长于椎管内外，可引起椎管或神经孔扩大，椎弓根骨质吸收破坏。

（3）CTM：可以显示肿瘤压迫脊髓的情况。肿瘤水平周围蛛网膜下腔狭窄，肿瘤侧上下节段蛛网膜下腔增宽。

3. MRI 表现

（1）平扫：T_1WI 呈稍高信号或等信号，T_2WI 高信号。

（2）增强扫描：明显均匀或不均匀强化。

【诊断与鉴别诊断】

神经鞘瘤常有相应椎间孔扩大、椎弓根吸收破坏等骨质结构改变。在 CT 扫描上表现为略高于脊髓密度的肿瘤，易发生于神经根鞘部位，常穿过椎间孔向硬膜外发展，呈典型的哑铃状外观，根据上述典型表现不难诊断。本病需与其他髓外硬膜内肿瘤区别。

脊 膜 瘤

病案 3-2-2

患者，女，60 岁，腰痛伴双下肢麻木、烧灼感 4 年余，加重伴走路不稳 1 年余。4 年余前出现腰部疼痛伴右下肢麻木、烧灼感（以双侧小腿症状严重），至当地医院给予口服药物治疗，用药后症状可控制，停药后症状复发。1 年余前出现右下肢麻木、烧灼感加重，伴左下肢麻木、烧灼感、走路不稳，无发热、盗汗、全身乏力、头痛、头晕、恶心等症状，至当地医院行 MRI：T_{10}椎体后方椎管内占位：脊膜瘤？$L_4 \sim L_5$，$L_5 \sim S_1$ 椎间盘突出；双下肢肌电图：双侧腓总神经运动传导速度轻度减慢，余检查未见异常。今为求进一步治疗，门诊以"胸椎管内占位，腰椎间盘突出且不稳定，高血压"收住院。自发病以来神志清，精神可，食欲正常，睡眠正常，大便偶有失禁，小便正常，体重无减轻（图 3-2-2）。（以上为当地医院 MRI 描述，不要受影响导致误判）

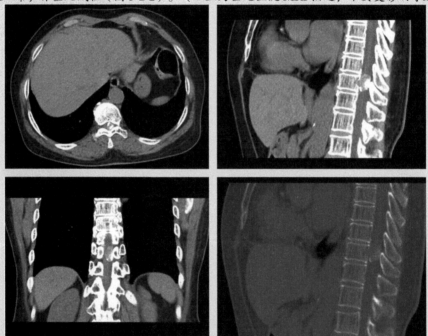

图 3-2-2　CT 检查

问题：

1. 患者病史有何特点？

2. 患者 CT 检查的主要影像表现是什么？

3. 综合上述病史，应考虑何种疾病？如何确诊？

病案 3-2-2 分析讨论

　　脊膜瘤（spinal meningioma）的发病率在椎管内肿瘤中居第二位，占所有椎管内肿瘤的25%，多源于脊膜蛛网膜杯状细胞，少数生长在神经根。主要位于胸段（70%），其次为颈段（20%），腰段少见。2/3 以上发生于中年，发病年龄高峰在 30～50 岁，女性略多。肿瘤常单发较小，呈圆形，可钙化，肿瘤位于髓外硬膜内，生长缓慢。约 5% 的肿瘤呈哑铃状跨硬膜生长，肿瘤增大压迫神经根出现局部疼痛，有定位意义。

【影像学表现】

　　1. X 线表现

　　（1）平片：表现多数正常，较大肿瘤可显示椎管膨大，少数可见结节状钙化。

　　（2）脊髓造影：其表现与神经鞘瘤造影所见相似。

　　2. CT 表现

　　（1）平扫：脊髓外硬膜内软组织肿块，呈等密度或稍高密度表现，有时可见不规则钙化灶。最常见于胸段蛛网膜下腔后方，邻近骨质可有增生性改变。

　　（2）增强扫描：中度强化。

　　（3）CTM：肿瘤部位蛛网膜下腔部分或完全阻塞，脊髓受压变细并有明显移位。

【诊断与鉴别诊断】

　　脊膜瘤的影像表现具有一定特征性，诊断不难。本病需与神经鞘瘤鉴别，脊膜瘤常发生于胸段，女性多见，钙化出现率高，是鉴别这两种肿瘤的主要征象之一。另外，本病很少引起神经孔扩大，哑铃型肿瘤明显少于神经鞘瘤。

五、脊髓外伤影像诊断

病案 3-2-3

　　患者，女，25 岁，外伤、多发伤，收入急诊科（图 3-2-3）。

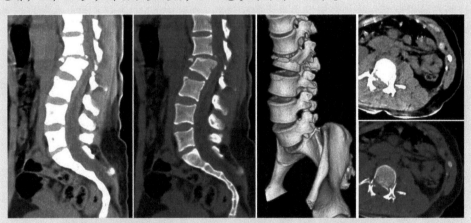

图 3-2-3 CT 检查

问题：

　　1. 患者病史有何特点？

　　2. 根据患者病史，可以发现哪些重要的 CT 表现？

病案 3-2-3 分析讨论

　　脊髓外伤（spinal cord injury）是一种非常严重的损伤，占全身损伤的 0.2%～0.5%，病理上按损伤轻重程度将其分为脊髓震荡、脊髓挫裂伤、脊髓压迫或横断、椎管内血肿。临床上，脊髓损伤的早期阶段主要表现为脊髓休克，如是脊髓震荡则短期内可恢复正常，脊髓挫伤或部分断裂时其功能不能完全性恢复，完全横断时其损伤平面以下的运动和感觉均消失。

【影像学表现】

1. X 线表现

（1）平片：可发现椎骨骨折、椎体滑脱、椎管连续性中断、关节突有无交锁、椎管内有无碎骨片等。

（2）脊髓造影：可以观察到硬膜囊撕裂的部位、范围和脊髓受压的程度。

2. CT 表现

（1）脊髓震荡多无阳性发现。脊髓挫裂伤表现为髓内密度不均，有时可见点状高密度区。脊髓内血肿表现为高密度，髓外血肿常使相应脊髓受压移位。CT 尚可发现椎体及附件骨折，关节突交锁。

（2）CTM 对神经根撕脱和脊髓横断意义较大，前者可见对比剂溢入撕脱的神经根鞘内，呈囊状或条状高密度，硬膜囊撕裂时边缘模糊不清，严重者可见对比剂溢出至周围软组织中；后者表现为脊髓结构紊乱，高密度对比剂充满整个椎管。

【诊断与鉴别诊断】

根据明显的外伤史和典型的影像学表现，脊髓损伤不难诊断。外伤后脊髓软化灶需与脊髓空洞症及髓内肿瘤囊变鉴别。

六、视神经脊髓炎

视神经脊髓炎（optical neuromyelitis）是好发于亚洲人群的一种脱髓鞘疾病，以视神经和脊髓损害为主，也可累及脑组织。视神经脊髓炎起病急、症状重、预后差，女性多见，多数表现为反复发作。本病主要累及视神经和脊髓，少数患者也可累及脑组织。病理表现为多个脊髓节段的广泛脱髓鞘，可见空洞、坏死和轴突变性改变。血液中 NMO-IgG 多为阳性，是诊断视神经脊髓炎较为特异性的指标。

1. 影像学表现　X 线及 CT 诊断价值不高。MRI 是诊断视神经脊髓炎的重要检查手段。

2. 诊断与鉴别诊断　视神经脊髓炎常为临床诊断，血液中 NMO-IgG 阳性。本病需与多发性硬化进行鉴别。

七、脊髓空洞症

病案 3-2-4

患者，女，33 岁，右侧肢体无力 4 年，加重 3 个月。患者 4 年前无明显诱因出现右侧肢体无力，近 3 个月加重，伴步态不稳，姿势异常，可独立行走，无恶心、呕吐，今为进一步治疗来诊，以"脊髓空洞症"收住院，自发病以来神志清，精神可，食欲正常，睡眠正常，大小便正常，体重无减轻（图 3-2-4）。

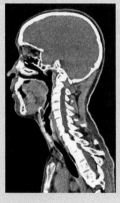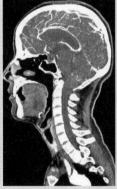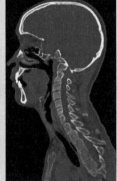

图 3-2-4　CT 检查

问题：

    1. 患者病史有何特点？

    2. 患者 CT 检查的主要影像表现是什么？

    3. 综合上述病史，应考虑何种疾病？如何确诊？

病案 3-2-4 分析讨论

    脊髓空洞症（syringomyelia）属于脊髓慢性退行性疾病，可分为先天性和获得性两种，后者多伴有外伤、肿瘤、蛛网膜炎等因素。好发于 25～40 岁，男性略多于女性。主要表现为节段性分离性感觉障碍即痛温觉消失、触觉存在，相关肌群的下运动神经元性瘫痪、肌肉萎缩。

【影像学表现】

    1. X 线表现　一般不用于本病诊断。

    2. CT 表现

    （1）可见病变的脊髓对称性增粗，脊髓内有时可见边界清楚的低密度囊腔，CT 值同脑脊液。病史长的患者可见脊髓萎缩。伴发脊髓肿瘤时，脊髓不规则膨大，密度不均匀，空洞壁较厚，增强扫描时肿瘤区可呈结节状、斑片状或环形强化。外伤后脊髓空洞常呈偏心性空洞，其内常可见分隔，增强后强化不明显。

    （2）CTM：椎管内注射对比剂后即刻扫描病变脊髓呈圆形低密度充盈缺损，延时 1～6 小时可见对比剂进入空洞内，病变脊髓呈不均匀环形低密度充盈缺损，内外边缘光滑。

【诊断与鉴别诊断】

    依据典型影像表现并结合临床症状多可明确诊断，并可能发现导致继发性脊髓空洞症的髓内肿瘤。

八、椎管内血管畸形影像诊断

病案 3-2-5

    患者，女，37 岁，颈部、左上肢疼痛 6 天。6 天前无明显诱因出现颈部、左上肢疼痛，伴肢体无力，无呼吸困难等症状，行按摩等治疗，效果不佳；后于外院行颈部 MRI 示："颈 4 水平髓内占位"收入院。自发病以来神志清，精神可，食欲正常，睡眠欠佳，大小便正常，体重无减轻（图 3-2-5）。

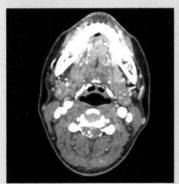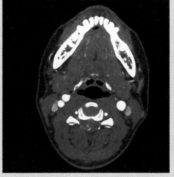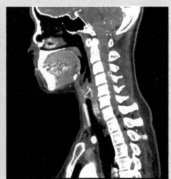

图 3-2-5　CT 检查

问题：

    1. 患者病史有何特点？

    2. 患者 CT 检查的主要影像表现是什么？

    3. 综合上述病史，应考虑何种疾病？如何确诊？

病案 3-2-5 分析讨论

椎管内血管畸形是指脊髓血管先天发育异常而形成的一类病变,可发生于脊髓各个节段,脊髓内外可同时受累。好发于 20～60 岁,男性多于女性。临床上有节段分布的疼痛和运动障碍。

【影像学表现】

1. X 线表现

(1)平片:多无阳性发现。

(2)脊髓造影:表现为椎管内粗大弯曲走行的透光条带状影,有时可呈多结节状充盈缺损,伴有硬膜下血肿时,可见到蛛网膜下腔阻塞征象。

(3)DSA 检查:能够清楚显示畸形血管的部位和范围,对确定供血动脉的来源、判断畸形血管与脊髓的关系具有重要的价值。

2. CT 表现

(1)CT 平扫:偶见病变脊髓局限增粗,有时在其表面可见到斑点状钙化灶。增强扫描在脊髓内或其表面可见到异常强化、扩张的血管,呈迂曲或团块状分布,多位于脊髓背外侧,其周围有时可见粗大的供血动脉及引流静脉,颈胸段病变范围较大,腰段者多较局限。

(2)CTM 表现:为脊髓表面点、条状边缘光滑的充盈缺损,伴有出血时可见高密度的血肿,脊髓横径增宽。

3. MRI 表现

(1)平扫:硬膜内血管畸形可于脊髓实质内见到异常血管团,T_1WI 和 T_2WI 呈低信号。

(2)增强扫描:明显强化。

【诊断与鉴别诊断】

典型者椎管内血管畸形诊断不难,不典型者需与髓内肿瘤、海绵状血管瘤等鉴别。

第四章 头 颈 部

学习要求：

1. 记忆：头颈部疾病不同成像技术的优势和综合应用。
2. 理解：头颈部正常影像表现及基本病变影像学表现。
3. 运用：常见头颈部疾病的影像学表现。

第一节 眼 部

一、不同成像技术的优势和综合应用

（一）X 线检查

X 线检查一般不用于本病诊断。

（二）CT 检查

眼眶 CT 检查可显示眼部软组织和骨结构，主要用于眼球突出的病因诊断，一般对眼眶诸骨骨质、眶内肿瘤、炎性假瘤、眼肌肥大、血管性疾病、泪囊造影、眼部外伤、眼内异物定位及先天性眼部发育异常具有很高的诊断价值。

1. CT 增强扫描 由于眼部软组织，尤其是角膜、晶体等对 X 线极其敏感，普通平扫发现病变后，一般首选 MRI 进一步检查。如病情急需 CT 增强扫描，需严格遵守适应证。如可疑视网膜血管性病变、黄斑部病变时，可选择眼底荧光造影检查。扫描体位和扫描参数同常规扫描。

2. 低剂量扫描 由于眼部组织器官对 X 线非常敏感，所以眼部 CT 扫描时，尽可能降低扫描参数，尤其是婴幼儿和青少年。

二、正常影像学表现

眼眶呈四棱锥形，分上、下、内、外四壁，由额骨、筛骨、泪骨、蝶骨、颧骨、腭骨和上颌骨构成，眶尖向内、后与颅内相通。眼眶内包含眼球、泪腺、眼外肌、神经、血管、脂肪等结构，与鼻窦、颅前窝毗邻。

（一）正常 X 线表现

1. 眼眶正位片 显示两侧眼眶眶壁、邻近鼻窦。眼眶前缘呈类方形，四角圆钝。眶内可见眶上裂，常两侧对称。

2. 眼眶侧位 显示眼眶上下缘。两侧结构重叠，需结合眼眶正位片观察。

眼眶 X 线检查主要用于观察眼眶骨折、不透 X 线异物、眼眶形态及密度的改变、眼眶内钙化灶等。眼眶 X 线检查现已基本被 CT 取代。

（二）正常 CT 表现

1. 眼眶内不同组织结构密度不同，形成自然对比。

2. 眼眶骨质呈高密度。眼球壁为环形等密度，称眼环，厚度均匀，为 2～4mm。眼球内晶状体呈梭形均匀高密度，正常 CT 值为 120～140HU。眼球内玻璃体呈略低密度，CT 值为 20～30HU。

泪腺位于眼球外上方，呈等密度。球后中间视神经及周边眼外肌呈等密度。眶内脂肪呈低密度。眼外肌肌腹较肌腱和眶尖的总腱环（Zinn 总腱环）厚（图 4-1-1～图 4-1-6）。

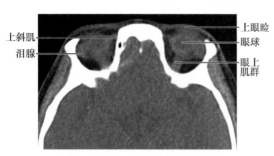

图 4-1-1　眼眶 CT 横断位上直肌层面

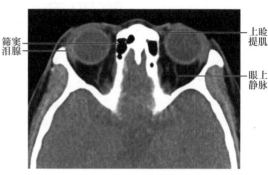

图 4-1-2　眼眶 CT 横断位眼上静脉层面

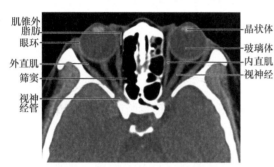

图 4-1-3　眼眶 CT 横断位眼球最大径层面

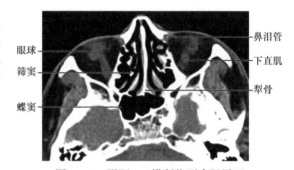

图 4-1-4　眼眶 CT 横断位下直肌层面

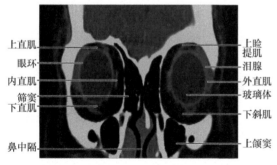

图 4-1-5　眼眶 CT 冠状位下斜肌层面

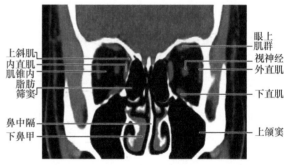

图 4-1-6　眼眶 CT 冠状位球后层面

三、基本病变影像学表现

（一）眼球

1. 眼球突出　①选择眼球最大径层面，做两侧眶外侧缘骨壁前缘连线，测量角膜前缘顶点到该连线的垂直距离，超过 22mm 可诊断为眼球突出，目测约超出眼球前后径的 1/2。②选择眼球最大径层面，眼球 2/3 以上位于眼眶内、外侧骨壁前缘连线之前。③两眼突出差值大于 2mm。

2. 眼球内陷　患侧眼球突出程度小于健侧 2mm 以上。

3. 小眼球　成年人眼轴小于 20mm。

4. 眼环增厚　眼环弥漫性增厚常见于炎性病变；眼环局限性增厚常见于肿瘤。

5. 眼球内钙化 常见于视网膜母细胞瘤。

（二）眼外肌

眼外肌厚度＞5mm为肌肉增粗。

（三）视神经

视神经增粗见于肿瘤、炎症等，增强扫描可强化或不强化。视神经变细见于视神经萎缩。

（四）泪腺

泪腺脱垂表现为泪腺向前下移位，淋巴瘤或炎症可表现为泪腺弥漫性增大。泪腺肿瘤表现为泪腺区肿块。

（五）眼眶

眶壁骨质中断、错位见于外伤骨折。眼眶骨质破坏多见于恶性肿瘤。眼眶骨质增生可见于良性骨病、良性肿瘤及眼眶慢性骨髓炎。

四、眼部炎性病变影像诊断

眼部炎性病变是常见的眼部疾病，可由细菌、病毒、真菌感染所致，也可以是自身免疫性炎症或原因不明的非特异性炎症等。本节介绍甲状腺相关眼病及炎性假瘤。

甲状腺相关眼病

病案 4-1-1

　　患者，女，48 岁，右眼浮肿、复视 2 年，加重 2 个月。既往有高血压病史，规律服用降压药物（具体药物不详），血压控制不佳。查体：体温 36.2℃ 脉搏 89 次/分，呼吸 20 次/分，血压 170/100mmHg。右眼眶饱满、眼睑肿胀，双侧瞳孔等大、等圆，直径约 3mm，对光反射灵敏。辅助资料：甲状腺功能示促甲状腺激素 4.28μIU/ml↑、促甲状腺素受体抗体 2.66μIU/L↑（图 4-1-7）。

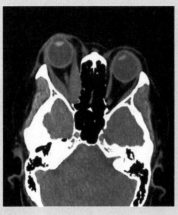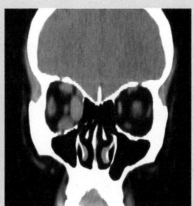

图 4-1-7

问题：

　　1. 患者病史有何特点？

　　2. 患者 CT 检查的主要影像表现是什么？

　　3. 综合上述病史，应考虑何种疾病？如何确诊？

病案 4-1-1 分析讨论

甲状腺相关眼病（thyroid-associated ophthalmopathy，TAO）是一种与甲状腺相关的自身免疫性炎性疾病，主要发生于毒性弥漫性甲状腺肿（Graves 病），又称 Graves 眼病，也可发生于甲状腺功能正常或低下的患者。

典型临床表现为甲状腺功能异常，同时伴有单侧或双侧眼球突出、眼睑肿胀、上睑退缩、下落迟缓、瞬目减少、凝视、视力下降、眼球活动受限、复视等。

甲状腺相关眼病是一种与甲状腺相关的自身免疫性疾病，发病早期眼外肌肌腹及眼眶脂肪有不同程度淋巴细胞、浆细胞等炎性细胞浸润，刺激成纤维细胞增生，合成大量高亲水性的黏多糖，引起组织水肿。到后期，胶原纤维增生、组织纤维化形成取代淋巴细胞浸润和组织水肿。肌腱不受累。

【影像学表现】

1. X 线表现　一般不用于本病诊断。

2. CT 表现

（1）双侧或单侧眼外肌肌腹增粗，眼外肌厚度＞5mm，肌腱不增粗，下直肌及内直肌最常受累，眶内脂肪增多、密度稍增高，眶隔前移，眼球突出。

（2）活动期眼外肌密度降低，稳定期眼外肌可呈等密度或稍高密度。若眼外肌出现脂肪变性，提示病程较长。

【诊断与鉴别诊断】

甲状腺相关眼病主要与眼眶炎性假瘤鉴别，后者为发生于眼眶的非特异性炎症，以单侧发病多见，可同时累及眶内多个结构，眼外肌肌腹及肌腱均增粗，眼环附着处也可增厚、模糊，临床上激素治疗效果好。甲状腺相关眼病多为双侧发病，不出现眼环增厚及强化，眼外肌肌腱处不增粗。

五、眼和眼眶肿瘤影像诊断

（一）泪腺良性混合瘤

病案 4-1-2

患者，男，48 岁，左眼球突出半年。查体：右眼视力 1.0，左眼视力 0.2，左眼球向内下方移位，左眼外上转受限。左眼眶外上方可扪及 1.5cm×2cm 大小质韧肿块，边缘光滑，无压痛，不能推动（图 4-1-8）。

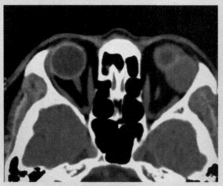
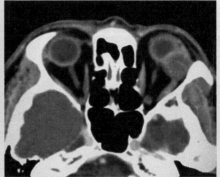

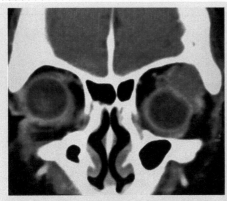 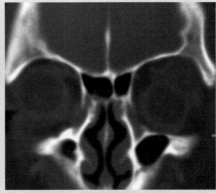

图 4-1-8

问题:

　1. 患者病史有何特点?

　2. 患者 CT 检查的主要影像表现是什么?

　3. 综合上述病史,应考虑何种疾病? 如何确诊?

病案 4-1-2 分析讨论

　　泪腺良性混合瘤(benign mixed tumor)又称多形性腺瘤(pleomorphic adenoma),是最常见的泪腺上皮性肿瘤,起源于具有多向分化潜能的上皮细胞,多数发生于泪腺眶部,少数发生于泪腺睑部。本病病程长,易复发,少数可发生恶变。治疗以手术切除为主。穿刺活检易导致复发,术前应严禁活检。

　　本病以青壮年多见,单侧发病。临床主要表现为眼眶外上缘泪腺区边界清楚、光滑的无痛性包块,眼球可向前方、下方移位突出,眼球运动障碍。穿刺活检、手术切除不完全、肿块包膜破裂不完整可导致肿瘤复发,少数混合瘤可恶变。

　　泪腺良性混合瘤通常来源于泪腺腺管或腺泡,副泪腺及先天性胚胎组织残留也可发生。病变组织中含外胚叶上皮成分和中胚叶间质成分,因形态多样而得名。大体观为单个多叶性包块,表面有完整包膜。镜下瘤细胞由软的黏液样间质与纤维样组织构成。

【影像学表现】

　　1. X 线表现　一般不用于本病诊断。

　　2. CT 表现

　　(1)平扫:眼眶外上象限泪腺窝软组织密度肿块,类圆形或椭圆形,边界清晰,边缘光滑,后缘圆钝,多数密度均匀,少数中心可有坏死或囊变,少数可有钙化。同侧眼球向前、向下移位,眼外肌、视神经受压移位。肿瘤较大时,眼眶骨质可凹陷变形但无骨质破坏。

　　(2)增强扫描:轻-中度均匀或不均匀强化。

【诊断与鉴别诊断】

　　泪腺良性混合瘤恶变的诊断要点:良性混合瘤如出现疼痛、复视或生长加速的症状,应考虑恶变的可能。混合瘤恶变影像学表现:肿块形态不规则,边界不清,向周围结构侵犯,邻近眼眶可出现虫蚀样骨质破坏。

　　鉴别诊断:①泪腺区恶性肿瘤,以腺样囊腺癌、表皮样癌多见。临床病情进展较快。影像表现为泪腺窝区肿块,密度多不均匀,边界不清晰,邻近眶壁骨质破坏,钙化较良性混合瘤多见,增强扫描呈明显不均匀强化。②泪腺炎性病变,可双侧发病,通常累及整个泪腺,可表现为弥漫性泪腺肿大,同时可累及眼外肌及眼环,表现为眼外肌及眼环增厚。

（二）视神经胶质瘤

病案 4-1-3

　　患者，女，14 岁，右眼视力下降伴眼球突出半年（图 4-1-9）。

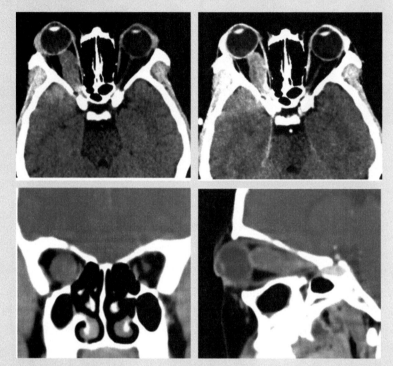

图 4-1-9

问题：

　　1. 患者病史有何特点？

　　2. 患者 CT 检查的主要影像表现是什么？

　　3. 综合上述病史，应考虑何种疾病？如何确诊？

病案 4-1-3 分析讨论

　　视神经胶质瘤（optic glioma）是原发于视神经胶质细胞的良性或低度恶性肿瘤，儿童多见。儿童视神经胶质瘤多为良性，恶性视神经胶质瘤主要见于成年人。少部分视神经胶质瘤伴有神经纤维瘤病 1 型（NF1）。

　　视神经胶质瘤多发生在 10 岁以下儿童，2～6 岁为发病高峰，男女发病无明显差异，成年人很少发病，多为单侧发病，肿瘤生长缓慢，无远处转移，但可向眶内和颅内发展，部分患者同时合并有神经纤维瘤病 1 型。儿童多为毛细胞型星形细胞瘤，成人多为胶质细胞型。

　　临床表现通常取决于肿瘤的大小和位置，可表现为无痛性进行性视力下降、眼球突出、眼球运动受限，通常视力下降发生较早，可同时伴有同侧偏盲或患侧黑矇等视野障碍。眼底检查常见视神经萎缩和乳头肌水肿。

【影像学表现】

　　1. X 线表现　　一般不用于本病诊断。

　　2. CT 表现

　　（1）平扫：视神经呈梭形、腊肠样或球形明显增粗，走行迂曲，边界清晰，呈等密度，部分可有黏液样改变或小囊变，少数可伴有小的钙化灶。

（2）增强扫描：多数呈轻-中度强化，少数胶质瘤不强化。可伴有视神经管扩大或向颅内侵入。伴有神经纤维瘤病可有双侧视神经胶质瘤及颅内胶质瘤。

【诊断与鉴别诊断】

视神经胶质瘤主要与视神经脑膜瘤及视神经炎鉴别，视神经脑膜瘤来源于蛛网膜内皮细胞，成年人发病多见，女性多于男性，主要影像表现为包绕视神经走行的管形肿块，钙化较视神经胶质瘤多见，增强扫描脑膜瘤明显强化，而被肿瘤包绕的视神经不强化，因相对低密度或低信号而呈特征性的"轨道征"和"袖管征"，视神经脑膜瘤可引起眶骨的骨质硬化增厚。视神经炎的临床症状发展较快，视神经无增粗或轻度增粗，激素治疗有效。

（三）海绵状血管瘤

病案 4-1-4

患者，女，50岁，左侧眼球无痛性突出数月。查体：双眼视力分别为右眼0.8，左眼0.6，左眼稍突出，各方向活动未见明确受限，左眼睑及眶周软组织无红肿压痛（图4-1-10）。

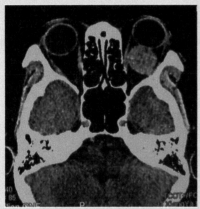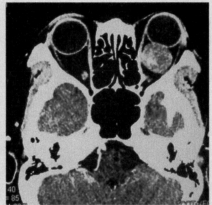

图 4-1-10

问题：

1. 患者病史有何特点？
2. 患者CT检查的主要影像表现是什么？
3. 综合上述病史，应考虑何种疾病？如何确诊？

病案 4-1-4 分析讨论

海绵状血管瘤（cavernous hemangioma）是成年人最常见的原发于眶内的良性肿瘤，占眶内肿瘤的4.6%～14.5%，发病年龄20～40岁，平均38岁，女性占52%～70%，多单侧单发。本病为良性，进展缓慢。临床表现缺乏特征性，最常见的为轴性眼球突出，不受体位影响，呈缓慢渐进性、无痛性，晚期肿瘤较大时可引起眼球运动障碍。

眼眶血管瘤（hemangioma of the orbit）为眶内最常见的肿瘤，病理上分为毛细血管瘤、海绵状血管瘤和动静脉性血管瘤，以海绵状血管瘤常见，占眶内肿瘤的10.5%～18.9%，病理上通常有完整包膜，镜下由高度扩张的窦状血管组成，多见于成人，单眼发病，病程长，可达20年，临床表现为单侧缓慢发展进行性突眼，视力一般不受影响，少数压迫眼球可导致复视、视力减退、相应的视野缺损，发生于眶尖易压迫视神经引起复视、视力减退、相应的视野缺损，甚至视力丧失。检查可发现视盘水肿，视神经萎缩，眼球运动多数正常，少数受肿物机械性阻力影响向肿瘤方向转动不足，可伴有皮肤或结膜病变。发生于眶前部可引起眼睑局部隆起，皮肤或结膜紫蓝色肿物。瘤体压迫视神经时可引起视神经萎缩，视盘水肿。瘤体压迫眼球或影响局部血液循环可见眼底压迫症。

病理表明海绵状血管瘤并非真性肿瘤，实际为一种血管性畸形，是由大小不等的海绵样血管窦腔构成、各腔之间有纤维间隔的静脉畸形，肿块呈圆形或有分叶，境界清楚，呈暗紫红色，外有薄的纤维膜包裹，切面呈海绵状、多孔。大体上为类圆形、有完整包膜的暗红色肿物，镜下由大小不等、形状各异的血窦构成，内部充满血液，间质为纤维组织并含黏液样成分。

【影像学表现】

1.X 线表现

（1）肿瘤较小时常无异常发现，较大时眶内密度增高，眼眶扩大。

（2）DSA 可显示畸形血管团。

2.CT 表现

（1）平扫：瘤体多位于眼球后方，大多（约83%）位于肌锥内视神经旁（外侧）。多位于颞上象限，少数位于两侧或下方；多位于球后肌锥内间隙，少数位于肌锥外间隙、眶骨内或眼外肌内。肿瘤呈圆形、椭圆形或梨形，边界光整，密度均匀，血栓、钙化、静脉石少见，但具特征，可导致邻近骨呈膨胀性改变，大多与眼外肌等密度，为中等或偏高密度，CT 值为 49～90HU，平均 55HU。肿瘤多不侵及眶尖脂肪，可保留一个三角形透亮区。还可有眼外肌、视神经、眼球受压移位，眼球多无变形，眶腔多无扩大等。骨质多为膨胀性改变，多无骨质破坏。

（2）增强扫描：有特征的"渐进性强化"，即肿瘤内首先出现小点状强化，逐渐扩大，随时间延长形成均匀的显著强化。强化出现时间快，持续时间长也是本病的强化特点。

【诊断与鉴别诊断】

成人单侧进行性突眼，眼睑无红肿，CT 平扫呈圆形或椭圆形球后肿块，增强扫描明显强化者应诊断为本病。鉴别诊断包括球后占位性病变，如炎性假瘤、视神经胶质瘤、神经鞘瘤、脑膜瘤、淋巴管瘤、淋巴瘤、霉菌感染、横纹肌肉瘤等。

1. 神经鞘瘤　多发生于肌锥外间隙，典型的神经鞘瘤密度较低且不均匀，内有不强化囊变或坏死的低密度区，增强后呈轻-中度快速强化，眶尖神经鞘瘤可经眶上裂形成眶颅沟通性肿瘤。

2. 淋巴管瘤　相对少见，临床表现与本病相似，肿瘤内密度不均匀，常伴有出血，出现液平面，出血区无强化，增强后肿瘤立即强化，有时难以鉴别。

3. 血管旁细胞瘤　增强扫描后立即强化。

4. 眼静脉曲张（囊状血管扩张）　靠近眶尖的梭形或球形肿块。典型病史是与哭闹或咳嗽有关的间歇性眼球突出。因为静脉只是间歇性扩张，且常不明显，较难诊断，做 Valsalva 动作使静脉压力增大可帮助显示眼球突出。

（四）皮样囊肿和表皮样囊肿

病案 4-1-5

患者，女，22 岁，发现左眼部包块 20 年。查体：双眼视力 0.9，双眼眼压 13mmHg，左眼上睑偏外侧可扪及一 2cm×3cm 大小质硬光滑的包块，局部皮肤无红肿、瘘道，无压痛（CT 图 4-1-11）。

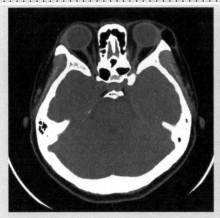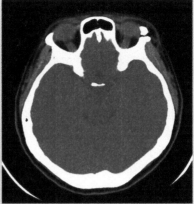

图 4-1-11

问题：

1. 患者病史有何特点？

2. 患者 CT 检查的主要影像表现是什么？

3. 综合上述病史，应考虑何种疾病？如何确诊？

病案 4-1-5 分析讨论

皮样囊肿和表皮样囊肿为眼眶先天性囊肿，由胚胎期外胚层移行异常，出生后异位上皮继续增长所致。表皮样囊肿囊壁为复层鳞状上皮，绕以纤维结缔组织，囊内容物主要是豆渣样皮肤角化脱落物，形似珍珠，又名珍珠瘤。皮样囊肿囊壁除鳞状上皮外，还有真皮、皮下组织和皮肤附件（如毛囊、皮脂腺、汗腺等），囊内容物含脂质、角蛋白、汗液、囊壁脱落物和毛发等。有些肿物囊壁以皮脂腺为主，囊内仅含液态油脂，又称胆脂瘤、表皮样瘤、油脂囊肿。

临床表现为缓慢进行性生长无痛性肿物，晚期伴眼睑肿胀、眼球突出、眼球运动障碍、视力减退等。好发于眶周皮肤、上睑眉弓及内眦部，眼眶颞上象限骨缝部位最常见，可向颅内、颞窝、颞下窝、鼻窦、鼻腔、泪道蔓延而呈哑铃状，少数可发生于肌锥内间隙。触诊常可发现硬度不一、大小不等、圆形或卵圆形扁平状囊性肿块，常与骨膜相连，与皮肤游离，陷于骨窝内边界可不清，表面光滑，可推动，无压痛。眶缘囊肿多在幼儿期发现，眶深部囊肿进展缓慢，甚至有静止期，往往于青少年时期之后出现症状。多单侧发病，无种族、性别、眼别差异。

位于眶缘以外者，多在颞肌与骨壁之间，陷于骨窝内，扪及扁平边界不清肿块，有波动感，也可压迫眼眶外壁，使之向眶内凹陷，眼球突出。多位于眶前、中段。囊肿可刺激骨膜，产生硬化边或骨嵴。

位于眶深部者就诊较晚，肿物较大者眶上缘可扪及圆形肿物或骨性膨隆，多位于肌锥外间隙和骨膜外间隙。少数患者因囊肿破裂伴感染，导致角蛋的增多，从而会导致严重的肉芽肿性炎症、眼眶压痛、眼睑水肿、瘘管形成、颞部膨隆、眼球运动障碍及眼睑水肿，多需要影像学确诊，而发生于眶缘者有时不需要。

【影像学表现】

1. X 线表现　较大肿物在标准柯氏位和瓦氏位均可显示低密度区，伴邻近骨壁凹陷、骨膜产生硬化环。

2. CT 表现

（1）平扫：眼眶内、肌锥外间隙、骨缝周围厚壁囊性病变，多位于眉弓及内、外眦，近 60% 位于颞侧上部，25% 位于鼻侧上部，边界清晰，可见伴有弧形钙化、均匀脂肪样极低密度或混杂密度肿块，推压但不侵犯邻近结构。肿物多附着于眶周骨壁，常伴邻近骨壁压迫性凹陷或骨质缺损，边缘光滑并轻度硬化；侵及骨壁的皮样囊肿可延伸至颅内或颞下窝，肿物可经颅骨缺损与颅内相通形成哑铃状。可呈高低混杂密度，有液平面，均匀高密度，均匀透亮影，CT 值为−61～77HU。

眶壁受压可见弧形指压痕样凹陷或骨窝形成，骨窝内可见骨嵴或形成骨孔，颅内和颞窝内可见类似密度灶，而泪腺腺样囊性癌引起的骨质破坏缺乏硬化边，密度也较高。肿块较大者囊壁可钙化。表皮样囊肿呈钻缝样、塑性生长，接近水样密度。

（2）增强扫描：囊壁强化而囊内无强化，并发感染时囊壁增厚明显强化。眼球、眼外肌、视神经受压移位。

【诊断与鉴别诊断】

该肿瘤含有脂肪组织为其特征，也是与血肿、泪腺肿瘤、朗格罕细胞组织细胞增生症（多无骨质硬化环）等病鉴别的要点。位于眼眶深部或合并感染时需与其他疾病鉴别。

1. 额窦黏液囊肿　囊液 CT 值为正值。多有筛骨纸板缺失。

2. 畸胎瘤　含有三个胚层来源组织成分如上皮、结缔、平滑肌、软骨、骨、毛发、牙齿甚至血管等组织的囊性肿块，严格来讲，前二者属于分化较好的畸胎瘤。囊内含有钙化和软组织密度。人体胚胎发育过程中有一种具有多能发展潜力的多能细胞，正常胚胎发育情况下，发展和分化成各胚层的成熟细胞。如果在胚胎不同时期，某些多能细胞从整体上分离或脱落下来，使细胞基因发生突变，分化异常，则可发生胚胎异常。一般认为，这种分离或脱落发生于胚胎早期，则形成畸胎；如发生于胚胎后期，则形成具有内胚层、中胚层和外胚层三个胚层的异常分化组织，即形成了畸胎瘤。内胚层成分主要包括消化道、呼吸道组织和各种分泌腺体；中胚层成分主要包括平滑肌、骨、软骨和脂肪；外胚层成分包括表皮、皮肤附件及神经组织。

六、眼部外伤与异物影像诊断

眼 部 异 物

病案 4-1-6

患者，男，40 岁，外伤后左眼疼痛、出血、视力下降 3 小时。查体：左眶内压高，内眦部上睑皮肤见一斜行皮肤伤口，长约 1cm，伤口渗血，眶周肿胀，左眼球各方向运动无受限（图 4-1-12）。

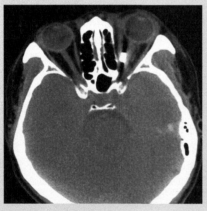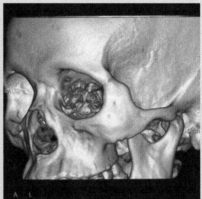

图 4-1-12

问题：

　　1. 患者病史有何特点？

　　2. 患者 CT 检查的主要影像表现是什么？

　　3. 综合上述病史，应考虑何种疾病？如何确诊？

病案 4-1-6 分析讨论

眼内异物（intraocular foreign body）是临床常见疾病。异物可产生眼球破裂、晶状体脱落、眼球固缩、出血及血肿形成、视神经创伤、眼外肌创伤、眼眶骨折、颈动脉海绵窦瘘、眶内动静脉瘘、因异物存留造成的感染与化学性损伤等较多并发症。

患者一般均有眼外伤病史，根据异物进入眼部的路径、异物存留部位及异物对眼部结构的损伤程度不同有不同的临床表现。眼部异物的主要表现有视力障碍、眼球疼痛等。眶内异物若损伤视神经则表现为视力障碍；若损伤眼外肌则可出现复视、斜视和眼球运动障碍等；若并发眼内炎症则可出现眼部刺激症状和疼痛加剧，视力迅速下降、丧失。

眼部异物分类：①按位置分：眼内异物、球壁异物、眶内异物。②按种类分：金属异物（磁性异物，如铁、钢、合金；非磁性异物，如铜、铝、铅）、非金属异物（玻璃、碎石、木屑等）。③按吸收 X 线程度分：不透光异物（阳性异物），如铁屑、矿石、铅弹等；半透光异物，如铅矿砂、石片及玻璃屑等；透光异物（阴性异物），如木屑、竹刺等。

【影像学表现】

1. X 线表现

（1）可显示不透 X 线异物，表现为高密度致密阴影，易诊断，能较好地显示异物的数量、形态、大小；而体积细小的金属异物或半透 X 线异物、透 X 线异物不易形成影像，不能确定异物的具体位置。

（2）常规采用正侧位摄片，部分显示不满意者可酌情加照切线位或剪影检查。

2. CT 表现　CT 横断位及冠状位可清晰、准确地显示眶内异物的位置及数量，以及异物与眼球、眼外肌、视神经的关系。

（1）金属异物在 CT 上主要表现为异常高密度影，CT 值多在+2000HU，其周围有明显的放射状金属伪影，金属伪影对异物大小的测量及准确定位有较大影响。

（2）一些高密度非金属异物，如砂石、玻璃、骨片等，CT 值多在+300HU，一般无明显伪影。

（3）木屑、泥沙等可透 X 线异物不易检出。

【诊断与鉴别诊断】

详细询问有无外伤史是鉴别诊断关键。诊断时需与眼眶/眼球内生理性钙斑、人工晶体及义眼、眶内积气等鉴别。

1. 眼球内钙斑　见于视网膜细胞瘤、脉络膜骨瘤等，一般在 CT 上可显示肿块，较易鉴别。钙斑也可见于创伤性病变的退行性改变如晶状体脱位后钙化、眼球内出血钙化等，与无金属伪影的高密度异物很难鉴别。

2. 球后眶内钙化　常见于肿瘤如脑膜瘤，血管性病变如海绵状血管瘤、静脉曲张等，一般可见明确的肿块影，容易鉴别。

3. 人工晶体及义眼　询问病史有助于确诊。

4. 眶内气体　眶内木质异物与眼创伤的眶内气肿的 CT 密度相近，异物有固定形状有助于鉴别。

眼眶骨折和视神经管骨折

病案 4-1-7

患者，男，46 岁，头部外伤 1 天。查体：嗜睡，颜面部多处挫伤，红肿，双眼青紫，右侧颧面部可扪及明显台阶感（图 4-1-13）。

问题：

1. 患者病史有何特点？

2. 患者 CT 检查的主要影像表现是什么？

3. 综合上述病史，应考虑何种疾病？如何确诊？

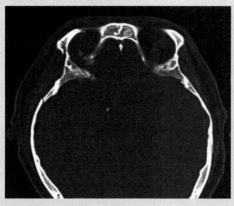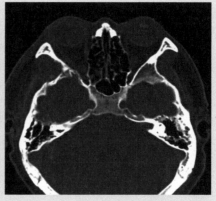

图 4-1-13

病案 4-1-7 分析讨论

　　眼眶骨折是眼眶或眼眶周围骨骼受外力打击导致的,在头部外伤中比较常见,而视神经管骨折多见于复杂颅面部骨折或颅底骨折。根据眼眶受伤机制和受伤结果将眼眶骨折分为眼眶爆裂骨折、眼眶直接骨折和眼眶复合骨折。眼眶爆裂骨折是眼眶骨折中较为常见的一种类型,指外力作用于眼部软组织使眼眶内压力骤然增高致薄弱的眶内壁、下壁向外突出的骨折,而眶缘没有骨折。眼眶骨折后,内直肌和下直肌嵌顿可能引起相关临床症状,而小儿眶底部陷阱型骨折可能需急诊外科手术。眼眶骨折的临床症状主要为复视,眼球运动障碍,视力下降,甚至失明,眼球内陷或突出,眼部软组织肿胀。视神经管骨折的主要表现为视力明显下降,不少患者表现为失明。

【影像学表现】

　　1. X 线表现

　　(1)平片对眼眶下壁骨折显示较好,表现为眶下壁骨质不连续及上颌窦浑浊,内壁骨折则表现为筛窦内透光度降低。

　　(2)眼眶下壁骨折时,下直肌及眶内其他容物通过骨折部位疝入上颌窦内,形如泪滴状,称"泪滴征"。该征象是诊断眼眶下壁骨折的特异性间接征象。

　　2. CT 表现

　　(1)直接征象:表现为眶壁或视神经管骨质连续性中断、明显移位、粉碎性改变和视神经管变形。

　　(2)间接征象:最主要的是骨折周围软组织改变,包括眼肌增粗、移位或嵌顿,眶脂体突至鼻窦腔,急性期还伴有眶内出血、渗出征象,视神经管骨折还会继发蝶窦内黏膜增厚或积血。

【诊断与鉴别诊断】

　　一般有明确的外伤史,诊断不难。在头面部外伤时应重视眼眶及视神经管骨折。

第二节　耳　　部

一、不同成像技术的优势和综合应用

（一）X 线检查

1. 乳突 X 线平片检查

（1）25°侧斜位片（Schuller 位）：是耳部常规检查和筛选方法,用于观察乳突气房、乳突窦、鼓室盖、乙状窦等。

（2）颞骨岩部轴位片（Mayer 位）：主要显示上鼓室、乳突窦入口（aditus of mastoid antrum）、乳突窦（mastoid antrum），即"3A 区"，是中耳乳突胆脂瘤等疾病的重要检查部位。

（3）颞骨岩部后前位片（Stenver 位）：用于观察内耳、内听道、骨窦等。

2. 适用范围 适用于观察急性和慢性中耳乳突炎、胆脂瘤及外伤，但效果不及 CT，故目前应用渐少。

（二）CT 检查

1. 高分辨率 CT 通常行横断面和冠状面扫描。

（1）横断面扫描：患者仰卧，扫描基线为眶下缘与外耳孔连线（即扫描基线与颅底线向前成 30°角），扫描平面与颅底线成 120°角，层厚 1～2 mm，扫描间隔为 1 mm。扫描范围自外耳道下缘至岩锥上缘。

（2）冠状面扫描：扫描平面与颅底线成 120°角，层厚 2 mm，扫描间隔为 2 mm。扫描范围自外耳道前缘 10 mm 至外耳道后方 10 mm 处。

（3）选用窗宽 3000～4000 HU，窗位 300～400 HU。

（4）一般耳部炎症、先天畸形及外伤无需作增强扫描，对颞骨肿瘤尤其是血管源性肿瘤应作平扫和增强扫描。

2. HRCT 扫描 耳部常用的检查方法，可清楚地显示乳突窦与气房、中耳及听小骨、内耳骨迷路及内听道等的异常，清晰地显示病变范围、程度及细节，对于临床制定治疗方案有很大帮助。尤其对于颅内并发症，应早期行 CT 检查，对于治疗方案的选择将起到决定性的作用。

二、正常影像学表现

（一）正常 X 线表现（Schuller 位）

按乳突小房发育程度分为气化型、板障型、混合型和硬化型。

1. 气化型 小房发育可，清晰透明。

2. 板障型、硬化型和混合型 小房大小和数目逐渐减少直至消失。

乳突前方两个重叠的圆形透亮影，分别为外耳道、鼓室及内耳道的重叠影，大、小圆影依次为外、内耳道的轴面像。上方微向上突横行致密线代表岩锥鼓室盖；后方上下走行且微向前突的致密线系乙状窦前缘。上述两线于乳突后上方锐角相交，称窦硬膜角。

（二）正常 CT 表现

1. 外耳道 为宽大管状低密度影，管壁光滑，可以看到轻度的起伏，中耳和外耳骨壁的联合部可以看到骨棘。

2. 鼓室（tympanic cavity） 位于外耳道内侧，呈由后外向前内斜行的低密度气腔，其内可见高密度的听骨链。其形态欠规则，大致可视为具有六个壁的立方形腔隙。外壁由鼓膜及上鼓室的外壁构成；上壁为鼓室盖；下壁又称颈静脉壁；前壁又称咽鼓管颈动脉壁；后壁又称乳突壁。后方较窄的气道为乳突窦入口，与乳突窦相连。

3. 迷路（labyrinth） 居于鼓室内侧，自前向后依次为膜迷路、耳蜗、前庭和三个半规管。

（1）膜迷路：呈低密度结构。

（2）耳蜗（cochlea）：其骨迷路呈蜗牛状，正常为 2.5～2.75 周，骨质致密，横断面上可以见到中央的窝轴。

（3）前庭（vestibule）：呈圆形或椭圆形低密度影，最大径 3.2mm，有骨壁包围，骨壁上有半规管和前庭窗的开口。

（4）半规管：三个半规管呈点状或半环形低密度结构，均位于前庭的后方。

4. 内听道　位于耳蜗内侧，呈管状低密度影。双侧对称，前后径宽度相差小于 2 mm。

5. 乳突小房　乳突内许多大小，形状不等的含气小腔，它们彼此相通，系颞骨乳突内蜂窝状的含气小腔。这些小房互相交通，并向前汇成一个大腔，并可延伸至颞骨鳞部（squamous porton）和岩锥。

三、基本病变影像学表现

（一）X 线检查

1. 双侧颞骨不对称、畸形

（1）患侧乳突、面骨发育小：见于先天性外耳道骨性闭锁。

（2）患侧乳突不规则增大：见于乳突良性肿瘤。

2. 鼓室和乳突小房透光度改变

（1）密度增高，小房间隔模糊或破坏，小房内黏膜增厚，见于急、慢性中耳乳突炎。

（2）上鼓室和乳突窦区的类圆形空腔，周围环以骨硬化带，是胆脂瘤的典型表现。

（二）CT 检查

1. 外耳道软组织肿块　常见于肿瘤，当并发骨质破坏及相邻软组织侵犯时，恶性可能性大。

2. 颞骨结构与形态异常　外耳与中耳的先天性畸形，可表现为颞骨正常结构及形态的改变，如外耳道狭窄、闭锁，听小骨畸形、融合，鼓室腔狭窄等。内耳的先天性畸形，可表现为前庭半规管及耳蜗的结构异常、内耳道狭窄等。

3. 中耳鼓室、乳突窦、乳突小房密度增高　经常见于急性、慢性中耳炎、乳突炎或外伤后。

4. 颞骨骨质异常　CT 可清楚地显示有无骨质破坏及部位、范围、分界，以及骨破坏区内有无软组织密度的肿物。

5. 内耳道单侧或双侧扩大　提示内耳道内出现占位，多见于听神经瘤。

6. 双侧内听道前后径宽度相差大于 2 mm 为异常。

四、耳部肿瘤影像诊断

听 神 经 瘤

病案 4-2-1

　　患者，男，41 岁，发作性头痛 3 月余。3 天前无明显诱因突发头痛，呈发作性阵痛，每次发作数十分钟，在当地医院行 MRI 示左侧桥小脑角区占位，考虑听神经瘤（图 4-2-1）。为求进一步诊治收入院。自发病以来，饮食、睡眠正常，大小便正常，精神正常，体重无减轻。

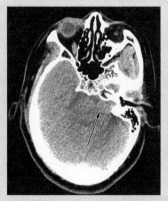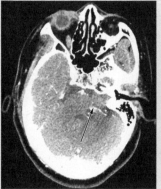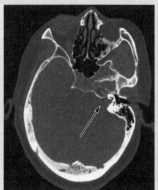

图 4-2-1

病案 4-2-1 分析讨论

听神经瘤（acoustic neuroma）是最常见的神经鞘膜肿瘤，为脑外肿瘤，占桥小脑角肿瘤的75%～80%。好发于成年人，女性多于男性，比例为 2∶1。主要表现为患侧听神经、面神经、三叉神经受损症状，也可表现为小脑、脑干受压或颅内高压症状。

【影像学表现】

1. X 线表现　内听道扩大及周围骨质吸收。

2. CT 表现

（1）肿瘤位于岩骨后缘，以内听道为中央，内耳道呈漏斗样扩大。肿瘤形态多为类圆形。平扫多呈等密度，也可呈低密度、高密度及混合密度，多发生囊性改变。半数肿瘤四周有水肿但较轻。桥小脑角池闭塞，而相邻脑池扩大。

（2）肿瘤增大可压迫脑干、小脑及第四脑室，形成阻塞性脑积水。增强扫描肿瘤有明显强化，未强化区为囊性坏死。根据瘤体直径大小，可将听神经瘤分为微小听神经瘤（＜1.0 cm）、中等大小听神经瘤（1.5～3.0 cm）、大听神经瘤（＞3.0 cm）。

【诊断与鉴别诊断】

当听神经瘤不典型或肿瘤较大时，需与桥小脑角脑膜瘤、转移瘤、基底动脉瘤、表皮样囊肿、蛛网膜囊肿进行鉴别；而微小听神经瘤应与面神经瘤、前庭神经炎鉴别。

副神经节瘤

病案 4-2-2

患者，女，53 岁，左侧耳鸣 2 年余，加重伴流脓 2 周。2 年余前无明显诱因出现耳鸣，伴有头晕，无瘙痒、流脓、无压痛、发热及听力下降，于当地医院诊断为"神经性耳鸣"，给予药物治疗（具体不详）后症状缓解。2 周前，患者左侧耳鸣加重，并伴有左耳流脓、瘙痒，无头痛、头晕，遂就诊于当地医院，行 MRI 示：副神经节瘤（图 4-2-2，当地医院描述），为求进一步治疗收入院。自发病以来，食欲正常，睡眠正常，大小便正常，精神正常，体重无减轻。

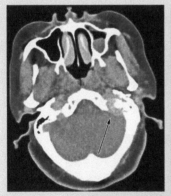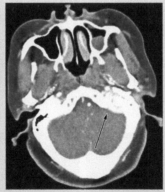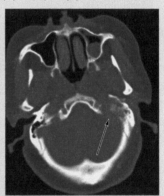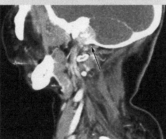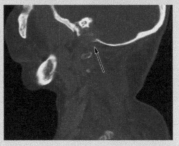

图 4-2-2

病案 4-2-2 分析讨论

　　副神经节瘤（paraganglioma）是起源于副神经节化学感受器细胞的肿瘤，又称为血管球瘤、非嗜铬性副交感神经节瘤、化学感受器瘤。根据发生的部位不同，可将副神经节瘤分为颈静脉球瘤、鼓室球瘤（glomus tympanicum），颈静脉球瘤发生于颈静脉窝或其周围的化学感受器，起自于颈静脉球部血管外膜和迷走神经耳支（auricular branch）的球体。鼓室球瘤发生于舌咽神经鼓室支（Jacobson）的球体，肿瘤位于鼓室内的鼓岬部。该肿瘤约 10% 为多发，女性发病率为男性的 4～6 倍。可发生于任何年龄，高峰年龄为 50～60 岁。耳聋为最常见的临床症状，可为传导性、神经性或混合性，以传导性耳聋更常见，还可表现为搏动性耳鸣，外耳道流血、流脓，耳痛，面神经麻痹，头晕，眩晕，以及后组脑神经损害症状如声音嘶哑、饮水呛咳、患侧软麻痹等。肿瘤主要是由咽升动脉供血，也可由耳后动脉和枕动脉供血。

【影像学表现】

　　1. X 线表现　颈静脉孔区的骨质破坏。

　　2. DSA 检查

　　（1）颈外动脉分支咽升动脉、耳后动脉为常见动脉供血，颈内动脉的分支也可参与供血。

　　（2）供血动脉增粗，肿瘤血管丰富，晚期可见明显肿瘤染色或引流静脉等。

　　3. CT 表现

　　（1）平扫：颈静脉区或鼓室内肿块，呈软组织密度，边界不规则，颈静脉孔区骨质破坏、扩大，鼓室内下壁骨质破坏，有时肿块内可见残存小骨片影。

　　（2）增强扫描：明显强化，有利于显示肿块的实际大小和范围。

【诊断与鉴别诊断】

　　临床症状有搏动性耳鸣，结合 CT、MRI 一般可以确诊，DSA 有诊断意义。颈静脉球瘤应与颈静脉孔区脑膜瘤、神经源性肿瘤及桥小脑角区脑膜瘤、胆脂瘤等鉴别，还应与颈静脉窝高位鉴别。鼓室球瘤应与胆脂瘤、胆固醇肉芽肿、中耳炎等鉴别。颈静脉鼓室球瘤要与中耳恶性肿瘤鉴别，较小时肿瘤中心部位有助于鉴别，较大时颈内静脉闭塞有利于前者诊断。

外 耳 癌

病案 4-2-3

　　患者，女，36 岁，右耳流脓伴听力下降 4 年。患者于 4 年前无明显诱因出现右耳流脓，为黄色黏稠液体，量多，有时带血丝，带臭味，伴听力下降，无发热，当地医院给予抗生素口服、滴耳治疗后，症状改善不明显。10 天前 CT 检查示右耳新生物（图 4-2-3），为求进一步治疗收入院。自发病以来，食欲正常，睡眠正常，大小便正常，精神正常，体重无减轻。

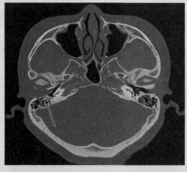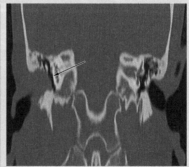

图 4-2-3

病案 4-2-3 分析讨论

外耳癌多见于中老年人。病理多为鳞癌，少数为腺癌、基底细胞癌，也可为原发腺样囊性癌。临床表现为耳聋，常见水样或血样或发臭分泌物，明显疼痛，后期会有面瘫。

【影像学表现】

1. X 线表现　一般不用于本病诊断。

2. CT 表现

（1）外耳道、鼓室发现有软组织影，在外耳道的骨壁处有不规则的骨质破坏。

（2）病变早期经常被误诊为良性病变，如果出现骨质不规则破坏，应该高度怀疑是恶性病变。

【诊断与鉴别诊断】

本病需要与恶性的外耳道炎及中耳癌进行鉴别。

中 耳 癌

病案 4-2-4

患者，女，53 岁，发现左侧中耳乳突占位 10 天。患者于 10 天前在当地医院体检发现左侧中耳乳突占位（图 4-2-4），当地医院建议上级医院治疗，为求进一步诊治来诊，门诊以"左中耳乳突占位"收住院。自发病以来，精神可，食欲、睡眠正常，大小便正常，体重无减轻。40 年前行右侧中耳乳突根治术。

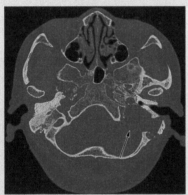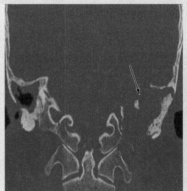

图 4-2-4

问题：

1. 患者病史有何特点？

2. 患者 CT 检查的主要影像表现是什么？

3. 综合上述病史，应考虑何种疾病？如何确诊？

病案 4-2-4 分析讨论

中耳癌（carcinoma of middle ear）较外耳癌多见，为临床常见恶性肿瘤，大部分患者会有长期的慢性化脓性中耳炎病史，因此其病因可能为长期慢性炎症。本病中老年患者多见，除有长期慢性中耳乳突炎表现外，还可以有剧烈疼痛、外耳道出血等，可在外耳道和中耳腔内见到易出血的新生物。

【影像学表现】

1. X 线表现

（1）早期可出现听骨破坏，中耳透光度降低，且中耳骨壁可不完整，一般边缘模糊不清。

（2）病情进展则可见乳突骨质大块破坏性透亮区，边缘不规则。

（3）晚期骨质呈广泛破坏，典型的破坏边缘呈不规则的鼠咬状，大多数比较清晰，也可模糊。

2.CT 表现

（1）早期病变可以在中耳鼓室中见到软组织肿块，增强明显强化，听小骨不规则破坏，鼓室壁吸收破坏。

（2）当肿瘤增大时可出现以鼓室为中心的弥漫性软组织肿块并广泛的骨质虫蚀样不规则破坏。

【诊断与鉴别诊断】

本病需与慢性肉芽肿型中耳乳突炎及胆脂瘤鉴别。此外，需与外耳癌鉴别，一般中耳癌软组织肿块和骨破坏以鼓室为中心，听小骨和鼓室破坏较完全；而外耳癌以外耳道骨壁破坏明显，听小骨可部分残留，当肿瘤进入晚期会因范围广泛而没有办法判断起源，此时通常要考虑中耳癌，因其发病率较高。

五、中耳乳突炎影像诊断

病案 4-2-5

患者，女，14 岁，发现左耳闷胀 1 个月，加重 10 天。1 个月前感冒后发现左耳闷胀，伴听力下降、左耳痛，无流脓、头痛、头晕等不适，就诊于当地医院给予抗感染治疗，效果欠佳。10 天前感冒后再次出现上述症状，且较前加重，为求进一步治疗收入院，自发病以来，食欲、睡眠正常，大小便正常，精神正常，体重无减轻。重建后图像见图 4-2-5。

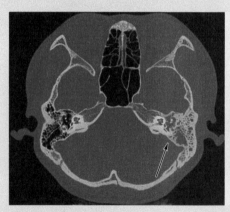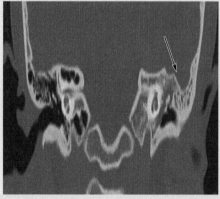

图 4-2-5

病案 4-2-6

患者，男，11 岁，左耳瘙痒半月余，加重伴流脓 1 周。半月余前无明显诱因出现左耳瘙痒，无耳鸣、头晕等不适，未予重视，1 周前上述症状加重，并出现左耳流脓，脓液色黄，质稀薄，无臭味，为求进一步治疗收入院。自发病以来，食欲正常，睡眠正常，大小便正常，精神正常，体重无减轻。重建后图像见图 4-2-6。

问题：

1. 患者病史有何特点？

2. 患者 CT 检查的主要影像表现是什么？

3. 综合上述病史，应考虑何种疾病？如何确诊？

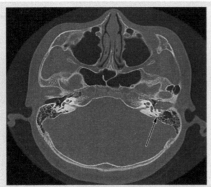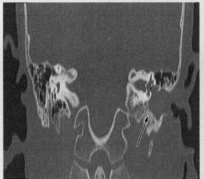

图 4-2-6

病案 4-2-5、病案 4-2-6 分析讨论

中耳乳突炎为最常见的耳部感染性病变，临床表现为耳部疼痛、耳漏及听力下降。临床分为急性中耳乳突炎和慢性中耳乳突炎。

【影像学表现】

1. X 线表现

（1）急性化脓性中耳乳突炎：局限于鼓室和乳突窦的炎症，在汤氏位或颅底位像上，仅见病侧鼓室和乳突窦区密度增高，气体消失。当炎症扩散至已气化的乳突时，气房密度均匀增高，气房间的骨性间隔仍保持完整的蜂窝状结构。当靠近脑板和乙状窦板的骨质发生破坏或边缘模糊时，常提示有颅内并发症。乳突气房高度发育而有急性化脓性乳突炎者，发生颅内感染、岩锥炎、乙状窦或海绵窦周围炎的可能性很大，勿因骨破坏征象不显著而漏诊。

（2）慢性化脓性中耳乳突炎：单纯型可见乳突气房透光度减低，气房间隔骨质增厚，结构模糊，有时在较大气房中可见黏膜增厚影，乳突气房外围骨质有明显增生征象。锤骨或砧骨部分吸收破坏，乳突窦及其周围骨质硬化增生，无骨质破坏。肉芽肿型可见听小骨破坏；在板障型乳突，骨质破坏一般局限于上鼓室、乳突窦入口和乳突窦区，边缘模糊不清，无骨质明显增生表现，气房发育良好者，破坏范围较大，并有较明显的骨质反应性增生。

2. CT 表现

（1）急性化脓性中耳乳突炎：乳突气房密度增高，气房间隔骨质吸收，密度减低。鼓室、乳突窦内积脓，表现为密度增高，有时可见液平。颅后窝薄层增强 CT 可显示颅内并发症。

（2）慢性化脓性中耳乳突炎：单纯型可显示听小骨骨质吸收、破坏，鼓室黏膜增厚，乳突窦或较大的气房黏膜增厚。气房间隔及周围骨质增生，表现为气房间隔增粗，密度增加，无骨质破坏。肉芽肿型可见听小骨破坏，严重者可致听骨链中断、破碎，上鼓室、乳突窦入口和乳突窦可见骨壁破坏、模糊，密度增加，其中的肉芽组织显示为高密度软组织影，增强扫描因肉芽组织富于血管可有强化。

【诊断与鉴别诊断】

本病结合临床症状比较容易诊断，需要与胆脂瘤、炎性肉芽肿进行鉴别。中耳炎引起骨质的破坏，边缘多不规则，而胆脂瘤边缘骨质光滑，甚至硬化。MRI 上更易与炎性肉芽肿鉴别。

六、外伤影像诊断

颞 骨 骨 折

病案 4-2-7

患者，男，40 岁，外伤后额颞部疼痛 3 天。3 天前患者外伤后额颞部疼痛，无头晕、恶心、呕吐等不适，为求进一步治疗收入院。自发病以来，食欲正常，睡眠正常，大小便正常，精神正常，体重无减轻。重建后图像见图 4-2-7。

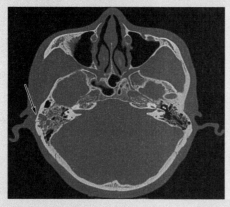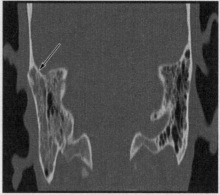

图 4-2-7

问题：

1. 患者病史有何特点？
2. 患者 CT 检查的主要影像表现是什么？
3. 综合上述病史，应考虑何种疾病？如何确诊？

病案 4-2-7 分析讨论

颞骨外伤临床表现为耳出血、听力下降、面神经麻痹和脑脊液漏。目前 CT 是诊断颞骨外伤的首选方法，已经取代 X 线平片。颞骨骨折分为纵行骨折和横行骨折，前者常见。纵行骨折是指骨折线与颞骨长轴平行，横行骨折指骨折线与颞骨长轴垂直。颞骨骨折常是复合的，骨折线是斜行的或几种骨折同时存在。横、纵行骨折骨折线方向对判断面神经损伤有重要意义。

【影像学表现】

1. 纵行骨折
（1）骨折线常起自颞鳞部后方向前内，并通过外耳道后方穿过鼓室顶壁达膝状神经节，与颞骨长轴平行。
（2）常伴有听小骨脱位、骨折，面神经管骨折亦常见。
2. 横行骨折　骨折线与颞骨长轴垂直，多经过岩骨后缘。

【诊断与鉴别诊断】

CT 对于外伤后颞骨骨质及内部结构显示清晰，可显示颞骨骨折线、中耳乳突积液，是颞骨外伤后首选检查方法。颞骨骨折需与正常的骨缝、裂隙和小管鉴别。

听小骨外伤

听小骨外伤包括听小骨骨折及听小骨脱位，听小骨脱位最常见于砧骨长脚，因为此部位悬于鼓室，没有组织保护。听小骨骨折可发生于镫骨或者镫骨颈部。临床表现常为外伤后传导性耳聋。

【影像学表现】

1. X 射线表现　一般不用于本病诊断。

2. CT 表现　颞骨骨折合并听小骨脱位比较常见，听骨链连续性中断，常见锤砧关节脱位、砧镫关节脱位，横断面上表现为"冰淇淋"（锤骨头）与圆锥（砧骨短脚）分离，间隙增宽，锤骨柄与砧骨长脚失去平行关系，听小骨骨折相对少见。

【诊断与鉴别诊断】

外伤后出现传导性耳聋，颞骨高分辨率 CT 显示锤砧关节、砧镫关节间隙增宽、错位，需与听小骨畸形鉴别，后者为先天发育性病变，出生后即可出现传导性耳聋，通常无外伤史。

七、先天性畸形影像诊断

病案 4-2-8

患者，女，2 岁，渐进性听力下降 1 年。1 年前患者家长发现其听力较正常小儿弱，随后听力下降渐进性加重，为求进一步治疗收入院，自发病以来，食欲正常，睡眠正常，大小便正常，精神正常，体重无减轻。重建后图像见图 4-2-8。

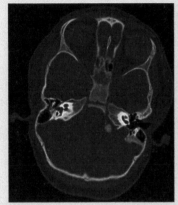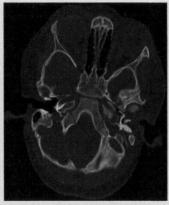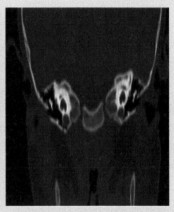

图 4-2-8　重建后图像

问题：

1. 患者病史有何特点？
2. 患者 CT 检查的主要影像表现是什么？
3. 综合上述病史，应考虑何种疾病？如何确诊？

病案 4-2-8 分析讨论

外中耳畸形：外耳畸形主要包括耳廓畸形和外耳道畸形，外耳畸形常伴有中耳畸形。外耳道骨性闭锁较为多见。绝大多数患者有耳廓发育畸形、小鼓膜以及听力下降，听力下降可导致语读发育迟缓、智力低下等。听力下降一般为传导性聋，少数伴内耳畸形的患者可为混合性聋。

内耳畸形：通常孤立存在，也可合并外耳和中耳畸形，多表现为双侧感音性耳聋。

【影像学表现】

1. X 线表现　一般不用于本病诊断。

2. CT 表现

（1）外耳道骨性闭锁

1）无骨性外耳道：在外耳道区可见骨性闭锁板，骨性闭锁板的厚度不一（厚度的测量方法是在外耳道层面测量骨性闭锁板外缘至鼓室外缘的距离）。

2）伴有中耳畸形与面神经管走行异常。

A. 中耳畸形：鼓室腔小，听小骨畸形。听小骨畸形包括听小骨形态发育不良、体积变小、旋转、异位、相互融合、与鼓室外壁融合，甚至听小骨完全未发育，其中以锤砧骨融合、与上鼓室外壁融合和镫骨畸形多见。

B. 面神经管走行异常：面神经管前位最常见，表现为蜗窗或其前方见到面神经乳突段；其次为面神经管低位，表现为前庭窗或其下方见到面神经鼓室段。

3）垂直外耳道：部分外耳道骨性闭锁患者可见鼓室外下壁局部骨质缺损，形成一个骨性管道，呈喇叭状，上宽下窄，管道内充满软组织影。

（2）内耳畸形

1）耳蜗畸形：可以表现为耳蜗不发育、空耳蜗或耳蜗周数不足等。常与前庭、半规管畸形并存。

2）半规管畸形：包括半规管缺如、半规管发育不良和半规管扩大，以外半规管畸形最常见。HRCT 表现为半规管未发育、发育狭窄或短而粗。

3）前庭畸形：常与其他内耳畸形同时发生，最常见的是外半规管全部或部分与前庭融合。

4）内听道畸形：包括内听道缺如、内听道闭锁、内听道狭窄和内听道扩大。CT 显示内听道的直径小于 2 mm 为内听道狭窄。

八、搏动性耳鸣影像诊断

耳鸣是人类多种疾病造成体内损伤后表现出的一大类症状，以主观性为主；其患病率在 5%～40% 不等。耳鸣分为搏动性耳鸣和非搏动性耳鸣，其中搏动性耳鸣表现为耳鸣的声音节律与患者心跳、脉搏同步，约占全部耳鸣的 4%。搏动性耳鸣病因繁杂、发生部位多、累及范围广，明确引起搏动性耳鸣的病因仍是临床工作难题之一。其病因达 56 种之多，主要分为四大类，包括血管源性搏动性耳鸣、富血供肿瘤源性搏动性耳鸣、肌源性搏动性耳鸣和脑脊液源性搏动性耳鸣，最多见的为血管源性搏动性耳鸣。影像学表现如下：

1. X 线表现 一般不用于本病诊断。

2. CT 表现 颞骨双期增强 CT（DPCT）是搏动性耳鸣的首选检查方法。DPCT 通过静脉注射对比剂，分别于动脉期和静脉期采集图像，动脉期图像不仅能显示动脉形态结构的异常，如颈内动脉硬化和动脉瘤，还可以显示提前显影的颈静脉，静脉期图像可以显示回流静脉管壁及管腔内的异常，同时双期增强 CT 能清晰显示动静脉与周围骨质之间的关系，明确突入乳突及鼓室内的结构是血管还是软组织。

颞骨高分辨率 CT（HRCT）能清晰显示颞骨复杂的解剖结构，尤其是骨质的改变。

骨算法重建 CT 图像可显示血管周围颞骨、鼓室及血管通道骨质发育、气化情况。

第三节 鼻 和 鼻 窦

一、不同成像技术的优势和综合应用

（一）X 线检查

1. 华氏位（Water 氏位） 此位置主要用于观察上颌窦。两侧岩锥部均投影在上颌窦下方，后组筛窦在上颌窦内上角，前组筛窦在眶内侧，额窦呈放大或变形。在华氏张口位上，可使蝶窦在口腔中显现，借以观察蝶窦情况。

2. 柯氏位（Caldwell 氏位） 此位额窦距片夹较近，故显影较真实，筛窦亦为观察的重点，但前、后组筛窦大部分重叠，仅部分后组筛窦在眼眶内下部分显影。因上颌窦与岩锥重叠，蝶窦与筛窦重叠，均不能观其全貌。

3. 侧位 各鼻窦均可在片中显示，但左右重叠。可通过此位置了解蝶窦与鞍床的关系及各窦情况，结合上述位置观察，对临床具有重要意义。

4. 鼻骨侧位 怀疑鼻骨骨折时常规采用鼻骨侧位摄片。

（二）CT 检查

一般采用 HRCT（层厚 1 或 2mm，采用骨算法重建），横断及冠位同时观察十分重要，能同时显示正常解剖和变异。

1. 平扫检查 横断面扫描，扫描线与听眦线平行，扫描范围包括额窦上缘至硬腭。冠状面扫描，扫描线与听眦线垂直。扫描需同时采用软组织窗（如 W 350HU，L 35HU）和骨窗（如 W 2000HU，L 450HU）。肿瘤性病变要进行软组织重建成像。螺旋 CT 仿真内镜进行重建和图像处理，可以充分显示喉腔病变和周围浸润情况，且无创伤性和不良反应，可多次观察，达到类似内镜的检查效果。

2. 增强检查 鼻和鼻窦血供丰富的病变及眼眶和颅内侵犯时常需增强检查，以便更好地确定病变的范围和性质。

二、正常影像学表现

鼻腔和鼻窦内含有气体，有良好自然对比，窦内黏膜一般不易显示，X 线摄影可显示鼻骨、鼻腔、鼻窦和软组织，且鼻骨、鼻窦和软组织病变可在 X 线片上显影。窦口鼻道复合体（ostiomeatal complex，OMC）是指以筛漏斗为中心的附近区域，包括筛漏斗、半月裂、钩突、筛泡、中鼻甲、前组鼻旁窦开口等一系列结构。

（一）正常 X 线表现

华氏位主要用于检查上颌窦及其四壁，上壁、后壁显示较清晰，上颌窦呈三角形，两侧对称，内侧壁较光滑。柯氏位主要用于额窦的检查，额窦多呈扇形，透亮度略高于眼眶，两侧多不对称，大小形态差别较大。筛窦投影于两眶之间，呈多房状，透亮度高于眼眶，前组与后组无明显界限。侧位可了解额窦前后壁与气化向额骨水平板的扩展情况。鼻骨侧位可观察到鼻腔的前上方尖刀状的鼻骨侧位影像，其前缘光整致密，顶端与额骨相接，下端因与不显影的软骨相连而呈游离状。

（二）正常 CT 表现

鼻腔顶壁，筛板与前颅窝相通，底壁为硬腭的鼻腔面，与口腔相隔，内侧壁为鼻中隔，由鼻中隔软骨、筛骨正中板、梨骨组成，外侧壁由 3～4 个鼻甲等组成。鼻旁窦共 4 对，即上颌窦、筛窦、额窦和蝶窦（均含气）。前组：上颌窦、前组筛窦和额窦（均开口于中鼻道）。后组：后组筛窦（开口于中鼻道）和蝶窦（开口于上鼻甲后方蝶筛隐窝）。额窦前壁为额骨外板，后壁为额骨内板，底壁为眶上壁，内侧壁为额窦中隔。

筛窦为筛骨两侧的筛迷路，呈蜂房状，筛骨由正中垂直板分为左、右两半，上部伸入前颅底，质厚，为鸡冠；下部构成鼻中隔上段。

蝶窦位于蝶骨体内，双侧常不对称，前壁为蝶窦的开口部（即蝶筛隐窝），通向上鼻甲后方，后壁为枕骨斜坡，上壁为垂体窝，下壁为鼻咽顶部，外侧壁与中颅窝的海绵窦相邻，内侧壁为蝶窦中隔。上颌窦位于上颌骨体内，近似三角锥体形，前壁较薄，有眶下孔及其内穿行的眶下神经；后外壁与颞下窝、翼腭窝相邻；内侧壁，即鼻腔外侧壁下部，多为膜性壁；上壁，即眼眶底壁；底壁，即牙槽突。鼻和鼻窦的 CT 影像学解剖见图 4-3-1。

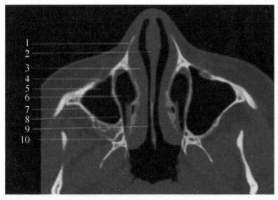 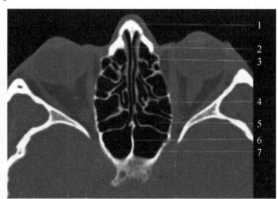

a   b

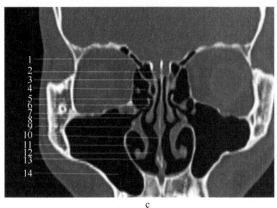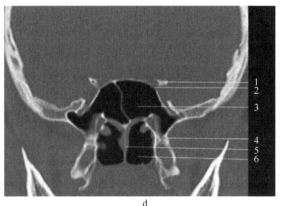

c   d

图 4-3-1　正常鼻窦 CT 表现

a.鼻窦 CT 横断位上颌窦层面：1.上颌骨额突；2.鼻中隔软骨部；3.下鼻甲；4.上颌窦前壁；5.上颌窦；6. 下鼻道；7.上颌窦外侧壁；8.上颌窦内侧壁；9.总鼻道；10.翼突。b. 鼻窦 CT 横断位蝶筛层面：1.鼻骨；2.骨性鼻中隔；3.前组筛窦；4.筛骨纸板；5.后组筛窦；6.蝶窦骨性间隔；7.蝶窦。c. 鼻窦 CT 冠状位窦口鼻道复合体层面：1.额窦；2.嗅窝；3.筛板；4.筛泡；5.中鼻甲；6.中鼻道；7.筛漏斗；8.上颌窦开口；9.钩突；10.鼻中隔；11.下鼻道；12.总鼻道；13.下鼻甲；14.上颌窦。d. 鼻窦 CT 冠状位后鼻孔层面：1.前床突；2.视神经管；3.蝶窦；4.翼突；5.鼻中隔；6.后鼻孔

三、基本病变影像学表现

（一）解剖异常

解剖变异本质上不代表疾病，但某些变异是鼻窦病变的原因。窦口复合体区的变异常累及狭窄的引流通道，导致阻塞。原发性骨性异常：①鼻中隔偏曲、犁骨-软骨结合部畸形、鼻隔嵴。②中鼻甲反曲、发育不全。③窦口鼻道复合体，固有结构变异和非固有结构变异。此外，也应注意鼻窦气房的延伸异常。冠状位 CT 对术前计划的制定有重要作用。

（二）炎症

急性炎症，鼻窦壁黏膜增厚，可有液平，无骨质破坏。慢性炎症，以骨质重塑改变为主，增厚或硬化，有息肉形成。

在正常情况下，鼻窦黏膜在 X 线上表现为窦边缘镶有一条白线，此即黏骨膜白线，在有炎症时，这一白线变得模糊或消失，并可见到增厚黏膜的阴影。如需观察窦腔内是否有积液，可令受检者取坐位投照，即可观察窦腔内是否有液平面出现，尚可根据窦腔内的阴影判断是否有骨质破坏等。

炎症发生时可出现鼻甲肥大，鼻窦黏膜增厚，表现为窦壁或分隔表面平行状或分叶状影；CT 呈等密度。MRI 表现为 T_1WI 低或等信号；T_2WI 呈高信号。在 CT 图像上，分泌物较多时窦腔内可见水样密度，如见气液平面为其特征表现低或等密度，增强扫描见黏膜强化明显，而分泌物不强化。骨壁变化，急性期并发骨髓炎时，可见骨质破坏；慢性期可见骨壁硬化增厚。

（三）肿瘤

早期肿瘤局限在窦腔内，无骨质破坏，定性较难。浸润性软组织增生，形成外形不规则肿块，局部骨质侵蚀破坏，以致病变向窦腔外周浸润，侵及邻近结构。

此处大多数为原发肿瘤，少数由口腔、鼻咽、眼部或颅内肿瘤转移至此。鳞癌多见，少数为腺癌、恶性黑色素瘤、嗅神经上皮瘤等。鼻腔癌多起源于鼻甲，原发鼻旁窦的癌以上颌窦为最为多见，其次为筛窦，额窦和蝶窦原发癌很少见，病变广泛浸润时难以确定其真正来源。

少数局限于鼻腔或鼻旁窦的恶性肿瘤可无骨质破坏，故无明显骨质破坏不能除外肿瘤存在。骨质破坏也非恶性肿瘤所特有，有些炎性病变如真菌性肉芽肿、出血坏死性息肉也可致骨质破坏。少

数恶性肿瘤如乳头状瘤恶变、黏液上皮癌、腺样囊性癌等也可引起窦腔扩大，与良性肿瘤相似，最终有赖于组织学确定。不少恶性肿瘤伴有鼻旁窦炎症，CT 显示病变范围较肿瘤广泛，增强扫描对区分炎症和肿瘤可能有帮助，MRI 检查对鉴别诊断具有较高价值。

（四）骨质异常

HRCT 能较好地显示骨质细微改变，三维重建有助于显示骨折及移位。骨质破坏见于各种恶性肿瘤、急性炎症、真菌感染及部分良性肿瘤。骨质增生见于长期慢性炎症、骨纤维异常增殖症、成骨性转移瘤。骨质中断、移位、粉碎见于外伤骨折、手术等。骨质吸收见于炎性病变或部分良性肿瘤。

四、鼻窦炎症影像诊断

鼻窦炎性病变是常见的鼻窦疾病，可由细菌、病毒、真菌感染所致，也可以是自身免疫性炎症或原因不明的非特异性炎症等。

鼻 窦 炎

病案 4-3-1

患者，男，46 岁，自诉于半年前因上呼吸道感染后出现双侧鼻塞，伴鼻音加重、咳嗽、流涕打喷嚏，以清亮鼻涕为主，无耳鸣、耳闷，无睡眠打鼾，对症治疗后鼻塞缓解不明显（图 4-3-2）。

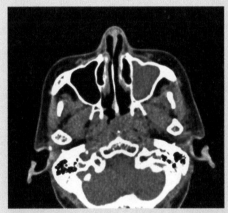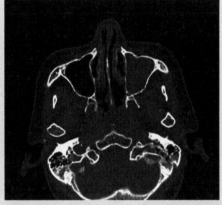

图 4-3-2

问题：

1. 患者病史有何特点？
2. 患者 CT 检查的主要影像表现是什么？
3. 综合上述病史，应考虑何种疾病？如何确诊？

病案 4-3-1 分析讨论

鼻窦炎（sinusitis）可分为过敏性炎症、化脓性炎症和肉芽肿性炎症三大类，常因鼻腔内感染、变态反应、机械性鼻道阻塞及气压改变诱发，也可由牙源性感染引起，其中化脓性鼻窦炎是鼻窦最常见的疾病之一。

近年研究表明，多数患者鼻窦炎合并鼻窦黏膜纤毛清除功能不良，以及鼻窦、鼻腔结构发育异常造成引流不畅。上颌窦是鼻窦炎最好发的部位，其次为前组筛窦、后组筛窦、蝶窦，额窦则较少受累，通常按病理分为急性和慢性两类，且急性易转为慢性。

早期黏膜充血、水肿，大量渗出形成积液、积脓，严重者累及黏膜下引起窦壁骨质吸收，甚至形成化脓性骨髓炎；慢性者黏膜肥厚、增生，息肉形成，窦壁骨质增生硬化，还可形成各种囊肿。

急性者常有鼻塞、头痛、流脓涕、发热、乏力等全身症状，受累鼻窦区红肿、压痛，鼻黏膜充血，鼻甲肥厚，鼻腔底部或下鼻道有黏液性或脓性分泌物；

慢性者少有发热，主要表现为头痛、鼻塞、流脓涕，可有嗅觉障碍。鼻镜检查可伴有息肉、分泌物等。

【影像学表现】

1. X线表现　病变鼻窦密度增高，有时可见气液平面。慢性者常合并窦周骨膜炎、窦周骨质硬化。

2. CT表现

（1）鼻窦黏膜增厚，窦腔密度均匀或不均匀增高，可见气液平面，窦壁骨质增生、硬化或吸收，无骨质破坏。

（2）慢性期常合并有黏膜囊肿或息肉形成。

【诊断与鉴别诊断】

1. 真菌性鼻窦炎　窦腔内有高密度影，常伴有骨质破坏。

2. 韦格纳肉芽肿　鼻甲及鼻中隔骨质破坏，鼻腔中线处有软组织影。

3. 非霍奇金淋巴瘤　鼻腔软组织影常累及鼻前庭，无骨质破坏。

黏 液 囊 肿

病案 4-3-2

患者，男，28 岁，无明显诱因出现头痛，无头晕、视物模糊，感冒后症状加重（图 4-3-3）。

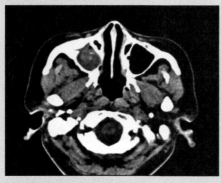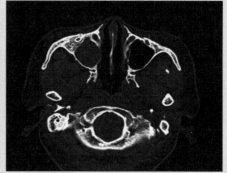

图 4-3-3

问题：

1. 患者病史有何特点？

2. 患者CT检查的主要影像表现是什么？

3. 综合上述病史，应考虑何种疾病？如何确诊？

病案 4-3-2 分析讨论

黏液囊肿（mucocele）多见于中老年人，多由于鼻窦开口阻塞后，窦内黏液潴留导致窦腔膨胀扩大。近年报道，无窦口堵塞者也可出现，这是由于黏膜分泌物中蛋白质含量过高，而引起的一系列生物化学和免疫反应所致。

临床表现因囊肿部位不同而多种多样，可有：突眼、复视、头痛、面部隆起及颅神经功能障碍等，合并感染时可成为脓性，称脓囊肿，可破溃形成瘘管。

【影像学表现】

1. X线表现　病变鼻窦窦腔扩大，窦壁变薄，密度均匀增高，周围骨质可出现硬化带。

2. CT表现

（1）平扫：窦腔膨胀扩大（呈吹气球样改变），窦壁膨胀变薄、吸收，部分消失，筛窦囊肿常常侵入眼眶，致眼球突出、移位，眼外肌与视神经受压移位，病灶呈类圆形，边缘光滑，囊内密度均匀且较低。

（2）增强扫描：囊壁均匀且薄，可轻度强化，囊内无强化；脓囊肿（继发感染）壁强化明显。

【诊断与鉴别诊断】

黏液囊肿有骨质破坏时需与恶性肿瘤鉴别，增强扫描肿瘤均匀或不均匀强化，黏液囊肿无强化或囊肿与囊壁之间的黏膜呈环形强化。

黏 膜 囊 肿

病案 4-3-3

患者，女，31岁，自诉4年前无明显诱因出现头痛，部位主要为额颞部，无头晕、视物模糊，无鼻阻、鼻溢等症状，感冒后症状加重（图4-3-4）。

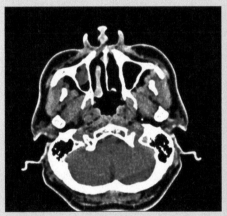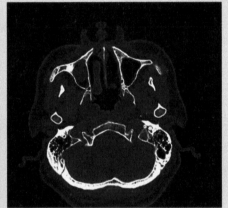

图 4-3-4

问题：

1. 患者病史有何特点？

2. 患者CT检查的主要影像表现是什么？

3. 综合上述病史，应考虑何种疾病？如何确诊？

病案 4-3-3 分析讨论

黏膜囊肿多由于渗出的浆液在黏膜下层结缔组织内积聚，没有真正的囊壁上皮，多发生于上颌窦的底部。一般与慢性鼻窦炎同时存在，早期可无症状，也可表现为面部肿胀、牙痛、偏头痛等，囊肿破裂则鼻腔内流出黄色液体，可反复发生。

【影像学表现】

1. X线表现　上颌窦密度增高，在上颌窦下部可见半圆形软组织密度影，上缘光滑膨隆，周围骨质结构正常。

2. CT表现　窦腔内边界光滑，呈圆形、均匀水样低密度，很少充满窦腔，窦腔无扩大，骨质结构正常。

【诊断与鉴别诊断】

黏膜囊肿影像学表现较为典型，容易诊断。

鼻及鼻窦息肉

病案 4-3-4

患者，女，18 岁，无明显诱因出现头痛（图 4-3-5）。

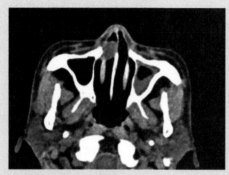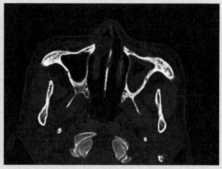

图 4-3-5

问题：

1. 患者病史有何特点？
2. 患者 CT 检查的主要影像表现是什么？
3. 综合上述病史，应考虑何种疾病？如何确诊？

病案 4-3-4 分析讨论

鼻及鼻窦息肉（Polyp）为常见病，可单独或同时发生于鼻腔和鼻窦，多见于上颌窦和筛窦，易进入鼻腔内。鼻息肉常常是双侧鼻腔对称受累，导致鼻腔扩大、鼻阻塞和慢性鼻窦炎，多由于变态反应、鼻黏膜慢性炎症引起。

显微镜下检查，鼻息肉的组织结构不完全相同，可分为三型：①过敏性息肉，主要位于下鼻甲及嗅区，常为双侧多发性，如不能除去过敏原因，息肉切除后常易复发；②炎症性息肉，单侧或单个息肉形成，多由局部感染引起，切除后不易复发；③后鼻孔息肉，为单发性鼻息肉，生长于近上颌窦开口处，突入后鼻孔、鼻咽部，并可呈哑铃状突入上颌窦内。同样，蝶窦后鼻孔息肉也可突出于蝶窦开口处。病理表现：肉眼可见息肉大体为质软、表面光滑、灰色或淡红色（荔枝样）半透明肿物；镜下可见高度水肿的疏松结缔组织，组织间隙明显扩大，有嗜酸性粒细胞、中性粒细胞、淋巴细胞浸润。

临床表现视息肉大小、部位不同而异，或体积很大，甚至达数厘米大小充塞鼻腔，造成鼻塞、呼吸不通畅；或呈活瓣样启闭，致使分泌物滞留，诱发鼻窦炎，还常伴有嗅觉障碍、头痛、说话时鼻音过重等症状。当息肉堵塞咽鼓管时可出现耳鸣、听力障碍。

【影像学表现】

1. X 线表现　鼻腔可见软组织影充塞，或窦腔浑浊，密度增高。
2. CT 表现　鼻腔或鼻窦内可见软组织密度影，边缘光滑，密度均匀，有蒂为典型表现。

【诊断与鉴别诊断】

1. 恶性肿瘤　浸润性生长。
2. 鼻咽部纤维血管瘤　强化明显，可根据发病部位和强化特点进行鉴别。
3. 鼻腔内翻性乳头状瘤与息肉不易鉴别，需结合镜检及病理。

真菌性鼻窦炎

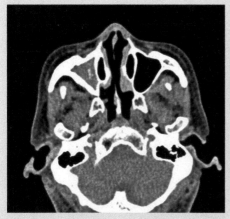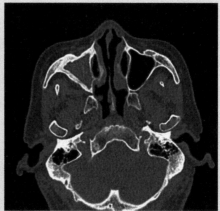

五、鼻窦肿瘤影像诊断

（一）鼻窦良性肿瘤

鼻窦良性肿瘤种类繁多，在此介绍几种常见肿瘤。

内翻性乳头状瘤

病案 4-3-6

　　患者，男，61岁，于10年前无明显诱因出现鼻阻、鼻干，鼻腔可见大量黄色干痂，额痛，偶有咳嗽、咳痰，呼吸困难，无耳痛、耳闷，无畏寒、发热，一月前患者自觉上述症状加重，鼻腔有灼烧感，鼻干有恶臭味（图4-3-7）。

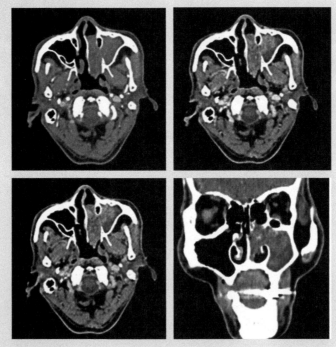

图 4-3-7

问题：

　　1. 患者病史有何特点？

　　2. 患者CT检查的主要影像表现是什么？

　　3. 综合上述病史，应考虑何种疾病？如何确诊？

病案 4-3-6 分析讨论

　　内翻性乳头状瘤（inverted papilloma）为鼻腔及鼻窦常见的良性肿瘤，病理呈多发性、匍匐性生长，具有局部浸润、易破坏周围组织、切除后易复发且有5%～15%的病例可转化为或在相同部位伴有鳞癌，恶变病例与HPV感染有一定关系等特点。男性多见，常发生于40～50岁，病变呈息肉样，几乎都是单侧发病，双侧发病极少见，仅占4%，好发于鼻腔侧壁，特别是中鼻甲游离缘，常侵入筛窦及上颌窦。临床表现有鼻塞、流涕、鼻部出血、嗅觉丧失、溢泪等。

【影像学表现】

　　1. X线表现　局限于鼻腔内者显示鼻腔软组织影增加；较大时可致鼻中隔移位，鼻中隔和鼻腔侧壁骨质吸收、破坏，鼻窦多有阻塞性炎症而致窦腔密度增高；如邻近骨质吸收、破坏，应考虑恶变可能。

2.CT 表现

（1）平扫：一侧鼻腔或鼻窦内可见软组织密度肿块，上颌窦、鼻腔外侧壁及筛窦最常被累及，密度常均匀，呈膨胀性生长，一般无外侵征象，也多沿鼻腔长轴方向生长，边缘可呈乳头状，无骨质破坏，可见骨质吸收或局限性骨质增生硬化，病灶内可见条块状钙化影；若肿瘤向邻近结构侵犯，骨质硬化中合并溶骨性破坏征象应高度警惕合并恶性可能性。

（2）增强扫描：卷曲脑回状强化。

【诊断与鉴别诊断】

1. 鼻息肉 多发生于双侧鼻腔顶部及筛窦，多发生在 40 岁以下者，无性别差异，CT 上息肉密度较低，似水样（组织学绝大多数为水肿型），增强后线样强化或不强化，强化者为边缘强化，而中心不强化。

2. 真菌性鼻窦炎 常发生于上颌窦，CT 表现可显示上颌窦内软组织影填充，病变内多发斑点状、线状或小球状钙化斑和小空洞，这些典型的钙化斑高度提示真菌性鼻窦炎。

3. 鼻腔或鼻窦上皮性恶性肿瘤 呈浸润性生长，分界不清；骨质呈溶骨性改变。

骨　瘤

病案 4-3-7

患者，男，48 岁（图 4-3-8）。

问题：

1. 患者 CT 检查的主要影像表现是什么？

2. 综合上述影像表现，应考虑何种疾病？如何确诊？

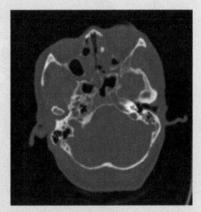

图 4-3-8

病案 4-3-7 分析讨论

骨瘤（osteoma）为常见的鼻窦良性肿瘤，来自胚胎性软骨残余，一般生长缓慢，是有包膜的良性骨性肿瘤，成年后有自行停止生长的趋势，罕见恶变，高发年龄段为 20～50 岁，多发于男性，多发生于额窦，其次为筛窦，上颌窦和蝶窦少见，病因尚不明确。病理上分为象牙型（成熟骨）、海绵型（边缘为紧密骨质，中心含放射状骨髓腔）及混合型（由骨质及纤维组织构成）。大多数骨瘤不引起临床症状，在偶然检查中发现。少数鼻窦骨瘤有面部疼痛、头痛、骨瘤阻塞鼻道引起鼻窦炎等临床症状及一些眶内或颅内并发症。此外，多发性骨瘤是 Gardner 综合征（也称家族腺瘤性息肉病，FAP）的临床表现之一。

【影像学表现】

1.X 线表现 鼻窦内局限的高密度影。

2.CT 表现

（1）均匀、致密、界限清晰的病变，周围无溶骨性破坏，因为骨瘤表现为骨质密度，采用骨算法重建可以区别不同类型骨瘤。

（2）边缘清楚的骨密度肿块为其直接征象，易做出诊断。

【诊断与鉴别诊断】

1. 骨纤维异常增生症　病变沿骨轮廓生长并呈典型的"磨玻璃"样改变。

2. 骨化性纤维瘤　鼻窦内单发、类圆形或不规则的溶骨性肿块，向周围扩张，密度不均匀，边缘清晰、光滑呈蛋壳样。

鼻腔及鼻窦血管瘤

病案 4-3-8

患者，女，47 岁，反复左侧鼻出血 2 月余，出血量较多（图 4-3-9）。

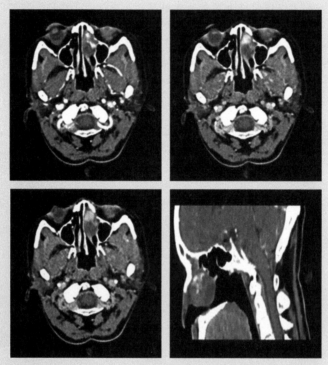

图 4-3-9

问题：

1. 患者病史有何特点？

2. 患者 CT 检查的主要影像表现是什么？

3. 综合上述病史，应考虑何种疾病？如何确诊？

病案 4-3-8 分析讨论

血管瘤是一种先天性良性肿瘤，为血管组织先天性异常，多发生在血管丰富部位，头面部以鼻腔及鼻窦血管瘤较常见，其发病机制目前尚不明确，鼻腔血管瘤居鼻和鼻窦良性肿瘤首位，以鼻腔、上颌窦多见，呈膨胀性生长。患者可出现反复鼻出血、持续单侧或双侧鼻塞等症状，严重时可致鼻腔鼻窦功能障碍，或因累及邻近器官引起头痛、复视等周围器官受累症状。

【影像学表现】

1. X 线表现　鼻腔及鼻窦内可见软组织密度肿块影，边界清楚，密度均匀。

2. CT 表现

（1）平扫：视神经呈梭形、腊肠样或球形明显增粗，走行迂曲，边界清晰，呈等密度，部分可有黏液样改变或小囊变，少数可伴有小的钙化灶。

（2）增强扫描：明显强化，呈膨胀性生长，窦壁骨质受压移位或呈吸收改变，骨内血管瘤呈蜂窝状破坏，有细小骨间隔，具有典型血管瘤特征。

【诊断与鉴别诊断】

鼻腔血管瘤主要表现为膨胀性生长，可压迫周围骨质，病灶增强扫描强化明显，多发小斑片状明显强化是其典型强化特征。一般诊断不难。

神 经 鞘 瘤

病案 4-3-9

患者，女，50岁，体检发现左侧总鼻道及中鼻道软组织密度肿物（图 4-3-10）。

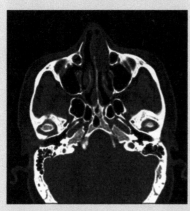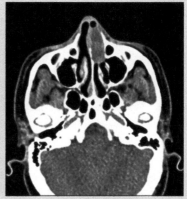

图 4-3-10

问题：

1. 患者 CT 检查的主要影像表现是什么？

2. 综合上述病史，应考虑何种疾病？如何确诊？

病案 4-3-9 分析讨论

鼻腔及鼻窦神经鞘瘤罕见，鼻窦神经鞘瘤起源于三叉神经，好发部位依次为筛窦、上颌窦、鼻腔和蝶窦，发生于额窦更为罕见；早期多无明显症状，晚期症状多视肿瘤部位和大小而定，病灶位于鼻腔或鼻窦者可有鼻塞、少量鼻出血、头痛症状。

【影像学表现】

1. X 线表现 一般不用于本病诊断。

2. CT 表现

（1）平扫：边界清楚，形态不一，密度较均匀，一般无钙化。发病部位通常有不同程度扩大，周边骨质受压变薄、局部吸收。病灶常压迫邻近结构；较大病灶易向鼻腔、眼眶、翼腭窝、颅内等鼻外结构蔓延。

（2）增强扫描：多数轻中度、不均匀强化。

【诊断与鉴别诊断】

鼻腔及鼻窦神经鞘瘤可分为良性和恶性，恶性罕见，好发于单侧。诊断需综合临床表现、体征、鼻内镜检查及鼻窦 CT 或 MRI 影像，最后诊断依靠病理，常规病理常不能确诊，免疫组织化学是诊断的金标准。

（二）鼻窦恶性肿瘤

鼻窦恶性肿瘤分为上皮性、非上皮性恶性肿瘤及转移瘤。

上皮性恶性肿瘤

病案 4-3-10

患者，男，42岁，睡眠打鼾10年余，双耳听力下降半年，双鼻阻2月余（图4-3-11）。

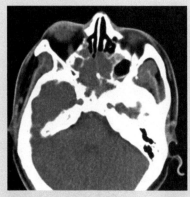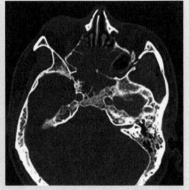

图 4-3-11

问题：

1. 患者病史有何特点？

2. 患者CT检查的主要影像表现是什么？

3. 综合上述病史，应考虑何种疾病？如何确诊？

病案 4-3-10 分析讨论

上皮性恶性肿瘤（malignant epithelial tumor）是鼻腔鼻窦常见的恶性肿瘤。早期临床症状比较隐匿，缺乏特异性，与慢性炎症表现难以鉴别，因此不易发现。50%～60%起源于上颌窦，15%～30%起源于鼻腔，10%～25%发生于筛窦、额窦、蝶窦。病理上包括来源于黏膜上皮的恶性肿瘤，以鳞癌常见，其次为腺癌、未分化癌；也包括来源于小唾液腺的恶性肿瘤，如腺样囊性癌、黏液表皮样癌、腺泡细胞癌等。

【影像学表现】

1. X线表现　鼻腔或窦腔内出现软组织团块影，晚期可见骨质破坏。

2. CT表现

（1）平扫：可见软组织肿块，一般密度均匀，肿块较大时可有液化坏死，部分肿瘤还可见钙化，如腺样囊性癌；侵袭性生长：直接侵犯邻近结构如眼眶、翼腭窝、颞下窝、面部软组织甚至颅内等；骨质破坏：明显或虫蚀状骨质破坏，但骨质破坏并非恶性上皮性肿瘤所特有，良性肿瘤或炎性病变有时也可有骨质吸收破坏。

（2）增强扫描：中度或明显强化，根据其强化程度及分布特点，在一定程度上有助于定性诊断及鉴别诊断。生长迅速，肿瘤中心常有坏死液化灶。

【诊断与鉴别诊断】

鼻腔鼻窦上皮性恶性肿瘤需与内翻性乳头状瘤、真菌感染、黏液囊肿等鉴别，此外还需与鼻部恶性肉芽肿、淋巴瘤、血管瘤等鉴别。

嗅神经母细胞瘤

病案 4-3-11

患者，男，35 岁，体检发现左侧鼻腔、上颌窦、蝶窦、双侧额窦可见软组织肿块，并侵入颅内，左侧上颌窦壁骨质破坏（图 4-3-12）。

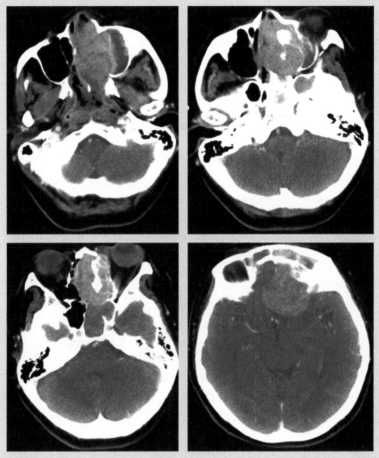

图 4-3-12

问题：

1. 患者病史有何特点？

2. 患者 CT 检查的主要影像表现是什么？

3. 综合上述病史，应考虑何种疾病？如何确诊？

病案 4-3-11 分析讨论

嗅神经母细胞瘤又称为感觉性嗅神经母细胞瘤，一般认为起源于筛骨筛板或鼻腔嗅区黏膜的嗅神经细胞，所以其发生于嗅上皮分布的部位，即鼻腔顶、筛板、上鼻甲和鼻中隔的上三分之一，肿瘤生长缓慢，血供丰富。本病有两个发病高峰：10～20 岁和 50～60 岁，女性略多。临床表现为鼻阻塞、鼻出血及嗅觉减退，晚期可有突眼、复视、头痛等。瘤细胞有向黏膜下或颅内扩散的倾向，较早就可扩散到颅内，远处转移较常见。分期（Kadish 分类法）：A 期，肿瘤局限于鼻腔内；B 期，肿瘤局限于鼻腔及鼻窦；C 期，肿瘤侵及颅底、颅前窝、眼眶、颈部淋巴结或其他远处转移。

【影像学表现】

1. X 线表现　一般不用于本病诊断。

2.CT 表现

（1）平扫：多表现为鼻腔上部的软组织肿块影。肿瘤增大可侵犯蝶窦、上颌窦、眼眶或对侧鼻腔和筛窦。晚期可侵入颅底或颅内，少数肿瘤可不引起骨质破坏，而引起轻度骨质增生，可能与肿瘤生长缓慢有关。

（2）增强扫描：强化明显。

【诊断与鉴别诊断】

1. 筛窦癌　中心部位不是鼻腔顶；骨质破坏明显。
2. 鼻腔脑膜瘤　边界清楚，周围骨质常增厚、毛糙。
3. 非霍奇金淋巴瘤　多为于鼻腔前部、鼻前庭、鼻翼及邻近面部软组织。
4. 鼻腔横纹肌肉瘤　好发于儿童、青少年。

恶性黑色素瘤

病案 4-3-12

患者，男，57 岁，进行性左侧鼻阻半年，加重伴头晕 2 月余（图 4-3-13）。

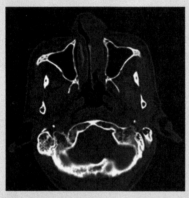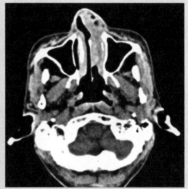

图 4-3-13

问题：

1. 患者病史有何特点？
2. 患者 CT 检查的主要影像表现是什么？
3. 综合上述病史，应考虑何种疾病？如何确诊？

病案 4-3-12 分析讨论

恶性黑色素瘤（nasal mucosal malignant melanoma，NMMM）较为罕见，约占鼻腔原发性肿瘤的 0.57%，80% 起源于鼻中隔及鼻甲，通常单侧鼻腔受累，肿瘤易向周围结构侵犯，主要沿自然孔道或腔隙蔓延；黑色素瘤的病理特点为存在典型的黑色素小体，NMMM 的恶性程度很高，早期易发生淋巴和血道转移，HMB-45、S-100、Melan-A 及电镜检查对无色素型和含微量黑色素者的确诊有重要诊断价值。鼻塞、鼻出血及涕中带血是其主要临床表现。

【影像学表现】

1. X 线表现　一般不用于本病诊断。

2. CT 表现

（1）平扫：密度多不均匀，无钙化，平均 CT 值多大于 40HU，肿瘤间质血管较为丰富，容易发生出血、坏死。

（2）增强扫描：明显不均匀强化，无强化区可表现为条片状、裂隙状，多位于病灶的边缘，可有颈部淋巴结转移。

【诊断与鉴别诊断】

1. 嗅神经母细胞瘤　好发于鼻腔顶部，穿越筛板侵犯嗅沟区是其特征性表现。

2. 鼻腔癌　团块状膨胀性生长，密度多不均匀，骨质破坏发生较早且程度较 NMMM 严重，有明显外侵征象，鼻中隔多明显移位并破坏。

3. 恶性淋巴瘤　也多沿鼻腔长轴方向生长，但多达鼻前庭并侵犯鼻翼及颌面部皮下软组织，骨质破坏不明显，增强后多均匀强化。

淋 巴 瘤

病案 4-3-13

　　患者，女，74 岁，左侧颜面部肿胀 4 月余，鼻阻伴发热 20 余天（图 4-3-14）。

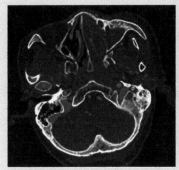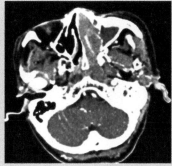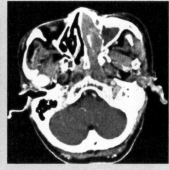

图 4-3-14

问题：

1. 患者病史有何特点？

2. 患者 CT 检查的主要影像表现是什么？

3. 综合上述病史，应考虑何种疾病？如何确诊？

病案 4-3-13 分析讨论

　　原发鼻型 NK/T 细胞淋巴瘤为周围型 T 细胞淋巴瘤的一种特殊类型。本病以往被称为恶性肉芽肿、坏死性中线肉芽肿、中线恶性网织细胞增生等，2000 年被 WHO 正式命名为鼻 NK/T 细胞淋巴瘤。此类肿瘤好发于面部中线附近，又称血管中心性淋巴瘤。组织学表现为血管中心性浸润，凝固性坏死，弥漫性分布，异型性明显。此类肿瘤可能与 EB 病毒感染相关，预后相对较差。好发于 40～50 岁男性，临床主要表现为一侧或双侧鼻塞、流涕、涕中带血、咽痛、鼻面部肿胀。鼻腔内出血、有恶臭气味或涕中带有小块坏死组织有特殊的临床意义。

【影像学表现】

　　1. X 线表现　鼻腔或窦腔内出现软组织团块影，鼻背、鼻翼及颌面部可见软组织肿胀，常伴有中线结构的骨质破坏。

　　2. CT 表现

　　（1）平扫：多见于一侧或双侧鼻腔前下部，平扫多数病灶呈较均匀的软组织密度影，少数病灶密度不均匀，肿块形态不规则，内部时有"空泡影"，很少出现钙化灶。

　　（2）增强扫描：多数病灶有轻到中度强化，少数明显强化，强化可均匀或不均匀。往往累及鼻背、鼻翼及颌面部软组织，常伴有中线结构的骨质破坏。

【诊断与鉴别诊断】

1. 鼻息肉   常位于中鼻道，CT 表现密度较低且不均匀，可见低密度线包绕，一般无骨质破坏，增强扫描无强化，鼻腔前部无皮肤受累。

2. 内翻乳头状瘤   绝大多数为单侧发病，好发于中鼻道外侧壁，密度多均匀，一般不浸润鼻翼及邻近组织，可伴有明显的骨质破坏，增强后轻度强化。

3. 韦格式肉芽肿   多为全身性疾病，常累及肺和肾脏，鼻腔改变较局限，常有鼻甲和鼻中隔破坏，邻近窦壁骨质增生、硬化。

六、鼻和鼻窦外伤影像诊断

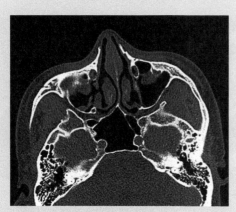

图 4-3-15

病案 4-3-14

患者，女，67 岁，因鼻部损伤后 3 小时入院，鼻部疼痛（图 4-3-15）。

问题：

1. 患者病史有何特点？

2. 患者 CT 检查的主要影像表现是什么？

3. 综合上述病史，应考虑何种疾病？如何确诊？

病案 4-3-14 分析讨论

鼻部外伤性病变临床常见，病因以打架、交通事故、坠落常见，外伤往往造成复合多发骨折，部分可合并脑脊液鼻漏（cerebrospinal rhinorrhea），及时、准确全面的诊断是选择治疗方法及评估预后的依据。

根据受伤部位及程度不同，临床症状亦有所不同，主要包括面部青紫肿胀、鼻出血、鼻塞、鼻部变形及鼻腔清水样液体。脑脊液鼻漏是脑脊液由颅底骨折或者缺损及相应破裂的硬脑膜流出颅内，进入鼻窦或鼻腔，并最终流出颅外，以外伤引起最多见，因其可诱发颅内感染、颅内积气等严重并发症，危害性较大。

【影像学表现】

1. X 线表现   骨质中断、移位，窦腔密度增高。

2. CT 表现

（1）鼻骨骨折：好发于鼻骨、上颌骨额突、鼻骨缝、鼻颌缝，CT 表现为骨质连续性中断，断端可有错位或成角，骨缝开大，邻近软组织肿胀。

（2）鼻窦骨折：可发生于鼻窦各壁，以筛骨垂直板及上颌窦上壁、后外侧壁及前壁多见，CT 征象为鼻窦骨质不连续，断端可错位、成角、多发粉碎性骨折，骨折区可塌陷，窦腔积液。

【诊断与鉴别诊断】

结合外伤史，CT 易于明确诊断骨折，但鼻窦骨的骨折线需注意与神经血管沟和骨缝等相鉴别。

第四节 口腔颌面部

一、不同成像技术的优势和综合应用

（一）X线检查

X线检查可用于诊断牙齿及牙周疾病，普通平片解剖结构重叠较多，而通过曲面体层摄影可以呈现全部牙齿及上、下颌骨的全貌。此外，数字化牙片 X 线摄影技术能够在显著降低辐射剂量的同时获得最好的图像。X线检查在牙齿的病变诊断中应用广泛，但是对牙周病变的诊断效能有限。

（二）CT检查

CT 检查对于口腔颌面部疾病的发现、诊断及病变范围和程度等的确定有着重要价值。常规 CT 能够反映单个层面组织结构的解剖情况，图像清晰，密度分辨率高，对病变的显示也很明确，成为口腔颌面部疾病的重要检查方法，尤其是通过 CT 的三维重建能够获得立体图像，对病变组织多方位、多角度的显示，为诊断及手术前设计提供更多信息。口腔颌面部的 CT 冠状位扫描能够直观显示病变与鼻腔、鼻窦或者眼眶及颅底的关系，识别病变范围及周围解剖结构的侵犯情况。CT 增强扫描可增加诊断信息，判断病变血供情况，区分囊性与实性病变。

二、正常影像学表现

（一）正常X线表现

1. 下颌骨侧位片 单侧下颌骨的侧位图像，可显示下颌骨的后部和升支，上下走行的下颌骨升支和水平走行的下颌骨后部下缘形成下颌角。髁状突和颞下颌关节凹与颈椎重叠，关节结节和颧弓位于其前方。喙突指向前上方，髁状突与喙突之间为下颌切迹。在下颌骨升支的中央部可见小三角形的致密影为下颌小舌，小舌后方的小椭圆形低密度影为下颌孔。下颌骨体部上为齿槽突，下为下颌骨下缘。在前磨牙根尖部的小圆透亮低密度影为颏孔。颏孔周围骨质生理性疏松，勿误认为病变。在颏孔与下颌孔之间可见两条平行的致密线，宽 3～4mm，为下颌管，走行与下颌长轴一致（图 4-4-1）。

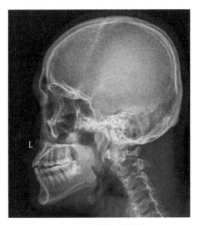

图 4-4-1 下颌骨侧位片

2. 下颌骨后前位片 下颌骨结构左右对称，两侧喙突投影于髁状突内侧。髁状突外缘与升支、下颌角外缘连成一条直线，在下颌角处向内折转与体部下缘相接。下颌角的形态因人而异，两侧对称，可为三角形或钝圆形。

3. 牙片 目前多采用口腔曲面全景体层摄影，将弓形的上、下颌骨充分展开，避免结构相互重叠，可显示牙的整体结构。牙由牙冠、牙根、牙颈组成，牙体透明腔内为牙髓。牙根周围为上、下颌骨松质骨构成的牙槽骨，表面覆有致密的骨皮质（图 4-4-2）。

4. 颞颌关节侧斜位片 也称薛氏位片，通常拍双侧张口、闭口图像。颞颌关节间隙位于关节凹和髁状突之间，呈低密度影，代表关节表面软骨及后上纤维组织、上关节腔、关节盘、下关节腔、髁状突表面软骨的厚度和大小。关节间隙宽度在 2mm 以上。上间隙最宽，后间隙次之，前间隙最窄，两侧相等。关节结节、关节凹表面可见线状致密影。髁状突一般呈椭圆形高密度影，张口位时位于关节结节下方或前下方。

5. 涎腺造影 腮腺造影侧位可显示腮腺导管系统及腺体实质的侧位影像。主导管长 5～7cm，管径 1.0～2.5mm。主导管绕过咬肌前缘时可成角，走行形状不一，主导管及其分支逐渐变细，走行自然，管壁光滑，状如叶脉，最后进入腺体；亦可由主导管直接分出副支，首先进入腺体，然后再逐渐分支。腺体的大小形状不一，两侧多不对称。导管和腺体大小随年龄而异，儿童较细小，老年人主导管及分支可扩张。正常的腺体，在适量的对比剂充盈时，腺泡分布均匀呈云絮状，其中导管系统仍清晰可见。

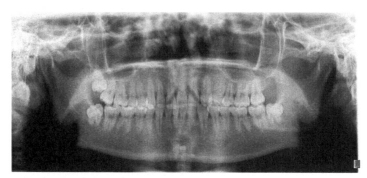

图 4-4-2　口腔曲面全景牙片

腮腺造影后前位可显示腺体紧贴下颌升支外侧。主导管从导管口向外延伸，在离下颌升支外缘约 1cm 转向后方并上下分支。正常的腮腺造影，若非对比剂注入过多，腺泡过度充盈，可以迅速排空。如行酸刺激后 5 分钟尚有对比剂残留，应视为排泄功能异常。

（二）正常 CT 表现

在 CT 图像上能清楚区分各解剖结构，颞颌关节的骨性结构在三维重建图像可直观显示，颌骨的骨质及其周围肌群、脂肪间隙分界清晰，在下颌骨的后方为腮腺，腮腺是咽旁间隙内的重要器官，位于颅底及下颌角之间。由于腮腺是脂肪性腺体组织，CT 图像上呈双侧对称低密度，腮腺实质内的血管可清晰显示，尤其在增强后的 CT 图像上显示更为清楚。颌下腺位于下颌骨下方，舌骨的外上方，一般不含脂肪，密度与肌肉接近或略低。牙及牙槽骨的骨质结构在 CT 上可清楚显示，可以区分牙根与上颌窦的关系，通过三维重建可整体观察牙及颌骨的关系，其临床应用价值显著。

三、基本病变影像学表现

（一）X 线检查

1. 下颌骨结构的改变　骨质形态的膨大、破坏可见于颌骨肿瘤或牙源性病变。

2. 牙与牙周组织的改变　牙齿的形态、结构、位置异常。牙周病变可见牙槽骨与牙根周围的变化。

3. 涎腺造影的改变　良性肿瘤可见导管受压扩张、包绕移位。恶性肿瘤可见腺体充盈缺损，导管中断破坏、粗细不等。

（二）CT 检查

1. 颌骨的变化　骨质结构的变化见于牙源性囊肿或肿瘤病变造成的骨皮质变薄、骨形态膨大、骨质硬化及骨质破坏。

2. 涎腺腺体的变化　腮腺形态、大小和密度的变化可以用于诊断病变的范围、部位及侵犯程度，也可用于良恶性肿瘤的鉴别。良性肿瘤的 CT 特征主要是肿块的形态规则，边缘光滑，密度均匀。恶性肿瘤常密度不均匀，出现出血、囊变、坏死，边界不清，常侵犯周围软组织并向脂肪间隙浸润生长，出现骨质破坏及淋巴结转移。

四、牙源性囊肿影像诊断

病案 4-4-1

　　患者，男，28岁，下颌部疼痛3天，查体：外形无异常，可触及一小结节状突起（图4-4-3）。

问题：

　　1. 患者病史有何特点？

　　2. 患者 X 线检查的主要影像表现是什么？

　　3. 综合上述病史，应考虑何种疾病？如何确诊？

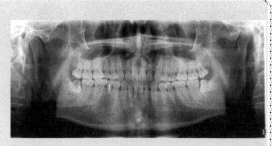

图 4-4-3

病案 4-4-1 分析讨论

　　牙源性囊肿发生于颌骨内，是由牙组织或牙的上皮或上皮剩余组织演变而来的。生长缓慢，初期无自觉症状，就诊时常有肿胀，可触及质硬包块。可分为以下三类：①根尖周囊肿（periapical cyst），是最常见的牙源性囊肿，占牙源性囊肿的58%，多见于成年人，与牙齿龋坏、牙髓炎症、根尖周炎等有关，含有上皮的根尖肉芽肿发生变性坏死后逐渐形成囊肿，多发生于上颌骨前牙。若在拔牙后未进行适当处理，根尖周肉芽肿残留在颌骨内而发生的囊肿称为残余囊肿（residual cyst）。②角化囊肿（keratinous cyst），来源于牙板残余，20~30岁青壮年多见，好发于下颌角附近，有向周围侵犯的特性，术后易复发。常为多房，沿颌骨长轴生长，其中可含牙或不含牙。③含牙囊肿（dentigerous cyst），发生在牙齿形成的早期，指囊壁包含一个未萌牙的牙冠并附着于该牙颈部的囊肿，为单发，可来自一个（含一个牙）或多个牙胚（含多个牙）。

【影像学表现】

　　1. X 线表现

　　（1）类圆形囊状透光区，或伴分叶，根尖周囊肿常与病牙相连，牙根伸入囊内，可发展为深龋齿、残根或死髓牙。

　　（2）含牙囊肿、根尖周囊肿均为单发单房型，轮廓清晰，边缘光滑锐利，角化囊肿可伴局部骨质破坏。

　　2. CT 表现

　　（1）颌骨内类圆形囊状低密度区，边缘光滑整齐，角化囊肿囊内密度多数不均匀，而含牙囊肿及根尖周囊肿内密度均匀一致，合并感染密度可不均匀。

　　（2）周围骨质可增生硬化呈高密度。

【诊断与鉴别诊断】

　　结合病史及临床表现可诊断，含牙囊肿、根尖周囊肿具有一定的影像学特点，角化囊肿表现复杂，注意与造釉细胞瘤进行鉴别诊断。

五、牙源性肿瘤影像诊断

成釉细胞瘤

病案 4-4-2

　　患者，男，43岁，左侧下颌部胀痛，查体可见一隆起性包块（图4-4-4）。

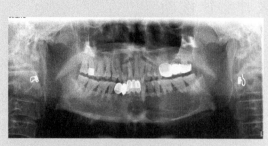

问题：

　　1. 患者病史有何特点？

　　2. 患者 X 线检查的主要影像表现是什么？

　　3. 综合上述病史，应考虑何种疾病？如何确诊？

图 4-4-4

病案 4-4-2 分析讨论

　　成釉细胞瘤（ameloblastoma）又称造釉细胞瘤或齿釉细胞瘤，是最常见的上皮性牙源性肿瘤。多见于 30～50 岁，也可发生于儿童，男性略多于女性。80% 的病例发生于下颌骨，其中 70% 位于磨牙升支区。肿瘤生长较缓慢，早期无症状，增大时引起颌面部变形，肿块按之有乒乓球感，病区可有牙齿松动、移位或脱落。合并感染可出现疼痛及瘘管。肿瘤主要来源于成釉器或牙板的残余上皮，少数来自牙源性囊肿或口腔黏膜上皮。瘤体包绕在膨胀的骨性空腔内，空腔的边缘常为致密的骨质，瘤体的边缘或内部可有牙齿。

【影像学表现】

　　1. X 线表现

　　（1）单房或多房的溶骨性、膨胀性骨质密度减低区，囊壁呈半月形切迹，周围有致密骨带包绕，由于前后组织的重叠，单房性成釉细胞瘤边缘多不光整，呈分叶状，有时会被误认为多房病变。

　　（2）肿瘤较大时常引起颌骨膨大，可见邻牙缺失或牙根截断性吸收。

　　2. CT 表现

　　（1）平扫：实性、囊性、囊实性，有单房状、多房状及蜂窝状，多房状较多见。肿瘤膨胀性生长造成颌骨膨大及皮质变薄。肿瘤内可以含牙，多为未萌出的第三磨牙，邻近牙根的侵蚀是成釉细胞瘤的特征性表现，提示肿瘤具有侵袭性。

　　（2）增强扫描：实性部分明显强化。

六、非牙源性肿瘤影像诊断

颌骨血管瘤

　　颌骨血管瘤（mandibular hemangioma）是一种较少见的良性肿瘤，多见于下颌骨中心部，发病年龄以 10～20 岁多见，女性多于男性。早期无自觉症状，患者以拔牙后出现严重出血为多见症状。血管瘤累积齿槽突时出现牙齿松动，颌骨膨隆。影像学表现如下：

　　（1）X 线表现：颌骨局限性膨大，骨小梁消失，呈不规则的多房性密度减低区，其内可见蜂窝状、肥皂泡样改变，骨质疏松，边界不清，结构模糊。

　　（2）CT 表现

　　1）平扫：病变区颌骨膨大，局部骨小梁消失，骨皮质变薄，内可见无数细小的骨隔自病灶中心向周围放射。

　　2）增强扫描：明显强化。

颌骨骨化性纤维瘤

　　颌骨骨化性纤维瘤（ossifying fibroma）为颌骨较常见的良性肿瘤，上下颌骨均可发病，下颌骨多见，起源于颌骨内成骨性纤维组织。多见于女性，可发生于任何年龄，青年人多见。生长缓慢，无临床症状，往往因颌骨肿大或颌面部变形、牙齿移位而就诊。

1. 影像学表现

（1）X线表现

1）颌骨局限性膨胀，皮质变薄。因瘤体组织内含纤维组织和骨的比例不同，其影像表现不同。含骨质较多者为圆形或椭圆形致密性骨质改变，或呈象牙骨质样，边界清楚。

2）含纤维较多者呈单房或多房不规则膨胀低密度透光区，伴散在斑点状钙化影，边界清楚。瘤区牙齿受压，骨质吸收。

（2）CT表现

1）病变膨胀性生长，呈等、高密度软组织肿块，局部骨皮质变薄膨胀，边缘清楚。

2）部分瘤体内可见粗细不一的骨嵴。

2. 诊断与鉴别诊断 本病需与骨纤维异常增殖症鉴别，后者呈弥漫性膨胀，病变范围大，边缘不规则，与周围正常骨界限不清，病变区呈磨玻璃密度影。

牙 龈 癌

牙龈癌（gingival cancer）是最常见的口腔恶性肿瘤，多见于40～60岁，男性多于女性，主要病理类型为鳞状上皮来源的鳞状细胞癌，占90%～95%。发生于下颌较上颌多见。临床多表现为溃疡型，向牙槽突及颌骨浸润破坏骨质可引起牙齿松动，向后发展到磨牙区可引起张口困难。牙龈癌可发生颈部淋巴结转移。

1. 影像学表现

（1）X线表现

1）早期病变较难显示。

2）晚期表现为牙槽突骨质破坏。

（2）CT表现

1）平扫：上下颌骨牙龈区等或稍低密度软组织肿块，边界模糊不清，形态不规则，密度不均匀，浸润性生长，邻近颌骨不同程度溶骨性骨质破坏。

2）增强扫描：明显不均匀强化，可清晰显示肿块的大小、范围及与周围组织的关系。CT可显示转移性肿大淋巴结。

2. 诊断与鉴别诊断 本病诊断无困难，CT检查在于明确病变的范围及肿瘤侵犯程度。

七、涎腺疾病影像诊断

多型性腺瘤

病案 4-4-3

患者，女，62岁，发现右耳下肿物6年，近期增大明显，无红肿触痛（图4-4-5）。

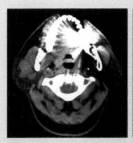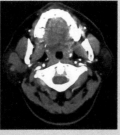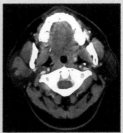

图 4-4-5

问题：

1. 患者病史有何特点？

2. 患者CT检查的主要影像表现是什么？

3. 综合上述病史，应考虑何种疾病？如何确诊？

病案 4-4-3 分析讨论

多型性腺瘤（pleomorphic adenoma）又称混合瘤，多见于中年人，30～50 岁患者居多，女性稍多于男性。临床上呈无痛、缓慢生长的肿块，多以耳垂为中心生长，触诊表面光滑并且活动度良好。肿瘤多呈圆形或卵圆形，直径小于 3cm 以下者表面光滑，大多有结节或呈分叶状。体积较大的肿瘤可见囊性变，囊腔大小不一，内含透明或褐色液体，偶见出血和坏死灶。显微镜观察肿瘤组织具有"混合性"特征，即肿瘤上皮组织与黏液样、软骨样组织混杂在一起。

【影像学表现】

1. X 线表现

（1）较大时平片可观察到腮腺区软组织肿块影。

（2）腮腺造影显示腺体及导管位置受压移位及腮腺内充盈缺损。导管系统受压处变细，两端可扩张，无破坏中断。

2. CT 表现

（1）平扫：较小的呈圆形或椭圆形团块，较大时可呈结节状、分叶状、不规则形。肿瘤边缘光滑，部分病灶边缘毛糙或模糊。肿瘤多表现为软组织密度，与较低密度的正常腮腺组织相比，肿瘤呈较高密度。腮腺多型性腺瘤可多发，肿块多聚集。

（2）增强扫描：实质均匀或环状强化，肿瘤内囊变区不强化。

腮腺淋巴瘤

腮腺淋巴瘤（adenolymphoma）又名沃辛瘤（Warthin tumor），是一种由腺上皮构成的良性肿瘤。好发于 40～70 岁的中老年男性，最常见的发生部位为腮腺后下部分。沃辛瘤表面光滑，包膜完整，切面大多为实性，质地均匀呈灰白色。部分为囊性，囊内含黏液样物质，可见自囊壁向腔内生长的乳头。

1. 影像学表现

（1）X 线表现：一般不用作本病诊断。

（2）CT 表现

1）平扫：多位于腮腺浅叶后部下方，几乎不累及腮腺深叶，此因肿瘤起源于腮腺淋巴结。沃辛瘤多为单个圆形，或分叶状软组织密度肿块，边缘清楚，密度均匀。肿瘤常有出血、囊变、钙化。

2）增强扫描：早期不均匀或均匀强化，无延迟强化特点。

2. 诊断与鉴别诊断 腮腺良性肿瘤依据上述影像学特点可诊断，但不能区别肿瘤组织的类型。多型性腺瘤与沃辛瘤可结合发病部位来鉴别。

腮腺恶性肿瘤

病案 4-4-4

患者，男，54 岁，发现左侧腮腺区肿物 3 个月，无明显症状（图 4-4-6）。

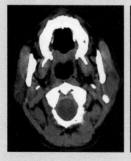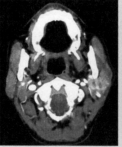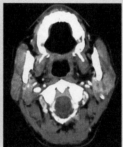

图 4-4-6

问题：

　　1. 患者病史有何特点？

　　2. 患者 CT 检查的主要影像表现是什么？

　　3. 综合上述病史，应考虑何种疾病？如何确诊？

病案 4-4-4 分析讨论

　　腮腺恶性肿瘤较少见，临床上恶性多型性腺瘤、黏液表皮样癌、腺癌、腺样囊腺癌等比较常见。本病男性多于女性，中老年人好发。肿块一般生长较快，质地偏硬，与周围组织分界不清，活动度差；常有自发疼痛，累及面神经可出现面瘫，或累及皮肤而致破溃。

【影像学表现】

　　1. X 线表现

　　（1）平片多无异常发现。

　　（2）腮腺造影时分支导管粗细不均、充盈缺损、中断破坏，可见边缘不规则的片状阴影。

　　2. CT 表现　　多为类圆形或不规则形，密度与肌肉相同或略低于肌肉，较均匀，内见低密度坏死及囊性变。肿块内可见钙化。

【诊断与鉴别诊断】

　　涎腺疾病诊断需结合临床及实验室检查综合诊断。

第五节　咽　　部

一、不同成像技术的优势和综合应用

（一）X 线检查

　　咽部侧位片可观察鼻咽顶后壁、咽后壁、颈前软组织、软腭、舌根、会厌及咽腔气道结构。结合正位片，可观察咽部不透 X 线异物。咽腔造影能显示咽腔形态及动作。X 线体层摄影能显示咽部腔壁形态，观察声带活动。X 线检查主要适用于咽部炎症、腺样体肥大等的诊断，对于鼻咽部其他疾病的诊断价值有限。

（二）CT 检查

　　咽部 CT 检查常用横断面 3～5mm 连续扫描，鼻咽部（nasal pharynx）检查也可采用直接冠状面扫描。发现病变时应增强扫描。加大图像窗宽有利于声带及喉室的显示。螺旋 CT 扫描图像可行三维重建，显示咽与喉腔的结构。CT 检查可清晰显示咽部解剖结构、病变部位和范围及与周围结构关系，有利于咽部疾病的诊断及治疗方案的选择，故为最常用的影像学检查方法。

二、正常影像学表现

（一）正常 X 线表现

　　鼻咽腔为含气空腔，鼻咽顶壁、后壁软组织平均厚度为 4.5mm、3.5mm，儿童腺样体较肥大，但厚度不应超过 8mm。喉咽后壁厚度不超过 10mm。正面造影观察可见双侧对称的倒置的梨状窝影，其间为喉咽突形成的圆形充盈缺损。

（二）正常 CT 表现

　　1. 鼻咽部　　居于鼻腔后方，上至颅底，下至硬腭。前壁为鼻后孔及鼻中隔后缘；顶壁为蝶、枕

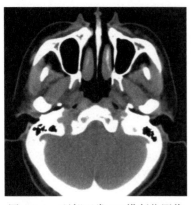

图 4-5-1　咽部正常 CT 横断位图像

骨，与颅底关系密切；后壁为枕骨基底部及第一、第二颈椎椎体；外壁为咽鼓管咽口、圆枕及咽隐窝（pharyngeal recess）。两侧咽隐窝对称，咽鼓管圆枕（tour tubarius）和咽鼓管咽口清楚，可区分鼻咽黏膜、黏膜下及外侧肌群、咽后间隙等结构（图 4-5-1）。

2. 口咽　呈不规则四边形，上起软腭，下至会厌游离缘，向前经咽峡部与口腔相通，后方为咽后壁。前方软腭下依次为舌面、舌根、会厌组织。两侧壁由腭扁桃体及邻近肌肉构成，侧壁外方为咽旁间隙。口咽两侧壁厚度多＜1 cm，可因扁桃体大小不一而有所差异，但多数两侧对称。

3. 软腭　呈软组织密度影，是口咽与鼻咽的分界。

4. 腭扁桃体与腭弓　呈等密度。腭扁桃体位于口咽外侧壁舌腭与咽腭弓间的扁桃体窝。

三、基本病变影像学表现

（一）X 线检查

X 线检查见鼻咽部顶后壁软组织肿块，成人多为鼻咽癌，儿童以腺样体肥大、化脓性感染和结核性脓肿为常见。化脓性感染可见气泡或有异物存留，结核性感染常有椎骨破坏。

（二）CT 检查

1. 鼻咽部软组织增厚和肿块，常见于良、恶性肿瘤，以鼻咽癌多见，少数为纤维血管瘤、淋巴瘤或恶性肉芽肿。

（1）肿块明显强化，常见于鼻咽纤维血管瘤。

（2）肿块内钙化，常见于脊索瘤。

2. 弥漫性鼻咽部软组织增厚，多见于炎性病变，脓肿呈低密度灶或伴有气体。

3. 咽旁间隙异常，咽旁肌增粗、移位，肌间脂肪层消失，常因恶性肿瘤侵犯所致；咽旁间隙受压变窄，多因肿瘤推压咽旁间隙所致。

4. 鼻咽顶壁及周围骨质破坏，常见于鼻咽癌或脊索瘤。

四、咽部肿瘤影像诊断
鼻　咽　癌

病案 4-5-1

患者，女，44 岁，回缩性血涕、鼻出血 1 个月（图 4-5-2）。

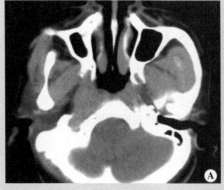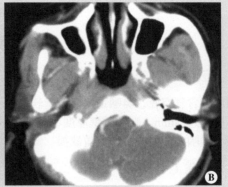

图 4-5-2

问题：

1. CT异常表现有哪些？

2. 该患者诊断为何病？

3. 该病有哪些诊断要点？

病案4-5-1 分析讨论

鼻咽癌（nasopharyngeal carcinoma）是指发生于鼻咽黏膜的恶性肿瘤。在我国南方地区高发，中年男性多见。鼻咽癌最常见于鼻咽顶部，起源于侧壁和咽隐窝；组织学上分为鳞状细胞癌、腺癌、分化癌。鼻咽癌恶性程度高，早期即可出现颈部淋巴结转移。临床表现为血涕、鼻出血、耳鸣、听力减退、鼻塞、头痛等。晚期可引起视力障碍、视野缺损、突眼、复视、眼球活动受限；可侵犯颅神经，如三叉神经、外展神经、舌咽神经、舌下神经等出现相应的临床症状。

【影像学表现】

1. X线表现　一般不用作本病诊断。

2. CT表现

（1）平扫：早期，咽隐窝变浅、闭塞，咽侧壁增厚，失去正常对称的解剖结构。中晚期，CT表现为鼻咽腔不规则肿块，致鼻咽腔不对称、狭窄、闭塞。肿物与周围组织分界不清。病变发展，可向前突入后鼻孔，侵犯翼腭窝，破坏蝶骨板及上颌窦、筛窦后壁后进入眶内；向后侵犯头长肌、枕骨斜坡、寰椎前弓侧块、舌下神经管；向外侵犯咽鼓管圆枕、腭帆张肌、腭帆提肌、翼内肌、翼外肌，侵入颞下窝、颈动脉鞘，破坏茎突；向上破坏颅底并通过卵圆孔、破裂孔进入颅内累及海绵窦；向下侵犯口咽、喉等。颈深部淋巴结肿大提示转移。

（2）增强扫描：多为轻度或中度强化。

【诊断与鉴别诊断】

1. 鼻咽部恶性淋巴瘤　淋巴瘤侵犯范围广泛，常侵及鼻腔及口咽，多表现为软组织弥漫性增厚，颅骨破坏少见。颈部淋巴结受累区域同淋巴瘤相似，但受累淋巴结多边缘规则，内部密度均匀，增强多无明显强化。

2. 腺样体增生　主要发生在儿童阶段，表现为鼻咽顶、后壁对称性增厚，不累及周围肌肉组织，无骨质破坏。

3. 纤维血管瘤　几乎都发生于青少年男性，增强扫描病灶强化异常明显，MRI上可表现出典型椒盐样改变。

腺 体 肥 大

病案4-5-2

患者，男，6岁，鼻塞、鼻涕伴打鼾20天（图4-5-3）。

问题：

1. X线异常影像表现有哪些？

2. 该患者诊断为何病？

3. 诊断该病要注意哪些因素？

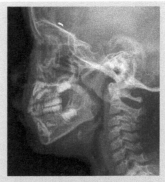

图4-5-3

病案 4-5-2 分析讨论

　　腺样体（咽扁桃体）是位于鼻咽顶部的一团淋巴组织，在儿童期可呈生理性肥大。腺样体增生 5 岁时最明显，以后逐渐缩小，炎症刺激引起腺样体病理性增生，导致呼吸道不畅或上呼吸道反复性感染，临床表现为鼻塞、张口呼吸、打鼾等，影响咽鼓管时可导致分泌性中耳炎。

【影像学表现】

　　1. X线表现　鼻咽部侧位平片见鼻咽顶后壁软组织广泛肿胀、增厚，表面光滑柔软。鼻咽腔因腺样体占位而狭小，局部无骨质改变。

　　2. CT表现

　　（1）平扫：顶壁、后壁软组织对称性增厚，表面可不光滑，与周围邻近结构界限清楚。

　　（2）增强扫描：明显均匀强化，两侧咽隐窝受压狭窄，咽旁间隙、颈长肌等结构形态正常，颅底无骨质破坏。如伴有中耳炎、乳突炎及鼻窦炎则有相应改变。

纤维血管瘤

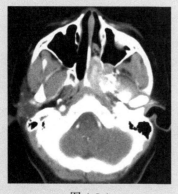

图 4-5-4

病案 4-5-3

　　患者，男，14 岁，反复鼻出血并呼吸不畅 3 个月（图 4-5-4）。

问题：

　　1. CT 异常表现有哪些？

　　2. 该患者诊断为何病？

　　3. 该病有哪些诊断要点？

病案 4-5-3 分析讨论

　　鼻咽纤维血管瘤（fibrous hemangioma）是鼻咽部最常见的良性肿瘤，好发于 10～25 岁青年，以男性居多，占头颈部肿瘤的 0.05%～0.5%。本病病因不明，可能与性激素、发育异常、炎症刺激等因素有关。病变多起源于鼻咽部和翼腭窝，瘤体由丰富的血管及纤维组织基质组成。病变虽为良性，但极具侵袭能力，可造成周围组织的侵犯和破坏。临床表现为反复鼻出血和进行性鼻塞。阻塞咽鼓管咽口或鼻旁窦可引起头痛、头晕、嗅觉减退等。

【影像学表现】

　　1. X线表现　一般不用作本病诊断。

　　2. CT表现

　　（1）平扫：等密度，与肌肉密度相仿。肿瘤较大时可压迫周围结构，使肌肉组织、周围间隙移位，邻近骨质可受压变形，骨质破坏，颈部淋巴结转移少见。

　　（2）增强扫描：明显强化，CT值可超过 100HU。

【诊断与鉴别诊断】

　　1. 鼻咽癌　好发于中老年人，常起源于咽隐窝，呈浸润性生长，边界不清，可见颅底骨质破坏，颈部淋巴结转移达 70%～90%。强化程度较纤维血管瘤弱。

　　2. 鼻咽淋巴瘤　鼻咽部巨大的软组织肿块，其内可出现坏死，坏死区无强化或灶周环形强化。颈部或全身淋巴结肿大有助于诊断。

　　3. 内翻乳头状瘤　鼻腔、鼻窦软组织肿块，肿瘤内可见点状、条状钙化，多单侧发病。强化程度远不及纤维血管瘤。

五、咽部感染性疾病影像诊断

咽 部 脓 肿

病案 4-5-4

患者，女，65 岁，咽痛 2 个月，伴全身发热，临床检查显示咽后壁红肿（图 4-5-5）。

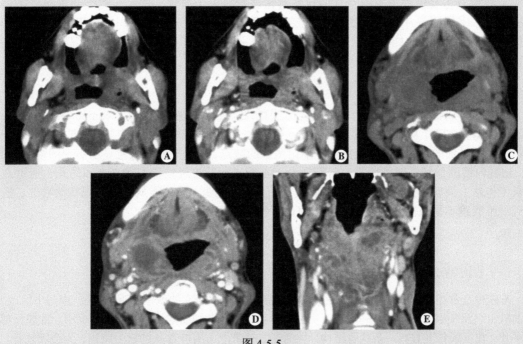

图 4-5-5

问题：

1. CT 异常表现有哪些？
2. 该患者诊断为何病？
3. 该病有哪些诊断要点？

病案 4-5-4 分析讨论

咽周围疏松结缔组织、肌肉、筋膜构成的间隙，这些间隙感染或形成积脓为临床常见疾病，包括扁桃体周围脓肿、咽后脓肿、咽旁间隙脓肿等。急性脓肿多见于儿童；慢性脓肿多由颈椎结核、淋巴结结核所致。临床上脓肿常伴全身炎症症状、咽痛、吞咽困难等。

【影像学表现】

1. X 线表现

（1）侧位片上可见咽后壁肿胀，咽后壁组织超过正常厚度，并呈弧形向前隆突，咽气道变窄。

（2）椎体结核脓肿尚可见椎体破坏，椎间隙变窄或消失。

2. CT 表现

（1）平扫：软组织肿胀，呈略低密度，结核脓肿有时见脓肿壁钙化。脓肿可突向咽腔，致气道狭窄变形，脓肿与深部组织分界可不清楚。

（2）增强扫描：不规则环形强化。

【诊断与鉴别诊断】

本病需与外伤血肿、咽部囊性淋巴管水瘤、鼻咽纤维血管瘤等鉴别。囊性淋巴管瘤（水瘤）为儿童颈部常见疾病，范围较广，与脓肿改变不同。鼻咽纤维血管瘤见于男性青少年，血管丰富，强化明显。

第六节 喉 部

一、不同成像技术的优势和综合应用

（一）X 线检查

X 线检查主要借助于腔内空气的自然对比显影，由于面骨、颈椎与咽喉部重叠，正位片显影很差，多用侧位片。造影或 X 线体层摄影平片显示好；CT 的组织分辨率高于 X 线，横轴位成像，且无重叠，能较好地显示病变。CT 增强扫描能了解病变的血供情况，对病变的鉴别诊断有帮助。

（二）CT 检查

CT 三维成像能立体显示病变及其周围的关系；CT 血管成像（computer tomography angiography，CTA）可显示血管及病变与血管的关系，利用轴位 CT 扫描数据进行矢状位、冠状位及任意平面的多平面重建，克服了轴位图像的缺点，根据需要可任意显示病变的解剖平面。CT 仿真内镜酷似纤维喉镜所见，特别适合于不能进行纤维喉镜检查的老人和幼儿，通过在计算机工作站上调整观察的方向，不仅能从上向下观察病变，而且能从下向上观察咽喉部，能观察到纤维喉镜不易观察到的声带下面、声门下区等部位。

二、正常影像学表现

（一）正常 X 线表现

X 线检查常用颈部侧位及正位断层像，可大致显示喉部病变的整体外观和范围、声门下区改变、椎前软组织及颈椎骨质改变。一般用于炎症、异物、中晚期肿瘤的检查，目前已少用。常规颈部侧位平片，在下颌骨下方有一条状结构——舌骨，该骨上方有叶片状的软骨结构，为会厌软骨。会厌软骨分为前上面的舌面及后下面的喉面。会厌的舌面和舌根交界处即会厌豁，正常会厌豁的高度应在舌骨平面以下，如超过舌骨平面即视为异常，常为会厌前间隙炎症及肿瘤所致。会厌喉面向前下倾斜，终止于甲状软骨内侧板的中份，此处平片称为喉室角，距甲状软骨板内缘 2～3mm。在舌骨体前方至甲状软骨切迹上方为舌甲膜所在，此膜与会厌软骨喉面间软组织为会厌前间隙，该间隙上界为舌骨体，下端为会厌柄部。在会厌柄喉部可见一梭形透光间隙为喉室，喉室上界为室带游离缘，喉室下界为声带游离缘。声带游离缘以下 1cm 范围内的软组织为声门区，声带下缘至环状软骨下缘的范围为声门下区，该区呈倒漏斗型，上宽下窄，前壁距甲状软骨下缘的软组织不应超过 2～3mm，后壁为椎旁软组织，一般不超过 10mm。环状软骨上缘的后端可见弧形软组织，为杓状软骨。其上端与会厌软骨游离缘有一自上而下略凹陷的黏膜皱襞，为杓会厌皱襞。在成年男性可见甲状软骨和环状软骨自后向前上骨化，并随着年龄老化逐渐明显。在成年女性骨化比较少见，常见为甲状软骨和环状软骨后缘有不规则的钙化表现。当杓状软骨钙化后可在杓状区出现圆点状钙化影，在正常成年男性颈部侧位片中，舌骨位于 C_2 椎间隙水平，喉室位于 C_5 范围内，幼儿及女性位置可略高。

（二）正常 CT 表现

CT 扫描可在不同层面及不同窗技术分别观察会厌、喉前庭、杓会厌皱襞、梨状窝、假声带（室带）、喉室、真声带（声带）、声门下区的形态结构；同时显示九块喉软骨的位置、形态及其相互关系，喉旁间隙的形态与密度，以及喉外肌肉、血管、间隙等。喉部增强检查时，黏膜发生强化。

1. 横断面像

（1）舌骨层面：舌骨呈半圆形，从舌骨后方观察可显示舌根、会厌谿、会厌软骨及梨状窝上部，舌根的后部有一弧形软骨，为会厌游离缘，将会厌谿分为左右两部分，会厌后方空隙为喉入口，会厌两侧向后内侧延伸的软组织结构为杓会厌皱襞；喉前外侧软组织为颌下腺，后外侧为颈动脉间隙，咽喉壁后方脂肪间隙为咽后间隙，颈椎前方的软组织为椎前软组织，包括颈长肌和头长肌（图4-6-1）。

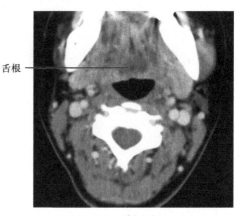

图4-6-1 舌根平面

（2）甲状软骨层面：甲状软骨呈弓形或三角形，中央缺损为甲状软骨切迹，杓会厌皱襞的外侧间隙为梨状窝，梨状窝后外侧由舌甲膜及咽缩肌组成。杓会厌皱襞内侧的椭圆形空隙为喉前庭。梨状窝及喉前庭由杓会厌皱襞分隔。喉腔后壁可见左、右各一类三角形高密度结构，为杓状软骨，甲状软骨中段两侧壁内缘为室带，杓状软骨底前方的突起称为声带突，底向外侧较钝的突起为肌突，自声带突至甲状软骨交角间的软组织为声带，声带内缘呈平直状，声带与甲状软骨板间低密度条形区为喉旁间隙，主要由环甲肌构成，表现为较低的软组织密度。双侧声带间三角形空隙为声门裂，是喉腔最窄的地方，双侧声带前端会合处称前联合，后端称为后联合（图4-6-2～图4-6-5）。

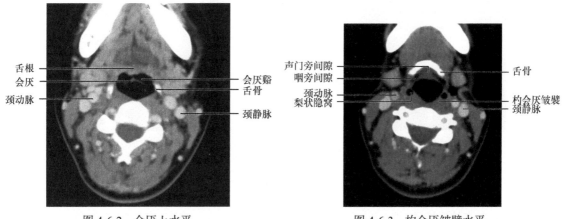

图4-6-2 会厌上水平

图4-6-3 杓会厌皱襞水平

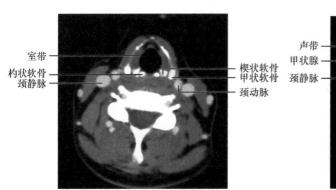

图4-6-4 杓状软骨顶端水平

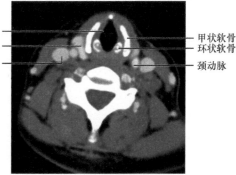

图4-6-5 真声带水平

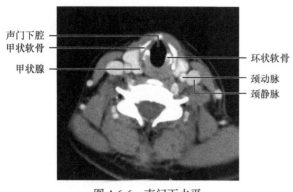

声门下腔
甲状软骨
甲状腺
环状软骨
颈动脉
颈静脉

图 4-6-6　声门下水平

（3）声门下区层面：两侧甲状软骨由环甲膜向下接连的环状软骨前弓所取代，最终气道由完整环状软骨所包绕。声门下区呈上宽下窄的圆锥形结构，前后径大于横径（图 4-6-6）。

2. 冠状面像　在正中面像，自上而下可以清楚地显示假声带、喉室、真声带及两侧的喉旁间隙。假声带的上方可清楚显示杓会厌皱襞和会厌，真声带的下方为声门下区。软骨结构自上而下分别为舌骨、甲状软骨、杓状软骨和环状软骨（图 4-6-7）。

3. 矢状面像　在正中偏外侧面像，自上而下的软组织为舌根、会厌、杓会厌皱襞、假声带、真声带，在舌根与会厌之间为会厌谿，真假声带之间的腔隙为喉室（图 4-6-8）。

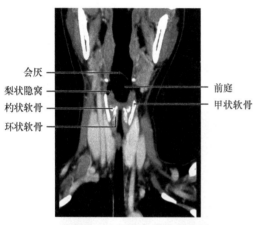

会厌
梨状隐窝
杓状软骨
环状软骨
前庭
甲状软骨

图 4-6-7　冠状位梨状窝水平

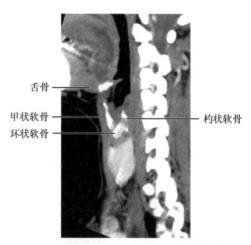

舌骨
甲状软骨
环状软骨
杓状软骨

图 4-6-8　矢状位旁正中左水平

三、基本病变影像学表现

1. **喉腔形态结构异常**　喉腔狭窄或闭塞，见于肿瘤、外伤、声带麻痹等病变。
2. **喉壁增厚或喉周异常密度影**　见于炎症、声带息肉、水肿、肿瘤。
3. **喉部周围脂肪间隙异常**　喉周间隙移位或消失，见于炎症、肿瘤。
4. **喉部肿块**　见于炎症、肿瘤。
5. **喉软骨破坏**　见于肿瘤、外伤所致挫裂伤。

四、喉部肿瘤影像诊断

喉部恶性肿瘤

病案 4-6-1

　　患者，男，75 岁，自述 3 个月前无明显诱因出现声音嘶哑，渐出现疼痛，吞咽及进食时疼痛明显，无痰中带血及咯血，无呼吸困难，无低热、盗汗，为求进一步治疗来诊，入院后完善相关检查，行显微镜支撑喉镜下喉部新生物活检，术中见会厌喉面新生物（图 4-6-9）。

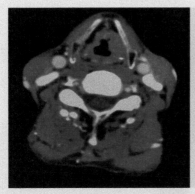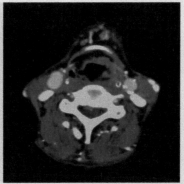

图 4-6-9

问题:

1. 图中病变的影像学特征是什么?

2. 结合上述病史,喉部恶性肿瘤的主要影像诊断要点包括哪些?

病案 4-6-1 分析讨论

喉部恶性肿瘤好发于 50~60 岁,男性发生率高于女性。以鳞癌最常见,其次为腺癌,肉瘤极少。按肿瘤起源的部位分为声门区、声门上区和声门下区三个区域,我国以声门区型最多见,声门上区型次之,声门下区型很少见。喉癌常有淋巴结的转移,可为单侧性或双侧性,淋巴结转移发生率与原发癌肿位置有关,声门上区型最常见,声门下区型次之,声门区型较少,淋巴结转移对生存率有重要意义,以鳞癌为例,发现淋巴结转移,生存率可降至 40%,故对喉癌患者不仅要了解肿瘤的位置、范围、大小,还需要了解有无颈部淋巴结转移。临床主要症状为进行性声音嘶哑,晚期可有呼吸困难和吞咽困难。

【影像学表现】

1. X 线表现 一般不用作本病诊断。

2. CT 表现

(1)声门区型喉癌:好发于声带前、中 1/3 交界处。早期局部不规则或稍增厚变钝,此后可形成结节或肿块,增强扫描强化明显。病变可向腔内生长,也可向黏膜下生长,浸润声带旁声带肌和声旁间隙,通过间隙向上下蔓延,也可通过前联合侵犯对侧声带,亦可有喉软骨破坏。

(2)声门上区型喉癌:好发于会厌(原发会厌癌好发于会厌的喉面),杓状会厌襞次之,表现为局部结节或肿块形成,密度不均匀,强化不均匀,常向周围间隙蔓延,并向下扩展,为贯声门癌,也可有喉软骨破坏,并可早期发生颈部淋巴结转移。

(3)声门下区型喉癌:临床上极少见,常因声门区型喉癌向下蔓延所致,早期表现为环甲膜后软组织增厚,表面不平,有强化,晚期肿瘤呈黏膜下软组织团块、腔壁增厚、管腔狭窄,软骨破坏,肿瘤向腔外扩散,CT 对声门区型或声门上区型癌侵犯声门下区型癌的情况能很好地显示。

(4)混合型喉癌:晚期表现,肿瘤占据整个喉腔。声带和室带同时受累,周围软组织广泛浸润及淋巴结转移。

【诊断与鉴别诊断】

1. 喉乳头状瘤 很少侵犯喉旁间隙或会厌前间隙。确诊需组织学检查。

2. 喉结核 常为弥漫性不对称浸润增厚,不破坏喉支架和无喉软骨硬化增生,喉旁间隙或会厌前间隙不被浸润是区别的要点。

3. 喉淀粉样变 为淀粉样物质在喉沉积,可局限,也可为全身病变的一部分,病因不明。CT 表现为喉各结构黏膜弥漫性增厚,并伴不同程度的钙化和骨化。

五、喉囊肿影像诊断

喉 气 囊 肿

病案 4-6-2

　　患者，男，35 岁，因声嘶 3 个月伴咽喉异物感入院。间接喉镜下见右侧杓会厌区、喉室可见囊肿样隆起（图 4-6-10）。

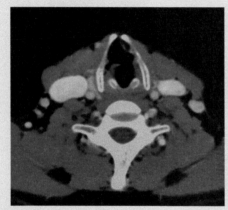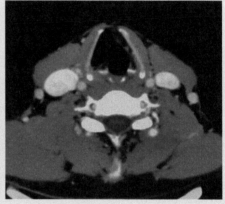

图 4-6-10

问题：

　　1. 该患者 CT 检查有何异常改变？

　　2. 该患者诊断为何病？

　　3. 诊断该病要注意哪些因素？

病案 4-6-2 分析讨论

　　喉气囊肿（laryngocele）又称喉膨出、喉憩室，为喉室小囊的病理性囊状扩张，内有气体。婴幼儿喉室小囊部分可扩大至 10～15mm，为先天性喉气囊肿。成人喉气囊肿多由先天性异常扩张或长期用力和屏气，或小囊口部水肿堵塞，引起喉室小囊内压力增高，逐渐扩张形成。多为单侧，约 25%为双侧。病变位于喉室前端，甲状软骨和会厌软骨之间，囊内除气体外，常含有液体。临床表现因囊肿的大小和部位而异，囊肿较小者多无自觉症状，少数患者有异物感，偶在喉镜检查时发现。喉内型大的囊肿可引起声嘶或咳嗽，甚至出现喉阻塞症状或窒息。若发生感染，则伴疼痛。喉外型则表现为颈部一圆形较软的肿物，肿物受挤压可逐渐缩小。混合型具有以上两者的症状。

　　按照喉气囊肿的位置分为三型：喉内型、喉外型、混合型。

　　1. 喉内型　占 70%，囊肿位于喉内，此型有两种，一种自喉室突出，将喉室带推向上，遮住同侧声带；另一种从杓会厌皱襞突起，推向同侧喉腔，使同侧喉变形。

　　2. 喉外型　占 25%，囊肿位于颈部，该型囊肿多从甲状舌骨膜喉上神经和血管处穿出，向颈部突出，位于舌骨下胸锁乳突肌前缘；亦有自环甲膜穿出，位于甲状软骨下方者。

　　3. 混合型　占 5%，为囊肿同时出现于喉内和颈部，在甲状舌骨膜处有一峡部相连。

【影像学表现】

　　1. X 线表现　颈部透视、正侧位拍片可发现含气阴影。透视时，嘱患者作 Valsalva 动作，如阴影扩大，便可证实。如囊内积液或积脓，可在含气囊腔的下部可见液平面。

　　2. CT 表现

　　（1）平扫：与喉室相通的囊袋状结构，囊内若为气体，则呈极低气体密度；若为液体，则为水样密度；若同时含有气体和液体，则可见到气液平面。

（2）增强扫描：无强化，如继发感染，可出现囊壁强化。

【诊断与鉴别诊断】

1. 喉囊肿　喉内型喉气囊肿与喉囊肿鉴别比较困难，但喉囊肿有完整的包膜且与喉室不相通，体积不随着呼吸而改变，受挤压亦不缩小。

2. 喉室脱垂　从喉室突出的喉内型喉气囊肿需要与喉室脱垂鉴别。喉室脱垂多为喉室黏膜炎性水肿或肥厚，自喉室脱出。其特点是位置在喉室口处，不超过喉室范围，可以器械推送回喉室，其体积不随呼吸改变。

3. 喉外型喉气囊肿必须与腮裂囊肿、甲状舌管囊肿、皮样囊肿及囊性水瘤等相鉴别。主要鉴别点为喉气囊肿时大时小，变化较快，用手挤压可缩小，而其他各种囊肿则无此特点。

4. 喉结核、喉硬结症及喉癌等均可伴发喉气囊肿，喉癌伴发本病者高达 10%～18%，应认真检查避免漏诊。

六、喉外伤影像诊断

病案 4-6-3

患者，男，27 岁，全身多处外伤 3 小时入院（图 4-6-11）。

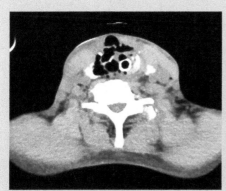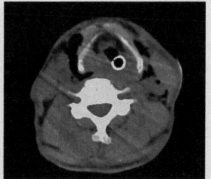

图 4-6-11

问题：

1. CT 异常表现有哪些？

2. 该患者诊断为何病？

3. 该病有哪些诊断要点？

病案 4-6-3 分析讨论

咽喉外伤包括闭合性损伤和开放性损伤，主要由于各种暴力作用，如打击、挤压、自缢、被扼、锐器、弹片或插管处理不当等导致。闭合性损伤包括挫伤、软骨骨折和脱位，甲状软骨及环状软骨骨折多见。骨折片刺伤软组织可导致与咽、喉相通，出现皮下气肿。晚期因肉芽组织增生，发生粘连及持续性喉狭窄，严重损伤可致死或发生严重后遗症。开放性损伤可通过手术探查了解咽喉及周围组织的损伤情况。对于闭合性损伤，CT 一般作为首选检查。

声嘶、喘鸣、吞咽困难是咽喉部挫伤的主要症状，咯血、皮下气肿及喉返神经麻痹是喉内结构挫伤的可靠依据。

【影像学表现】

1. X 线表现　一般不用作本病诊断。

2.CT 表现

（1）轻度：主要表现为喉黏膜水肿，微小血肿，微小的喉黏膜撕裂伤，无喉软骨骨折。

（2）中度：单纯喉软骨骨折或环杓关节脱位，余喉软骨无错位。

（3）重度：喉软骨错位骨折；声带、室带或喉黏膜重度撕脱；并伴有气管、食管外伤。

【诊断与鉴别诊断】

喉外伤优先选择 CT 扫描检查。CT 能够清楚显示颈部筋膜间隙、颈动脉鞘、气管、食管等组织结构，能准确定位喉、气管损伤的位置、程度和类型，对于显示软组织肿胀、皮下和组织间隙气肿有非常好的效果。

七、喉异物影像诊断

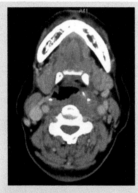

图 4-6-12

病案 4-6-4

患者，男，65 岁，3 天前因吞食鱼刺后感咽痛，吞咽困难，呼吸急促，胸闷（图 4-6-12）。

问题：

1. CT 异常表现有哪些？

2. 该患者诊断为何病？

3. 该病有哪些诊断要点？

病案 4-6-4 分析讨论

喉异物常为不慎咽下鱼刺、骨片、果核所致，小儿咽部异物的发生率较高，多由于小儿进食不慎或将异物放于口内玩耍误吞所致。老年人喉神经功能开始低下，肌张力减弱，韧带松弛，其结果导致吞咽功能下降。饮酒及脑血栓患者，因喉神经麻痹，更易致喉异物。异物吸入气道多停留在气管或支气管内，存留于喉部或声门下区较少见，声门裂是呼吸道最狭窄处，异物常停留于此。

喉异物的诊断要结合病史和临床症状，患者常有误咽病史，小的异物可引起咽疼、声嘶、失音、咳嗽或吸气性呼吸困难、喉喘鸣，大的异物甚至引起呼吸衰竭、心脏衰竭，造成窒息死亡，临床需要对其做出迅速诊断并进行适当处理，若病情许可，可行 X 线或 CT 检查。

【影像学表现】

1. X 线表现

（1）直接征象：对于不透 X 线的异物，如硬币、义齿、碎骨片等，可据其部位、形状诊断，颈部 X 线正侧位片检查，有助于定位，但需要与喉软骨钙化、韧带钙化、颈椎骨质增生等鉴别，可在透视下转动体位动态观察。对于可透 X 线异物或异物密度较低、较小时，如植物性异物，由于气体对比，也常可显影。扁圆形异物常以其最大径面呈矢状位嵌在气管内，如呈冠状位多提示位于食管内。

（2）间接征象：喉异物，呼气时异物上冲反至声门下，因喉痉挛，阻碍气体呼出，可出现深呼气时，心影反较吸气时小（与正常情况下相反），称之心影大小反象，两肺透光度增强，呼、吸时两侧肺透光度无明显变化。

2. CT 表现

（1）薄层扫描可清晰准确地显示异物的位置、大小、形状、数量及与周围结构的毗邻关系。

（2）对可透X线异物则不能检出，但可显示异物周围肉芽肿反应。

【诊断与鉴别诊断】

结合病史，本病不难诊断。但 X 线检查时需注意：①正常喉软骨钙化，主要是甲状软骨和环状软骨后缘或杓会厌软骨基底部的钙化，易误诊为喉异物。②急性喉炎：由于小儿声门下区黏膜组织疏松，黏膜淋巴管丰富，发炎时声门下区最易肿胀，故又称为急性"声门下喉炎"，颈部 X 线侧位片表现为声门下腔内壁弥漫性肿胀增厚，可伴有喉腔内软组织肿胀，好发于冬春季节，有全身症状，明显呼吸困难。

第七节 颈 部

一、不同成像技术的优势和综合应用

（一）X 线检查

X 线检查多用于观察颈椎有无骨病，正位片可以观察气道是否移位、狭窄，软组织内有无阳性异物或钙化；侧位片可以显示椎前软组织包括气道、喉等，对甲状旁腺分泌激素过度造成的骨质异常也可以明确显示。

（二）CT 检查

CT 检查是颈部各类疾病的主要检查方法，排除碘剂使用禁忌证及主要器官严重功能障碍后，常规 CT 平扫联合增强检查已广泛应用于颈部各类肿瘤及肿瘤样病变，对于发现病灶、明确范围、肿瘤分期、淋巴结转移、疗效评估等有重要意义，尤其对合并钙化病灶的检出和鉴别诊断有独特的优势。

二、正常影像学表现

（一）正常 X 线表现

颈部侧位片，可以清楚显示颈椎及颅底骨结构，在含气的喉腔及气管的对比下，可以清楚显示颈前及上方枕骨斜坡下的软组织影，咽后壁光整，为上下连续的直线。寰椎至 C_4 前缘的软组织厚度基本一致，食管入口以下颈前软组织厚度不超过对应椎体前后径的 3/4（图 4-7-1）。

（二）正常 CT 表现

1. 经舌骨体层面 舌骨呈半环形，颌下腺位于舌骨前外侧，若颈部过伸，颌下腺也有可能不显示。舌骨后方可显示会厌谿、舌根、会厌软骨和梨状窝的上部。舌骨的后外侧是颈血管鞘内血管，动脉管径小，位置偏内；静脉管径大，位置偏外。颈内动脉在前，颈外动脉在后，颈内静脉在后，颈外静脉在前且位于胸锁乳突肌表面。甲状软骨上角是成对的钙化结构，位于颈血管鞘内侧。含气的梨状窝位于甲状软骨上角和喉前庭之间。最前面是舌骨下带状肌（图 4-7-2）。

2. 经甲状软骨板层面 甲状软骨呈弓形或三角形。甲状软骨后外侧为颈血管鞘，两侧甲状软骨板之间是喉前庭，两侧甲状软骨体的后内侧是梨状窝（图 4-7-3）。

3. 经环状软骨层面 环状软骨是颈部唯一完整环状结构软骨，后方为软骨板，软骨弓在前。后部的软骨板较宽，前部的软骨弓则较窄，因此环状软骨不能在所有层面上均显示完整的环形。环状软骨板的后外侧是甲状软骨下角，甲状腺的上极也出现于这一水平。甲状腺内侧是环状软骨，外侧和后外侧是颈内静脉和颈动脉（图 4-7-4）。

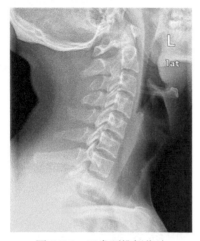

图 4-7-1　正常颈椎侧位片

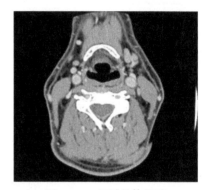

图 4-7-2　经舌骨体层面

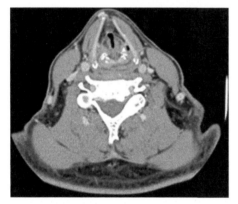

图 4-7-3　经甲状软骨板层面

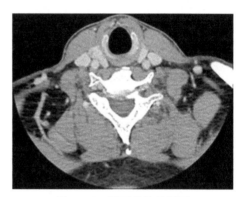

图 4-7-4　经环状软骨层面

4. 经甲状腺体部层面　气管两侧可见甲状腺，因富含碘而密度较高。喉返神经和甲状腺下动脉有时也可出现于甲状腺下极附近的气管食管沟内。食管位于气管与颈椎之间。静脉注射对比剂后，甲状腺显著强化（图 4-7-5）。

5. 经甲状腺下层面　颈静脉两侧常不对称，是正常现象，一侧且常为右侧可以显著增粗。胸锁乳突肌向中央斜行。甲状旁腺 CT 一般不能显示，但如果显示甲状腺动脉和静脉，则提示甲状旁腺的位置，该动脉位于甲状腺下极后方与颈长肌前方之间的脂肪间隙内（图 4-7-6）。

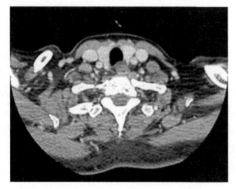

图 4-7-5　经甲状腺体部层面

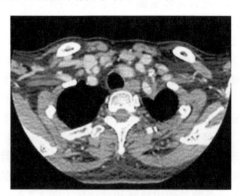

图 4-7-6　经甲状腺下层面

三、基本病变影像学表现

（一）X线检查

1. 颈椎骨质及椎间隙异常改变 退行性骨病可导致颈椎骨质增生、椎间隙变窄等（图4-7-7）。椎体骨质破坏多见于肿瘤、结核等。

2. 软组织异常改变 颈前及颈后软组织内钙化多见于颈椎退行性变所致；喉部、椎体及椎前软组织的炎症、肿瘤及淋巴结增生可造成软组织增厚，由局部脓肿形成或并发产气菌感染时，增厚软组织内可见水样密度影、气体、气液平面等征象（图4-7-8）。

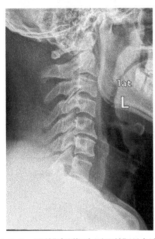

图4-7-7 颈椎侧位片示颈椎退行性变

颈椎曲度变直，C_5、C_6椎体缘见骨质增生征象，对应椎间隙变窄

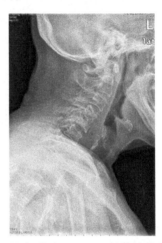

图4-7-8 颈椎侧位片示 C_4、C_5 椎体结核并椎前脓肿形成

C_4、C_5椎体骨质结构紊乱，椎体相对缘见骨质破坏，对应椎间隙变窄，其前方软组织明显增厚且可见气泡影，气道受压前移

（二）CT检查

1. 病变部位及范围 对于确定病变性质有重要作用。发生于颈前甲状腺区的病变，多来源于甲状腺或甲状旁腺，如结节性甲状腺肿、甲状腺腺瘤、甲状腺癌、甲状旁腺腺瘤等；发生于颈外侧区的病变有转移瘤、神经源性肿瘤、淋巴来源肿瘤、腮腺病变等；发生于颈后区的病变有颈椎结核、动脉瘤样骨囊肿、骨巨细胞瘤、骨母细胞瘤及神经源性肿瘤等。

2. 病变的密度 对于区分肿物的囊实性成分有重要价值。对于鉴别血管及非血管性病变、富血供及乏血供性病变，增强CT检查优势明显。

3. 颈部结构的形态与大小 许多病变都可导致所在的组织器官形态及大小发生明显改变。如甲状腺腺瘤多表现为局部甲状腺体积增大变形，而结节性甲状腺肿则多表现为甲状腺弥漫性肿大变形。

四、颈动脉体瘤影像诊断

病案4-7-1

患者，男，46岁，20余天前无明显诱因发现左侧颈部一约3.0cm×3.2cm肿物，伴咽部发痒、口干，偶有回吸性血涕，无局部皮肤红肿热痛，无鼻塞、耳闷堵感，无咳嗽、咳痰、胸痛，无骨痛，无进食困难、反酸、胃灼热，无腹痛、腹泻、便秘等不适。于当地医院就诊，行消炎治疗（具体不详）10余天，左颈部肿物大小基本同前。在超声引导下行穿刺活检术，超声示颈部实性回声，内可见丰富血流（图4-7-9）。

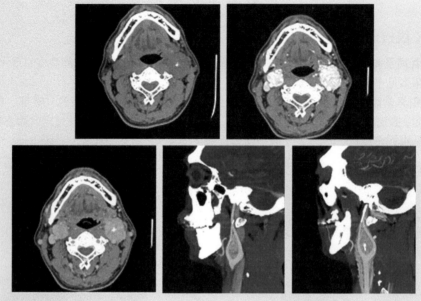

图 4-7-9

问题：

1. CT 异常表现有哪些？
2. 该患者诊断为何病？
3. 该病有哪些诊断要点？

病案 4-7-1 分析讨论

颈动脉体瘤又称为非嗜铬性副神经节瘤，是化学感受器肿瘤的一种，任何年龄均可发病，多数生长缓慢，5%～10%属于恶性。

颈部下颌下方无痛性肿块，其特征为触诊可有搏动感，听诊可闻及血管性杂声，约 10% 颈动脉体瘤异位生长，约 10%颈动脉体瘤为双侧生长，10%为恶性。若发生恶变，短期可迅速增大。如压迫颈总动脉及颈内动脉出现头晕、耳鸣、视力模糊甚至晕厥等脑缺血症状，压迫喉返神经出现声音嘶哑、呛咳，压迫舌下神经出现伸舌偏斜，压迫交感神经出现 Horner 综合征，压迫气管出现呼吸困难等。少数患者合并颈动脉窦综合征，体位改变后，肿瘤压迫颈动脉窦引起心跳减慢、血压下降、晕厥等。

病理表现为肿瘤质地中等，常有不完整的假包膜，表面光整，切面呈红褐色，组织结构上肿瘤细胞排列成圆形或椭圆形大小不一的巢状结构，有丰富的滋养血管。

【影像学表现】

1. X 线表现　一般不用作本病诊断。

2. CT 表现

（1）平扫：位于舌骨水平颈总动脉分叉处，使颈总动脉分叉增宽，肿瘤常压迫颈动、静脉向外侧移位。

（2）增强扫描：瘤体强化明显，密度与邻近血管相仿。小的肿瘤密度均匀，大的肿瘤其内可见片状低密度区，部分瘤周可见小的供血动脉及引流静脉。

（3）颈动脉 CTA 三维重建：颈总动脉分叉上方的颈内、颈外动脉之间距离增加，形态呈"高脚酒杯"状改变。

【诊断与鉴别诊断】

颈动脉体瘤较少见，误诊率较高，需与颈部肿大淋巴结、动脉瘤、腮源性囊肿、神经纤维瘤、淋巴瘤等鉴别。

五、甲状腺病变影像诊断

甲状腺腺瘤

病案 4-7-2

  患者，女，84 岁，20 年前无明显诱因发现右侧颈部出现一凸起肿物，约为枣样大小，触之质硬，无压痛，边界清楚，就诊于当地医院，给予膏药治疗（具体不详），治疗后肿物未缩小，破溃后形成一斜行约 4cm 的瘢痕。20 年来肿物逐渐增大，未治疗。2 天前肿物无明显诱因明显增大，约为拳头大小，伴胸闷气短，无疼痛、瘙痒、红肿、溃烂等，今为求进一步诊疗来诊。专科检查：颈部无抵抗，颈静脉正常。气管稍左偏，右侧颈部可见一肿物，大小约 8cm×7cm×6cm，质硬，周围边界不清，无压痛、红肿、破溃，表面可见一斜行长约 4cm 不规则陈旧性瘢痕，甲状腺触诊不清，未闻及血管杂音（图 4-7-10）。

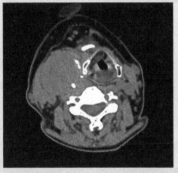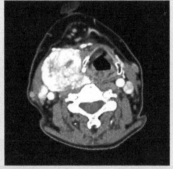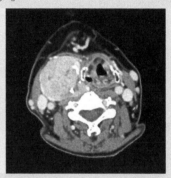

图 4-7-10

问题：

  1. 该患者 CT 检查有何异常改变？

  2. 该患者诊断为何病？

  3. 诊断该病要注意哪些因素？

病案 4-7-2 分析讨论

  甲状腺腺瘤是起源于甲状腺滤泡细胞的良性甲状腺肿瘤，临床分为滤泡状及乳头状腺瘤两种，是最常见的甲状腺良性肿瘤，多为单克隆性，病因不明，好发于甲状腺功能活跃期，可能与性别、遗传因素、射线照射等有关。

  多数患者无自觉症状，表现为颈前区无痛性肿物，常为甲状腺内单个、边界清楚的结节并有完整包膜，质地中等；当内部出现大量囊变时可质韧或质软。肿瘤生长缓慢，可随吞咽移动。当肿瘤内合并出血时，体积可以突然增大，伴有疼痛和压痛，并引起气管受压、移位，导致呼吸困难。甲状腺功能检查多数正常，少数出现甲亢症状。本病可发生于各个年龄段，好发于中年女性，直径为 2~6cm。少数甲状腺腺瘤具有分泌甲状腺素功能，可引起心慌、手抖、多汗、消瘦和易饥等，此类肿瘤必须尽早手术治疗。甲状腺腺瘤癌变率为 10%~20%，如发现颈部淋巴结异常肿大、肿瘤变硬等需高度警惕。

  甲状腺腺瘤多数为来自甲状腺滤泡细胞的良性肿瘤，约占甲状腺上皮性肿瘤的 60%，腺瘤大体形态为甲状腺内有完整包膜的单个结节，大腺瘤内常有出血、坏死、囊变、纤维化和钙化。

【影像学表现】

  1. X 线表现 一般不用作本病诊断。

  2. CT 表现

  （1）平扫：边缘规则的低或略低密度单发结节或肿物，边界清楚，与周围组织常有脂肪间隙相隔；依据病理成分不同，肿瘤密度可均匀或不均匀。

（2）增强扫描：动脉期结节或肿物明显强化，静脉期密度明显减低。颈部无明显肿大淋巴结。

【诊断与鉴别诊断】

桥本甲状腺炎典型表现为甲状腺双侧叶对称性弥漫增大，边界清楚；病变内散在斑片、条索状稍高密度影为其 CT 特点。甲状腺癌病变形态不规则，边缘模糊；囊性变伴有明显强化的乳头状结节为甲状腺乳头状癌的特征性表现；具有甲状腺癌淋巴结转移特点的颈部或纵隔淋巴结肿大。淋巴瘤主要发生在儿童和青少年，病变无明显强化，密度不均匀，常有颈部无明显强化的肿大淋巴结。

甲 状 腺 癌

病案 4-7-3

患者，女，13 岁，3 天前偶然发现颈部肿大、不对称，右侧肿大明显，质硬，无压痛，活动度差，可随吞咽上下活动，无吞咽困难、呼吸不畅、活动障碍，无发热、头晕、头痛等不适。行颈部彩超：甲状腺右侧叶实性占位（TI-ARDS：4 级），颈部可见肿大淋巴结。专科检查：颈软，气管居中，未见颈静脉曲张。双侧甲状腺Ⅰ度肿大，右侧甲状腺可分别扪及 2 枚大小约 2cm×2cm、1cm×1cm 的肿块，质韧肿块，边界不清，表面不光滑，活动度可，随吞咽上下移动，无压痛，未闻及血管杂音。左侧甲状腺未触及明显结节。双侧颈部可触及数枚肿大淋巴结，较大者约 1cm×0.5cm，质韧，边界清，表面光滑，活动度良好（图 4-7-11）。

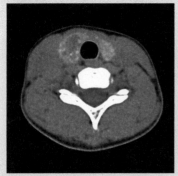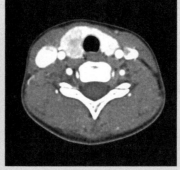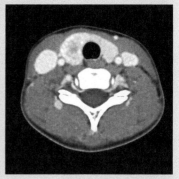

图 4-7-11

问题：

1. CT 异常表现有哪些？
2. 该患者诊断为何病？
3. 该病有哪些诊断要点？

病案 4-7-3 分析讨论

近年来，世界范围内甲状腺癌发病率在逐年升高。甲状腺癌在人体内分泌性恶性肿瘤中居首位，占所有恶性肿瘤的 1%。主要分乳头状癌、滤泡癌、未分化癌、髓样癌。术前诊断最准确的手段是甲状腺细针抽吸细胞学检查。甲状腺癌的预后与性别、年龄、肿瘤大小及侵犯范围、病理类型有关。

甲状腺癌发生在所有年龄组，女性发病率是男性的 3 倍，主要表现为颈前无痛性肿物，质地硬且固定，边缘规则或不规则，肿物较大时，可压迫、侵犯邻近结构。甲状腺癌源自甲状腺滤泡细胞，病理类型主要有乳头状癌，占所有甲状腺癌的 60%～70%，多发生于儿童及青少年。乳头状癌生长缓慢，预后好，但淋巴结转移率高。

乳头状癌大体病理呈灰白色实性肿物，质硬，常位于甲状腺包膜附近，呈浸润性生长，无明显包膜，肿瘤常为多中心生长，可见分化良好的柱状上皮呈乳头状突起，部分病例中肿瘤细胞质呈嗜酸性，组织学分为纯乳头状癌和乳头滤泡混合型癌。40%的病例可见同心圆的钙盐沉积，是甲状腺乳头状癌的诊断特征。肿瘤常生长缓慢，恶性度较低，病变可以侵袭至甲状腺以外和转移至局部淋巴结。

【影像学表现】

1. X 线表现　一般不用作本病诊断。

2. CT 表现

（1）平扫：病变形态及边缘不规则，边界模糊不清，部分可出现明显外侵征象；沙砾样钙化，可以作为恶性病变定性诊断的指征；颈部或纵隔淋巴结肿大，是甲状腺癌定性诊断的可靠、间接指标。

（2）增强扫描：轮廓模糊或范围缩小，部分可出现不规则高密度区内混杂不规则低密度灶。病变内出现囊性变伴有明显强化的乳头状结节为乳头状癌的特征性表现。

【诊断与鉴别诊断】

本病主要与甲状腺炎、结节性甲状腺肿、甲状腺瘤、甲状腺淋巴瘤鉴别。

甲状腺滤泡癌

病案 4-7-4

患者，女，64 岁，3 个月前无明显诱因出现颈部肿块，约核桃样大小，伴疼痛，疼痛以右侧颈部为重，能耐受，无放射痛，无心慌、心悸、发热、嗜睡，无声音嘶哑、饮水呛咳、胸闷等，发病后未在意，发病 1 周后疼痛缓解，颈部肿块持续变大。行彩超检查：甲状腺右侧叶混杂回声结节、甲状腺左侧叶囊性结节、甲状腺左侧叶低回声结节、双侧颈部可见增大淋巴结。专科检查：颈软，无抵抗。气管居中。颈静脉无怒张，肝颈静脉回流征阴性。甲状腺峡部可触及。甲状腺右叶扪及大小约 6cm×6cm 质软肿块，表面光滑，边界清晰，活动度好，无压痛；左叶未触及明显增大。左侧颌下可触及一肿大淋巴结，大小约 0.5cm×0.5cm，边界清楚，活动度好，有压痛（图 4-7-12）。

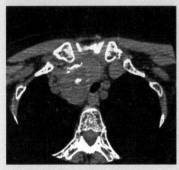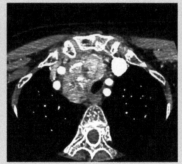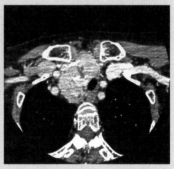

图 4-7-12

问题：

1. CT 异常表现有哪些？

2. 该患者诊断为何病？

3. 该病有哪些诊断要点？

病案 4-7-4 分析讨论

甲状腺滤泡癌约占甲状腺癌的 20%，多数患者在 40 岁以上，多见于中年女性及儿童，常见于长期缺碘患者，因此判断其发病可能与碘营养状态有关。本病血行转移率高，淋巴结转移率低。大体病理为灰白色，内部可有出血、坏死、囊变、纤维化及钙化，肿瘤常有明显外侵。镜下常见正常甲状腺滤泡结构到明显恶性的癌，期间有不同种类过渡型。癌细胞排列成滤泡、实性巢索或小梁。

【影像学表现】

1. X 线表现　一般不用作本病诊断。

2. CT 表现

（1）平扫：形态较规则，密度不均匀，其内常见环形或近似环形钙化，邻近器官常有受侵征象。

（2）增强扫描：弱强化，病灶内常见星芒状瘢痕或坏死区，边缘显示欠清。

【诊断与鉴别诊断】

本病主要与甲状腺炎、结节性甲状腺肿、甲状腺腺瘤、甲状腺淋巴瘤、乳头状癌鉴别。

甲 状 腺 肿

病案 4-7-5

患者，女，70 岁，1 年余前无明显诱因出现颈部肿块，无触痛、发热、胸闷、心悸、消瘦、突眼等，未在意，未治疗。后自感颈部肿块较前增大，半个月前进食时出现吞咽困难，多以进硬食时出现，流质饮食可，无声嘶、饮水呛咳、反酸、胃灼热、胸骨后疼痛等不适。遂行彩超检查：甲状腺双侧叶体积增大并腺体内不均质回声，甲状腺功能正常，未住院治疗，期间仍有进硬食吞咽困难。自发病来，神志清，精神可，饮食差，睡眠较差，大小便正常，体重稍下降约 1kg。专科检查：颈部无抵抗，颈静脉正常，肝-颈静脉回流征阴性。气管居中，甲状腺Ⅱ°肿大，大小为 2cm×3cm，质硬，活动度良好，无粘连，无压痛，未闻及血管杂音（图 4-7-13）。

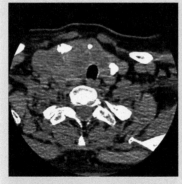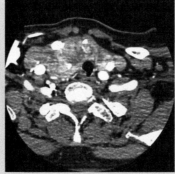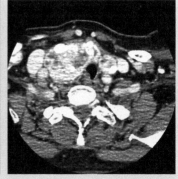

图 4-7-13

问题：

1. 患者病史有何特点？

2. 患者 CT 线检查的主要影像表现是什么？

3. 综合上述病史，应考虑何种疾病？如何确诊？

病案 4-7-5 分析讨论

结节性甲状腺肿是单纯性甲状腺肿的一种常见类型，由于甲状腺激素合成不足，刺激甲状腺滤泡上皮增生肥大所致。甲状腺肿可分为地方性或散发性，地方性甲状腺肿指一地区 10% 以上人口有弥漫性或局限性甲状腺肿大。

结节性甲状腺肿是一种常见的甲状腺良性疾病，多见于中年女性，主要病因是缺碘。由于体内甲状腺激素相对不足致使垂体 TSH 分泌增多，导致甲状腺反复增生，最终形成大多数边缘清楚的多发、散在、规则的结节，即使肿物体积很大，仍与邻近器官有较清楚的脂肪间隙间隔，无明显侵犯或浸润征象。主要表现为颈前无痛性肿块，常在体检时偶然发现，可压迫邻近结构产生呼吸困难、吞咽困难等。病理常见甲状腺内纤维组织增生，小叶或一群充满胶质的滤泡周围有纤维组织包绕，形成结节，结节内常见出血、坏死、胶样变性、囊变及钙化。

【影像学表现】

1. X 线表现　一般不用作本病诊断。

2. CT 表现

（1）平扫：边缘清晰，即使肿块很大，也无明显侵犯或浸润征象。甲状腺内多个、散在、规则的低密度结节为其特征性改变；病变内常见斑片状、较规则结节状粗钙化。

（2）增强扫描：多表现为明显强化，静脉期密度高于动脉期。

【诊断及鉴别诊断】

结节性甲状腺肿与甲状腺腺瘤可合并存在，甲状腺腺瘤往往有结节性甲状腺肿的背景，二者区分困难，一般认为甲状腺内可见多个结节及肿物，结节性甲状腺肿的可能性大，如甲状腺内单发有包膜的结节或肿物可考虑甲状腺腺瘤。与甲状腺癌的鉴别主要从密度、边缘及有无肿大淋巴结等方面区分。另外需与桥本甲状腺炎、淋巴瘤等鉴别。

六、甲状旁腺腺瘤影像诊断

病案 4-7-6

患者，女，49 岁，3 个月前无明显诱因出现双侧肋骨疼痛，为持续性钝痛，能忍受，无周围放散痛，无局部红肿，无胸闷及呼吸困难，无乏力、低热、盗汗，不伴失眠、多汗、双手震颤及心悸等症状。相关检查：碱性磷酸酶 694U/L，N-MID 骨钙素测定 383.00ng/ml，甲状旁腺素测定 926pg/L，未治疗，疼痛时口服布洛芬止痛。门诊以"甲状旁腺肿瘤"收治。自发病以来，饮食好，睡眠可，大小便未见明显异常，体重无明显变化。专科情况：颈部无抵抗感，颈静脉无怒张，气管居中，甲状腺未触及肿大，颈部未触及明显肿块。未闻及血管杂音。颈部未触及肿大淋巴结（图 4-7-14）。

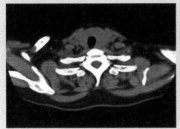
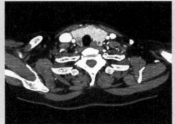
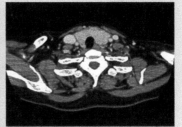
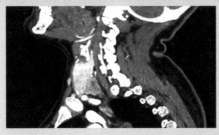
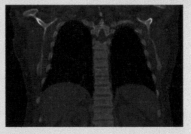

图 4-7-14　重建后图像

问题：

1. 患者病史有何特点？

2. 患者 CT 检查的主要影像表现是什么？

3. 综合上述病史，应考虑何种疾病？如何确诊？

病案 4-7-6 分析讨论

甲状旁腺腺瘤常导致甲状旁腺功能亢进，甲状旁腺激素分泌过量，从而导致全身性钙、磷和骨代谢异常。甲状旁腺腺瘤多见于 30 岁以上女性，早期症状不典型，临床主要以高钙血症、磷代谢异常、消化性溃疡、骨质疏松及泌尿系结石等为首发症状。如反复多发骨折、身高缩短、鸡胸、驼背等，这些症状和体征可单独存在或并存。PTH 增高对诊断起决定作用。甲状旁腺腺瘤多为单发，少数为多发，常发生于下一对腺体。腺瘤常呈椭圆形，包膜完整，较大时可有出血、囊变，瘤组织内可见腺状结构，间质中血管丰富。根据主要细胞成分不同可分为主细胞型、透明细胞型和嗜酸性细胞型，其中主细胞型最为常见。

【影像学表现】

1. X 线表现　一般不用作本病诊断。

2. CT 表现

（1）平扫：甲状旁腺腺瘤大部分位于甲状腺下极附近的气管食管旁沟内，异位的甲状旁腺腺瘤可以位于颈根处、胸骨后或前上纵隔。常表现为边界清楚的圆形软组织密度结节，与颈部肌肉、血管、淋巴结不易区分。

（2）增强扫描：多明显强化。

【诊断与鉴别诊断】

腺瘤很少发生钙化，而甲状旁腺腺癌易发生钙化；如发现多个结节可能为甲状旁腺增生。而结节边界不清，周围结构浸润，邻近淋巴结和远处转移者是诊断甲状旁腺癌的重要依据。甲状旁腺增生腺体增大程度多不一致，一般常以某一腺体为主，不易与小腺瘤鉴别。明确诊断常需结合临床症状及实验室检查结果。

第五章 呼 吸 系 统

学习要求:
1. 记忆: 呼吸系统疾病不同成像技术的优势和综合应用。
2. 理解: 呼吸系统正常影像表现及基本病变影像学表现。
3. 运用: 常见呼吸系统疾病的影像表现。

第一节 肺 部

一、不同成像技术的优势和综合应用

(一) X 线检查

X 线检查包括 X 线摄片、CR、DR、胸部透视和支气管造影。X 线摄片能够显示呼吸系统的大部分疾病,且简单易行、价格便宜,常用于呼吸系统疾病的初查。胸部 CR、DR 在一些医院已替代了传统 X 线胸片。X 线胸部透视操作简单,可进行胸部多方位观察及胸部器官运动的观察,但空间及时间分辨率低,不能保留影像资料且辐射剂量大,在多数医院已逐步被淘汰。支气管造影既往用于观察支气管病变,目前很少应用。

(二) CT 检查

CT 检查是呼吸系统疾病最常用而且有价值的影像检查方法。

1. 常规 CT 平扫 用于呼吸系统常见疾病的基本检查或体检。

2. 特殊 CT 检查 高分辨 CT(high resolution CT,HRCT)能够清晰地显示肺内细微结构,用于观察弥漫性病变、支气管扩张及肺的小结节等。病灶的容积显示及多平面重建能够多平面、多角度、立体显示肺内病灶的轮廓及与周围结构的关系,有利于计算病灶倍增时间及随诊观察,常用于观察肺内结节或肿块。气管支气管的多平面重建、CT 仿真内镜能显示气管及较大支气管影,特异性、敏感性均较低,用于观察气管支气管病变、评价支气管内支架的疗效,一般不用于对细支气管的检查。CT 肺功能成像既能显示肺的形态学变化,又能定量测量肺功能,用于诊断肺气肿,评估肺减容术的疗效等。低剂量 CT(low-dose CT,LDCT)目前主要用于肺癌筛查。

3. CT 增强扫描 普通 CT 增强扫描用于鉴别肺门周围的血管断面与其周围肺内病灶、肺门或纵隔淋巴结断面,或判断胸部大血管受累情况。动态 CT 增强扫描(dynamic enhancement CT scan)常用于肺内孤立结节的定性鉴别诊断。肺动脉 CT 血管成像(computed tomography angiography,CTA)能够显示肺动脉及其大分支,用于诊断肺血管病变(肺栓塞等),判断胸部大血管受累情况。CT 灌注成像多用于肺结节鉴别诊断的研究,临床上没有普遍推广使用。

4. CT 引导经皮肺穿刺活检 用于肺内病变的病理定性诊断,但有假阴性出现。

二、正常影像学表现

(一) X 线检查

1. 正常胸部 X 线影像是胸腔内、外各种组织、器官包括胸壁软组织、骨骼、心脏大血管、肺、胸膜和膈肌等相互重叠的综合投影(图 5-1-1)。某些胸壁软组织和骨结构可以投影于肺野而形成能与病变混淆的阴影。

（1）胸壁软组织

1）胸锁乳突肌和锁骨上皮肤皱褶：胸锁乳突肌与颈根部软组织在两肺尖内侧形成外缘锐利、均匀致密的阴影。锁骨下皮肤皱褶为与锁骨下缘平行的 3～5mm 宽的薄层软组织影，系锁骨上皮肤及皮下组织的投影。

2）胸大肌：在肌肉发达的男性，于两侧肺野中外带可形成扇形致密影，下缘锐利，呈一斜线与腋前皮肤皱褶连续。两侧胸大肌影可不对称。

3）乳房及乳头：女性乳房可重叠于两肺下野形成下缘清楚、上缘不清且密度逐渐变淡的半圆形致密影，其下缘向外与腋部皮肤连续。乳头在两肺下野相当于第 5 前肋间处，形成小圆形致密影，多见于年龄较大妇女，也可见于男性，多两侧对称。

（2）骨性胸廓：由胸椎、肋骨、胸骨、锁骨和肩胛骨组成。

1）胸椎：正位像上横突可突出于纵隔影之外，与肺门重叠时不要误认为肿大淋巴结。

2）肋骨：肋骨后段呈水平向外走行，前段自外上向内下斜行。肋骨前后端不在同一水平，一般第 6 肋骨前端相当于第 10 肋骨后端的高度。前段肋骨扁薄，不如后段肋骨的影像清晰。第 1～10 肋骨前端有肋软骨与胸骨相连，肋软骨不显影，肋骨前端呈游离状。成人肋软骨常见钙化，表现为不规则的斑片致密影，不要误认为肺内病变。肋骨及肋间隙常被用作胸部病变的定位标志。肋骨有多种先天性变异，如颈肋、叉状肋及肋骨联合。

3）胸骨：正位胸片上，胸骨几乎完全与纵隔影重叠，仅胸骨柄两侧外上角可突出于纵隔影。侧位及斜位片上胸骨可以全貌显示。

4）锁骨：两侧锁骨内端与胸骨柄形成胸锁关节，两侧胸锁关节应对称，否则为投照位置不正。锁骨内端下缘有半月形凹陷，为菱形韧带附着处．边缘不规则时，勿误认为骨质破坏。

5）肩胛骨：肩胛骨内缘可与肺野外带重叠，勿误认为胸膜肥厚。青春期肩胛骨下角可出现二次骨化中心，勿误认为骨折。

（3）胸膜：胸膜菲薄，包裹肺和叶间的脏层和与胸壁、纵隔及横膈相贴的壁层之间为潜在的胸膜腔。在胸膜返折处且 X 线与胸膜走行方向平行时，胸膜可显示为线状致密影。后前位片常见于第 2 肋骨下缘，表现为与肋骨下缘平行的线形阴影，称伴随阴影。常规胸部正位片多可见水平裂胸膜，表现为从腋部第 6 肋骨水平向内止于肺门外 1cm 处的水平线状致密影。侧位片上，斜裂胸膜表现为自后上（T_4、T_5 水平）斜向前下方的线状致密阴影，在前肋膈角后 2～3cm 处与膈肌相连；水平裂起自斜裂中点，向前水平走行达前胸壁。

肺叶间裂的变异常见的有奇叶副裂，系肺的发育过程中，奇静脉被包入发育中的右肺叶内，由奇静脉两侧的四层胸膜形成，表现为自右肺尖部向奇静脉方向走行的弧形线状致密影，以小圆点状的奇静脉为终止点，其内侧肺组织即奇叶。

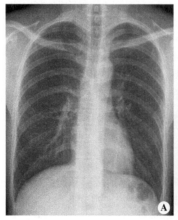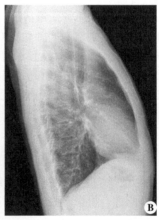

图 5-1-1　正常胸部正侧位

2. 肺

（1）肺野：是指充满气体的两肺在胸片上表现为均匀一致较为透明的区域。两侧肺野透明度基本相同，其透明度与肺内所含气体量成正比。为便于指明病变部位，通常人为地将两侧肺野分别划分为上、中、下野及内、中、外带（图 5-1-2）。横的划分：分别在第 2、4 肋骨前端下缘引一水平线，即将肺分为上、中、下三野。纵的划分：分别将两侧肺纵行分为三等分，即将肺部分为内、中、外三带。此外，第 1 肋圈外缘以内的部分称为肺尖区，锁骨以下至第 2 肋圈外缘以内的部分称为锁骨下区。

（2）肺门：肺门影主要由肺动脉、肺叶动脉、肺段动脉、伴行支气管及肺静脉构成（图 5-1-3）。正位胸片上，肺门位于两肺中野内带第 2～5 前肋间处，左侧比右侧高 1～2cm，两侧肺门可分上、下两部。上、下部相交形成钝角，称肺门角，而相交点称肺门点，右侧显示较清楚。右下肺动脉内侧有含气的中间支气管衬托而轮廓清晰，正常成人其横径不超过 15 mm。左下肺动脉由于心脏影的遮盖不能见其全貌。侧位胸片上两侧肺门大部重叠，右肺门略偏前。肺门表现似一尾巴拖长的“逗号”，其前缘为上肺静脉干，后上缘为左肺动脉弓，拖长的逗号尾巴由两下肺动脉干构成。

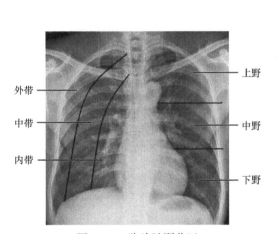

图 5-1-2　胸片肺野分区

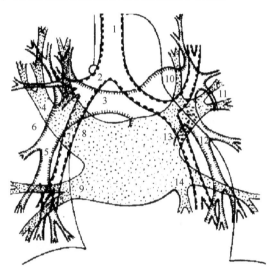

图 5-1-3　肺门结构示意图

（3）肺纹理：在充满气体的肺野，可见自肺门向外呈放射分布的树枝状影，称为肺纹理（lung marking）。肺纹理由肺动脉、肺静脉组成，其中主要是肺动脉分支，支气管、淋巴管及少量间质组织也参与肺纹理的形成。在正位胸片上，肺纹理自肺门向肺野中、外带延伸，逐渐变细，至肺野外围几乎不能辨认。下肺野肺纹理比上肺野多而粗，右下肺野肺纹理比左下肺野多而粗。

（4）肺叶、肺段、肺小叶：肺叶（lung lobe）由叶间胸膜分隔而成，右肺分为上、中、下三个肺叶，左肺分为上、下两个肺叶。肺叶与肺野的概念不同，肺叶前后重叠，由 2～5 个肺段组成，每个肺段有单独的段支气管。肺段常呈圆锥形，尖端指向肺门，底部朝向肺的外围，肺段间没有明确边界。各肺段的名称与其相应的支气管一致。肺段由多数的肺小叶组成。肺小叶既是解剖单位，又是功能单位。肺小叶由小叶核心、小叶实质和小叶间隔组成。小叶核心主要是小叶肺动脉和细支气管，其管径约 1mm。小叶实质为小叶核心的外围结构。小叶间隔由疏松结缔组织组成，内有小叶静脉及淋巴管走行。小叶的大小不完全一致，直径为 10～25mm。每个小叶又由 3～5 个呼吸小叶（又称腺泡）构成。终末细支气管直径为 0.6～0.8mm，在腺泡内继续分出 1、2、3 级呼吸细支气管，然后再分为肺泡管、肺泡囊，最后为肺泡。肺泡壁上有小孔，称为肺泡孔，空气可经肺泡孔相互沟通。呼吸细支气管、肺泡管、肺泡囊、肺泡为肺的气体交换部分。

1）肺叶：胸片上，借显影的叶间胸膜可分辨肺叶，多不能完整地显示肺叶的界限，但结合正侧位胸片常可推断各肺叶的大致位置。右肺上叶位于右肺前上部，上缘达肺尖，下缘以横裂与中叶分隔，后缘以斜裂与下叶为界。右肺中叶位于右肺前下部，上缘以横裂与上叶为界，下缘以斜裂与下叶分隔，自横裂最外端向内，向下斜行至右膈内侧部，内界直达右心缘，呈三角形。右肺下叶位于右肺后下部，以斜裂与上叶及中叶分界。左肺上叶相当于右肺上叶和中叶所占据的范围。左肺下叶相当于右肺下叶所占据的范围。正位胸片上，上叶下部与下叶上部重叠，中叶与下叶下部重叠。侧位胸片上，上叶位于前上部，中叶位于前下部，下叶位于后下部，彼此不重叠。副叶是由副裂深入肺叶内形成，属于肺分叶的先天变异。奇叶为常见的变异，因奇静脉位置异常，奇静脉与周围的胸膜反折形成奇副裂，分隔右肺上叶内侧部分成为奇叶。奇副裂呈细线状影，自右肺尖部向内、下走行至肺门上方，终端呈一倒置的逗点状，是奇静脉断面的垂直投影。

　　2）肺段：胸片上不能显示其界限。在病理情况下，单独肺段受累，可见肺段的轮廓。肺段的名称与相应的支气管一致。

　　3）肺小叶：胸片上不能显示其轮廓。单个肺小叶实变可表现为直径 1~2cm 的片状影。一个腺泡的直径为 4~7mm。当腺泡范围内发生实变时，胸片上可表现为类圆形结节状致密影，称腺泡结节样病变。

　　（5）气管、支气管：在高千伏胸片上，气管和肺门区的主支气管、叶支气管可以显示。气管在 T_5~T_6 平面分为左、右主支气管。气管分叉部下壁形成隆突，分叉角为 60°~85°。两侧主支气管逐级分出叶、肺段、亚肺段、小支气管、细支气管、呼吸细支气管、肺泡管和肺泡囊。

　　3. 纵隔（mediastinum）　　位于胸骨之后，胸椎之前，介于两肺之间，上为胸廓入口，下为横膈，两侧为纵隔胸膜和肺门。其中包含心脏、大血管、气管、食管、主支气管、淋巴组织、胸腺、神经及脂肪等。

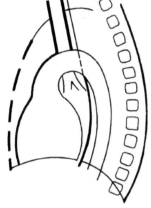

　　胸片上除气管及主支气管可分辨外，其余结构缺乏对比，只能观察其与肺部邻接的轮廓。纵隔的分区在判断纵隔病变的来源和性质上有重要意义。纵隔的分区方法有多种，有较为简单的六分区法，即在侧位胸片上，从胸骨柄体交界处至 T_4 下缘画一水平线，其上为上纵隔，下为下纵隔；以气管、升主动脉及心脏前缘的连线作为前、中纵隔的分界，再以食管前壁及心脏后缘连线作为中、后纵隔的分界。从而将上、下纵隔各分为前、中、后三区，共 6 区（图 5-1-4）。

　　4. 横膈（diaphragm）　　由薄层肌腱组织构成，分左右两叶，介于胸、腹腔之间，两侧均有肌束附着于肋骨、胸骨及腰椎。横膈上有多个连接胸腹腔结构的裂孔，主动脉裂孔有主动脉、奇静脉、胸导管和内脏神经通过；食管裂孔有食管及迷走神经通过；腔静脉裂孔有腔静

图 5-1-4　纵隔分区示意图

脉通过。此外，还有胸腹膜裂孔及胸骨旁裂孔，为横膈的薄弱区，是膈疝的好发部位。

　　左右横膈均呈圆顶状，一般右膈顶在第 5 肋前端至第 6 前肋间水平，通常右膈比左膈高 1~2cm。横膈的圆顶偏内侧及前方，呈内高外低，前高后低。正位胸片上，膈内侧与心脏形成心膈角，外侧逐渐向下倾斜，与胸壁间形成尖锐的肋膈角。侧位片上，膈前端与前胸壁形成前肋膈角；圆顶后部明显向后下倾斜，与后胸壁形成后肋膈角，位置低而深。

　　平静呼吸状态下，横膈运动幅度为 1~2.5cm，深呼吸时可达 3~6cm，横膈运动两侧大致对称。横膈的局部发育较薄弱或张力不均时，向上呈一半圆形凸起，称为局限性膈膨出，多发生于前内侧，右侧较常见，深吸气时明显，为正常变异。有时在深吸气状态下，横膈可呈波浪状，称"波浪膈"，系因膈肌附着于不同的肋骨前端，在深吸气时受肋骨的牵引所致。

　　（二）CT 检查

　　胸部的组织复杂，有含气的肺组织、脂肪组织、肌肉组织及骨组织。因为这些组织的密度差异很大，其 CT 值的范围宽广，所以在观察胸部 CT 时，至少需采用两种不同的窗宽和窗位，分别观察肺野与纵隔，有时还需采用骨窗，以观察胸部骨骼的改变。胸部 CT 图像是胸部不同层面的

断层图像，普通 CT 只能进行胸部横断面成像，多层螺旋 CT 除横断面成像外，可行冠状面及矢状面的成像。

1. 胸壁 纵隔窗观察可分辨胸大肌、胸小肌。胸大肌前方为乳腺。胸小肌较薄，位于胸大肌上方之后。后胸壁肌肉较复杂。腋窝的前壁为胸大肌和胸小肌，后壁为背阔肌、大圆肌及肩胛下肌。腋窝内充满大量脂肪，检查时如上肢不上举可见腋窝走行的血管影，勿误认为淋巴结。

胸骨柄呈前凸后凹的梯形，两侧后方的凹陷为锁骨切迹，与锁骨头形成胸锁关节。胸骨体呈长方形，成人剑突多呈小三角形高密度影。胸椎位于后胸廓中央。肋骨断面呈弧形排列，第 1 肋软骨钙化突向肺野内，易误认为肺内病灶。肩胛骨于胸廓背侧呈斜条状结构，前方可见喙突，后方可见肩峰及肩关节盂的一部分。螺旋 CT 三维重建可立体显示胸部骨骼。

2. 纵隔 前纵隔位于胸骨后方，心脏大血管之前。前纵隔内有胸腺组织、淋巴组织、脂肪组织和结缔组织。胸腺位于上纵隔血管前间隙内，分左、右两叶，形状似箭头，尖端指向胸骨，胸腺边缘光滑或呈波浪状。儿童胸腺外缘常隆起，成年人胸腺外缘平直或凹陷。胸腺的密度取决于其内的脂肪含量，老年人胸腺几乎全部为脂肪组织代替，仅见一些细纤维索条状结构。前纵隔淋巴结包括前胸壁淋巴结和血管前淋巴结，前者 CT 上难以显示。血管前淋巴结位于两侧大血管前方，沿上腔静脉、无名静脉及颈总动脉前方排列。

中纵隔为心脏、主动脉及气管所占据的部位。中纵隔结构多，包括气管与支气管、大血管及其分支、膈神经及喉返神经、迷走神经、淋巴结及心脏等。心脏各房室之间有少量脂肪组织，所以 CT 上可大致区分各房室。左、右心膈角区可见三角形脂肪密度影，常对称性出现，右侧多大于左侧，为心包外脂肪垫，注意不要误认为是病变。中纵隔淋巴结多数沿气管、支气管分布，主要有气管旁淋巴结、气管支气管淋巴结、奇静脉淋巴结、支气管肺淋巴结（肺门淋巴结）、隆突下淋巴结。CT 不能显示走行于纵隔内的神经。

后纵隔为食管前缘之后，胸椎前及椎旁沟的范围。后纵隔内有食管、降主动脉、胸导管、奇静脉、半奇静脉及淋巴结。后纵隔淋巴结沿食管及降主动脉分布，与隆突下淋巴结交通。

纵隔淋巴结接受纵隔、两肺、胸壁及横膈的淋巴引流，右侧汇入支气管淋巴干，左侧汇入胸导管。正常纵隔代表性层面见图 5-1-5。

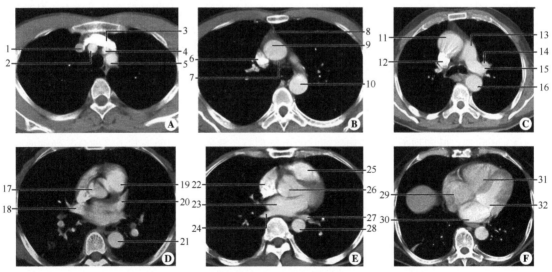

图 5-1-5　正常胸部 CT 纵隔窗

1.右头臂静脉；2.头臂干；3.左头臂静脉；4.左颈总动脉；5.左锁骨下动脉。6.上腔静脉；7.心包上隐窝；8.胸腺；9.升主动脉；10.降主动脉。11.升主动脉；12.上腔静脉；13.肺动脉干；14.左上肺静脉；15.左肺动脉；16.降主动脉。17.升主动脉；18.右上肺静脉；19.肺动脉干；20.左上肺静脉；21.降主动脉。22.右心房；23.左心房；24.右下肺静脉；25.右心室；26.主动脉；27.左下肺静脉；28.降主动脉。29.右心房；30.左心房；31.右心室；32.左心室

3. 肺　常规 CT 只能从某横断面上观察某一个断面的肺野或肺门。两肺野可见由中心向外围走行的肺血管分支，由粗渐细，上下走行或斜行的血管则表现为圆形或椭圆形的断面影。有时中老年人两肺下叶后部近胸膜下区血管纹理较粗，系仰卧位扫描时肺血的坠积效应所致，勿误认为异常。肺叶及肺段支气管与肺动脉分支血管的相对位置、伴行关系及管径的大小较为恒定，肺动脉的管径与伴行的支气管管径相近（图 5-1-6）。

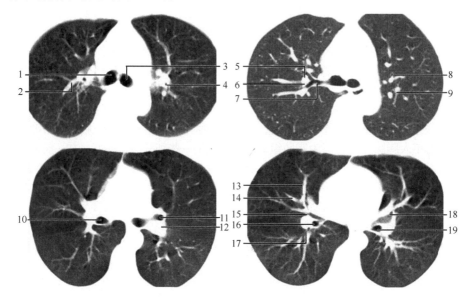

图 5-1-6　正常胸部 CT 肺窗

1.右主支气管；2.尖段支气管；3.左主支气管；4.尖后段支气管。5.前段支气管；6.后段支气管；7.右肺上叶支气管；8.前段支气管；9.尖后段支气管。10.中间段支气管；11.舌段支气管；12.左肺上叶支气管。13.内侧段支气管；14.外侧段 V 段间支；15.外侧段支气管；16.下叶支气管；17.下叶背段支气管；18.上舌段支气管；19.下叶支气管

（1）右肺门：右肺动脉在纵隔内分为上、下肺动脉，上肺动脉常很快分支，分别伴行于右上叶的尖、后、前段支气管。下肺动脉在中间段支气管前外侧下行中先分出动脉参与供应右上叶后段，然后有右中叶动脉、右下叶背动脉分出，最后分出 2～4 支基底动脉供应相应的基底段。右肺静脉为两支静脉干，即引流右上叶及右中叶的右上肺静脉干和引流右下叶的右下肺静脉干。

（2）左肺门：左上肺动脉通常分为尖后动脉和前动脉分别供应相应的肺段。左肺动脉跨过左主支气管后即延续为左下肺动脉，左下肺动脉先分出左下叶背段动脉和舌叶动脉，然后分出多支基底动脉供应相应的基底段。左肺静脉也为两支静脉干，即引流左上叶的静脉进入纵隔后与左中肺静脉汇合形成左上肺静脉干，引流左下叶的左下肺静脉干。

（3）叶间裂：叶间裂为其两侧相邻肺叶的边缘部分，普通 CT 图像上其边缘部分的微细血管、支气管等结构已不能显示，故其在肺窗上表现为透明带（图 5-1-7A）。当叶间裂走行与扫描平面接近垂直或略倾斜时，则可显示为细线状影。高分辨力 CT 图像上，叶间裂可清楚显示为线状影（图 5-1-7B）。横断面上斜裂可见于 T₄ 平面以下的层面，表现为从纵隔至侧胸壁的横行透明带影；水平叶间裂因其与扫描平面平行，可表现为三角形或椭圆形无血管透明区。多层螺旋 CT 冠状面或矢状面成像易于显示叶间胸膜。

叶间裂是识别肺的标志，左侧以斜裂前方为上叶，后方为下叶。右侧在中间段支气管以上层面，斜裂前方为上叶，后方为下叶；在中间段支气管以下层面，斜裂前方为中叶，后方为下叶。

（4）肺段：肺段的基本形态为尖端指向肺门的锥体状。CT 图像上不能显示肺段间的界限，只能根据肺段支气管及血管的走行定位。发生肺段范围内的病变时，则可显示肺段的形态。

（5）肺小叶：普通 CT 难以显示肺小叶结构。高分辨力 CT 可显示肺小叶呈不规则的多边形或截头锥体形（图 5-1-8）。底朝向胸膜，尖指向肺门，其直径为 10～25mm。CT 显示构成小叶核心

的小叶肺动脉和细支气管，其管径约为 1mm。小叶实质为小叶核心的外围结构，主要为肺腺泡结构，其内可见高密度的斑点状微小血管断面影。小叶间隔构成肺小叶的边缘，主要由来自胸膜基质的结缔组织构成，表现为长 10～25mm 的均匀线状致密影，易见于胸膜下，且与胸膜垂直。小叶间隔内的小静脉多可显示，表现为点状或伸向胸膜的线状影。

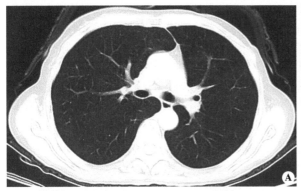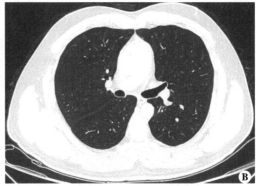

图 5-1-7　正常胸部 CT

A 为普通 CT，双侧斜裂显示为透亮带；B 为 HRCT，双侧斜裂显示为线样高密度影

4. 横膈　为圆顶状的肌性结构，大部分紧贴于相邻脏器如心脏、肝脾等，且密度与相邻器官相似，CT 常难以显示这些部位的横膈影。膈肌前方附着于剑突与两侧肋软骨上，多呈光滑的或轻微波浪状线形影，少数呈不规则或边缘不清的宽肌肉带影。横膈后下部形成两侧膈肌脚，为膈肌与脊柱前纵韧带相连续而形成，简称膈脚。

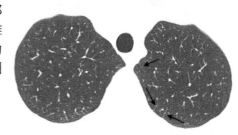

图 5-1-8　HRCT 示肺小叶（箭头）

三、基本病变影像学表现

肺部疾病可表现为不同形态、大小、密度及数目的异常影像学表现。一种疾病不同的发展时期可出现不同的异常影像学表现，不同病变又可发生相同或类似的异常影像学表现。基本病变的影像学表现是进行疾病诊断和鉴别诊断的基础。

（一）气管、支气管基本病变

1. 气管、支气管狭窄与阻塞　腔内肿块、异物、外压等因素可以引起气管、支气管局限性狭窄或阻塞。支气管阻塞可引起阻塞性肺气肿、阻塞性肺炎和阻塞性肺不张。

X 线检查发现气管、支气管病变困难，但可以显示阻塞性肺气肿、阻塞性肺炎或阻塞性肺不张等间接征象。CT 检查能够直接显示管腔内结节、异物，管壁是否增厚，气管、支气管周围结构异常，用于观察气管、支气管病变范围与程度。

2. 支气管扩张（bronchiectasis）　是指先天性或后天性因素引起支气管内径不同程度异常增宽，一般发生在 3～6 级分支，根据形态可分为柱状型、曲张型、囊状型支气管扩张。目前常规 X 线仅作为初选，确定支气管扩张的存在、类型和范围主要依靠 CT，尤其是高分辨 CT。

（二）肺部基本病变

1. 肺气肿（emphysema）　是指终末细支气管以远的含气腔隙过度充气、异常扩大，分为局限性和弥漫性肺气肿。局限性肺气肿是由于支气管部分性阻塞产生活瓣作用，吸气时支气管扩张空气进入，呼气时空气不能完全呼出，致使阻塞远端肺泡过度充气。弥漫性肺气肿则为终末细支气管慢性炎症及狭窄，形成活瓣性呼气性狭窄，终末细支气管以远肺泡过度充气并伴有肺泡壁破坏。肺气肿病理上分为小叶中央型、全小叶型、间隔旁型。

（1）X线表现：局限性肺气肿表现为肺野局限性透明度增加，肺纹理稀疏。弥漫性肺气肿表现为双肺透明度增加，肺纹理稀疏，常有肺大疱形成（图 5-1-9）。肺气肿晚期胸廓前后径及横径均增大，肋间隙增宽，可形成桶状胸。膈肌低平且活动减弱，心影狭长，严重者出现肺动脉高压及肺源性心脏病。

（2）CT表现：CT 对肺气肿检出比 X 线检查敏感。①小叶中央型肺气肿病变累及肺小叶中央部分，常分布在上叶。CT 表现为肺内小圆形低密度区，无壁，周围为正常肺实质。病变严重时肺纹理稀疏（图 5-1-10）。②全小叶型肺气肿病变累及全部肺小叶，以下叶分布为主。CT 表现为广泛分布的低密度区，肺纹理稀疏。③间隔旁型肺气肿病变累及肺小叶边缘，多位于胸膜下或小叶间隔周围。CT 表现为胸膜下小气囊、肺大疱。

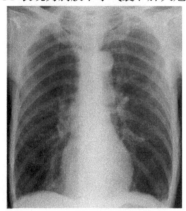

图 5-1-9　肺气肿（1）

X 线后前位平片，胸廓膨大，肋间隙变宽，双肺透亮度增强，肺纹理减少

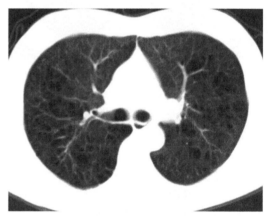

图 5-1-10　肺气肿（2）

CT 肺窗，双肺透亮度增强，肺纹理减少

2. 肺不张　支气管腔内完全阻塞、腔外压迫或肺内瘢痕组织收缩致肺内气体减少及肺体积缩小，形成阻塞性肺不张，以支气管阻塞最为多见，可并发阻塞性肺炎。阻塞性肺不张的影像学表现与阻塞的部位和时间有关，也与不张的肺内有无存在病变有关。

（1）X线表现

1）一侧性肺不张：患侧肺野均匀致密，胸廓塌陷，肋间隙变窄，纵隔向患侧移位，健侧肺有代偿性肺气肿表现。

2）肺叶肺不张：患侧肺叶通气减低，叶间胸膜移位，血管、支气管聚拢（图 5-1-11）、（图 5-1-12A）。患侧膈肌抬高，纵隔向患侧移位，肺门移位，邻近肺叶代偿性通气过度。

（2）CT表现

1）一侧性肺不张：不张肺缩小呈边界清楚锐利的软组织密度结构，增强扫描可见明显强化，常可发现支气管阻塞部位和原因。

2）肺叶肺不张：右肺上叶不张表现为上纵隔右旁的三角形或窄带状软组织密度影，尖端指向肺门，边缘清楚（图 5-1-12B）。左肺上叶不张表现为三角形软组织密度影，底部与前外胸壁相连，尖端指向肺门，后外缘向前内方凹陷。右中叶不张表现为右心缘旁三角形软组织密度影，尖端指向外侧。肺下叶不张表现为脊柱旁三角形软组织密度影，尖端指向肺门，患侧横膈升高，肺门下移。

3）肺段不张：常见于右肺中叶的内侧段、外侧段，表现为右心缘旁三角形软组织密度影，边缘内凹。

4）小叶不张：为终末细支气管被黏液阻塞所致，表现为多数小斑片状灶性影，与邻近的炎症不易区分，多见于支气管肺炎。

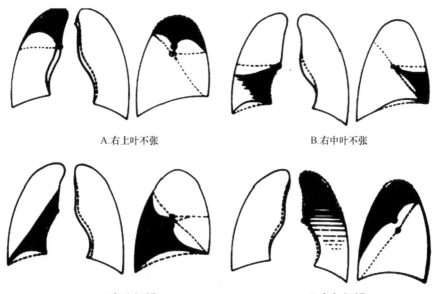

A.右上叶不张   B.右中叶不张

C.右下叶不张   D.左上叶不张

图 5-1-11 肺不张示意图（黑色区域表示病变范围）

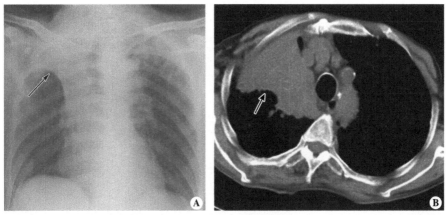

图 5-1-12 右上叶肺不张

A.X线后前位平片，右上叶肺不张呈倒三角形（↑）；B.CT纵隔窗，右上叶肺不张（↑）

3. 肺实变（consolidation） 是指肺泡腔内的气体部分或全部被病理性液体或细胞、组织替代，多见于各种肺部炎性疾病、肺结核、肺创伤、肺不张、肺水肿、肺肿瘤等。

（1）X线表现：实变范围可大可小，多数连续的肺泡发生实变，则形成单一的片状致密影；多处不连续的实变，隔以含气的肺组织，则形成多个灶性影，边界模糊。如实变占据一个肺段或整个肺叶，则形成肺段或大叶性阴影（图 5-1-13A）。

（2）CT表现：形态与大小不一的高密度影，边界多不清，累及大叶则叶间裂处清晰；透过其中不能见到肺纹理影；在实变区可见含气支气管分支影，称为支气管气像或空气支气管征。实变的肺体积一般无明显变化（图 5-1-13B）。

4. 空洞与空腔 空洞（cavity）为肺内病变组织发生坏死后经支气管排出后而形成的，空洞壁可由坏死组织、肉芽组织、纤维组织、肿瘤组织形成，多见于肺结核、肺脓肿、肺癌。洞壁厚度小于 3mm 为薄壁空洞，等于或超过 3mm 为厚壁空洞。虫蚀样空洞是大片坏死组织内的多发小空洞。空腔是肺内生理腔隙的病理性扩大，肺大疱、含气肺囊肿及肺气囊等属于空腔（图 5-1-14）。

（1）X线表现：薄壁空洞呈圆形、椭圆形或不规则形，洞壁内外光滑清楚，多无液面，多见于肺结核，转移瘤也可呈薄壁空洞。虫蚀样空洞多见于结核干酪性肺炎，表现为大片密度增高阴影内多发的、边缘不规则如虫蚀样的小透亮区。厚壁空洞的洞壁厚度多在 5mm 以上，空洞周围有高密度实变区，内壁光滑或凹凸不平，多见于肺脓肿、肺癌、肺结核。结核性空洞洞壁外面整齐清楚，空洞内偶见少量液体。癌性空洞壁外面呈肿瘤形态，壁内面凹凸不平，可见壁结节。肺脓肿空洞内多有气液平面。空腔壁薄而均匀，周围结构清楚，合并感染时可见气-液平面，周围可见实变影。

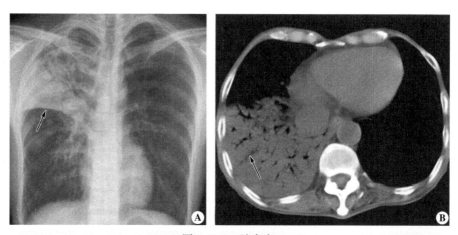

图 5-1-13　肺实变
A. X 线后前位平片，右上叶肺实变（↑）；B. CT 纵隔窗，右下叶肺实变（↑）

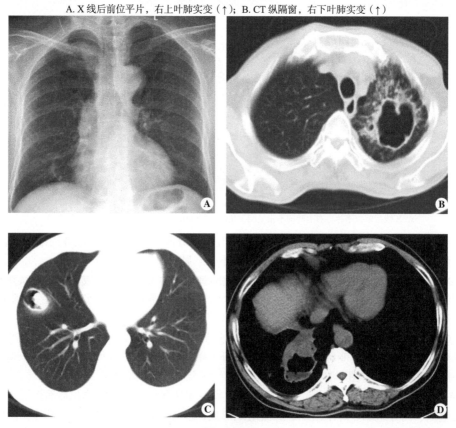

图 5-1-14
A. X 线后前位平片，右下肺野空腔影；B. CT 肺窗，左上叶结核性薄壁空洞；C. CT 肺窗，右中叶偏心空洞；D. CT 纵隔窗，右下叶厚壁癌性空洞

（2）CT 表现：结核性空洞多见于上叶尖段、后段或下叶背段，周围可见纤维索条影、结节状

或斑片状卫星病灶。癌性空洞多位于上叶前段及下叶基底段。空洞直径大于 3cm、洞壁厚度超过 15mm 多为肿瘤,癌性空洞有时可见支气管狭窄或阻塞表现。偏心性空洞内容物与壁之间形成半月形空气影,称为空气半月征,为曲霉菌球特征性表现,曲霉菌球可随着体位变化而移动。空腔表现为边缘清晰光滑、壁厚约 1 mm 的类圆形透亮区。

5. 结节与肿块 直径小于或等于 3cm 的病灶称结节,大于 3cm 的为肿块。结节或肿块可单发或多发,单发者常见于肺癌、结核球、炎性假瘤等;多发者最常见于肺转移瘤,也可见于肺炎、坏死性肉芽肿、肺囊肿等。结节与肿块大小不同,其他表现相同,以肿块为代表予以叙述。

X 线与 CT 检查常出现下列征象,CT 显示征象更为清楚。①分叶征:肿块轮廓呈多个弧形凸起,弧形相间凹入形成分叶状肿块,多见于肺癌。②空泡征:瘤体内残存的肺泡或小支气管表现为连续数个层面上的直径 1~3mm 的小泡状或轨道状空气样低密度影。③毛刺征:瘤体边缘可有不同程度的棘状或毛刺状突起。④胸膜凹陷征:邻近胸膜的肿块其内成纤维反应收缩牵拉胸膜可形成胸膜凹陷,多见于周围型肺癌。⑤血管束集束征:肺小血管受牵拉向病灶聚拢移位,在病灶处中断或贯穿病灶,累及的血管可为肺动脉或肺静脉。病灶的胸壁侧小片状浸润:为小支气管阻塞引起的炎症或肺不张。肺良性肿块多有包膜,边缘锐利光滑,增强 CT 扫描可不强化或轻度均匀性强化。错构瘤可有“爆米花”样钙化、脂肪密度影。结核球内可见点状钙化,增强 CT 扫描仅周边环形轻度强化,周围可见卫星病灶。恶性肿瘤多呈浸润性生长,常为均匀强化或中心强化,且常呈一过性轻度强化,较大肿瘤特别是鳞癌中心易发生坏死而形成厚壁空洞(图 5-1-15)。转移瘤常多发,大小不一,以中下肺野较多,密度均匀,边缘光滑。

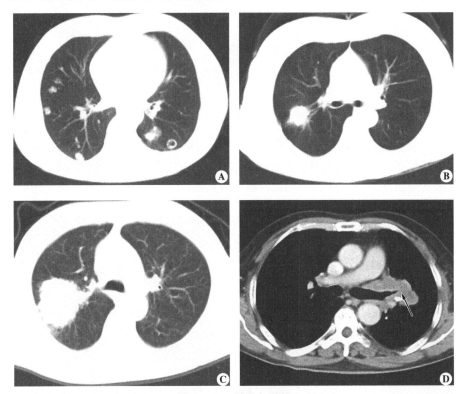

图 5-1-15 结节与肿块

A. CT 肺窗,双肺多发小结节;B. CT 肺窗,右上叶结节;C. CT 肺窗,右上叶肿块;D. CT 纵隔窗,左肺门肿块

6. 网状、细线状及条索状影 是间质性病变的反映,肺间质病变是指以侵犯肺间质为主的疾病,常同时伴有肺实质的病变。间质肺炎、结缔组织病、尘肺、肺水肿、癌性淋巴管炎、慢性炎症、肺结核等可引起肺间质病变,病理改变可以是渗出或漏出液、炎性细胞浸润、纤维结缔组织增生、

肉芽组织增生、肿瘤细胞淋巴管浸润等。

（1）X 线表现：较大的支气管、血管周围间隙的病变表现为肺纹理增粗、模糊。发生于小支气管、血管周围间隙及小叶间隔的病变表现为网状影、细线状影或蜂窝状影（图 5-1-16A）。肺内病变沿肺间质向肺门或外围扩散表现为局限性线条状影。肺小叶间隔内有液体或组织增生，可表现为不同部位的间隔线，常见的有间隔 B 线。多见于肺间质水肿、肺静脉高压。

（2）CT 表现：CT 检查对肺间质病变的检出很敏感，尤其是 HRCT 可以发现早期轻微的纤维化，显示小叶间隔增厚等微细改变。小叶间隔增厚表现为与胸膜相连的线状影，长 1～2cm，病变明显时可呈多角形的网状影。肺纤维化时，由于广泛的小叶间隔增厚，相邻增厚的小叶间隔相连，在胸膜下 1cm 以内，可见与胸壁平行的弧线线状影，长 2～5cm，称为胸膜下线。肺纤维化后期，在两中、下肺野的胸膜下区可见蜂窝状影（图 5-1-16B）。HRCT 不但可敏感检出肺小结节，还可鉴别实质结节与间质结节，间质结节常分布在肺门邻近的血管支气管束、小叶间隔、胸膜下及叶间裂处。肺间质较广泛的纤维化，可见肺组织扭曲变形、病变区肺组织容积缩小，亦可见牵拉性支气管扩张。

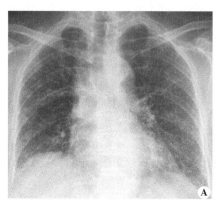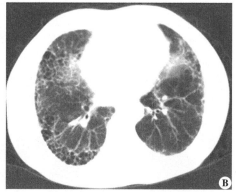

图 5-1-16　肺间质性病变
A. X 线后前位平片，肺弥漫性网状影；B. CT 肺窗，双肺蜂窝状影

7. 钙化　X 线与 CT 表现为边缘清楚的高密度影（图 5-1-17）。肺结核钙化多为斑点状、斑块状。肺错构瘤钙化可呈"爆米花"状；少数肺癌结节内可见钙化，为肿瘤组织坏死后钙质沉积或原来肺内钙化被肿瘤包裹，多呈偏心分布的细沙粒状或点状。双肺多发性钙化除结核外还可见于矽肺、骨肉瘤肺转移、肺胞浆菌病及肺泡微石症。

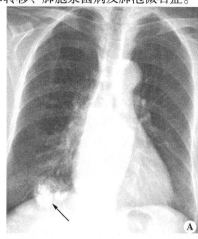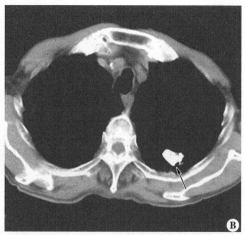

图 5-1-17　钙化
A. X 线后前位平片，右下肺"爆米花"状钙化（↑）；B. CT 纵隔窗，肺钙化（↑）

四、支气管扩张症影像诊断

病案 5-1-1

　　患者，男，59 岁，咳嗽、咳痰、胸闷伴有咯血 1 周余，加重 1 天。1 周余前开始出现咳嗽、咳痰，痰多，1 天前感冒后再发上诉症状伴有咯血，量少，色鲜红，无明显发热，在当地卫生院以"肺部感染"治疗（具体用药名称及剂量不详），症状无明显好转。血常规分析：RBC $4.98×10^{12}$/L WBC $10.8×10^9$/L Hb 147g/L PLT $216×10^9$/L；炎性标志物：降钙素原 0.11ng/ml↑；超敏 C 反应蛋白（hs-CRP）137.37mg/L↑；血沉 108mm/h↑；肿瘤标志物测定：正常；TSPOT、痰找真菌、痰培养阴性（图 5-1-18）。

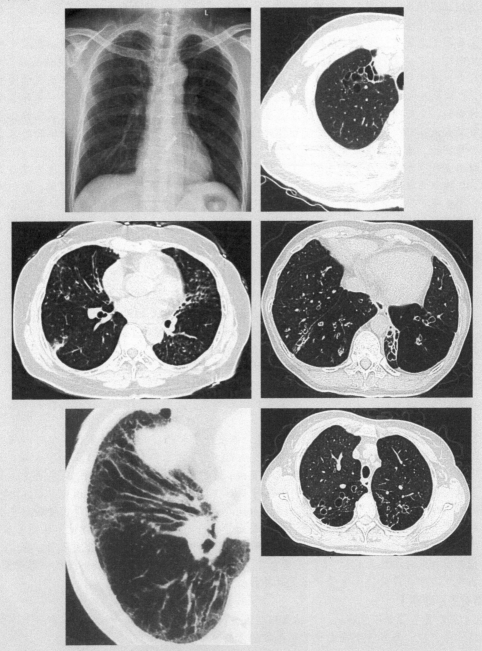

图 5-1-18

问题:

1. 患者病史有何特点?
2. 患者 X 线表现及 CT 检查的主要影像表现是什么?
3. 综合上述病史,应考虑何种疾病?如何确诊?

病案 5-1-1 分析讨论

支气管扩张(bronchiectasis)是指一支及以上的中等大小的支气管内径不同程度、不同形态的不可逆性异常增宽,是一种常见的慢性支气管疾病,包括后天性和先天性两种,支气管及其周围组织慢性炎症及支气管阻塞是最常见的后天性原因,少数为先天性;多发生在 3~6 级分支,好发于儿童及青壮年,男女发病无明显差异。

主要临床表现有咳嗽、咳脓痰、咯血,合并感染时可有畏寒、发热,白细胞总数及中性粒细胞比例增高;病变广泛者,可出现气短、呼吸困难、发绀等,约 1/3 患者出现杵状指。

后天性支气管扩张主要是由以下三种因素相互作用的结果:①慢性感染破坏支气管管壁组织;②长期剧烈咳嗽与支气管内分泌物淤积,引起支气管内压增高;③肺纤维化对支气管壁的外在性牵拉。先天性支气管扩张的病理基础为支气管壁的软骨、弹力纤维、平滑肌及腺体等结构发育缺如或薄弱,出生后因受呼吸动作的影响,形成扩张。支气管动脉和肺动脉的终末支常有吻合与扩张,有的毛细血管扩张形成血管瘤,故患者常有咯血。

根据支气管扩张形态分为三型:①柱状扩张:扩张的程度轻、支气管内径宽度远端与近端相似。②静脉曲张型扩张:扩张的支气管内径粗细不均匀,管壁有多个局限的收缩,形似静脉曲张。③囊状扩张:扩张的支气管末端呈囊状,以上三种类型可混合存在,扩张的支气管内或其末梢分支内常有黏液潴留。这种分型对临床的指导意义并不大,临床上决定治疗方法的主要依据主要是支气管扩张的范围。

【影像学表现】

1. X 线表现

(1)平片:胸部 X 线平片仅作为疑似病例的初步筛查,典型病例可以出现以下特殊征象:①轨道征(pathway sign),即沿肺纹理可见两条较正常支气管略粗的平行线状阴影,称为"轨道征",提示柱状支气管扩张,当扩张的支气管内有分泌物潴留时,该处纹理远段反较近侧粗,形如杵状。②卷发影或蜂窝状影,肺野内多个圆形或卵圆形薄壁透光区,直径为 0.5~3.0cm,相互重叠,胸片上形如卷发状或蜂窝状,合并感染时可见液气平。③轻度支气管扩张患者,胸部 X 线平片可无异常或仅表现为肺纹理增粗紊乱。

(2)支气管造影:可以直观显示支气管扩张的形态、范围,但作为一种有创检查方法已被 HRCT 所取代。

2. CT 表现 CT 检查,特别是 HRCT 是诊断支气管扩张症的主要手段,不仅可以明确诊断,还可以明确病变的类型、范围及肺部并发改变。主要征象包括:①轨道征和印戒征,正常情况下肺动脉直径稍大于伴行的同级支气管直径,这种大小关系发生倒转时,则表明支气管扩张。当病变支气管走行与 CT 扫描平面平行时 HRCT 表现为"轨道征"(pathway sign),与 CT 扫描平面垂直时表现为"印戒征"(signet ring sign),提示支气管壁增厚,管腔增宽。如扩张的支气管内为黏液所充盈时,则表现为与血管伴行而粗于血管的柱状或结节状高密度影。②支气管管径增粗且粗细不均。其周边常见肺纤维化病变,提示静脉曲张型支气管扩张。③多发薄壁光滑含气或液气囊腔影,多提示囊型支气管扩张,若囊内充满分泌物则呈现一串葡萄状,囊内出现气液平面是囊状支气管扩张最具特异性的征象。

【诊断与鉴别诊断】

CT 显示支气管管径呈柱状、静脉曲张状或囊状扩张,管壁增厚,结合临床有咳嗽、咳脓痰、咯血等表现,基本可明确支气管扩张症的诊断。

柱状及静脉曲张型支气管扩张的 CT 诊断相对简单，囊状支气管扩张需与以下疾病鉴别：

1. 多发性肺囊肿　直径相对较大，囊壁相对较薄，且液平少见，可资鉴别。

2. 囊性肺发育不全　也可见多发含气囊肿影，但病变肺体积较正常小，肺动脉、肺静脉发育较对侧细小，是主要鉴别点。

3. 肺气囊　多见于金黄色葡萄球菌肺炎，呈多个类圆形的空腔，但其变化快，常伴有肺内渗出病灶或脓肿，常随炎症吸收而消退，一般不难鉴别。

五、肺炎影像诊断

大叶性肺炎

肺炎（pneumonia）是指终末气道、肺实质和间质的炎症，为肺部常见病和多发病。肺炎按病因学可分为感染性、理化性、免疫和变态反应性，其中感染性最常见；按解剖学或病理学主要分为大叶性、小叶性及间质性肺炎。单从影像学观察来判断肺炎是由何种病原体所致常有困难，但影像学能真实反映肺炎的有无、部位、分布形态及动态变化，从而为临床诊断和治疗提供重要的影像学信息。胸部平片是肺炎最常用的检查方法，胸部 CT 用于鉴别诊断。

病案 5-1-2

患者，女，13 岁，发热 5 天，咳嗽 3 天，体温 38.8℃，神清，精神可，口唇无发绀，皮肤无皮疹，浅表淋巴结无肿大，咽稍红，扁桃体无肿大，无脓性分泌物，双肺呼吸音清，未闻及湿啰音，心音有力，律齐，无杂音，腹平软，肝脾肋下未及，神经系统体检无异常。血常规：WBC $14.68×10^9$L，N% 67.9%，L% 23.1%，M% 7.9%；流感病毒 A 型、流感病毒 B 型均为阴性（图 5-1-19）。

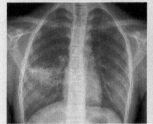 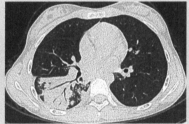 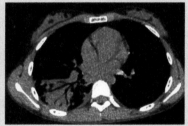

图 5-1-19

问题：

1. 患者病史有何特点？

2. 患者 X 线及 CT 检查的主要影像表现是什么？

3. 综合上述病史，应考虑何种疾病？如何确诊？

病案 5-1-2 分析讨论

大叶性肺炎是细菌性肺炎中最常见的一种，多为肺炎链球菌致病，炎症常累及一个或多个整肺叶，也可呈肺段分布。本病多见于青壮年，突然高热、胸痛、咳嗽、咳铁锈色痰是常见临床症状。白细胞总数及中性粒细胞明显增高。典型病理改变可分四期：①充血期：肺泡壁毛细血管扩张、充血，肺泡腔内浆液渗出；②红色肝变期：肺泡腔内有大量纤维蛋白及红细胞渗出物，使肺组织切面呈红色；③灰色肝变期：肺泡腔内红细胞减少，代之以大量白细胞，肺组织切面呈灰色；④消散期：肺泡腔内炎性渗出物被吸收，肺泡腔重新充气。

【影像学表现】

1. X 线表现

（1）大叶性肺炎充血期可无阳性发现，或仅肺纹理增多，透明度减低。

（2）红色及灰色肝变期，表现为密度均匀的致密影，炎症累及肺段表现为片状或三角形致密影；累及整个肺叶，呈以叶间裂为界的大片致密阴影，致密影中可见透亮支气管影，即空气支气管征。

（3）消散期实变区密度逐渐减低，表现为大小不等、分布不规则的斑片状影。炎症最终可完全吸收，或只留少量条索状影，偶可机化演变为机化性肺炎。

2. CT 表现

（1）由于 CT 密度分辨率高，在充血期即可发现病变区呈磨玻璃样阴影。

（2）实变期可见大叶或肺段分布的致密阴影，在显示空气支气管征方面较 X 线胸片更清晰。

（3）消散期实变区密度减低，呈散在、大小不等、分布不规则斑片状影，可完全吸收。

小叶性肺炎

病案 5-1-3

患者，男，1 岁 5 个月，于今日凌晨 2 时无明显诱因出现声嘶，伴犬吠样咳嗽，发热，无鼻塞流涕，无腹泻、腹痛及呕吐等不适，于外院就诊，予以"布地奈德、异丙托溴铵"雾化治疗 1 次，现患儿仍有犬吠样咳嗽，遂来诊。体温 38.7℃，血常规：WBC 14.07×10⁹/L，N% 67.9%，L% 24.0%，M% 0.1%；呼吸道病原抗体 8 项：阴性；EB 病毒：阴性。起病以来，患儿精神尚可，饮食、睡眠可，大便、小便如常，体力、体重无明显变化（图 5-1-20）。

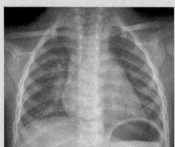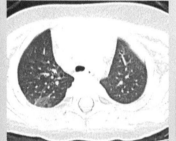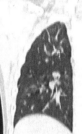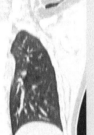

图 5-1-20

问题：

1. 患者病史有何特点？

2. 患者 X 线及 CT 检查的主要影像表现是什么？

3. 综合上述病史，应考虑何种疾病？如何确诊？

病案 5-1-3 分析讨论

小叶性肺炎又称为支气管肺炎，多见于婴幼儿、青少年和老年及极度衰弱的患者，或为手术并发症。临床症状以发热为主，可有咳嗽、咳泡沫黏液脓性痰，常有胸痛、呼吸困难。常见的致病菌有葡萄球菌、肺炎双球菌及链球菌等，常经上呼吸道累及小叶支气管。病理变化为支气管周围的肺实质炎症，以小叶支气管为中心经过终末细支气管延及肺泡，在支气管和肺泡内产生炎性渗出物。病变范围是小叶性的，呈两侧散在分布，可融合成大片。由于细支气管炎性充血、水肿，可导致细支气管不同程度的阻塞，形成小叶性肺气肿或肺不张。

【影像学表现】

1. X线表现

（1）多在两肺中下野的内中带。

（2）肺纹理增多、增粗、模糊，沿肺纹理分布的斑片状模糊致密阴影，密度不均，可融合成较大的片状影。

（3）偶见肺炎液化坏死形成空洞。

2. CT表现

（1）双肺中下部支气管血管束增粗，病变区可见大小不等结节状及片状阴影，小叶支气管阻塞时，可形成小叶性肺气肿或肺不张。

（2）小叶性肺炎治疗后可完全吸收或残留少量纤维条索影。

间质性肺炎

病案 5-1-4

患者，女，1岁5个月，反复咳嗽咳痰伴活动后气促8月余，1个月前无明显诱因出现间断咳嗽，伴咳少量白色黏液痰，痰难咳出，伴活动后气促，无夜间盗汗、胸痛。实验室检查：肺炎衣原体 IgG 抗体：阳性；肿瘤标志物测定、ANA+ENA、ANCA 谱、抗链球菌溶血素"O"、类风湿全套、PCT、CRP、血沉、传染病四项均未见明显异常（图 5-1-21）。

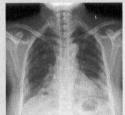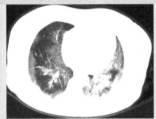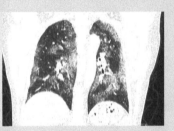

图 5-1-21

问题：

1. 患者病史有何特点？

2. 患者X线及CT检查的主要影像表现是什么？

3. 综合上述病史，应考虑何种疾病？如何确诊？

病案 5-1-4 分析讨论

间质性肺炎系以肺间质炎症为主的肺炎。本病多见于小儿，常继发于麻疹、百日咳或流行性感冒等急性传染病。临床表现有发热、咳嗽、气急及发绀，体征较少。病变为小支气管壁及肺间质的炎性细胞浸润，可引起淋巴管炎及淋巴结炎。小支气管发生狭窄或梗阻，可引起肺气肿或肺不张。

【影像学表现】

1. X线表现

（1）两肺门及中下肺野纹理增粗、模糊，并可见网状及小斑片状影，可伴有弥漫性肺气肿。

（2）肺门周围间质内炎性浸润，可使肺门密度增高、轮廓模糊、结构不清。

2. CT表现

（1）早期或轻症病例 HRCT 见两侧支气管血管束增粗，呈不规则改变并伴有磨玻璃样阴影。

（2）肺门及纵隔淋巴结可增大。

【诊断与鉴别诊断】

临床病史、体征及实验室检查非常重要，应与阻塞性肺炎、浸润性肺结核相鉴别。

六、肺脓肿影像诊断

病案 5-1-5

　　患者，男，78 岁，间断咳嗽、咳痰、发热 1 个月。1 个月前因接触上感患者后间断出现咳嗽，未予重视，后出现咳痰，为白色黏痰，伴低热，体温 37.5℃左右，自行口服阿莫西林和退热药后有所好转，1 周前再次出现咳嗽、咳痰，伴有咯鲜血 1 次，量约 5ml。血常规分析：白细胞 11.89×10^9/L↑；红细胞 3.49×10^{12}/L↓；血红蛋白 115.3g/L↓；淋巴细胞百分比 19.6%↓；中性粒细胞绝对值 8.40×10^9/L↑；单核细胞绝对值 1.10×10^9/L↑；炎性标志物：降钙素原：0.11ng/ml↑；超敏 C 反应蛋白（hs-CRP）137.37mg/L↑；血沉 108mm/h↑；肿瘤标志物测定：正常；TSPOT、痰找真菌、痰培养阴性（图 5-1-22）。

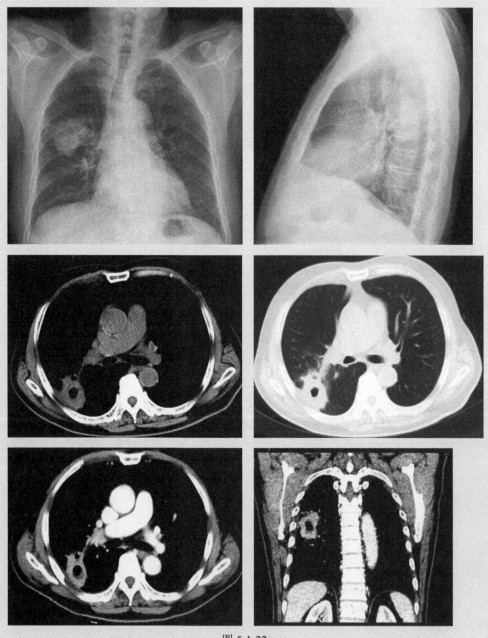

图 5-1-22

问题：
1. 该患者X线与CT检查有何异常改变？
2. 该病实验室检查有何特点？
3. 该病需与哪些疾病鉴别？

病案 5-1-5 分析讨论

肺脓肿是由多种病原菌引起的肺部化脓性感染，早期为肺炎，继而发生坏死、液化和脓肿形成。急性肺脓肿可有发热、咳嗽、胸痛、咳脓臭痰。慢性肺脓肿者经常咳嗽、咳脓痰和血痰，不规则发热伴贫血和消瘦等，并可有杵状指（趾）。白细胞计数及中性粒细胞分类明显增高。

化脓性肺炎导致细支气管阻塞，小血管炎性栓塞，1周后肺组织坏死后液化，经支气管咳出后形成脓腔。有时脓液破溃到胸腔形成脓气胸和支气管胸膜瘘。急性期经体位引流和抗生素治疗，脓腔可缩小或消失。如迁延不愈，脓肿周围纤维组织增生，脓肿壁变厚可转为慢性肺脓肿。

【影像学表现】

1.X线表现

（1）早期表现为边缘模糊的大片肺实变，其后形成厚壁空洞，其内缘常较光整，底部常见液平。

（2）急性期，由于脓肿周围炎性浸润存在，空洞壁周围常见模糊的渗出影。

（3）慢性期，空洞周围炎性浸润逐渐吸收减少，空洞壁逐渐变薄，腔也慢慢缩小，周围有较多紊乱的条索状纤维病灶。

2.CT表现

（1）平扫：CT能较易显示实变阴影内的早期液化和坏死，可早期诊断肺脓肿，且对脓肿壁的显示优于平片，同时易于判断脓腔周围情况，明确脓肿位于肺内或胸膜腔内，是否伴有胸腔积液及脓肿处有无局部胸膜增厚，也可判断是否有局限性脓胸或脓气胸等。

（2）增强扫描：脓肿壁强化多较明显。

【诊断与鉴别诊断】

本病需与结核空洞、肺癌空洞鉴别诊断，具体见表5-1-1。

表5-1-1　肺脓肿的鉴别诊断

	肺脓肿	结核空洞	肺癌空洞
临床表现	高热、寒战、咳嗽、胸痛、咳脓痰	低热、盗汗、乏力、咳嗽、咯血、胸痛等	咳嗽、咳痰、咯血、胸痛等
实验室检查	白细胞计数明显增多	结核菌素试验、痰检结核阳性	痰检癌细胞阳性
空洞外缘	模糊	较清晰	分叶征、毛刺征
空洞壁	厚	薄	厚或偏心状
空洞内缘	较光滑	较光整	结节状
气液平	常有	多无	多无
卫星灶	常有	多有	多无

七、肺结核影像诊断

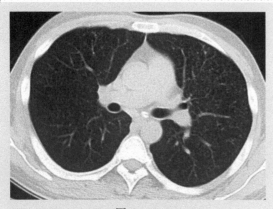

图 5-1-23

病案 5-1-6

患者，男，37 岁，咳嗽、低热 1 个月，为求进一步治疗收入院。自发病以来，食欲正常，睡眠正常，大小便正常，精神正常，体重无减轻（图 5-1-23）。

问题：

1. 患者病史有何特点？

2. 患者 CT 检查的主要影像表现是什么？

3. 综合上述病史，应考虑何种疾病？如何确诊？

病案 5-1-7

患者，男，28 岁，咳嗽、低热 2 个月，为求进一步治疗收入院。自发病以来，食欲正常，睡眠正常，大小便正常，精神正常，体重无减轻（图 5-1-24）。

问题：

1. 患者病史有何特点？

2. 患者 CT 检查的主要影像表现是什么？

3. 综合上述病史，应考虑何种疾病？如何确诊？

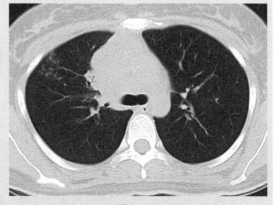

图 5-1-24

病案 5-1-6、病案 5-1-7 分析讨论

肺结核（pulmonary tuberculosis）是指发生在肺组织、气管、支气管和胸膜的结核病变。根据国家卫生和计划生育委员会重新修订并发布的《肺结核诊断标准》（WS 288-2017），肺结核分为 5 种类型：原发性肺结核，血行播散性肺结核，继发性肺结核，气管、支气管结核，结核性胸膜炎。

原发性肺结核

初次感染结核分枝杆菌所引起的肺结核称为原发性肺结核，包括原发综合征和胸内淋巴结结核，多见于儿童和青少年，成年人少见。因为初次感染结核分枝杆菌，机体对其无免疫力，结核分枝杆菌可沿引流淋巴管蔓延至所属的肺门淋巴结，导致淋巴管和肺门淋巴结炎。肺原发病灶、淋巴管炎和肺门淋巴结炎合称原发综合征。原发性肺结核起病缓慢，感染初期常无症状或症状轻微。临床表现多以低热、食欲不振、盗汗等全身结核中毒症状为主，体检时可触及颈部淋巴结肿大。原发性肺结核主要表现为肺内原发病灶及胸内淋巴结肿大，或单纯胸内淋巴结肿大。发于儿童者还包括干酪性肺炎和气管、支气管结核。

【影像学表现】

1. X 线表现 典型的原发综合征呈"哑铃"状表现。

（1）原发病灶：邻近胸膜处的肺内原发病灶，多位于中上肺野，呈圆形、类圆形或局限性密度增高影。

（2）支气管炎：为原发病灶向肺门走行的不规则条索状影。

（3）肺门、纵隔淋巴结增大：肺门影增大或纵隔淋巴结增大，并突向肺野。

2. CT 表现

（1）平扫：相对于 X 线胸片，CT 更容易发现原发病灶、肺门与纵隔淋巴结增大，清楚地显示其形态、大小、数目、边缘和密度等，也易于显示增大淋巴结压迫气管等所引起的肺叶或肺段的不张，还能敏感地发现原发病灶邻近处胸膜的改变。

（2）增强扫描：增大的淋巴结呈环状强化。

【诊断与鉴别诊断】

根据儿童和青少年患者的临床症状，胸部影像检查发现肺内原发病灶、肺门或纵隔淋巴结肿大，PPD 试验阳性，排除肺、纵隔其他疾病，且既往无结核病史，本次抗结核治疗有效，即可诊断。原发性肺结核需要与淋巴瘤、结节病等相鉴别。淋巴瘤的肿大淋巴结多位于血管前或气管旁，肺门较少，且可融合成块，包绕或侵犯血管，增强后轻度强化。结节病临床症状较轻，多为呈对称性分布的双侧肺门淋巴结肿大，增强后均匀强化。

血行播散性肺结核

血行播散性肺结核系结核分枝杆菌经血行播散所致，因结核分枝杆菌的毒力、数量，以及机体免疫功能状况等因素不同，可分为急性、亚急性及慢性血行播散性肺结核。急性血行播散性肺结核的特征性病理表现是肺泡壁内和小叶间隔内的黄白色干酪样坏死物形成。亚急性及慢性血行播散性肺结核以增殖性病变为主，相互融合，大小不一，形成空洞。慢性者由于病程较长，部分可见钙化。

急性血行播散性肺结核多起病急骤，临床上常有较严重的结核中毒症状。亚急性及慢性血行播散性肺结核起病缓慢，结核中毒症状相对较轻。体征随病灶范围的大小和病程阶段而异。肝脾大，伴有肺外结核时，有相应的症状和体征。

【影像学表现】

1. X 线表现

（1）急性血行播散性肺结核表现为双肺弥漫分布的粟粒状结节，结节大小为 1~3mm，边缘较清晰。典型征象表现为分布均匀、大小均匀和密度均匀，即"三均匀"。发病初期，X 线仅见肺纹理增粗，2 周左右出现典型粟粒状结节；晚期粟粒状结节常有融合倾向。

（2）亚急性及慢性血行播散性肺结核表现为双肺上、中野粟粒状或较粟粒更大的小结节影，其大小不一、密度不等、分布不均，即所谓"三不均匀"。陈旧的硬结、钙化及纤维化病灶多位于肺尖和锁骨下，新的增殖或渗出性病灶多位于下方。本型肺结核好转时，病灶可吸收或发生硬结和钙化；病灶进展时可扩大形成空洞，发展为纤维空洞型肺结核。

2. CT 表现

（1）表现与 X 线胸片相似，但对病灶细节及重叠部位的病变显示更清晰。

（2）尤其是 HRCT 可以更清晰地显示粟粒性病灶，对早期急性粟粒性肺结核的诊断明显优于 X 线胸片。

【诊断与鉴别诊断】

根据临床表现、实验室检查、影像学检查见"三均匀"或"三不均匀"的粟粒状结节，诊断不难。弥漫性肺泡癌的粟粒结节以双下肺和周边肺野分布为主，轮廓多清楚。粟粒性肺转移瘤的结节大小不等，且多较粟粒性肺结核大。

继发性肺结核

继发性肺结核是肺结核中最常见的类型，多见于成人，病程较长，易反复发作。除少数干酪性肺炎急骤起病，多数起病缓慢。疾病早期，患者可无症状或症状轻微。随着病程进展，可出现盗汗、乏力、食欲不振、消瘦、月经失调等全身症状，以及咳嗽、咳痰、咯血、胸痛和呼吸困难等呼吸道症状。肺内基本病变主要为渗出性、增殖性和变质性病变。三种病变常同时存在于同一个病灶内，并以其中某一种为主。

【影像学表现】

1. 浸润性肺结核

（1）斑片状或云絮状阴影，好发于双肺上叶尖后段和下叶背段，尤以上叶尖后段多见。

（2）干酪性肺炎：多为一个肺段或肺叶呈大片致密性实变，其内可见不规则的虫蚀样空洞，边缘模糊。

（3）结核球：圆形、类圆形阴影，大小为 2～3cm，边缘清晰，轮廓光滑，密度较高且均匀，其内可见钙化，结核球周围常见增殖性或纤维性病灶，即"卫星灶"，常不强化或呈环形强化。

（4）结核性空洞：病灶内的圆形或类圆形透亮区，空洞可为薄壁、张力、干酪厚壁和纤维空洞等。

（5）支气管播散病灶：沿支气管分布的斑片状影或"树芽征"。

（6）增殖性病灶：边缘较清晰的斑点状影，排列成"梅花瓣"或"树芽征"是肺结核的较典型表现。

（7）硬结钙化：边缘锐利的高密度影，提示病灶愈合。

（8）小叶间隔增厚。

2. 纤维空洞型肺结核

（1）纤维空洞常见于上中肺野，内壁光整，壁厚，壁周有大量纤维粘连。

（2）空洞周围有大片渗出和干酪样病变，也可见不同程度的钙化。

（3）病变肺叶收缩，肺门上提，肺纹理紊乱，呈"垂柳状"。

（4）无病变肺常呈代偿性肺气肿表现。

（5）纵隔向患侧移位。

（6）胸膜肥厚粘连。

【诊断与鉴别诊断】

根据病史、临床表现、影像学表现和痰结核分枝杆菌检查，继发性肺结核诊断不难。干酪性肺炎需与大叶性肺炎鉴别，大叶性肺炎为病变多局限于一个肺叶的实变，密度均匀，边缘以叶间裂为界，肺叶体积可增大，导致水平裂向下方突出（较少见）。结核球需与周围型肺癌鉴别，肺癌多呈类圆形，有分叶、毛刺、棘突、空泡征及胸膜凹陷等，多呈明显不均匀强化，钙化少见，无卫星灶。纤维空洞型肺结核需与慢性肺脓肿鉴别，后者多发生于肺中下野，空洞较大，洞壁不规则，厚 3～5mm，周围无卫星灶及钙化。

气管、支气管结核

气管、支气管结核是指发生在气管、支气管黏膜或黏膜下层的肺结核病。病变发生在气管、支气管者多有刺激性咳嗽，持续时间较长，支气管淋巴瘘形成并破入支气管内或支气管狭窄者，可出现喘鸣或呼吸困难。局部狭窄时，听诊可闻及固定、局限性的哮鸣音。结核肉芽肿为气管、支气管结核的主要病理学改变，可见类上皮细胞、朗格汉斯巨细胞和淋巴细胞浸润，并可产生干酪样坏死、液化，甚至可破溃至管腔。

【影像学表现】

1. X 线表现

（1）X 线对气管、支气管结核诊断有限。

（2）早期 X 线胸片可无异常表现，或者仅见纵隔或肺门淋巴结肿大。

（3）出现肺不张或肺实变时，可见相应的 X 线表现。

2.CT 表现

（1）平扫：气管或支气管壁不规则增厚、管腔狭窄或阻塞，其狭窄多较长，狭窄支气管远端肺组织可出现继发性不张或实变、支气管扩张，不张肺组织密度不均匀，其内可见钙化，甚至空洞，伴有其他部位支气管播散病灶。

（2）增强扫描：纵隔或肺门淋巴结肿大，增强后呈环形强化。

【诊断与鉴别诊断】

根据病史、临床表现、影像学表现和痰结核分枝杆菌检查，多数气管、支气管结核可以确诊。气管、支气管结核需与中央型肺癌相鉴别，后者常引起支气管管壁增厚、管腔狭窄，但管腔狭窄累及范围较局限，尖角状阻断征象常见，周围多伴有明显的软组织肿块，反复出现阻塞性肺炎或阻塞性肺不张，并可出现肺内、外转移灶，增强后肿块常有中度强化，淋巴结强化密度均匀，环形强化少见。

结核性胸膜炎

结核性胸膜炎分为干性胸膜炎和渗出性胸膜炎，后者多见。结核性胸膜炎可单独发生或与肺部结核病灶同时出现。干性胸膜炎为胸膜的早期炎性反应。渗出性胸膜炎主要表现为胸腔积液，多为少量至大量的游离积液，或者是局限积液，吸收缓慢者常合并胸膜增厚粘连，也可演变为胸膜结核瘤及脓胸等。临床症状常表现为胸痛和（或）呼吸困难。

【影像学表现】

1.X 线表现　当胸膜增厚达 2～3mm 时，X 线表现为胸膜外围部分的密度增高影，边缘模糊。

2.CT 表现

（1）当有少量纤维渗出或胸膜肥厚粘连时，CT 纵隔窗即可敏感显示胸腔积液以及增厚的胸膜呈弧形较高密度影。

（2）渗出性胸膜炎主要表现为不同程度的胸腔积液；慢性者可见胸膜广泛或局限性增厚，有时伴胸膜钙化。

【诊断与鉴别诊断】

根据病史、体征、影像学检查诊断不难，胸膜活检或胸腔积液的细菌学检查可确诊。癌性胸腔积液多由肺癌胸膜转移而产生，积液量常为中等量到大量，肺内可见占位性病变，常伴有肺门、纵隔淋巴结肿大。恶性弥漫型胸膜间皮瘤胸痛剧烈，胸膜可见广泛的结节状或不规则增厚，伴有中等量到大量的胸腔积液。

八、肺弥漫性病变影像诊断

特发性肺纤维化

病案 5-1-8

患者，男，77 岁，活动后气短 8 年，加重伴发热 20 天，体温 38.4°，发热以下午和晚上为著，伴咳嗽、咳少量白痰。患者以"肺间质纤维化，双肺气肿，陈旧肺结核"入院并行胸部CT 检查（图 5-1-25）。

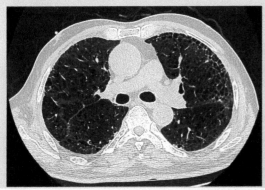
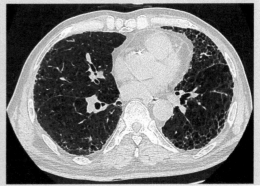

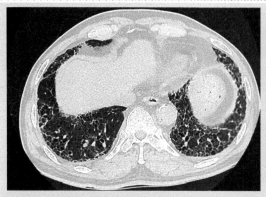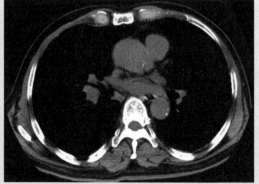

图 5-1-25

问题:

1. 肺内胸膜下及下肺出现细网格及蜂窝影,需要鉴别的主要疾病是什么?
2. 肺纤维化患者肺门及纵隔出现增大淋巴结,应该如何考虑?

病案 5-1-8 分析讨论

特发性肺纤维化(idiopathic pulmonary fibrosis,IPF)的病因及发病机制尚未明确,为一种病因不明、慢性、进行性、纤维化性间质性肺炎,好发于中老年人群,男性多于女性。目前认为反复或持续性肺上皮损伤及修复功能障碍是其发病的主要机制。2015 年指南指出吸烟、环境及遗传因素为 IPF 高危因素。长期 IPF 可合并肺部原发肿瘤、肺气肿及肺部感染。

多数患者起病隐匿,发病初期多无明显症状。临床表现主要为干咳、慢性进行性呼吸困难,活动后明显等。半数患者可见长期慢性缺氧症状,如杵状指、发绀等。此外,终末期可出现肺动脉高压、肺源性心脏病、呼吸衰竭等征象。肺功能检查可出现限制性功能障碍及不同程度低氧血症。

病理学上 IPF 特征性组织学改变是寻常型间质性肺炎,正常肺之间有不同程度的间质炎症和纤维化,导致病变的空间不一致。炎症为淋巴细胞伴浆细胞和嗜酸细胞浸润,肺泡腔内巨噬细胞增多,纤维组织由成熟胶原和成纤维细胞混合构成,即时间不一致。随着病变发展,纤维组织代替肺泡,并牵拉细支气管和肺泡,导致形成蜂窝。

【影像学表现】

1. X 线表现

(1)早期:可无明显异常或仅见双肺中下野细小网状影。

(2)中晚期:双肺胸膜下广泛细网格影,并见含气囊状透亮影,形似蜂窝状,故称蜂窝肺,病变以双肺下叶分布为著,部分可扩展至上肺野。

(3)并发症:①阻塞性肺气肿:肺野透亮度增高,膈肌低平,肋间隙增宽;②原发性肺癌:局限性结节或肿块;③终末期可并发肺动脉高压和肺源性心脏病。

2. CT 表现

(1)早期:双肺下叶胸膜下小叶状磨玻璃密度增高影。

(2)进展期:与胸膜面垂直的细线影,其代表小叶间隔增厚。

(3)终末期:蜂窝状影,表现为圆形或椭圆形含气囊状透亮影,大小为几毫米至 2cm 不等,以双肺基底部胸膜下分布为著。

(4)可见肺气肿及支气管扩张,前者以小叶中央型肺气肿常见,表现为散在薄壁囊状透亮影。

【诊断与鉴别诊断】

特发性肺纤维化以网状影和蜂窝肺为主要影像学表现。特发性肺纤维化需与结缔组织疾病、石棉肺、亚急性或慢性过敏性肺炎相鉴别。

肺泡蛋白沉着症

病案 5-1-9

患者，男，53 岁，发现肺部阴影 5 年入院。患者于 2012 年 4 月体检时发现肺部斑片影，当时无特殊不适，于当地医院输注哌拉西林他唑巴坦治疗，6 个月后复查胸部 CT 未见好转，未再进一步治疗。2017 年 4 月患者出现劳累后胸闷、气短、咳嗽，偶有咳痰，咳白痰，胸部 CT 检查病变较前明显加重（图 5-1-26）。

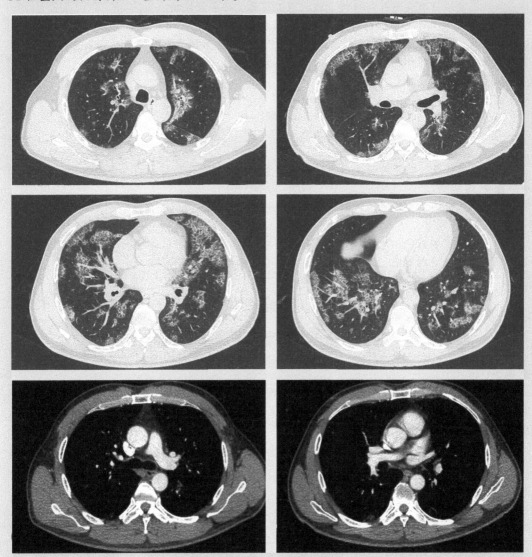

图 5-1-26

问题：

1. 患者病史有何特点？
2. 患者 CT 检查的主要影像表现是什么？
3. 综合上述病史，应考虑何种疾病？如何确诊？

病案 5-1-9 分析讨论

　　肺泡蛋白沉着症（pulmonary alveolar proteinosis，PAP）是以大量不定性富含磷脂的蛋白质沉积于肺泡及细支气管腔内为特征的肺部弥漫性疾病，可分为先天性、特发性和继发性三种类型，90%以上为特发性，至今病因和发病机制尚未明确。PAP 发病率极低，从新生儿到老年人均可发病，以 30~50 岁为主，约占 80%，男性多见，男女比例为 2~4∶1。临床表现多种多样，约 30%的患者可无明显临床症状。主要表现为咳嗽、咳白色痰、活动后气促及呼吸困难；继发感染后可有发热及脓性痰。肺泡灌洗可见乳白色沉淀物。

　　病理学上主要为巨噬细胞功能紊乱所致 Ⅱ 肺泡上皮细胞产生的表面活性物质磷脂大量沉积于肺泡及细支气管管腔内，经过碘酸雪夫（PAS）染色呈强阳性。镜下可见肺泡腔内充满大量颗粒状或无定形嗜伊红物质，肺泡间质多正常或轻度纤维化。

【影像学表现】

　　1. X 线表现

　　（1）以双侧肺门为中心向外周放射状致密影，呈"蝶翼状"，类似于肺泡性肺水肿。

　　（2）部分病例可见网格状密度增高影。

　　2. CT 表现

　　（1）双肺弥漫性分布的磨玻璃密度影及实变，其间可见灶状分布的正常肺小叶，呈"地图样"改变。

　　（2）弥漫分布的磨玻璃密度影及小叶间隔增厚可表现为"碎石路征"。

【诊断与鉴别诊断】

　　肺泡蛋白沉着症的临床表现缺乏特异性，应与肺炎、肺水肿、肺结节病、肺特发性含铁血黄素沉着症及肺泡细胞癌、肺转移癌鉴别。

九、肺肿瘤影像诊断

原发性支气管癌

病案 5-1-10

　　患者，男，45 岁，2018 年 11 月 25 日出现干咳，略感胸闷，胸部 CT 检查显示左下肺病变，纵隔淋巴结肿大。2018 年 12 月 7 日行 CT 引导下病变穿刺活检，结合免疫组化表型，考虑非小细胞肺癌，倾向大细胞癌（图 5-1-27）。

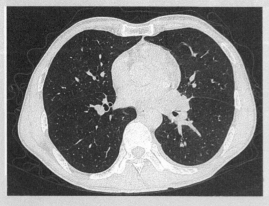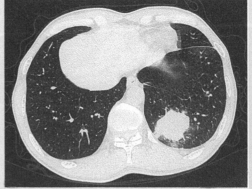

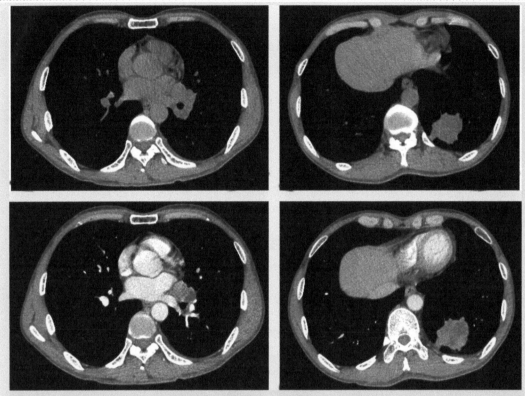

图 5-1-27　CT 图

问题:

1. 简述中央型肺癌、周围型肺癌和弥漫型肺癌常见的病理类型。
2. 简述周围型肺癌的主要恶性征象。

病案 5-1-10 分析讨论

原发性支气管癌是发生于支气管上皮、腺上皮或肺泡上皮的恶性肿瘤,根据发生部位不同,可分为中央型、周围型和弥漫型,可引起支气管管腔狭窄或阻塞,远端可出现阻塞性肺炎、肺气肿、肺不张等改变。

本病好发于中老年人群,早期支气管肺癌多无临床症状,常规体检时偶尔发现。发展到一定阶段可出现咳嗽、咳痰、痰中带血、咯血和胸痛。间断性痰中带少量鲜血是支气管肺癌重要的临床表现。当肿瘤发生转移时可出现相应的临床症状。实验室检查中肿瘤标记物如 CEA、SCC、NSE、CYFRA 21-1 等可有增高,提示预后较差。

病理学上根据支气管肺癌的组织起源不同,可分为腺癌、鳞状细胞癌、神经内分泌癌、大细胞癌等,以腺癌发病率最高,按发生部位又分为中央型和周围型肺癌,段或段以上支气管起源为中央型,段以下为周围型。中央型肺癌以鳞癌、小细胞神经内分泌癌为主。周围型肺癌以腺癌最常见。弥漫型肺癌以黏液型腺癌常见。

【影像学表现】

1. X 线表现

(1)直接征象:中央型肺癌主要表现为肺门不规则肿块影,边缘清晰,为肺癌瘤体的直接征象。周围型肺癌表现为外周结节或肿块影,可呈分叶状,邻近胸膜可增厚。

(2)间接征象:阻塞性肺气肿为最早的间接征象,表现为局限性肺野透亮度增高,肺纹理稀疏。阻塞性肺炎为局限性斑片状密度增高影或实变影,边缘模糊,常位于肿块远端。支气管管腔完全阻塞时可发生阻塞性肺不张，可为肺段、肺叶或一侧肺组织，表现为肺叶体积缩小、向上移位。阻塞性支气管扩张表现为瘤体远端带状或条状密度增高影，可呈手套样表现，称"手套征"。

  2. CT表现

  （1）直接征象：当中央型肺癌瘤体局限于支气管管腔内时，表现为支气管管壁不规则增厚及腔内软组织密度结节影，可引起支气管狭窄或截断。病变进展时可见肺门肿块。周围型肺癌常表现为外周结节或肿块，可为实性或磨玻璃密度影，可见分叶、毛刺、胸膜凹陷、空泡征、空气支气管征等。

  （2）间接征象：阻塞性肺气肿表现为肺叶范围内密度减低区；阻塞性肺炎表现为瘤体远端小片状实变影，边缘模糊，肺体积常缩小。阻塞性肺不张可见肺门处有肿块突出于肺不张外缘，增强扫描可区分不张的肺组织和肿瘤瘤体。阻塞性支气管扩张内可见不强化的潴留黏液。

继发性肺肿瘤

病案 5-1-11

  患者，男，63岁，发现左颈部肿物1个月于2019年1月10日入院。2014年5月双侧口底、下颌骨、颌下黏液表皮样癌切除术病史；2015年8月20日因肿瘤复发行手术切除及颈部淋巴结清扫，放射粒子植入术。入院查胸部CT发现肺内多发结节，大小不等（图5-1-28）。

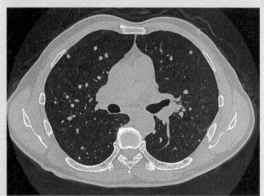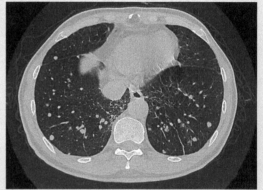

图 5-1-28

问题：

  1. 患者病史有何特点？

  2. 患者CT检查的主要影像表现是什么？

  3. 综合上述病史，应考虑何种疾病？如何确诊？

病案 5-1-11 分析讨论

  继发性肺肿瘤又称肺转移瘤，肺部是转移瘤的好发部位。原发恶性肿瘤的转移途径有血行转移、淋巴道转移或直接侵犯。

  本病好发于中老年人群，肺转移瘤早期可无任何临床症状。晚期可出现咳嗽、咯血、胸闷、胸痛等。大多数肺转移瘤患者均先有原发肿瘤的症状及体征，少数患者也可以肺部症状为首发症状。

  肺部转移瘤以血行转移最为常见，癌栓到达肺小动脉及毛细血管后，可浸润并穿透血管壁，在周围间质及肺泡内生长形成转移瘤。淋巴转移时肿瘤细胞在肺间质的淋巴组织浸润，造成肺间质增厚，形成癌性淋巴管炎。胸膜、胸壁及纵隔的原发肿瘤可直接侵犯肺组织而发生转移。

【影像学表现】

1. X线表现

（1）血行转移表现为双肺随机分布、多发、大小不等的结节及肿块影，少数可见空洞，与原发肿瘤类型有关，受血流重力学影响，病灶以中下肺野常见。

（2）少数为单发结节或肿块影。淋巴道转移表现为网状或多发细小结节影。

2. CT表现

（1）血行转移：表现为随机分布的多发或单发的结节，多发为主，大小不一，边缘光滑清晰，以双肺下叶分布为主。结节可出现空洞、钙化等表现，与原发肿瘤类型有关。结节周围伴出血时可表现为"晕征"，边缘模糊，见于血供较为丰富的原发肿瘤，如绒癌、肾透明细胞癌等。

（2）淋巴道转移：表现为沿淋巴管分布的细小结节，支气管血管束增粗，小叶间隔增厚呈结节状或串珠状改变。常合并有胸腔积液，与淋巴回流受阻有关。50%以上的患者可有纵隔及肺门淋巴结肿大。

【诊断与鉴别诊断】

肺肿瘤的临床表现缺乏特异性，应与支气管结核、浸润性肺结核、支气管腺瘤、炎性假瘤及肺错构瘤等相鉴别。

第二节　胸廓与纵隔

一、不同成像技术的优势和综合应用

（一）X线检查

X线胸片作为常用胸部影像检查方法常被用于胸部疾病的诊断中，通过X线胸片可以反映胸廓部分软组织及骨性结构特点，尤其对于肋骨病变有着良好的鉴别性；对于纵隔病变，X线平片有一定的局限性，只能通过纵隔的形态异常来判断是否存在病变的可能，不能提供纵隔病变的性质、起源及组织关系特点。

（二）CT检查

CT在纵隔影像诊断中有着不可替代的作用，虽然在许多纵隔病变患者中，常规X线胸片能辨别异常，但其敏感性较差，在描述纵隔病变的形态、内部结构、比邻关系方面能力有限。由于其良好的密度分辨率及断层形式，CT能够识别正常的纵隔结构，如心脏大血管、气管、食管等，并且可以根据CT值确定病变的成分特性，还能明确病变的性质、起源、累及范围。CT主要用于X线胸片提示纵隔轮廓异常或临床高度怀疑纵隔病变而X线胸片显示正常的患者。

所以对于胸廓病变的诊断，尤其肋骨病变，X线有一定的优势性，但对于胸廓其他软组织病变及纵隔病变，首选CT检查。

二、正常影像学表现

（一）正常X线表现

1. 胸廓　包括胸壁软组织和胸廓骨性结构，正常胸廓双侧对称。

（1）胸壁软组织

1）胸锁乳突肌（sternocleidomastoid）：在两肺尖内侧形成外缘锐利的均匀致密影，与颈部软组织影相连续。

2）胸大肌（pectoralis major）：两侧胸大肌位于两肺中野的外侧，外形呈扇形的密度增高影，在肌肉发达的男性显示较明显。

3）锁骨上皮肤皱褶（skin reflection over the clavicle）：为锁骨上缘与锁骨相平行的线条状中等密度影，是锁骨上皮肤与皮下组织的投影，正常胸片两侧对称，经验不足时可能误认为锁骨骨折。

4）女性乳房及乳头（breast；papillae）：女性乳房在双下肺野形成的两侧对称的稍高密度影，多呈半圆形，下缘清晰并与腋部软组织相连续。有时在第 5 前肋间上下水平，可见小类圆形的致密乳头影，通常双侧对称，有时男性亦可见（图 5-2-1）。

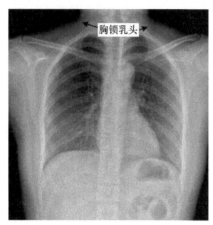
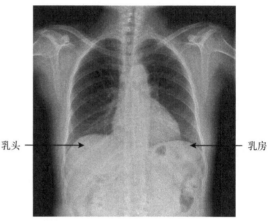

图 5-2-1　女性正常乳房及乳头 X 线表现

（2）胸廓骨性结构：骨性胸廓由前方的胸骨、后方的胸椎及两侧的肋骨围绕构成，除此之外还包括双侧锁骨及肩胛骨。

1）胸骨（sternum）：由胸骨柄、胸骨体及剑突构成。正位胸片上胸骨大部分与纵隔影重叠，只有胸骨柄两侧缘突出于纵隔影之外。侧位胸片上胸骨显示清晰，可分辨出胸骨柄、体。

2）胸椎（thoracic vertebrae）：标准后前位胸片上胸椎与纵隔影相重叠，$T_1 \sim T_4$ 显影较清楚，在心脏大血管后方的胸椎显示欠清。

3）肋骨（rib）：共 12 对，自后上向前下斜行。第 1～10 肋骨前端有肋软骨与胸骨相连，肋软骨未钙化时不显影，因此胸片显示肋骨前端呈游离状。钙化的肋软骨显示为沿肋软骨边缘呈条状、颗粒状或斑片状钙化影。肋骨先天性变异较为常见：①颈肋，位于 C_7 椎体旁，单侧或双侧，较第 1 肋短小；②叉状肋：肋骨前端增宽呈叉状突起；③肋骨融合，常见于肋骨后段近脊椎旁处，以第 5～6 肋骨最为常见。

4）锁骨（clavicle）：呈"S"形，内缘与胸骨柄构成胸锁关节，外缘与肩胛骨构成肩锁关节。在标准后前位胸片上两侧胸锁关节与胸部中线距离相等。锁骨内端下缘处有半圆形凹陷，为菱形韧带附着处，称为菱形窝。

5）肩胛骨（scapula）：在标准后前位胸片上，肩胛骨应当投影于肺野之外。投照时如果上肢内旋不足则肩胛骨的内缘可与肺野的上外侧重叠，需避免误认为胸膜肥厚。肩胛骨在发育过程中其下角可出现二次骨化中心，勿误认为骨折或肺部病变（图 5-2-2）。

2. 纵隔　是两侧纵隔胸膜间全部器官、结构与结缔组织的总称。

（1）位置及形态：范围上自胸廓入口，下至膈肌，前界为胸骨和肋软骨，后界为脊柱胸段，两侧为纵隔胸膜。纵隔近似矢状位，下部较宽大，由于心脏位置偏左，纵隔位置也稍向左偏。

（2）组成：纵隔主要有心脏、大血管、气管、主支气管、食管、淋巴组织、神经、脂肪及胸腺等结构和组织。

（3）划分：纵隔分区在纵隔病变 X 线诊断中具有重要意义。通常有三分法、四分法和九分法。

1）三分法：以气管、气管杈前壁和心包后壁的冠状面为界分为前、后纵隔。前纵隔又以胸骨角平面为界分为前纵隔上部和下部。

2）四分法：以胸骨角平面为界，将纵隔分为上纵隔和下纵隔。下纵隔又以心包的前后壁为界分为三部分，胸骨后面与心包前壁之间为前纵隔，心脏、心包及出入心脏的大血管所占据的区域为中纵隔，心包后壁与脊柱之间为后纵隔。

3）九分法：前纵隔位于气管、升主动脉及心脏的前缘，呈倒置的狭长的三角区域；中纵隔相当于气管、主动脉弓、肺门和心脏的范围；后纵隔为食管前缘以后的区域；上纵隔位于胸骨角至 T_4 椎体下缘的水平线以上；下纵隔位于第 4 前肋端至 T_8 椎体下缘的水平线以下；中纵隔位于上下纵隔之间（图 5-2-3）。

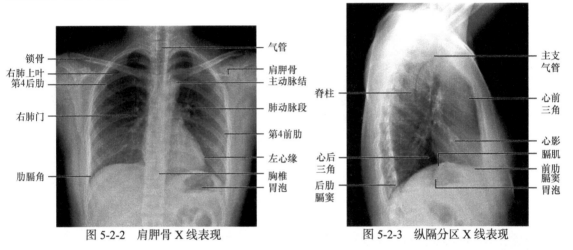

图 5-2-2　肩胛骨 X 线表现　　　　图 5-2-3　纵隔分区 X 线表现

（二）正常 CT 表现

1. 胸廓

（1）软组织结构：胸部以胸廓为支架，胸廓表面覆盖有骨骼肌等软组织，内面衬有胸内筋膜共同构成胸壁。胸壁的各组肌肉肌间隙可见薄层脂肪影。腋窝内充满脂肪，其内可见血管影及小淋巴结影。胸壁最前方有女性乳房影。

（2）骨骼结构：胸骨与锁骨形成胸锁关节。第 1 肋软骨钙化往往突向肺野内。通常一个 CT 横断面图像可同时显示多根肋骨的部分断面，位于前面的肋骨段高于后面的肋骨段。肩胛骨位于胸廓背侧，呈长形斜条状结构。CT 三维重建可以立体显示胸部骨骼结构。

2. 纵隔

（1）纵隔主要通过纵隔窗观察。纵隔包括两侧纵隔胸膜之间所有器官、结构和结缔组织。纵隔位于胸腔正中略偏左侧，其前界为胸骨和肋软骨，后界为胸椎，两侧是纵隔胸膜，向上经胸廓上口连于颈部，向下借膈与腹腔相邻。

（2）胸腺位于血管前间隙，位于主动脉弓与主肺动脉之间，分左右两叶，形似箭头，尖端指向胸骨。胸腺边缘光滑或呈波浪状。随着年龄的增长，胸腺逐渐退化并被脂肪组织替代。

（3）纵隔淋巴结分布复杂，数目众多，大小不一，主要收纳胸腔脏器的淋巴。纵隔淋巴结不仅是胸内原发肿瘤的侵袭处，胸外病变也可经淋巴管或血液循环转移至此处。纵隔淋巴结短径小于 10mm 视为正常，前纵隔淋巴结较多，气管旁较少，心包旁最少。

纵隔间隙 CT 表现：①胸骨后间隙：前方为胸骨，两侧为纵隔胸膜，后方与血管前间隙相连续，其内主要为脂肪和结缔组织。②血管前间隙：位于前纵隔，向前延续为胸骨后间隙，两侧为肺组织，后方为上腔静脉、升主动脉、主动脉弓及其分支、肺动脉等，该间隙多呈脂肪密度影，其内除脂肪外，尚有头臂静脉、胸腺及淋巴结。③主肺动脉窗：位于主动脉弓下方、左肺动脉上方、气管与左肺之间，其内含脂肪、动脉导管、韧带、喉返神经、淋巴结。④气管前间隙：位于纵隔大血管和气管前壁之间，上至胸廓入口，下达气管隆嵴，右侧为上腔静脉，左前方为主动脉弓及其 3 个分支，其内为脂肪组织和淋巴结，淋巴结肿大好发于该部位。在气管隆嵴水平，升主动脉后方有时可见心包上隐窝结构，多发呈椭圆形，边界清楚，密度高于脂肪密度，易与肿大淋巴结相混淆。⑤隆突下间隙：上下界位于气管隆嵴和左心房之间，前为右肺动脉和左上肺静脉，后为胸椎椎体，两侧分别为左右主支气管，其内有食管、奇静脉及淋巴结。⑥膈脚后间隙：膈脚起源于腰椎前纵韧带的肌腱，膈脚后间隙由两侧膈脚和后方椎体围成，其内为脂肪、降主动脉、胸导管、奇静脉和半奇静脉（图 5-2-4～图 5-2-8）。

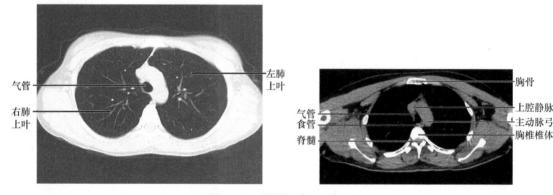

图 5-2-4　纵隔间隙 CT 表现

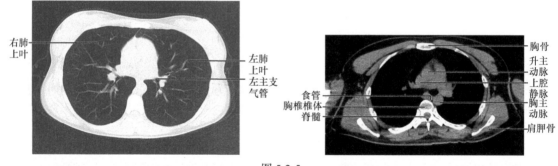

图 5-2-5

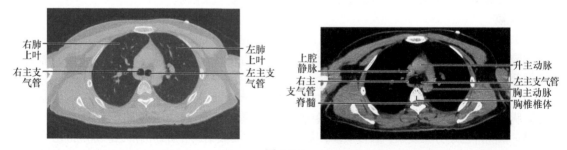

图 5-2-6

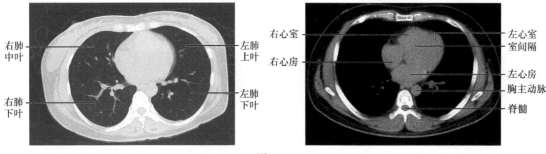

右肺中叶　右肺下叶　左肺上叶　左肺下叶

右心室　右心房　左心室　室间隔　左心房　胸主动脉　脊髓

图 5-2-7

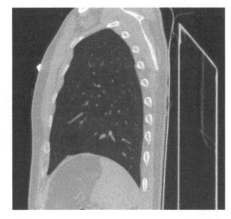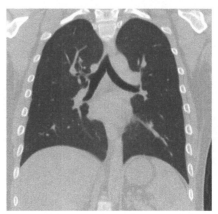

图 5-2-8

三、基本病变影像学表现

（一）纵隔囊性病变

纵隔内囊性病变涉及种类较多，其影像学表现无明显特异性。纵隔内囊性病变主要包括支气管囊肿、食管囊肿、胸腺囊肿、心包囊肿、囊性畸胎瘤、囊性淋巴管瘤、纵隔甲状腺肿等。纵隔囊性病变多为良性，一般无症状，有时可对纵隔周围器官产生压迫，可出现胸痛、咳嗽、呼吸困难甚至上腔静脉阻塞、吞咽困难和呕吐等症状。

1. 支气管囊肿 为先天发育异常，在纵隔囊肿中占 50%～60%。约有 85% 的支气管囊肿发生在纵隔，多位于中纵隔的上中部，以气管右旁、主支气管旁及隆突下为最常见部位，也可以发生在脊柱旁沟内。CT 表现多为单房，呈边缘光滑锐利的圆形、椭圆形或管状肿物，壁薄而均匀，囊内密度均匀，呈水样密度，钙化罕见。囊肿内如有出血或内容物含有大量的黏液与蛋白成分时平扫密度可以增高甚至类似软组织密度，增强扫描囊内无强化。邻近的气管及支气管可受压变形，产生阻塞性肺气肿、肺不张等，偶尔也有支气管囊肿压迫导致上腔静脉阻塞综合征（图 5-2-9）。

2. 食管囊肿 其发病率较支气管囊肿低，多位于后纵隔，多表现为与食管伴行的独立管道或与食管密切相关的囊性病变，也可发生于食管壁内。CT 表现与支气管囊肿类似。

（二）纵隔含脂病变

纵隔内含脂肪病变较少见，临床上常见疾病有脂肪瘤、脂肪肉瘤、胸腺脂肪瘤、畸胎瘤等。

1. 脂肪瘤 纵隔脂肪瘤是纵隔内最常见的良性含脂病变，占纵隔肿瘤的 1%～3%，好发于前纵隔或中纵隔，由成熟的脂肪组织构成，外有包膜。因质地柔软，很少压迫其他器官，CT 表现为边界清晰，密度均匀的圆形或类圆形肿块影，CT 值呈脂肪密度，其周边有包膜影。脂肪瘤需与纵隔内正常的脂肪积聚相鉴别，后者为纵隔内正常脂肪间隙增宽，无包膜，范围较广泛（图 5-2-10 ）。

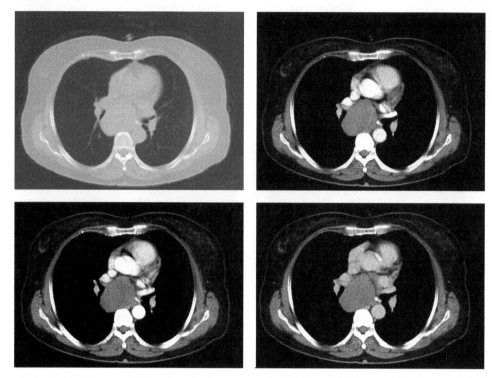

图 5-2-9

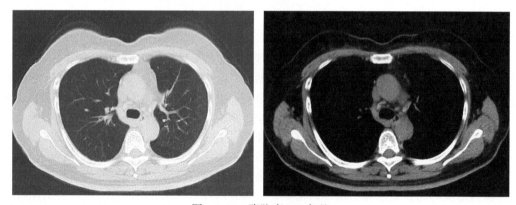

图 5-2-10　脂肪瘤 CT 表现

2. 畸胎瘤　是纵隔最常见的生殖细胞肿瘤，分良、恶性。生殖细胞瘤包括畸胎瘤、上皮样囊肿、绒毛膜上皮癌及内皮窦癌等，占纵隔肿瘤的 10%～30%。畸胎瘤分为囊性畸胎瘤和实性畸胎瘤。囊性畸胎瘤为皮样囊肿，为外胚层及中胚层，可为单房或多房，囊内为皮脂样液，囊壁为纤维组织。实性畸胎瘤组织成分复杂，含外、中、内三胚层结构，可有骨骼、牙齿、毛发等，容易恶变。

CT 表现为前纵隔内边界清楚的有壁包块，绝大多数位于心脏大血管前区，可呈囊性、实性或囊实性肿块，因含有脂肪、囊变、钙化的成分，瘤体密度常不均匀，有时瘤壁或实质部分可见强化。皮样囊肿表现为圆形或类圆形、边界清楚的肿块影，密度均匀，为水样密度，有时可见脂肪成分，出现脂肪-液体平面时更具特征性。囊壁可有钙化，增强时囊壁轻度强化。恶性畸胎瘤 CT 表现为形态不规则、边界不清、浸润压迫邻近组并使其变形、移位。囊变和含脂肪是本病的 CT 特征性表现，病变多呈混杂密度，典型的畸胎瘤常含有脂肪、软组织和骨性密度等成分，具有确诊价值（图 5-2-11）。

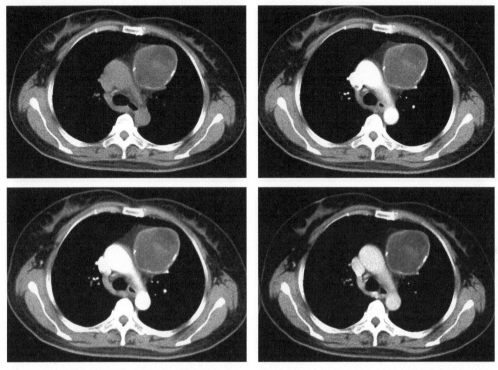

图 5-2-11　畸胎瘤 CT 表现

（三）纵隔肿瘤性病变

纵隔内肿瘤性病变较为常见，临床上常见疾病有胸腺瘤、神经源性肿瘤、生殖细胞瘤等。

1. 胸腺瘤　是胸腺肿瘤中最常见的一种，是前纵隔的常见肿瘤，起源于胸腺上皮，病理上根据其占优势的细胞类型可分为淋巴细胞、上皮样、淋巴上皮样和梭形细胞四种。近期 WHO 还依据胸腺瘤的上皮细胞形态及其与淋巴细胞的比例，将其分为 A、AB、B、C 四型，该分型可作为独立预后因素，并与肿瘤侵袭性、复发等密切相关。部分胸腺瘤有恶性表现，但在病理上也很难区分良性或恶性，因此常根据肿瘤是否侵犯到胸腺的包膜以外而把胸腺瘤分为侵袭性胸腺瘤和非侵袭性胸腺瘤。胸腺瘤多见于成年人，一般发病年龄偏大，偶见于年轻人。胸腺瘤多呈实质性，也可以呈囊性变。

CT 表现：非侵袭性胸腺瘤位于前纵隔的血管前间隙，少数位置较高或发生于后纵隔甚至纵隔外。小的胸腺瘤多位于中线一侧，大者可位于中线两侧，大部分肿瘤生长不对称，可呈圆形或分叶状，瘤体大小不一，密度多均匀，可出现囊性变；增强检查肿瘤实性部分呈较均匀性强化。侵袭性胸腺瘤呈浸润性生长，边缘不规则，侵及胸膜时可见胸膜结节及胸腔积液。

2. 神经源性肿瘤　为最常见的原发性后纵隔肿瘤，绝大多数发生于后纵隔脊柱旁沟处，约占90%，少数肿瘤可部分发生在椎间孔内，呈哑铃状表现。后纵隔神经源性肿瘤主要分为交感神经源与周围神经源两大类，前者最常见的是节细胞神经瘤，后者常见的是神经鞘瘤、神经纤维瘤和恶性神经鞘瘤。本病好发于青、中年人。

CT 表现：后纵隔一侧脊柱旁沟内圆形或类圆形肿块，密度较均匀，少数病灶内可见坏死囊变、钙化。增强检查可有轻到中度均匀强化。良性者边缘光滑锐利，可压迫邻近骨质造成骨质吸收，压迹光整。恶性者呈浸润性生长，边界不清楚，内部密度不均匀。病变侵及椎管内外时，呈哑铃状表现（图 5-2-12）。

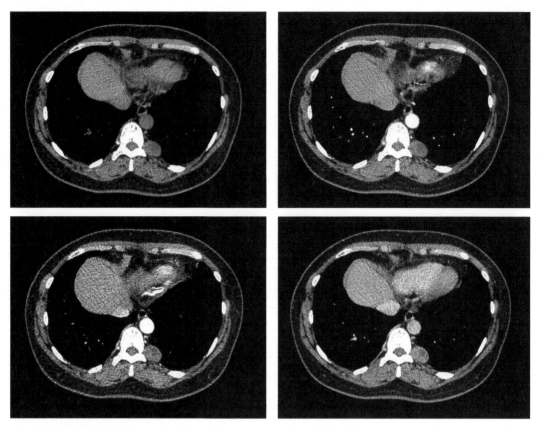

图 5-2-12　神经源性肿瘤 CT 表现

（四）纵隔淋巴结病变

1. 淋巴瘤　为恶性肿瘤，起源于淋巴结或结外淋巴组织。纵隔淋巴瘤常为全身病变的一个组成部分，也可单独出现。病理上淋巴瘤分为霍奇金淋巴瘤（HL）与非霍奇金淋巴瘤（NHL）两大类，前者更易累及胸部，胸部最常受累部位为纵隔和肺门淋巴结。HL 多呈连续性发展，以侵犯淋巴结为主，结外少见，而 NHL 则可呈跳跃式发展，病变广泛，结外器官易受累。

CT 表现：纵隔肿大淋巴结的分布以前纵隔和支气管旁组最常见，其次是气管与支气管组和隆突下组。肿大的淋巴结可以融合成块，也可分散存在，融合成块可推压或包绕气道、大血管等邻近结构甚至压迫至其变形或移位。肿块较大时中心可发生坏死，但钙化少见。增强检查可见轻度强化。淋巴瘤亦可侵犯胸膜、心包及肺组织，可出现胸腔积液、胸膜结节、心包积液、肺内浸润的表现。腋窝常可见结节（图 5-2-13）。

2. 巨淋巴结增生症（Castleman's disease，CD）　是一种少见的淋巴结和淋巴组织疾病，为不明原因的抗原刺激或免疫调节障碍引起的淋巴系统反应性增生病变，其病理特征为明显的淋巴滤泡、血管及浆细胞呈不同程度的增生，临床上以深部或浅表淋巴结显著肿大为特点。病理上可分为透明血管型和浆细胞型两类。前者常单发，常为良性；后者多为弥漫性，通常属恶性。

CT 表现：局灶性 CD 表现为孤立性软组织密度肿块，边界清晰，周围组织受推挤，肿块内可见粗大钙化斑块。增强检查多强化明显，相对强化值可达 60HU。

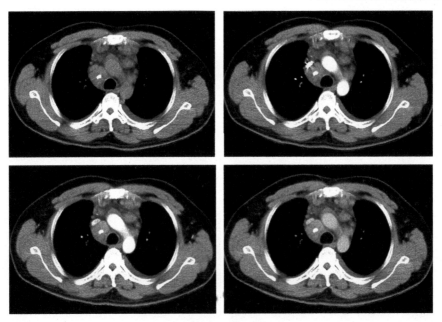

图 5-2-13 淋巴瘤 CT 表现

四、纵隔原发肿瘤和瘤样病变影像诊断

病案 5-2-1

患者，女，64 岁，间断咳嗽、咳痰 2 个月就诊，无胸闷及憋喘，无进食梗阻，无声音嘶哑及饮水呛咳等，甲功正常（图 5-2-14）。

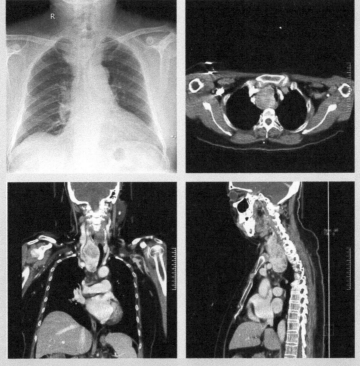

图 5-2-14

问题:

 1. 患者病史有何特点?

 2. 患者 X 线检查及 CT 检查的主要影像表现是什么?

 3. 该病诊断及鉴别诊断需考虑哪些?

病案 5-2-2

 患者,男,50 岁,3 个月前出现睁眼、抬臂无力,休息后好转,2 周前突发肌无力危象,呼吸困难。查体:体温 36.7℃,脉搏 80 次/分,呼吸 20 次/分,血压 125/80mmHg,神志清(图 5-2-15)。

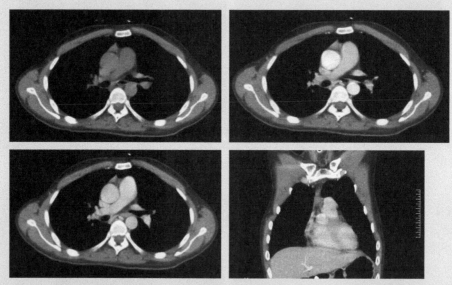

图 5-2-15

问题:

 1. 患者病史有何特点?

 2. 患者 CT 检查的主要影像表现是什么?

 3. 综合上述病史,应考虑何种疾病? 如何确诊?

病案 5-2-3

 患者,女,55 岁,体检发现纵隔占位(图 5-2-16)。

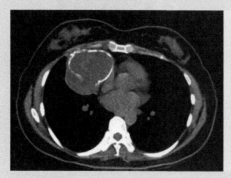
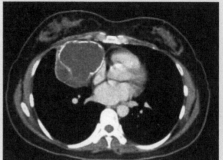

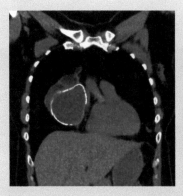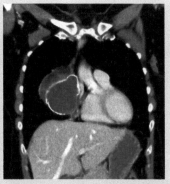

图 5-2-16

问题：

1. 患者病史有何特点？
2. 患者 CT 检查的主要影像表现是什么？
3. 综合上述病史，应考虑何种疾病？如何确诊？

病案 5-2-4

患者，男，4 岁，发现右颈部肿物 2 个月。辅助检查：红细胞计数 $3.53×10^{12}/L$，白细胞计数 $29×10^9/L$，单核细胞百分数 17.5%（图 5-2-17）。

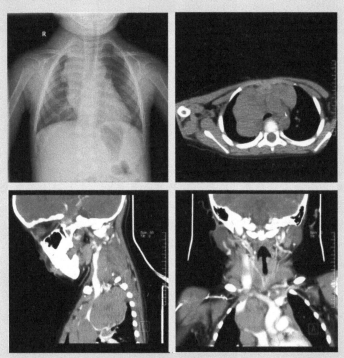

图 5-2-17

问题：

1. 患者病史有何特点？
2. 患者 X 线检查与 CT 检查的主要影像表现是什么？
3. 综合上述病史，应考虑何种疾病？如何确诊？

病案 5-2-5

患者，女，33 岁，反复发作后背部刺痛（图 5-2-18）。

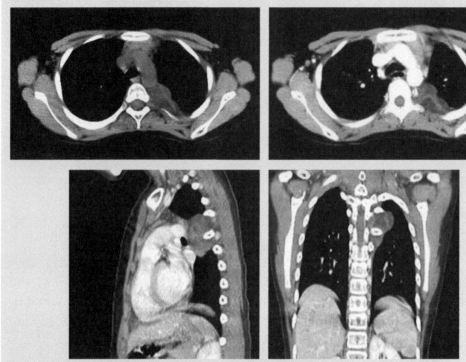

图 5-2-18

问题：

1. 患者病史有何特点？
2. 患者 CT 检查的主要影像表现是什么？
3. 综合上述病史，应考虑何种疾病？如何确诊？

案例 5-2-1～病案 5-2-5 分析讨论

纵隔前壁由胸骨和相关肋软骨、后壁由胸椎及相关后肋、左右壁由纵隔胸膜围绕形成，上界为胸廓入口，下界为横膈。纵隔病变种类繁多，病理类型多样。纵隔肿瘤（mediastinal tumor）指原发于纵隔的肿瘤，以胸腺瘤、神经源性肿瘤、淋巴瘤、生殖细胞肿瘤等最为常见。此外，纵隔内还可发生某些瘤样病变，如胸内甲状腺肿和各种类型囊肿等。

目前纵隔肿瘤的影像检查方法主要包括 X 线、CT、MRI 及超声等。X 线片用于筛查肿瘤，但是易漏诊，当可疑纵隔肿瘤时，CT 扫描尤其是增强扫描是首选的检查方法。CT 能精确地显示肿瘤的部位、内部结构及其与周围结构的关系，判断病变的囊实性、有无脂肪或钙化、是否浸润周围脂肪组织，有利于纵隔肿瘤的定位及定性诊断。纵隔肿瘤的诊断及鉴别诊断主要依据病变的部位、形态、内部结构及强化特点、生长方式等，并结合患者的临床特征等综合判断。

纵隔肿瘤在病灶较小时多无明显症状；体积较大的或恶性纵隔肿瘤可因压迫或侵犯纵隔内器官而产生症状：①上腔静脉受压，主要表现为头颈部、上肢肿胀和头臂静脉怒张，多由恶性病变引起，以淋巴瘤和转移瘤多见。②气管受压，可出现刺激性咳嗽、喘鸣、窒息，多见于胸内甲状腺瘤、胸腺瘤及淋巴瘤。③食管受压，出现吞咽困难，多见于转移瘤及后纵隔肿瘤。④神经受压，可出现声音嘶哑、膈肌麻痹、肋间神经痛及交感神经受压征象等；神经受压多为恶性病变，预后不良。纵隔内瘤样病变很少产生症状，如有也多为轻度压迫症状。

胸内甲状腺肿

胸内甲状腺肿（intrathoracic goiter）分为胸骨后甲状腺肿及迷走甲状腺肿，前者多见，为颈部甲状腺增大后向胸骨后的延伸，与颈部甲状腺相连（直接相连或以纤维索条相连），后者少见，与颈部甲状腺无任何联系，完全位于胸内且没有好发部位。

临床上可无症状，较大时可出现邻近结构受压的症状。体检可感知颈部肿物随吞咽上下移动。

病理上为甲状腺肿、甲状腺囊肿或腺瘤等，多为良性，仅少数为恶性。

【影像学表现】

1. X 线表现

（1）前上纵隔增宽，并有软组织影，多偏于一侧，肿块较大时可向纵隔两侧凸出，气管受压移位是重要征象之一，严重时可出现食管的受压移位。

（2）侧位胸片常显示胸骨后方有软组织块影。透视下可见软组织影随吞咽动作轻度上下移动。

2. CT 表现

（1）平扫：多位于气管前方和侧方，邻近结构受压移位。CT 冠矢状面重组可显示其与颈部甲状腺组织直接或间接相连。病变多为实性稍高密度，其内常可见囊变、出血、钙化等。

（2）增强扫描：实质部分呈持续性明显强化。

【诊断与鉴别诊断】

胸内甲状腺肿通常位于气管的前方或侧方，位置多较胸腺瘤稍高，大多与颈部甲状腺相连，CT 增强检查其实质部分呈持续明显强化，多数病灶可随吞咽上下移动，一般诊断不难。诊断时，需注意并存的囊性变、甲状腺腺瘤，特别是甲状腺癌的可能性。

胸　腺　瘤

胸腺瘤（thymoma）属于胸腺上皮肿瘤，是前纵隔最常见的肿瘤，其发病率略高于畸胎类肿瘤。本病主要发生于成人，以中年人发病率最高，20 岁以下者极为少见。临床表现中多数胸腺瘤患者无任何症状，部分因肿瘤压迫或侵犯周围结构而产生症状，30%～45%的胸腺瘤患者可合并重症肌无力，而重症肌无力患者中约 15%伴有胸腺瘤。

胸腺瘤为起源于胸腺上皮细胞或向胸腺上皮细胞分化的肿瘤，由胸腺上皮细胞和淋巴细胞混合组成。组织学上根据肿瘤的细胞构成比将胸腺瘤分为上皮细胞型、淋巴细胞型、混合型和梭状细胞型，又分为侵袭性与非侵袭性。良性胸腺瘤（非侵袭性）包膜光整；侵袭性胸腺瘤则包膜不完整，向邻近结构侵犯，如侵及胸膜可引起胸腔积液，侵及心包可引起心包积液。

【影像学表现】

1. X 线表现

（1）较小的胸腺瘤于后前位胸片不能显现，较大的胸腺瘤可见纵隔增宽。

（2）侧位可见前纵隔内肿块影。

2. CT 表现

（1）平扫：多位于前纵隔中部，少数位置较高或发生于后纵隔甚至纵隔外，如颈部、胸膜或肺。小的胸腺瘤多位于中线一侧，大的胸腺瘤可位于中线两侧。非侵袭性胸腺瘤常呈类圆形，可有分叶，密度均匀，部分胸腺瘤可有囊变、出血及局灶性钙化。侵袭性胸腺瘤呈浸润性生长，边缘不规则，侵及胸膜可见胸膜结节及胸腔积液。

（2）增强扫描：实性部分呈较均匀性强化。

【诊断与鉴别诊断】

本病需与胸腺增生进行鉴别，二者的主要区别在于胸腺瘤为胸腺的局部增大，存在肿瘤形态；胸腺增生为整个胸腺的膨大，但其正常形态仍然存在。

畸胎类肿瘤

畸胎类肿瘤（teratoid tumor）为纵隔内常见的肿瘤，原发性纵隔肿瘤中发病率仅次于神经源性肿瘤和胸腺瘤。一般认为畸胎类肿瘤是胚胎时期第 3、4 对鳃弓发育异常，主要为部分多潜能组织、细胞迷走脱落，并随心血管的发育进入纵隔所致。

畸胎瘤病理上分两种类型：一类是囊性畸胎瘤，即皮样囊肿（dermoid cyst），含外胚层与中胚层组织，多呈单房囊状，壁的外层为纤维组织，内层为复层鳞状上皮及脂肪、汗腺、毛发、毛囊肌肉组织，亦可有钙化、牙齿及骨骼。另一类为实性畸胎瘤，通常称为畸胎瘤，组织学上含三个胚层，结构复杂，可存在人体各部的组织结构。

畸胎类肿瘤出生时就已存在，肿块较小时可无任何症状，多属偶然发现，较大时可出现相应的压迫症状，发生支气管瘘时出现咳嗽、咯血，典型时可咳出毛发、钙化物等，具有重要的诊断意义。继发感染时亦可出现胸腔积液、肺性骨关节病，当肿瘤短期内增大应怀疑有恶变可能，恶性畸胎瘤可发生转移。

【影像学表现】

1. X 线表现

（1）畸胎类肿瘤多位于前纵隔，特别是心脏与大血管交界的前、中纵隔处，偶尔可位于后纵隔，左侧多于右侧。

（2）常呈类圆形或分叶状，密度不均匀，其内若发现牙齿、骨骼影则有诊断意义。

2. CT 表现

（1）平扫：畸胎类肿瘤的 CT 表现多种多样，多为边缘清楚的多房囊性肿块，囊壁薄，有时可呈厚壁，囊内可见分隔，约 3/4 病例中含脂肪密度，CT 值为-50～-25HU。瘤灶内的钙化或骨骼成分 CT 值大于 100HU。肿瘤向周围结构浸润性生长则提示恶性。

（2）增强扫描：不均匀强化，瘤灶一过性显著强化常提示恶性。

【诊断与鉴别诊断】

畸胎类肿瘤多见于前纵隔，密度不均匀，其内常含有钙化、骨骼或牙齿及脂肪等多种成分，表现典型，多可明确诊断。少数病变呈均一软组织密度，表现不典型，尤其是位于中、后纵隔者，诊断较困难，应注意与纵隔内其他肿瘤鉴别。瘤灶呈浸润性生长，内出现一过性显著强化者提示为恶性。

淋 巴 瘤

淋巴瘤（lymphoma）为恶性肿瘤，为全身性淋巴过度增生性疾病。病理上淋巴瘤分霍奇金淋巴瘤（Hodgkin lymphoma，HL）和非霍奇金淋巴瘤（non-Hodgkin lymphoma，NHL）两大类，这两大类淋巴瘤又可分为许多亚型。病理学上的区别是在霍奇金淋巴瘤中可以找到 R-S 细胞，而非霍奇金淋巴瘤中则没有。霍奇金淋巴瘤的特点以侵犯淋巴结为主，结外少见，仅占 10%，常从颈部淋巴结开始，向邻近淋巴结扩散。非霍奇金淋巴瘤则常呈跳跃式无序播散，病变常广泛，结外器官易受累，检查时应常规行胸腹部 CT 扫描，有利于病变的准确分期。

临床上以霍奇金淋巴瘤多见，常见于青年人，其次为老年人。非霍奇金淋巴瘤多见于青少年，其次为老年人。早期常无症状，仅触及浅表淋巴结增大。中晚期常出现发热、疲劳、消瘦等全身症状。胸部是淋巴瘤最常累的部位，占成人所有纵隔肿瘤的20%。气管、食管或上腔静脉受压则出现相应症状。

【影像学表现】

1. X 线表现

（1）X 线无特征性表现，肿块较大时可表现为纵隔影增宽，以上纵隔为主。

（2）轮廓不清，形态可以不规则。

2. CT 表现

（1）平扫：纵隔淋巴瘤常有多组淋巴结受累，以前纵隔和支气管旁组淋巴结肿大最常见，其次是气管与支气管组和隆突下组。肿大的淋巴结可相互融合，也可分散存在。肿块密度较均匀，较大时中心可发生坏死，但很少出现钙化。

（2）增强扫描：轻中度强化。

（3）当纵隔内多发淋巴结肿大时，可沿血管间隙浸润，呈现冰冻纵隔征象，对于淋巴瘤的诊断有一定特异性。淋巴瘤可侵犯胸膜、心包及肺组织，表现为胸腔及心包积液、胸膜结节、肺内浸润灶。腋窝、颈部亦常见肿大淋巴结影。

【诊断与鉴别诊断】

纵隔淋巴瘤肿大的淋巴结多分布在前纵隔和支气管旁组，可融合成块，多见于青年或青少年，其次为老年人，临床有发热等症状，多伴有其他部位淋巴结肿大，一般不难诊断。诊断时应与下述疾病鉴别：①侵袭性胸腺瘤，很少伴相邻淋巴结肿大，肿块内密度不均匀，常见囊变、坏死、出血和钙化，如果肿块内出现钙化几可排除淋巴瘤。②淋巴结结核：淋巴结的肿大多为单侧性，增强淋巴结呈环形或分隔状强化，部分病灶内可见钙化，肺内多有结核病变，有结核中毒症状。③转移性淋巴结肿大：范围相对局限，可单侧或不对称性双侧生长，多有原发病灶。

神经源性肿瘤

神经源性肿瘤（neurogenic neoplasm）是最常见的纵隔肿瘤，占全部纵隔肿瘤的14%～25%，其中90%位于后纵隔脊柱旁沟，部分可存在于椎管内，少数肿瘤偏前。

本病以青年人发病率最高，病灶较小时多无明显症状及体征，常偶然发现，肿瘤较大时可以出现压迫症状。此外，从副神经节发生的副神经节瘤以靠近心脏底部的前上纵隔为多，可以分泌肾上腺素，临床可出现高血压及血压波动。

后纵隔神经源性肿瘤主要分交感神经源、周围神经源及副神经节细胞源三大类。其中神经节瘤是交感神经系统最常见的肿瘤，神经节母细胞瘤和神经母细胞瘤属恶性，较少见；周围神经源肿瘤中常见的有三种，即神经鞘瘤、神经纤维瘤和恶性神经鞘瘤；副神经节起源的肿瘤有嗜铬细胞瘤和化学感受器瘤。

【影像学表现】

1. X线表现

（1）胸部平片上常为阴性。

（2）也可表现为后纵隔肿块。

2. CT表现

（1）平扫：大多位于脊柱旁沟，呈类圆形，一般密度较为均匀，接近肌肉密度，肿块内可有囊变及钙化，部分神经鞘瘤因含较多的黏液基质，总体密度比肌肉低。良性者边缘光滑锐利，可压迫邻近骨质，压迹光整。恶性者呈浸润性生长，边界不清楚。病变侵及椎管内外时，可使椎间孔压迫性扩大，CT可清楚显示病变呈哑铃状形态。

（2）增强扫描：不同程度强化。

【诊断与鉴别诊断】

本病多见于青年人，病灶多见于后纵隔，可见椎间孔扩大、邻近椎体破坏等，不难做出诊断。常需与其鉴别的有：①椎旁脓肿，多为梭形，中心为液化区，周围为纤维组织的壁，结合椎体结核的其他特征性表现不难鉴别；②脑脊膜膨出：有先天性脊椎畸形，结合病变与脊柱的关系及其内部密度不难鉴别。

囊 性 肿 块

（一）淋巴管瘤

淋巴管瘤（lymphangioma）也称为囊性淋巴管瘤、囊状水瘤或淋巴囊肿，是一种少见的起源于淋巴组织的良性先天性畸形，占纵隔肿瘤的0.7%～4.5%。临床多无症状或仅有压迫症状。病理上可为单房、多房囊状或海绵状，以多房多见。囊壁内壁为内皮细胞，外为纤维结缔组织，囊内含乳白色的淋巴液或淡黄色液体。有些囊肿可与淋巴系统相连，如与胸导管相连。少数病例可并发乳糜胸。

【影像学表现】

1. X 线表现

（1）病变多见于前上纵隔，正位胸片表现为上部纵隔增宽。

（2）侧位胸片显示前纵隔上部肿块影。

2. CT 表现

（1）平扫：边缘光整的均匀水样密度，有时囊内含蛋白质、血液或脂肪而呈不均质密度，多房囊性肿块内可见菲薄分隔。肿块较大时可见邻近结构受压而移位或变形，病变若向颈部延伸，可于颈部见到类似表现。

（2）增强扫描：囊壁及分隔呈轻度强化（图 5-2-19）。

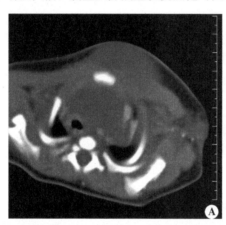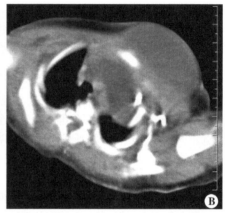

图 5-2-19　A. 上纵隔及前胸壁不规则囊性肿块，界限不清；B. 增强扫描无强化

（二）支气管囊肿

支气管囊肿（bronchogenic cyst）是胚胎时前肠腹侧肺芽或气管支气管树分支迷走至纵隔伴发育异常所致。临床上多无症状，常在体检时发现，如果与气道相通，常继发感染，可以出现咳嗽、胸痛、咯血。囊肿较大可出现压迫症状，如气急、喘鸣，幼儿可以出现阻塞性肺气肿。

病理上囊壁的结构与支气管壁类似。内壁可为多层柱状或立方上皮，可伴纤毛细胞，并可含黏液腺体，部分细胞可以鳞状化生，囊壁还可以含软骨、平滑肌、淋巴组织、弹性纤维组织和神经组织，以上各组织可以单独存在或合并存在，囊壁可有钙化。

【影像学表现】

1. X 线表现

（1）多发生于中纵隔的中上部，常邻近气管、主支气管及肺门大支气管，也可以发生于纵隔其他各部。

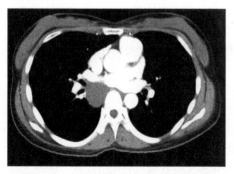

图 5-2-20　右后纵隔气管旁支气管囊肿

（2）囊肿呈类圆形，亦可为分叶状，由于其内为液体而使囊肿较为柔软，与支气管壁相互挤压，为纵隔支气管囊肿的特征性表现。

（3）少数囊肿壁可有钙化。

2. CT 表现

（1）一般紧邻气道，最常见于气管旁和隆突下，多为薄壁单房囊性占位，病灶外缘光滑锐利，密度多为水样密度，有些密度可较高，接近软组织密度，囊内如为蛋白质成分，密度可更高，如有凝血块形成则密度不均匀。囊肿与支气管相通时则可见含气影或气液平面（图 5-2-20）。

（2）增强扫描：无强化。

【诊断与鉴别诊断】

支气管囊肿多位于中纵隔，气管或主支气管管壁可见轻度受压，囊肿呈类圆形，密度常低而均匀，增强检查无强化，边缘光整，结合临床症状轻，多可诊断。有时需与食管囊肿或淋巴管囊肿等鉴别。高密度囊肿需与实性肿块鉴别。

（三）食管囊肿

食管囊肿（esophageal cyst）的发病机制与支气管囊肿类似，均来源于胚胎期前肠，但发病率较支气管囊肿低，常发生于纵隔内食管中 1/3 附近。临床上多见于婴儿和儿童，囊肿可逐渐增大，压迫邻近结构，可出现气急、发绀、吞咽困难等症状，亦可继发肺炎及胸膜炎。

病理上囊壁含黏膜层、黏膜下层和肌层，黏膜结构与食管、胃和肠的黏膜相似，肌层与食管相似，囊内含黏液，偶可呈血性。囊壁亦可似消化道而发生溃疡，甚至穿孔，与气管相通时可形成瘘管。

【影像学表现】

1. X 线表现

（1）位于后纵隔前部食管中 1/3 附近，钡餐造影可见食管受压，但黏膜皱襞完整。

（2）若溃疡穿孔，与食管或气管相通可出现气液平面。

2. CT 表现

（1）平扫：食管旁类圆形均匀水样密度影，边缘光滑，与周围纵隔结构分界清楚。

（2）增强扫描：仅见菲薄囊壁轻度强化，囊内无强化。

【诊断与鉴别诊断】

食管囊肿位于食管旁，均匀液性密度，边缘光滑，增强仅见囊壁轻度强化，囊内无强化，诊断不难。有时不易与支气管囊肿鉴别，鉴别要点是观察气管及支气管有无局限性压迹，此征象可认为是支气管囊肿的典型表现。

（四）心包囊肿

心包囊肿（pericardial cyst）也称为间皮囊肿（mesothelial cyst）。心包囊肿临床上多无症状，常在体检时发现。病理上间皮囊肿内壁为间皮细胞，囊内含澄清液体，由于体腔发育变异形成，发生在心包者称为心包囊肿。

【影像学表现】

1. X 线表现

（1）病变多位于心膈角处，右侧多见，约占全部心包囊肿的 65%，心包其他部位亦可发生，轮廓光整、清楚。

（2）有时侧位胸片上可见囊肿呈水滴状，上尖下圆，与心影密切相连。

2. CT 表现

（1）平扫：紧贴心包，为薄壁囊性灶，呈圆形或类圆形，囊内为液体密度，壁光整，很少发生钙化。

（2）增强扫描：囊内无强化，囊壁可见轻微强化。

【诊断与鉴别诊断】

本病应与心包憩室鉴别，鉴别关键是其是否与心包相通，如果改变体位病变缩小则提示心包憩室的可能（图 5-2-21）。

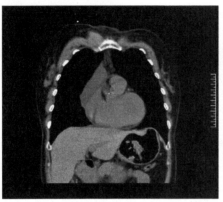
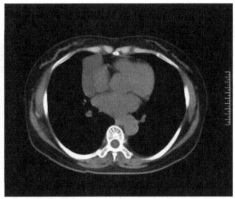

图 5-2-21　右前纵隔心包囊肿

五、胸膜病变影像诊断

化脓性胸膜炎

病案 5-2-6

　　患者，男，81 岁，主因"间断咳嗽 10 余年，加重伴间断发热 20 天"入院。20 天前受凉后出现剧烈咳嗽，伴发热盗汗，体温最高 39.7℃，胸闷气短，乏力，右侧牙痛，无咳痰，无头痛头晕、恶心呕吐、腹胀腹痛腹泻等其他不适。神志清楚，精神较差，饮食尚可，睡眠差，大小便正常。既往否认高血压、冠心病、糖尿病史。于 2017 年 12 月 8 日就诊于当地医院，给予奥美拉唑、头孢曲松抗感染治疗后效果欠佳。于 2017 年 12 月 11 日来诊给予头孢他啶抗感染，氨溴索、二羟丙茶碱、布地奈德、异丙托溴铵平喘治疗后，症状明显缓解。病程中，患者神志清楚，精神差，饮食尚可，睡眠差，大小便正常。胸部 CT：双肺间质性改变；左侧胸膜增厚，双侧胸腔积液。血常规：白细胞 $12.05×10^9$/L，中性粒细胞百分比 85.6%，红细胞 $3.82×10^{12}$/L，血红蛋白 124.0g/L。行"左侧脓胸处理、纤维剥脱术"，术后病理示：（左侧胸腔）纤维组织囊壁样结构，囊壁纤维组织显示增生，小血管扩张充血，部分可见片状淋巴细胞浸润，囊内壁未见被覆上皮细胞，部分区域可见纤维素样坏死及炎性渗出。最终诊断为左侧包裹性脓胸（图 5-2-22）。

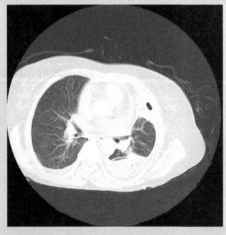
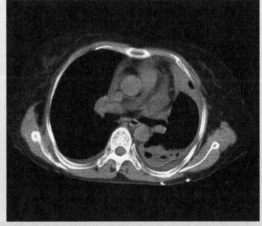

图 5-2-22

问题：

　　1. 结合上述描述，化脓性胸膜炎的主要诊断要点是什么？

　　2. 化脓性胸膜炎的主要鉴别诊断是什么？

病案 5-2-6 分析讨论

胸膜腔被致病菌感染，产生脓性胸腔积液积聚在胸膜腔内称为化脓性胸膜炎，简称脓胸。其特征是引流出胸腔积液呈化脓性改变。资料显示，胸膜腔感染大多数由肺部感染蔓延引起，约占 70%。胸腔置管引流等医源性感染仅次于肺炎，约占 7%。按其起病缓急和病程，大致分为急性和慢性脓胸。

急性脓胸的临床表现主要是由感染产生的全身症状和胸腔内积液产生的局部症状，症状随病因不同而有差异。患者常有高热、胸痛、胸闷、（不同程度的）呼吸困难、咳嗽、咳痰、食欲不振、全身乏力等。继发于肺炎后的急性脓胸，常在肺炎症状好转后 7~10 日再发生持续高热和胸痛。若肺炎后出现呼吸困难加重和口周发绀，应考虑继发脓胸的可能性。肺脓肿或邻近器官脓肿溃破进入胸腔时，可有突发性剧烈胸痛、呼吸困难、寒战、高热和中毒症状，甚至发生休克。手术并发症引起的脓胸常在手术热基本消退后，又出现高热、胸闷、呼吸困难、虚弱等症状。支气管胸膜瘘常有明显的呼吸困难、烦躁甚至休克，呈张力性气胸的表现。体格检查示患者表现为急性病容，心率增快，呼吸急促，患侧胸廓呼吸运动减弱，肋间隙饱满，叩诊浊音，语颤减弱，呼吸音减弱或消失。伴发脓气胸者上胸部叩诊呈鼓音，下胸部为浊音。大量积脓时，气管和心浊音界向健侧移位。局限性脓胸大多可发现局部有体征，而叶间隙及纵隔发生局限性脓胸时可无体征。

慢性脓胸的临床表现基于长期感染和慢性消耗，患者有慢性中毒症状，如低热、极度消瘦、乏力、食欲不振、贫血和低蛋白血症等，并有咳嗽、咳脓痰、气促等症状。体格检查患侧胸廓内陷，肋间隙变窄，呼吸运动减弱或消失，叩诊实音，听诊呼吸音减弱或消失，纵隔、气管移向患侧，脊柱侧弯，部分患者有杵状指（趾）。

【影像学表现】

1. X 线表现

（1）因胸膜腔积液量和部位不同而表现各异。少量胸腔积液位于肺下四周，可见胸膜反应及肋膈角消失。

（2）多量积液可示肺组织受压萎缩；大量积液呈现患侧一片均匀模糊阴影，胸膜腔横径增宽，纵隔向健侧移位。

（3）慢性脓胸患者可见肋间变窄，膈抬高，肋骨内侧可出现骨周炎，脊柱、纵隔形态均可有改变，晚期还可出现胸膜钙化、胸廓畸形。

2. CT 表现 与壁层胸膜分开的均匀增厚的脏层胸膜，通过扭曲的支气管或环绕病灶周围的肺血管识别被压迫的未受累肺组织。这种胸膜分离症和肺压迫症是脓胸的特征。

【诊断与鉴别诊断】

1. 结核性胸膜炎 具有结核病史，且所致胸膜增厚呈规则带状，内缘光滑，无结节突出，并可见钙化，且没有胸膜分离症和肺压迫症。

2. 胸膜转移瘤 原发恶性肿瘤病史对其诊断有重要价值，且病变常为多发。

孤立性纤维瘤

病案 5-2-7

患者，女，60 岁，诉半年前每于活动后出现胸闷、气短，无咳嗽、咳痰，无胸痛、心悸，无发热、寒战，10 天前，患者自感胸闷、气短加重，就诊于当地医院，行胸部 CT 示：双肺纹理增强，右肺上叶及右肺中叶见团块状软组织密度影，其内密度不均匀，右肺上叶及右肺中叶肺不张，右侧大量胸腔积液，右肺下叶部分肺组织膨胀不全，双肺门不大。未行特殊治疗，行"胸腔闭式引流术"，引出 1500ml 淡黄色胸腔积液，送检未查见恶性细胞，给予抗感染治疗（具体用药不详），复查胸部 CT 示：右肺见巨大肿块影，与胸膜呈宽基底相连，肿块可见浅分叶，大小约 16cm×12cm×15cm，平扫 CT 值约 30HU，增强扫描不均匀强化，三期 CT 值约 52HU、49HU、57HU，肿块边缘可见血管环抱，肿块内似可见扭曲血管影，邻近肺组织受压、缩小，右肺中叶胸膜下见小结节影，直径约 0.6cm，两肺散在高密度索条影，左肺上叶前段及右肺下叶后段及小空腔影，直径约 0.7cm，双肺门不大。行手术治疗，右侧开胸探查，右侧第 6 肋骨切除术，右侧胸腔巨大肿瘤切除术，右上肺结节活检术，右肺楔形切除术，胸膜粘连烙断术并胸腔积液清理术。病检结果证实为孤立性纤维瘤（图 5-2-23）。

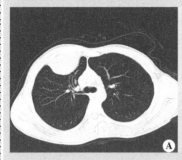 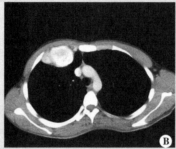 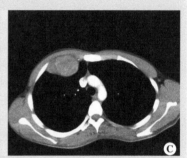

图 5-2-23

问题：

1. 患者病史有何特点？
2. 患者 CT 检查的主要影像表现是什么？
3. 综合上述病史，应考虑何种疾病？如何确诊？

病案 5-2-7 分析讨论

孤立性纤维瘤（solitary fibrous tumor，SFT）是一种罕见的间叶肿瘤，主要发生于胸膜，目前认为该肿瘤起源于胸膜间皮层下方的成纤维细胞。本病可以在任何年龄发病，主要发生于 50～70 岁，男女发病率相等。SFT 发病和石棉、烟草及其他环境药物接触无关。

多数患者无明显症状，也可以伴有咳嗽、胸痛、呼吸困难等非特异性症状。咯血、发热罕见。症状的严重程度和肿瘤大小与良恶性相关。肿瘤越大，引起的症状越明显；恶性肿瘤比良性肿瘤更易出现症状。较大的肿瘤可压迫支气管导致肺不张。对于伴有胸痛的患者，肿瘤常常起源于壁层胸膜。除此之外，SFT 可见副癌综合征，其在肿瘤较大的患者中更易见到。肥大性肺骨关节病是 SFT 最常见的副癌综合征。据文献报道，多于 22% 的 SFT 患者伴有 HPO（直径大于 7cm 的肿瘤则更易见到）。通常表现为关节炎样症状，包括关节僵直、肿胀，踝关节水肿，关节痛，长骨疼痛，特别是胫骨膜突出部分的疼痛。除此之外，还可见杵状指。严重的症状性低血糖也是 SFT 的一种特异性症状，发生率约为 4%。

【影像学表现】

1. X 线表现

（1）通常边界清楚。

（2）位于肺的外周或是叶间裂，起源于壁层胸膜的团块可以与胸膜表面形成钝角。

2. CT 表现

（1）平扫：较小的肿瘤可以呈均匀软组织密度，肿块较大时可因黏液变性、出血、坏死、囊变而表现为混杂密度。少数病变内可发生斑点状或小斑片状钙化，常发生在较大的肿瘤，且与肿瘤坏死有一定的关系。SFT 常可见假包膜，边缘光滑，与周围肺组织分界清晰，周围支气管血管束表现为推压移位，走形自然，未见明显血管集束征象。

（2）增强扫描：由于肿瘤内的病理组成成分不同，而表现为轻中度或明显的均匀或不均匀的强化。动态增强多呈持续强化或进行性延迟强化，少数肿瘤动脉期可显示其内异常紊乱的血管。同一肿瘤可以多种强化方式共存。实际工作中，较小的 SFT 表现为相对均匀中等程度强化，较大的肿瘤则多表现为轻度不均匀强化，内可见不规则坏死、囊变区，呈"地图样"强化。另外，增强后可见迂曲走形的血管影，且均位于肿瘤内，对病变的定性诊断具有重要的价值。

【鉴别诊断】

1. 胸膜间皮瘤　二者鉴别需要结合病史，胸膜恶性间皮瘤患者多有石棉接触史，多见于老年男性，表现为多发的胸膜结节或胸膜弥漫增厚，呈弥漫浸润性生长，单发病变少见，常伴有胸腔积液。

2. 胸膜转移瘤　原发恶性肿瘤病史对其诊断有重要价值，且病变常为多发。

3. 神经源性肿瘤　对于来源于后胸壁胸膜的 SFT，主要需要与神经源性肿瘤鉴别，二者鉴别定位非常重要。肿瘤主体贴近后胸壁或同侧肺组织，提示来源于胸膜，结合不均匀"地图样"强化高度提示胸膜 SFT 诊断。而神经源性肿瘤主体贴近脊柱，椎间孔扩大，呈"哑铃状"。对于体积较大的肿瘤结合"地图样"强化及中央斑点状钙化一般可以鉴别。

间 皮 瘤

病案 5-2-8

患者，女，33 岁，自诉 3 年前无明显诱因出现右侧腰背部疼痛，呈间断性针扎样痛，可耐受，夜间时加重，无胸闷、胸痛、气短，无乏力、盗汗，无恶心、呕吐、咯血，无上腹部胀痛，无双下肢麻木等不适，遂就诊于当地医院，行胸片未见明显异常，后未予正规治疗。为进一步治疗收住我院。自发病以来，神志清，精神可，食欲正常，睡眠正常，大小便正常，体重无减轻（图 5-2-24）。

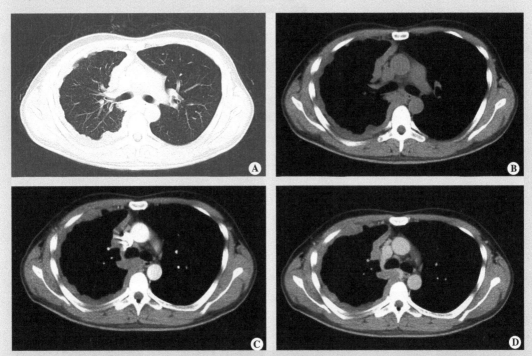

图 5-2-24

问题：

1. 患者病史有何特点？

2. 患者 CT 检查的主要影像表现是什么？

3. 综合上述病史，应考虑何种疾病？如何确诊？

病案 5-2-8 分析讨论

　　恶性间皮瘤是一种相对少见的恶性肿瘤，具有极高的侵袭性，一般产生于心包膜、胸膜、腹膜等间皮细胞，其中以恶性胸膜间皮瘤最为常见，约占恶性间皮瘤总发生率的 80%，其次是恶性腹膜间皮瘤（malignant peritioneal mesothelioma，MPM）。病理上，腹膜间皮瘤来源于胸膜和浆膜表面的间皮细胞，按组织类型可分为上皮型、肉瘤型及混合型三种，上皮型最多，预后也相对较好。普遍认为恶性间皮瘤与石棉接触密切相关，临床表现为咳嗽、发热、胸痛、胸闷、呼吸困难等，缺乏特异性，误诊率高。

【影像学表现】

　　1. X 线表现

　　（1）胸部平片主要表现为胸腔积液、胸膜增厚，其中以单侧大量胸腔积液为主，可有肋间隙变窄，脊柱向患侧侧弯畸形，气管向患侧移位。

　　（2）MPM 患者弥漫性胸膜增厚可导致患侧肺组织透亮度减低，肺膨胀不全。

　　2. CT 表现

　　（1）平扫：可表现为局限性胸膜肿块和弥漫性胸膜增厚，后者更多见，表现为不规则结节状或肿块状胸膜增厚，直接侵犯胸壁、纵隔、心包、叶间胸膜、对侧胸膜及横膈下，且病变在下胸部较上胸部多见。不规则结节状或肿块状胸膜增厚合并大量胸腔积液且纵隔向病侧移位或不移位，或少量胸腔积液纵隔反而向对侧移位，是本病的特征性表现，俗称"冰冻胸"。MPM 可侵犯胸壁及邻近肋骨，引起肋骨骨质破坏甚至病理性骨折。

　　（2）增强扫描：增厚胸膜稍有强化。

转　移　瘤

病案 5-2-9

　　患者，女，77 岁，2 个月前无明显诱因出现咳嗽、咳痰，先为白色黏痰，近 1 个月逐渐转为黄色黏痰，痰中见少量血丝，量较少。同时近 1 个月逐渐出现胸闷、气短，以活动后及平躺后气短症状明显，自觉夜间潮热，自测体温正常，为进一步治疗收住院。自发病以来，神志清，精神可，食欲正常，睡眠正常，大小便正常，体重无减轻（图 5-2-25）。

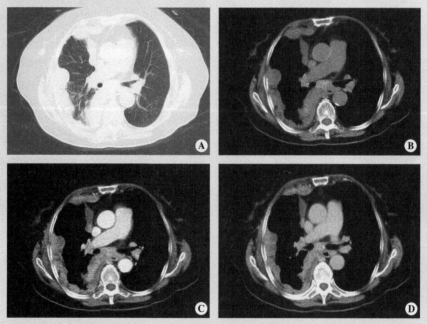

图 5-2-25

问题：

1. 患者病史有何特点？
2. 患者 CT 检查的主要影像表现是什么？
3. 综合上述病史，应考虑何种疾病？如何确诊？

病案 5-2-9 分析讨论

胸膜转移瘤是最常见的胸膜肿瘤，几乎所有恶性肿瘤（除原发性脑肿瘤外）晚期都可以发生胸膜转移，尤其以肺癌、纵隔恶性肿瘤及乳腺癌最为常见，发现胸膜转移意味着肿瘤已进入第四期，对指导临床治疗、评估患者预后有重要意义。最常表现为胸膜结节或恶性胸腔积液。恶性胸腔积液产生的主要原因是由于肿瘤的胸膜广泛转移或直接侵犯，导致壁层胸膜小孔阻塞，淋巴引流受损，再加上肿瘤侵犯胸膜引起炎性反应和渗出，破坏了胸膜正常的滤过和重吸收这一平衡过程。转移性胸腔积液的临床特点是血性，积液生成速度快，但有些病例首次穿刺不一定都是血性，可能是淡黄色，但再次或多次穿刺后基本上呈血性。胸腔积液找癌细胞文献报道阳性率仅 20%~30%，诊断价值有限，但 CT 引导下胸膜活检可明确诊断。

【影像学表现】

1. X 线表现　常可看到胸膜结节及大量胸腔积液。

2. CT 表现

（1）平扫：胸膜软组织肿块、胸膜结节、结节状胸膜增厚、不均匀状胸膜增厚、包裹性胸腔积液等，气胸少见。多发性胸膜结节及结节状胸膜增厚为较具特征的 CT 表现，包裹性胸腔积液是最常见的 CT 表现。肺癌所致的胸腔积液以原发病灶侧为主。多合并其他转移征象，如肺内结节、肺门及纵隔淋巴结肿大、肋骨及其他骨质破坏、胸壁软组织肿块、心包积液等。

（2）增强扫描：胸膜软组织灶或结节呈中等度以上强化，CT 值＞20 HU，小病灶强化均匀，直径大于 3cm 者常合并低密度坏死灶。

【诊断与鉴别诊断】

1. 结核性胸膜炎　具有结核病史，且所致胸膜增厚呈规则带状，内缘光滑，无结节突出，强化不及转移瘤明显，胸腔积液为淡黄色。实验室检查可鉴别结核性胸膜炎及化脓性胸膜炎。

2. 脓胸　临床有畏寒、高热等症状，影像变化快，部分可出现液平面，结合临床不难鉴别。

3. 间皮瘤　普遍认为间皮瘤与石棉接触密切相关，CT 表现为不规则结节状或肿块状胸膜增厚，后者可呈"花环状"增厚。

第六章 循 环 系 统

学习要求：
1. 记忆：循环系统疾病不同成像技术的优势和综合应用。
2. 理解：循环系统正常影像表现及基本病变影像学表现。
3. 运用：常见循环系统疾病的影像表现。

第一节 心脏与心包

一、不同成像技术的优势和综合应用

（一）X 线检查

目前 X 线检查是心血管系统疾病最常用的检查方法，操作简便，虽然不能直接显示心腔内部和肺部的病变，但可以反映心脏各房室的相对大小、形态及位置变化，对具有典型或比较典型 X 线征象的瓣膜性心脏病或先天性心脏病等，可作出提示诊断，尤其对于肺血多少的判断，其他诊断手段无法替代；观察肺内病变及肺循环情况，特别对肺循环高压的判断最为简便、实用，肺循环状态反映心脏血流动力学及功能的改变，并通过多次胸片连续观察，反映病情的发展变化；由于 X 线对钙化敏感，可以很好地显示心包或心腔内的钙化。

（二）CT 检查

CT 血管成像是心血管疾病的重要检查手段，对于冠心病、主动脉疾病、肺血管疾病、先天性心脏病等具有重要诊断价值。MDCT 可直观显示冠状动脉粥样斑块的位置、组成，并对管腔狭窄程度作出判断，是冠心病解剖诊断的主要无创性方法。目前，CT 还可以通过心肌灌注及计算冠状动脉血流储备分数实现冠心病的功能成像。对于经皮冠状动脉介入（percutaneous coronary intervention，PCI）术后的患者，可以大致显示支架内管腔通畅情况及其他部位病变程度。对于行冠状动脉旁路移植（coronary artery bypass graft，CABG）术的患者，CT 用于术前评价内乳动脉解剖和升主动脉管壁粥样硬化（钙化和管壁增厚情况），以确定升主动脉能否吻合，术后评价搭桥血管是否通畅、固有冠状动脉病变等。CT 是诊断主动脉疾病最好的方法，可以明确主动脉夹层、壁内血肿、穿通性溃疡的诊断。CT 可以清晰地显示肺栓塞的直接征象，不仅可以明确诊断，还可以评估栓塞的严重程度及风险，指导临床干预路径。CT 对钙化极为敏感，平扫可以明确心包钙化的部位和程度，有助于缩窄性心包炎的诊断。

二、正常影像学表现

（一）正常 X 线表现

心脏正常 X 线表现见图 6-1-1。心脏位置居中，心尖位于左侧胸腔，各房室腔未见增大，两肺纹理清晰，双侧肋膈角锐利（图 6-1-1）。

（二）正常 CT 表现

冠状动脉 CT 扫描范围一般从肺动脉水平达膈面，包括整个心脏。横断图像是观察正常或异常病变的基础。图 6-1-2 显示了不同层面心脏和冠状动脉的横断面解剖。

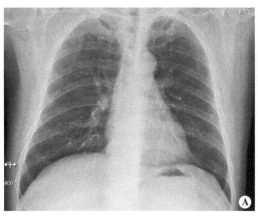
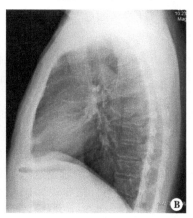

图 6-1-1 正常 X 线正位（A）及左侧位（B）胸片

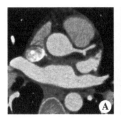
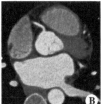
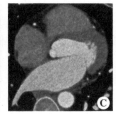
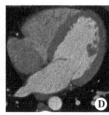
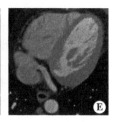

图 6-1-2 正常心脏及冠状动脉 CT 横断面图像

A.左冠状动脉开口层面；B.右冠状动脉开口层面；C.左室流出道层面；D.左室流入道层面；E.冠状静脉窦入口层面

三、基本病变影像学表现

（一）心脏大小形态改变

1. 心脏形态的改变

（1）二尖瓣型：主要反映右心负荷增加导致的心腔变化，主要特征是肺动脉段凸出，心尖圆隆上翘。通常见于二尖瓣疾病、房间隔缺损、肺动脉高压、肺源性心脏病等。

（2）主动脉型：主要反映左心负荷增加导致的心腔变化，主要特征是肺动脉段凹陷，心尖下移，左心室增大。通常见于主动脉瓣疾病、高血压、冠心病等。

（3）普大型：反映左右双侧负荷增加的心腔变化或心包病变，心脏均匀地向两侧增大。通常见于心包、心肌损害或大量心包积液。

（4）其他：如"雪人征"，反映完全性心上型肺静脉异位引流；"镰刀综合征"，反映部分型心下型肺静脉异位引流。

2. 心脏大小的改变

（1）左房增大：X 线片显示左房耳部膨凸；左房右缘有时达到或超过右房边缘，与右心缘形成双重边缘；气管隆凸角度增大（图 6-1-3A）。

（2）右房增大：X 线片显示右房段向右向上膨凸，右房/心高＞0.5。

（3）左室增大：X 线片显示左室段延长，心尖下移，心腰凹陷。左侧位显示心后缘下段向后膨凸超过下腔静脉后缘 15mm（图 6-1-3B）。

（4）右室增大：X 线片显示心尖圆隆、上翘，肺动脉段凸出。右前斜位肺动脉段下方的圆锥部膨凸。左侧位心前缘前凸，心前间隙缩小。

（二）肺循环异常的表现

1. 肺血增多 X 线表现为肺血管纹理增粗、增多，肺动脉段凸出，肺门动脉扩张，扩张的肺血管边缘清楚，肺野透明度正常。主要见于左向右分流的先天性心脏病及心排血量增加的疾病（图 6-1-3D）。

2. 肺血减少　X 线表现为肺血管纹理稀疏、变细，肺门动脉正常或缩小，肺动脉段凹陷，肺野透明度增加。主要见于右心排血受阻或出现右向左分流的先天性心脏病，如肺动脉瓣狭窄、三尖瓣闭锁、肺动脉闭锁等（图 6-1-3E）。

3. 肺动脉高压　X 线表现为肺动脉段明显凸出，肺门动脉扩张，肺动脉外围分支纤细、稀疏，右室增大。常见于左向右分流的先天性心脏病所致肺动脉血流量增加；甲状腺功能亢进等所致心排血量增加；肺气肿、慢性支气管炎、肺纤维化等胸肺疾病。

4. 肺静脉高压　引起肺静脉高压的主要原因有左房阻力增加，如二尖瓣狭窄；左室阻力增加，如主动脉瓣狭窄、左心衰；肺静脉阻力增加，如肺静脉狭窄等。

（1）肺淤血：X 线表现为上肺静脉扩张，这是肺淤血早期而重要的征象，肺纹理增多，边缘模糊，肺门影增大、模糊，肺野透过度降低。

（2）间质性肺水肿：出现各种间隔线，又称 K 氏线。B 线，多见于肋膈角区的水平横线，常见于二尖瓣狭窄和慢性左心衰；A 线，多见于上叶，自肺野外围斜行至肺门的线状阴影，常见于急性左心衰；C 线，多见于下叶，呈网格状，常见于肺静脉压明显增高者；胸腔少量积液（图 6-1-3B）。

（3）肺泡性肺水肿：X 线表现为两肺广泛分布的斑片状阴影，边缘模糊，常融合成片状，以两肺门为中心的蝴蝶状阴影，在短期内变化较大，经治疗后可在短时间内吸收（图 6-1-3C）。

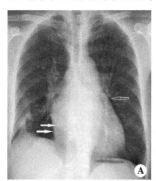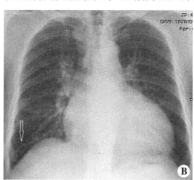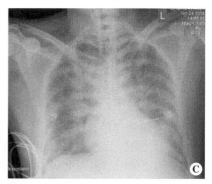

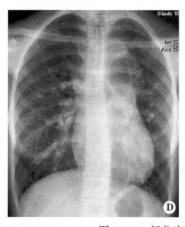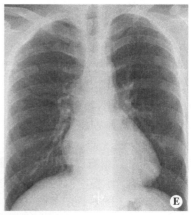

图 6-1-3　部分病变的 X 线胸片表现

A. 左房增大，单箭头示左房耳部膨凸，双箭头示双房影；B. 左室增大，箭头示间质性肺水肿；C. 肺泡性肺水肿；D. 肺血增多，"雪人征"；E. 肺血减少

四、冠状动脉粥样硬化性心脏病影像诊断

病案 6-1-1

患者，男，48 岁，因"活动后胸痛 1 年，加重伴胸闷半年"就诊。患者 3 年前患急性前壁心肌梗死，既往有高血压病史 8 年，血压最高 180/100mmHg，间断服药，高血脂病史 2 年，无外科手术史。心肺听诊（−）。心电图示 ST-T 改变，V_1、V_2 导联 QRS 波呈 QS 型，Ⅱ、Ⅲ、AVF 呈 QRS 型（图 6-1-4）。

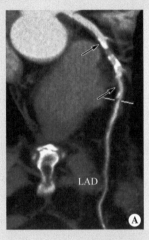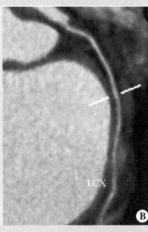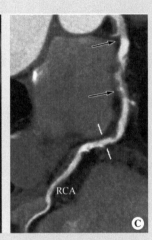

图 6-1-4

问题：

1. 患者病史有何特点？
2. 患者 CT 检查的主要影像表现是什么？
3. 综合上述病史，应考虑何种疾病？如何确诊？

病案 6-1-1 分析讨论

冠状动脉粥样硬化性心脏病，简称冠心病。它是在冠状动脉粥样硬化病变的基础上，形成斑块，导致管腔狭窄（≥50%）或阻塞，进而出现心肌缺血缺氧而表现为相应的临床症状，又称为缺血性心脏病。冠心病的发生与很多危险因素相关，如高血压、血脂异常、糖尿病、吸烟、饮酒、超重或肥胖、体力活动不足、不合理膳食等。根据发病特点和治疗原则将冠心病分为两大类：①急性冠状动脉综合征（acute coronary syndrome，ACS），包括不稳定心绞痛（unstable angina，UA）、非 ST 段抬高性心肌梗死（non-ST-segment elevation myocardial infarction，NSTEMI）和 ST 段抬高性心肌梗死（ST-segment elevation myocardial infarction，STEMI）；②慢性冠状动脉疾病，包括稳定性心绞痛、缺血性心肌病、隐匿性冠心病。典型心绞痛常位于胸骨体之后，可波及心前区，放射至左肩、左臂内侧达无名指和小指，或至颈、咽或下颌部；胸痛性质为压迫、发闷或紧缩性，也可有烧灼感；发作常由体力劳动或情绪激动（如愤怒、焦急、过度兴奋等）所诱发；一般持续数分钟至十余分钟，多为 3~5 分钟，很少超过半小时；停止原来诱发症状的活动后即可缓解；舌下含用硝酸甘油等硝酸酯类药物也能在几分钟内使之缓解。

【影像学表现】

1. X 线表现　一般不用于本病诊断。

2. CT 表现

（1）解剖学评价：包括斑块定量和定性分析，前者用于判断管腔狭窄程度，如狭窄≥50%，

则提示冠心病诊断成立,如狭窄≥70%,结合患者临床症状,提示进一步行功能学检查明确是否存在心肌缺血,或行冠状动脉造影检查;后者评价斑块性质,主要分为三类,钙化斑块、非钙化斑块及混合斑块。

（2）功能学评价：通过 CT 心肌灌注成像或基于 CT 的 FFR 计算了解该狭窄是否导致心肌缺血。如为闭塞病变,则要明确闭塞段的位置、范围、有无钙化及闭塞以远管腔的显示情况,为血运重建提供指导。

陈旧性心肌梗死患者常合并左心室增大,病变相对应心肌变薄,密度减低,室壁瘤形成,甚至心腔内可见附壁血栓形成。

【诊断及鉴别诊断】

根据冠状动脉斑块及管腔狭窄程度,诊断冠心病并不困难,但需与其他累及冠状动脉的病变相鉴别。

1. 川崎病常累及冠状动脉,但主要表现为冠状动脉扩张,可合并管腔内血栓形成,且患者发病年龄轻,有发热、球结膜充血、皮肤黏膜潮红、颈部淋巴结肿大、指（趾）端硬性水肿及膜样脱皮等表现。

2. 大动脉炎累及冠状动脉,主要见于年轻女性,主动脉管壁增厚累及左右冠状动脉开口,至开口重度狭窄甚至闭塞,系主动脉根部炎症延伸所致,冠状动脉粥样硬化病变不明显。除冠状动脉病变外,还存在主动脉和（或）肺动脉病变,表现为管壁环形增厚,管腔狭窄甚至闭塞。临床可有低热、肌肉酸痛、血沉或 C 反应蛋白升高等表现。

3. 先天性冠状动脉瘘,通常合并冠状动脉与其他血管或心腔的交通,视分流部位和分流量的多少冠状动脉可正常或不同程度的扩张,分流量小者可无明显症状。

五、风湿性心脏病影像诊断

病案 6-1-2

患者,女,58 岁,因"劳累后胸闷、气短、心悸 6 个月"入院,上述症状反复发作,逐渐加重,活动耐力明显下降。入院查体：血压 145/90mmHg。听诊心率 96 次/分,节律规整。心脏 Doppler 检测：二尖瓣回声增强、增厚,前叶厚 5.7mm,后叶厚 3.7mm,表面粗糙,开放轻度受限,二尖瓣口最大瓣口面积 1.9cm²；二尖瓣血流频谱呈湍流型,流速增快,达 190cm/s,15mmHg。二尖瓣口见反流,反流面积 6.0cm²。胸部 DR 及 CT 检查如图 6-1-5 所示。入院后控制血压,行二尖瓣置换手术：术中探查见二尖瓣瓣叶增厚明显,开放受限,与诊断符合,无法修复,行二尖瓣置换术。

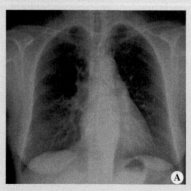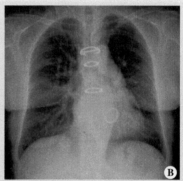

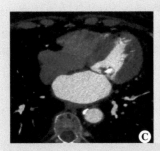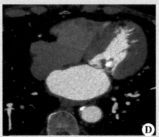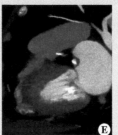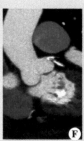

图 6-1-5

问题：
1. 患者病史有何特点？
2. 患者X线及CT检查的主要影像表现是什么？
3. 综合上述病史，应考虑何种疾病？如何确诊？

病案 6-1-2 分析讨论

风湿性心脏病（rheumatic heart disease，RHD）简称风心病，包括急性/亚急性风湿性心肌炎和慢性风湿性心脏瓣膜病，其中前者为风湿热累及心包、心肌及心内膜，尤以心肌受累较重，无特异性影像学表现；后者是风湿性心脏瓣膜炎的继发改变，以二尖瓣受累最为常见，其次是主动脉瓣，三尖瓣很少受累，主要表现为二尖瓣/主动脉瓣的狭窄和（或）关闭不全，临床上最常见的是单独的二尖瓣病变，约占 70%，其次为二尖瓣合并主动脉瓣病变约占 25%，单独主动脉瓣病变占 2%~3%。近年来，随着我国医疗条件的明显改善及人民生活水平的不断提高，风湿性心脏瓣膜病的发病率有逐年下降之趋势。

二尖瓣狭窄（mitral stenosis，MS）临床症状出现较早，临床表现与二尖瓣口的狭窄程度及有无合并心律失常有关。二尖瓣轻度狭窄者早期可无明显症状，或仅有轻度的活动后心悸、气短；一旦代偿失调则患者临床症状加重，活动受限，严重者可有咯血、咳泡沫痰、下肢浮肿及夜间不能平卧等症状；患者常可出现"二尖瓣面容"。查体于心尖部可闻及隆隆样舒张期杂音及舒张期震颤，二尖瓣第一心音亢进、开瓣音，肺动脉瓣第二音亢进。

二尖瓣关闭不全（mitral incompetence，MI）常合并二尖瓣狭窄，而单纯二尖瓣关闭不全少见。轻度二尖瓣关闭不全患者可无症状，中度以上者则有心悸、气短、乏力和左心衰竭的症状。查体于心尖部闻及明显的全收缩期吹风样杂音，向腋窝传导为其特征。

【影像学表现】

1. X线表现

（1）单纯典型 MS 表现为左心房、右心室增大，伴有不同程度的肺循环高压是 MS 的基本征象。心脏增大呈"二尖瓣"型，左心房及右心室增大，左心房耳部凸出，右心房可轻度增大；部分病例可见二尖瓣区和左心房壁钙化。

（2）轻至中度 MI：肺野清晰或仅有轻度肺淤血（一般较 MS 肺淤血轻），左心房和（或）左心室有不同程度的增大。重度 MI 在左心房、室高度增大的基础上常有右心室增大，后者甚至掩盖左心室增大征象，此时多伴有肺循环高压。

2. CT表现

（1）平扫：二尖瓣叶增厚，也可见瓣叶甚至瓣环或左心房壁钙化；中重度狭窄者，可见左心房和右心室增大。

（2）增强扫描：瓣口狭窄及左心房内的充盈缺损（血栓）等。

六、原发性心肌病影像诊断

心肌病（cardiomyopathy）指原因不明的心肌疾病，不包括病因明确的或继发于全身疾病的特异性心肌病；其可分为扩张型、肥厚型、限制型心肌病及致心律失常性右室心肌病（arrhythmogenic right ventricular cardiomyopathy，ARVC）和未分类的心肌病，现将其称为特定性心肌疾病（specific cardiomyopathy）。

扩张型心肌病

病案 6-1-3

患者，男，65 岁，因"间断心前区憋闷 1 个月，加重 10 余天"于门诊以"心功能不全"收入院。查体：心律齐，可闻及收缩期杂音。入院后行冠状动脉 CTA 检查见图 6-1-6。心肌 MR 回报：左右心房、左心室扩张（左心房前后径 40mm，左心室舒张末横径约 71mm，右心房前后径 52mm），左心室各壁厚度正常（室间隔 9～11mm，左心室下壁 5～6mm），侧壁肌小梁增多，各节段收缩运动弥漫减弱，左心室流出道通畅；二尖瓣中等量反流；心肌延迟扫描：室间隔肌壁间见灶状、线样强化；心功能检查：左心室 EF 16.6%，CO3.5 L/min，EDV 250.4ml。临床考虑心肌受累疾患，倾向扩张型心肌病，左心功能明显减低。入院后给予相应对症治疗（图 6-1-6）。

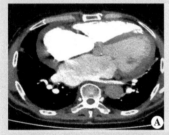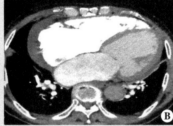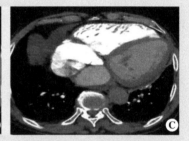

图 6-1-6

问题：

1. 患者病史有何特点？
2. 患者 CT 检查的主要影像表现是什么？
3. 综合上述病史，应考虑何种疾病？如何确诊？

病案 6-1-3 分析讨论

扩张型心肌病（dilated cardiomyopathy，DCM）多见于中青年，以男性居多。本病病因不明，可能是一组不同病因所致的心肌损害的结果。

病变主要侵犯左心室，有时累及右心室或双心室；心脏常呈球形增大，以心腔扩张为主，通常肌壁不厚，部分变薄，心肌松弛无力，部分病例腔内可见附壁血栓。镜下可见心肌纤维排列正常，心肌细胞一般直径不大，但细胞核可见肥大，且常有不同程度的间质纤维化。心室收缩（泵血）功能减退，舒张期血量和压力升高，而心排血量降低为本型心肌病的主要病理生理异常。心腔扩张是心肌损害的结果，心肌损害越严重，心腔扩张和心脏增大越明显。

常以心悸、气短起病；充血性心力衰竭、各种类型的心律失常和体动脉栓塞等是常见的临床症状。听诊无病理性杂音，或在心尖部/胸骨左缘闻及Ⅱ级左右的收缩期杂音。心电图常见左心室或双心室肥厚、心律失常、传导阻滞或异常 Q 波等，且具有多样性或多变性。

【影像学表现】

1. X 线表现

（1）心脏多为中至重度增大，心影呈"普大"型或"主动脉"型，各房室均可增大，通常以左心室增大为著，主动脉结、肺动脉段多正常。

（2）多同时伴不同程度的肺淤血、间质性肺水肿等左心功能不全的表现。

2. CT表现

（1）心脏增大，以左心室扩张为主，室壁和肌部间隔厚度正常或稍变薄。

（2）若有附壁血栓则表现为左室心尖前壁区域的低密度充盈缺损。

肥厚型心肌病

病案 6-1-4

患者，女，67岁，因"阵发性心前区疼痛3年，加重3天"入院。查体：心界大，心左界最远点位于第5肋间左锁骨中线上，心率84次/分，心律不齐，偶可闻及期前收缩，主动脉瓣听诊区可闻及舒张期吹风样杂音。入院后行冠状动脉CTA检查：冠状动脉未见明显异常；左心室肌明显增厚，心腔变窄。心脏MRI检查：左心房前后径43mm，左心室舒张末最大横径42mm，左心室肌、室间隔近中段增厚，最厚处约28mm，左心室收缩运动良好，舒张顺应性降低，收缩末左心室流出道明显变窄，可见明显高速血流，二尖瓣可见SAM征并中等反流信号；心肌延迟扫描：室间隔基底段见灶状异常强化影；左心功能：左心室EF 54.9%，CO 4.2 L/min，EDV 109.8 ml；诊断：梗阻性肥厚型心肌病，主要累及室间隔近中段，伴室间隔基底段纤维化改变。入院后给予抑制心室重构、降低心肌耗氧、改善循环等对症支持治疗（图6-1-7）。

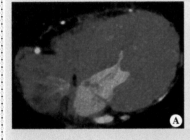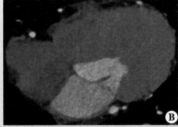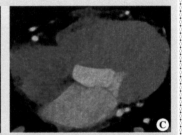

图 6-1-7

问题：

1. 患者病史有何特点？

2. 患者CT检查的主要影像表现是什么？

3. 综合上述病史，应考虑何种疾病？如何确诊？

病案 6-1-4 分析讨论

肥厚型心肌病（hypertrophic cardiomyopathy，HCM）多见于青少年，男女无差别。本病特点为心肌肥厚，心腔不扩张，且多缩小、变形。病变可侵犯心室的任何部位，最常累及肌部室间隔，从而引起非对称性间隔肥厚；增厚的心肌可向左心室腔内凸出，导致左心室流出道排血受阻。小部分病例在心尖部、左心室中段或左心室游离壁形成普遍性肥厚，而无流出道狭窄，构成肥厚型心肌病的亚型。HCM心腔附壁血栓较罕见。镜下可见心肌细胞及核异常肥大、变形，肌束排列错综紊乱及灶性纤维化。非对称性间隔肥厚可引起左心室流出道狭窄，排血受阻；由于心肌肥厚、变硬、顺应性降低，心室舒张受限，尤其心室游离壁心肌肥厚较著者，血液流入阻力增高，可引起舒张期心力衰竭，多属晚期表现。

心悸、气短为其常见症状，除此之外尚有头痛、头晕等症状；少数病例可发生晕厥，甚至猝死。大多数病例于胸骨左缘闻及收缩期杂音，有时向心尖部传导、有时向颈部传导。心电图显示左心室或双心室肥厚、传导阻滞、ST-T改变和异常Q波等。

【影像学表现】

1. X 线表现

（1）无特异性或多正常。肺纹理多正常，心脏明显增大者可见肺淤血和间质性肺水肿的左心功能不全征象。

（2）心影多呈"主动脉"型或中间型，一般心脏不大或仅见左心室肥厚为主的轻度增大；少数心脏呈中至重度增大，且主要累及左心室。

2. CT 表现

（1）室间隔肥厚，其与左心室后壁厚度之比大于 1.5，非对称性室间隔肥厚最常见。

（2）心脏整体收缩功能正常或增强，但心肌普遍肥厚或病程晚期时，收缩功能减弱。

七、先天性心脏病影像诊断

房间隔缺损

病案 6-1-5

患者，男，32 岁，3 周前活动后突发气喘，呈持续性，休息后未缓解；于当地医院行心脏彩超检查提示房间隔缺损，为进一步诊治而入院。查体：胸骨左缘 2～3 肋可闻及 2/6 级低调柔和的收缩期杂音，心尖部第二心音固定分裂，P2＞A2。入院后冠状动脉 CTA 检查见图 6-1-8。行房间隔修补术，术中见扩大房间隔缺损至卵圆窝，切开卵圆窝置入左心引流管，应用无损伤缝合线及相应大小涤纶补片连续缝合修补房间隔缺损。术后患者安全返回病房。

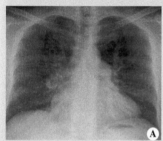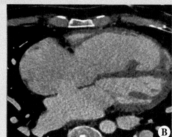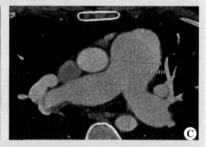

图 6-1-8

问题：

1. 患者病史有何特点？

2. 患者 X 线及 CT 检查的主要影像表现是什么？

3. 综合上述病史，应考虑何种疾病？如何确诊？

病案 6-1-5 分析讨论

单发的房间隔缺损（atrial septal defect，ASD）是最常见的先天性心脏病之一，约占先天性心脏病的 20%，男女发病比例为 1.6：1。它可以与其他畸形并存，也可以是多种复杂畸形的组成部分。

ASD 包括二孔型（继发孔型）和一孔型（原发孔型）。一孔型 ASD 因心内膜垫发育障碍所致，缺损位于房间隔下部。

二孔型是 ASD 的常见类型。胚胎时期，第一房间隔吸收过度，残留较大心房间孔，在以后的发育过程中未能被第二房间隔完全遮盖，就形成了二孔型 ASD，常为直径 1～4cm、椭圆形的单一大缺损，少数可见多发缺损或缺损呈筛孔状。

根据缺损部位不同二孔型 ASD 可分为四型：①上腔型（静脉窦型），占 3.5%，缺损位于房间隔后上方上腔静脉入口下方，没有后缘，与上腔静脉口界限不清，上腔静脉血可直接流入两侧心房，常合并右上肺静脉异位引流；②下腔型，占12%，缺损位于房间隔后下方下腔静脉入口处，其下缘完全缺如与下腔静脉入口相连或残留少许边缘，主要由左心房后壁构成缺损后缘；③中央型（卵圆窝型），占全部二孔型ASD的76%，缺损位于房间隔中心卵圆窝处，其四周房间隔组织基本完整；④混合型，占8.5%，上述缺损有两种以上同时存在，常为巨大缺损。二孔型ASD多为单发，也可与其他心血管畸形并发。

一般情况下，左心房的压力高于右心房。当有ASD时，左心房的血液分流入右心房，使右心房、室及肺血流量增加，加重了肺循环负担，可引起右心房、右心室肥厚和扩张，久之可导致肺动脉高压，严重时出现心房水平双向分流或右向左分流。

临床症状一般出现较晚，多为查体时被发现。部分患者可有劳累后心悸、气短，易患呼吸道感染等。出现肺动脉高压后，症状逐渐加重。若心房水平出现右向左分流，则可有发绀等。查体常于胸骨左缘2~3肋闻及2~3级收缩期吹风样杂音，肺动脉第二音分裂，部分有亢进，多无震颤。心电图多为不完全右束支传导阻滞，少数为右心室肥厚；一孔型ASD可有Ⅰ度房室传导阻滞及电轴左偏、P-R间期延长等。

【影像学表现】

1. X线表现

（1）小ASD：X线平片表现可大致正常或仅有轻度变化。

（2）典型ASD：肺血增多，肺纹理增强；心脏呈"二尖瓣"型，肺动脉段凸出，右心房、室增大，主动脉结缩小或正常。

2. CT表现

（1）左、右心房间有对比剂连通。

（2）可出现右心房、室和肺动脉的扩张。

室间隔缺损

病案6-1-6

患者，男，55岁，1个月前于当地医院体检行心脏超声时发现"室间隔缺损"，遂求进一步诊治。查体：心前区可触及震颤；胸骨左缘3~4肋可闻及Ⅲ级收缩期杂音。心脏超声：EF65%；室间隔膜周部连续性中断，形成宽23mm的缺损口，右心室流出道局限狭窄，PG62mmHg，肺动脉瓣上最大流速463cm/s，PG84mmHg。胸部X线及CT检查见图6-1-9。行室间隔修补术。

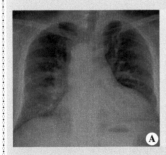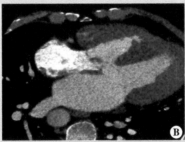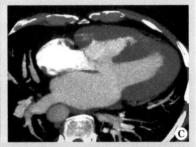

图6-1-9

问题：

1. 患者病史有何特点？

2. 患者X线及CT检查的主要影像表现是什么？

3. 综合上述病史，应考虑何种疾病？如何确诊？

病案 6-1-6 分析讨论

室间隔缺损（ventricular septal defect，VSD）作为单发畸形是最常见的先天性心脏病之一，其发病率居先天性心脏病的首位。

小 VSD 可无临床症状，部分可自然闭合；大 VSD 患者发育较差，可有心悸、气短、易感冒及肺部感染等，严重者活动后口唇发绀。查体时于胸骨左缘第 3～4 肋可闻及粗糙而响亮的收缩期杂音，常可触及收缩期震颤。出现肺动脉高压后，肺动脉第二音亢进，严重者可有杵状指（趾）。小 VSD 心电图多正常；中至大 VSD，多见左心室或双心室肥厚；若有明显肺动脉高压，则出现右心室肥厚。

正常生理状态下左心室收缩压高于右心室。当存在 VSD 时，左心室的血流经 VSD 进入右心室，通过肺循环进入左心房，因此，可引起左心房、左心室及右心室容量负荷增加，心腔扩大。肺循环的血流量增多，肺血管内阻力增加，继之血管内膜及中层增厚，部分管腔逐渐狭窄，右心室的压力随之增高。当右心室的压力接近左心室，左向右的分流量减少。当右心室的压力高于左心室，出现右向左分流时，患者可出现发绀，即艾森曼格综合征（Eisenmenger syndrome）。

室间隔由下方的肌部、前上方的漏斗部和二者间的膜部间隔三部分组成。因此根据缺损部位的不同 VSD 分为三型：膜周部，占 VSD 的 80% 左右，其又分为单纯膜部型、嵴下型及隔瓣下型；漏斗部（infundibular），占 10% 左右，又分为干下型及嵴内型，前者亦称肺动脉瓣下型，缺损位于肺动脉瓣下；肌部，占 10% 左右，缺损多靠近心尖部的肌部室间隔，也可发生于心肌梗死后室间隔穿孔及外伤性室间隔破裂。

【影像学表现】

1. X 线表现

（1）VSD 的 X 线表现取决于左向右分流量及有无肺动脉高压及其程度。

（2）少量左向右分流的 VSD：心影心室轻度增大，以左心室为主；肺血轻度增多；肺动脉段不凸；主动脉结多正常。

（3）典型 VSD 指中至大量左向右分流或已有中等肺动脉高压的 VSD。心影呈二尖瓣型，中至重度增大。主要累及左、右心室，多以左心室更显著，或伴有轻度左心房增大。肺血增多，肺门动脉扩张，肺动脉段中至重度凸出。部分患者可见外围肺血管纹理扭曲、变细等肺动脉高压征象。主动脉结正常或缩小，后者主要与通过主动脉的血流量减少有关。

（4）VSD 合并重度肺动脉高压时心脏增大多不明显，但右心室增大较突出，并有右心房增大；肺血减少征象；主动脉结多缩小。

2. CT 表现

（1）左、右心室间有对比剂连通。

（2）可出现左、右心室增大和肺动脉扩张。

动脉导管未闭

病案 6-1-7

患者，女，44 岁，因"体检发现动脉导管未闭 10 天"入院。入院后查体：听诊闻及二尖瓣舒张期杂音。胸部 X 线及 CT 检查见图 6-1-10。心脏超声提示先天性心脏病：动脉导管未闭；考虑肺动脉内及瓣膜赘生物形成。行动脉导管未闭修补术，术中见肺动脉干扩张明显，于肺动脉外可触及震颤，左心房左心室增大；引用球囊导管经未闭的动脉导管置入主动脉暂时堵塞动脉导管，恢复循环，探查动脉导管开口对侧肺动脉游离壁可见大量赘生物，完整清除赘生物，应用 4.0 Prolene 带垫片无损伤线沿动脉导管肺动脉开口行荷包缝合，穿针至肺动脉外侧，打结前收缩尿管球囊，拔出球囊导尿管，闭合动脉导管，探查分流消失。术后患者安全返回病房。

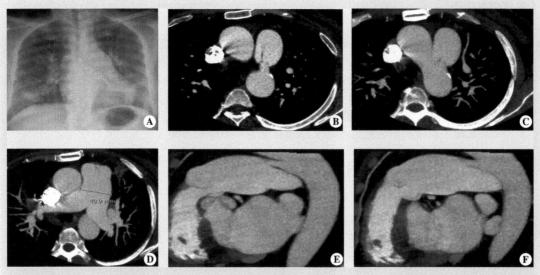

图 6-1-10

问题：

  1. 患者病史有何特点？

  2. 患者 X 线及 CT 检查的主要影像表现是什么？

  3. 综合上述病史，应考虑何种疾病？如何确诊？

病案 6-1-7 分析讨论

  动脉导管未闭（patent ductus arteriosus，PDA）是最常见的先天性心脏病之一，占先天性心脏病的 20% 左右，发病率女高于男。

  动脉导管由左侧第六对主动脉弓的背侧部分演变而来，连接于左右肺动脉分叉处与主动脉弓之间，是构成胎儿期血液循环的主要通道。出生后肺膨胀、肺循环阻力减低，右心室的血液直接进入肺循环。因动脉血氧含量升高，促进动脉导管收缩逐渐由功能的闭锁（生后 48 小时）转变为解剖的闭锁（生后 4 周），生后持续不闭者则形成 PDA。

  PDA 按其形态基本分为三型：①漏斗型，最多见，导管的主动脉端较粗，肺动脉端较细，状如漏斗；②圆柱型，也称管状型，导管的主动脉与肺动脉端粗细相仿，状如圆柱；③窗型，最少见，导管短而粗，形似间隔缺损，又称缺损型。

  通常情况下，主、肺动脉压力在整个心动周期相差悬殊，一部分血液从主动脉经未闭的导管持续进入肺动脉，引起连续性左向右分流，导致体循环的血流量减低，肺循环及左心的血流量增加，加重左心的负荷，可使左心室扩张肥厚。同时，由于肺动脉的血流量增加，逐渐引起肺小动脉的功能性以至器质性损害，阻力升高从而导致不同程度的肺动脉高压，右心室排血阻力和负荷加重，肺动脉高压接近或超过体动脉水平者可导致双向或以右向左为主的分流。

  PDA 少量分流时，患者可无症状；较大分流时，患者可出现活动后心悸、气短、反复呼吸道感染；大量分流时，早期即可发生左心衰竭；重度肺动脉高压时，患者可出现发绀，往往下肢重于上肢，称为分界性发绀。查体时大多数患者于胸骨左缘第 2～3 肋可闻及双期连续性机器样杂音，伴震颤，可有周围血管征；细小的 PDA 及合并重度肺动脉高压者杂音常不典型，或仅有收缩期杂音，甚至无明确杂音，但若合并重度肺动脉高压时肺动脉区第二音明显亢进。心电图多正常或左心室肥厚，出现双心室肥厚或右心室肥厚则提示有相应程度的肺动脉高压。

【影像学表现】

1.X 线表现

（1）细小的 PDA：肺血正常或轻度增多，心脏大小多在正常范围。

（2）典型 PDA：肺血增多、左心室增大、90% 病例主动脉结增宽、近半数可见"漏斗征"：即正位胸片上主动脉弓降部呈漏斗状膨凸，其下方降主动脉在与肺动脉段相交处骤然内收。

（3）合并肺动脉高压的 PDA：出现肺动脉段不同程度的凸出，肺门动脉扩张，外周肺血管纹理扭曲、变细，双心室增大甚至以右心房、室增大为主，提示肺动脉高压。

2.CT 表现　在横断面表现为连通主肺动脉近左肺动脉处与降主动脉之间的管道。

法洛四联症

病案 6-1-8

患者，男，23 岁，因"活动后心悸、气短 3 年，加重 2 个月"入院。入院查体：听诊于胸骨左缘第 2~4 肋闻及收缩期杂音，肺动脉第二音减弱，心前区可触及震颤。心电图示右心室肥厚（图 6-1-11）。

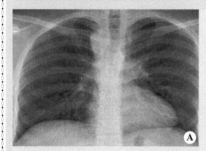
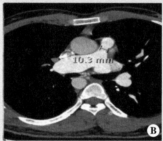
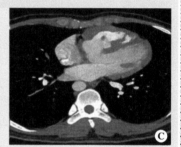
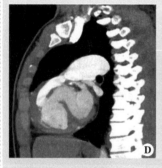
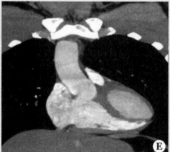
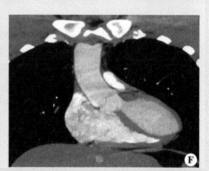

图 6-1-11

问题：

1. 患者病史有何特点？

2. 患者 X 线及 CT 检查的主要影像表现是什么？

3. 综合上述病史，应考虑何种疾病？如何确诊？

病案 6-1-8 分析讨论

法洛四联症（tetralogy of Fallot，TOF）的发病率居发绀型先天性心脏病的首位，占 30%~50%。法洛四联症包括四种畸形：肺动脉狭窄、室间隔缺损、主动脉骑跨和右心室肥厚，其中以肺动脉狭窄和室间隔缺损为主要畸形。法洛四联症常并发卵圆孔未闭，可高达 80%。法洛四联症并发房间隔缺损者，称为"五联症"。20%~30%的法洛四联症合并右位主动脉弓，以及双上腔静脉和动脉导管未闭等。肺动脉狭窄以漏斗部或漏斗部+肺动脉和（或）瓣狭窄最为常见，约有半数以上为二瓣畸形。

室间隔缺损有三种类型：①膜周部缺损，又称为嵴下型缺损；②干下型缺损，又称为嵴上型缺损；③漏斗部肌性缺损，又称为肌内型或穿嵴型缺损。主动脉骑跨一般为轻至中度。

一般法洛四联症的室间隔缺损较大，使左、右心室和主动脉的压力接近，故肺动脉狭窄所形成的阻力起主要作用。狭窄越重，右心室射血阻力越大，通过 VSD 的右向左的分流量也就越多；体动脉血氧饱和度降低，肺动脉血流量减少，缺氧加重，从而引起发绀、红细胞增多等一系列变化。

法洛四联症患者发育较迟缓，常有发绀，多于生后 4～6 个月内出现，久之，可有杵状指（趾）、易气短、喜蹲踞或缺氧性晕厥等。查体时在胸骨左缘第 2～4 肋闻及较响的收缩期杂音，多可触及震颤。心电图示右心室肥厚。

【影像学表现】

1. X 线表现

（1）肺血减少，两肺门动脉细小。

（2）主动脉升部及弓部多不同程度地增宽、凸出。

（3）肺动脉段-心腰部凹陷，心尖圆隆、上翘，心脏近似靴形。近 30% 的病例合并右位主动脉弓，几乎均为"镜面型"。

2. CT 表现

（1）可显示右心室漏斗部狭窄，主和左、右肺动脉的发育情况。

（2）可显示有无大的体肺侧支、动脉导管未闭、室间隔缺损及右心室肥厚等。

八、心包疾病影像诊断

心包积液

病案 6-1-9

患者，女，84 岁，因"心悸 30 余年，阵发性呼吸困难 5 年余，突发腹痛 10 天，呼吸困难加重 5 天"，门诊以"心力衰竭"收入院。胸部影像学检查见图 6-1-12。入院后予以禁食水，无创呼吸机辅助通气、镇静、强心、利尿、扩血管、改善循环、降压、抗感染、化痰、舒张气道等对症支持治疗。

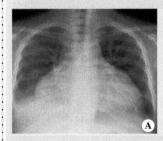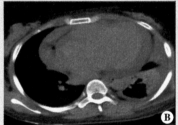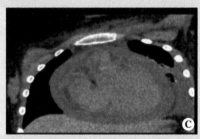

图 6-1-12

问题：

1. 患者病史有何特点？

2. 患者 X 线及 CT 检查的主要影像表现是什么？

3. 综合上述病史，应考虑何种疾病？如何确诊？

病案 6-1-9 分析讨论

　　心包积液（pericardial effusion，PE）指心包腔内的液体超过 50ml，是心包病变的一部分。心包腔内的液体分为漏出性和渗出性，前者常见于心功能不全，后者常见于心包炎的渗出期。PE 可引起心包腔内压力升高，达到一定程度时，可压迫心脏导致心室舒张功能受限，使心房和体、肺静脉回流受阻，进而心房和静脉压力升高，心脏收缩期排血量减少，有的可出现心脏压塞。

　　患者可有乏力、发热、心前区疼痛等症状，疼痛仰卧时加重，坐位或俯卧位减轻。急性者积液量短时间内迅速增加，出现心包填塞症状，如呼吸困难、面色苍白、发绀、端坐呼吸等。查体示心音遥远，颈静脉怒张，静脉压升高，血压及脉压均降低。心电图示 T 波低平、倒置或低电压。

【影像学表现】

　　1. X 线表现

　　（1）少量 PE：X 线可无异常发现。

　　（2）大量 PE：多数病例肺血管纹理正常，部分病例可伴有不同程度的上腔静脉扩张。心影向两侧扩大，呈"普大"型或球形，心腰及心缘各弓的正常分界消失，肋膈角变钝；短期内心影大小可有明显的变化。

　　2. CT 表现

　　（1）少量 PE 多位于左心室后侧壁或右心房侧壁的外方。

　　（2）中量 PE，除在上述部位外，多位于右心室前壁前方或左心室心尖部下外方。

缩窄性心包炎

案例 6-1-10

　　患者，女，75 岁，因"阵发性呼吸困难 3 年余，呼吸困难加重 4 天"，门诊以"心力衰竭"收入院。胸部影像学检查见图 6-1-13。

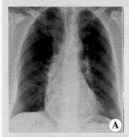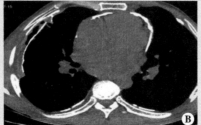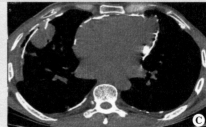

图 6-1-13

病案 6-1-10 分析讨论

　　缩窄性心包炎（constrictive pericarditis，CPC）是比较常见的心血管疾患之一。心包脏层与壁层粘连，出现不同程度的增厚，重者可达 20mm 以上。心包增厚一般以心室面为著，右心房室侧较左心侧增厚更明显，而大血管根部较轻。

　　CPC 的心包异常增厚，首先限制心脏的舒张功能，使体、肺静脉压力升高，静脉回心血量下降，心排血量降低，继而亦可限制心脏收缩功能，导致心力衰竭。

　　呼吸困难、腹胀和（或）浮肿伴心悸、咳嗽、乏力、胸闷等为常见症状。体检可发现颈静脉怒张、腹水、奇脉、心音低钝和静脉压升高（＞0.375kPa）等。心电图示肢体导联 QRS 波群低电压、T 波低平或倒置及双峰 P 波等。

【影像学表现】

1. X线表现

（1）心脏大小正常或轻度增大，少数亦可中度增大；两侧或一侧心缘僵直，各弓分界不清，心外形常呈三角形或近似三角形。

（2）部分患者可见心包钙化，呈蛋壳状、带状、斑片状等高密度影，多分布于右心室前缘、膈面和房室沟区。

（3）多数患者可见上腔静脉和（或）奇静脉扩张，仅少数患者肺血正常，肺淤血和间质性肺水肿常见。胸腔积液和不同程度的胸膜增厚、粘连。

2. CT表现

（1）平扫：心包不规则增厚（厚度＞4mm），脏壁层界限不清，部分可见钙化。

（2）增强扫描：左右心室内径缩小，室间隔僵直，心室内径收缩舒张期变化幅度明显下降，提示心室舒张功能受限；部分患者出现腔静脉扩张，左右心房扩大，以及继发的肝脾肿大、腹水及胸腔积液等征象。

第二节 血 管

一、不同成像技术的优势和综合应用

（一）X线检查

X线胸片检查可直观反映双肺野情况，还可直观大动脉、心脏大小及形态，但不能反映血管腔内病变。

（二）血管造影

血管造影检查技术，虽被认为是循环大血管疾病诊断的"金标准"，但费用高、有创伤。

（三）CT检查

CTA检查可显示血管内部狭窄程度及血管壁钙化情况，对于肺动脉栓塞、主动脉夹层等急诊胸痛患者的疾病诊断起到了决定性作用，同时CTA多种后处理技术可以从多方位、多平面观察病变情况，但CT检查有电离辐射，且必须使用碘对比剂。MRI显示血管好，不受钙化斑块干扰，组织分辨率高，但目前空间分辨力不如CT，由于检查时间长，不适用于急诊患者。

二、正常影像学表现

（一）主动脉

主动脉是人体最大的血管，也是体循环的主干，起自左心室，经膈主动脉裂孔进入腹腔，至 L_4 椎体下缘处分为左右髂总动脉。主动脉由胸主动脉和腹主动脉组成，其中胸主动脉起源于主动脉瓣，可以分为五个节段：①主动脉根部；②窦管交界；③升主动脉；④主动脉弓；⑤峡部和降主动脉（图6-2-1）。

1. 胸主动脉及主要分支

（1）主动脉根部：是指从主动脉瓣环至窦管交界的部分，包括主动脉瓣环、瓣叶、主动脉窦。主动脉窦位于心包内，左冠窦邻近左心房和肺动脉根部，右冠窦邻近右心房和右心室，无冠窦邻近右心房和左心房。左冠状动脉和右冠状动脉分别起自主动脉左、右冠状窦。

（2）窦管交界：是指较宽圆形的主动脉根部和较细管状的升主动脉之间的交界处。生理情况

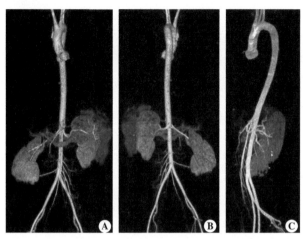

图 6-2-1　主动脉及主要分支正常 CT 表现

下，窦管交界和主动脉瓣环大小相同，且对主动脉瓣膜联合上方起支持作用。

（3）升主动脉：是指主动脉从窦管交界处至头臂动脉起始处。升主动脉长约 5cm，自左心室斜向右上前方走行，至右侧第 2 胸肋关节附近延续为主动脉弓。升主动脉前方为肺动脉，后侧为右肺动脉、右肺静脉和右侧支气管，右侧为上腔静脉。

（4）主动脉弓：是指从头臂动脉起始处至左锁骨下动脉之间横行的一段，其走行于气管前方，到达气管和食管左侧。典型的主动脉弓近端包括三个分支，从近心端向远心端依次为右侧头臂动脉、左侧颈总动脉和左侧锁骨下动脉。

（5）峡部和降主动脉：峡部是指从左锁骨下动脉起始至动脉导管出现或闭锁之间的一小段。降主动脉是指从主动脉峡部至膈肌的一段，沿脊柱左前方下行，达 T_{12} 高度穿膈肌主动脉裂孔进入腹腔，移行为腹主动脉。

2. 腹主动脉及主要分支　腹主动脉是指膈下至主动脉分叉水平的主动脉。腹主动脉约与 T_{12} 水平发出腹腔干，随即分为肝动脉和脾动脉；腹腔干稍下方约于 L_1 水平发出肠系膜上动脉；稍向下随即发出双肾动脉；约于 L_3 水平发出肠系膜下动脉。至 L_4 椎体下缘处分为左右髂总动脉。髂总动脉沿腰大肌内侧下行，达骶髂关节水平分为左右髂总动脉。

（二）肺动脉和肺静脉

1. 肺动脉及主要分支　肺动脉是短而粗的动脉干，起自右心室圆锥部，向左上后方走行，在升主动脉起始前方穿过至升主动脉左侧，在主动脉弓下水平约 T_5 水平分为左、右肺动脉。右肺动脉主干较长且粗，在主动脉弓下方水平走行于右主支气管前方，在升主动脉和上腔静脉后侧、奇静脉弓下方达右肺门，随即分为三支入右肺上、中、下肺叶。左肺动脉主干较短且细，水平方向走行于左主支气管前上方达左肺门，随即分为两支入左肺上、下肺叶（图 6-2-2）。

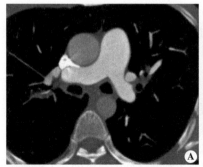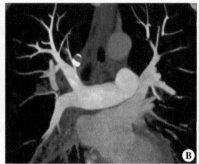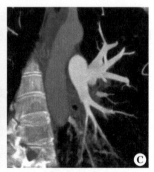

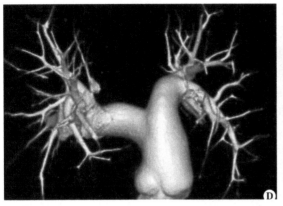
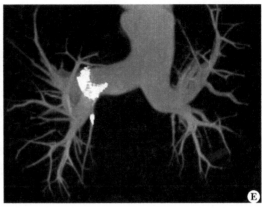

图 6-2-2　肺动脉及主要分支正常 CT 表现

2. 肺静脉及主要分支　肺静脉是连接肺与左心房的大血管，于左心房肺静脉入口处无静脉瓣。肺静脉变异较多，一般情况下，有 4 支肺静脉，左右肺各有 2 支，有时可见右肺有 3 支肺静脉（图 6-2-3）。

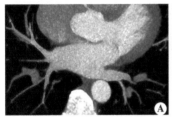
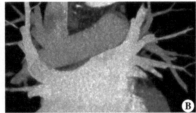
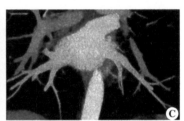

图 6-2-3　肺静脉及主要分支正常 CT 表现

三、基本病变影像学表现

（一）主动脉异常

1. 普通 X 线检查

（1）可显示主动脉迂曲、扩张、延长、缩窄等情况。

（2）还可显示主动脉壁钙化，可依据 X 线基本表现，初步鉴别诊断大动脉硬化、主动脉瘤或主动脉夹层。

2. CT 检查

（1）平扫可显示主动脉扩张、狭窄程度。

（2）增强 CT 还可显示大血管钙化斑内移、增厚的血管壁及附壁血栓。主动脉夹层可见双腔血流、动脉瘤时表现为管腔瘤样扩张，主动脉壁钙化显示不佳。

（二）肺循环异常

1. 肺血增多（肺充血）　为肺动脉内血流量增多所致，透视下可见肺门和肺动脉搏动增强，出现"肺门舞蹈"征象，肺血管纹理成比例增粗，肺动脉段突出，肺门动脉扩张，扩张的肺血管边缘清楚，肺野透亮度正常。主要见于左向右分流的先天性心脏病，还可见于甲亢、贫血等疾病。

2. 肺血减少　X 线表现为肺门缩小，肺内血管纹理普遍稀疏、变细，肺野透亮度增加，严重肺血减少时，肺野内可见走形迂曲的网状血管影。主要见于先天性心脏病、右心排血受阻疾病。

3. 肺淤血　指肺静脉回流受阻，使血液滞留在肺静脉系统内，即肺静脉内血流增多。X 线表现为肺门影增大、肺纹理增粗、紊乱，上肺静脉增粗，下肺静脉变细，肺野透亮度降低。

4. 肺动脉高压　X 线表现为肺动脉段突出，肺门动脉扩张，外围肺动脉分支纤细、稀疏，同时有右心室增大，透视可见肺门搏动增强。临床常见于左向右分流的先天性心脏病及肺静脉高压引起的肺动脉高压等。

5. 肺静脉高压　肺静脉压＞10mmHg 称肺静脉高压，若＞25mmHg，即引起肺水肿。肺静脉高压 X 线表现同时具有肺淤血和肺水肿征象。在肺淤血的 X 线所见的基础上，在肺野内出现间隔线，即"克氏 A、B、C 线"，为间质性肺水肿。当出现肺泡性肺水肿时，X 线表现为肺野中内带片状模糊影，两肺受累呈"蝶翼状"为其典型表现。间质性肺水肿是肺淤血加重的结果。多见于慢性左心衰竭和二尖瓣狭窄。肺泡性肺水肿多见于左心衰竭和尿毒症。

四、肺动脉栓塞影像诊断

病案 6-2-1

　　患者，女，63 岁，因"活动后心前区疼痛伴胸闷、气短 2 周余"入院。患者 2 周前于活动后出现心前区疼痛，性质难以描述，疼痛感向左上肢及右肩放射，伴有胸闷、气短，无心悸黑矇晕厥、无恶心呕吐、无咳嗽咳痰、无腹胀腹痛，持续几分钟，休息后症状可自行好转，后反复发作，现为进一步诊治，于 2018 年 2 月 26 日来诊，遂以"冠心病"收治入院。既往有高血压 3 级病史 2 年余，未规律服用降压药物。查体：T 36.6℃，P 69 次/分，R 20 次/分，BP 141/81mmHg。神志清楚，查体合作，面容正常。淋巴结：全身浅表淋巴结未见肿大。心率 69 次/分，心律齐，心音正常，各瓣膜区未闻及杂音。视诊：肺部心尖冲动未见异常，无异常隆起及凹陷。听诊：双肺呼吸音清，未闻及干湿啰音及胸膜摩擦音。入院后行肺动脉 CTA 示左右肺动脉主干远端、左右、上下叶肺动脉、右中叶肺动脉，管腔可见多发充盈缺损，考虑肺栓塞。辅助检查：D-二聚体 3.19mg/L，TnI 52.4ng/L。给予利伐沙班抗凝治疗，后症状好转，病情稳定，于 2018 年 12 月 31 日出院，嘱患者院外继续服药，定期门诊复诊（图 6-2-4）。

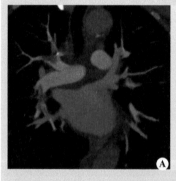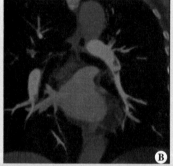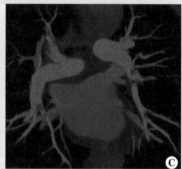

图 6-2-4　肺动脉栓塞

　　MPR 和 MIP 显示左、右肺动脉主干远端，左右、上下叶肺动脉、右中叶肺动脉，管腔可见多发充盈缺损。

问题：

　　1. 结合上述疾病，简述肺动脉栓塞的 CTA 表现。

　　2. 简述肺动脉栓塞的临床分型和临床表现。

病案 6-2-1 分析讨论

　　肺动脉栓塞（pulmonary embolism，PE）简称肺栓塞，是由于肺动脉及其分支被外源性脱落栓子或内源性形成血栓堵塞后引起的相应肺组织血供障碍，其中并发肺缺血或坏死者称为肺梗死。大多数肺栓子来自大腿及盆腔深静脉，久病卧床、妊娠、外科手术后、肥胖、口服避孕药、静脉曲张、充血性心力衰竭和抗血栓因子Ⅲ缺乏等，可发生深静脉血栓，是发生肺栓塞的主要病因。原发于肺动脉的血栓称为肺动脉血栓形成。

本病临床表现多样，根据栓塞的位置和累及范围（部分性或完全性阻塞）不同，部分患者可无明显临床症状，或仅有轻微的不适。急性肺栓塞典型的临床表现为呼吸困难、胸痛，少见咯血，严重者休克或死亡。约小于 10%的肺栓塞患者可发生肺梗死，可在肺栓塞后立即发生或 2～3 天后发生，主要临床表现为胸痛及咯血。肺梗死（pulmonary infarction）是指肺动脉栓塞后引起相应肺组织的缺血坏死。

病理上肺栓塞多累及肺动脉叶、段及其以下分支，多为双侧、多发血管疾病，主要引起血流动力学和呼吸功能的改变。血流动力学改变主要取决于栓塞血管的数量和心肺功能状态。当肺血管床堵塞 50%以上，可发生右侧心力衰竭。呼吸功能的改变主要是反射性气管痉挛，气道阻力、肺泡通透性增加，引起肺水肿。

肺栓塞患者可发现低氧血症和血浆 D-二聚体（D-Dimer，交联纤维蛋白降解产物）增高，后者敏感性达 90%以上，但特异性较低，感染、心肌梗死、肿瘤或外科术后等均可增高。所以肺动脉栓塞患者易漏诊、误诊，如果得不到及时治疗，死亡率极高。

【影像学表现】

1.X 线表现

（1）X 线胸片可见区域性肺纹理减少、变细或消失，肺野透亮度增加，肺动脉增宽及右心增大。

（2）合并肺梗死时，可见楔形致密影，尖端朝向肺门。当有以下平片征象时，应高度怀疑肺栓塞。①Westermark（韦斯特马克）征，是指肺动脉血栓远端血供区域性减少，肺纹理变细、消失；②Hampton 驼峰（汉氏驼峰），指肺周边部楔形密度增高影，基底部位于胸膜，尖端指向肺门；③Fleischner 征，是肺动脉栓塞导致右心负荷增加，右心影增大、肺动脉增宽。

2.CT 表现

CT 肺血管成像（CT pulmonary angiography，CTPA）是诊断急性和慢性肺栓塞的首选检查方法。

（1）急性肺栓塞（acute pulmonary thrombosis）

1）直接征象：血管腔内有充盈缺损和血管阻塞。中心性腔内充盈缺损和凸面向腔内的附壁性充盈缺损是急性肺栓塞的典型表现；当血栓完全堵塞血管腔时，血管腔截断。

2）间接征象：肺血减少，或韦斯特马克征、肺体积缩小，其他表现有右心肥厚、扩张，心包积液等。

（2）慢性肺栓塞（chronic pulmonary thrombosis）

1）直接征象：血管腔内偏心性、环形充盈缺损提示慢性血栓栓塞性疾病。可见血管狭窄或血管蹼形成，部分血栓有钙化等。

2）间接征象：血管壁不规则，血管径突然狭窄或截断，肺血分布极不均匀，肺动脉呈残根状，即中心肺动脉增宽、外围动脉不相称变细。可引起支气管动脉扩张。

当肺栓塞患者出现右心室功能障碍时，在心脏横断层面图像，CT 表现为右心室（RV）短轴最大径明显增大、左心室（LV）减小、二者比值（RV∶LV）大于 1、室间隔向左心室腔突起、上腔静脉/奇静脉扩张、肺动脉高压。

【诊断与鉴别诊断】

肺栓塞诊断，可依据患者有无血栓高危因素和相应临床表现，加之心电图和 D-二聚体检测，结合上述 CT 肺血管成像的直接和间接征象即可明确诊断。本病主要与肺动脉内对比剂充盈不均造成的假象和原发性肺动脉肿瘤及各种类型的肺血管炎鉴别。肺动脉内对比剂充盈不均与扫描技术有关，可通过随访或肺静脉期与肺栓塞鉴别。原发性肺动脉肿瘤，CT 表现为肺动脉主干或近端肺动脉腔内完全性充盈缺损，CT 增强扫描延迟强化，呈膨胀性、扩张性生长。肺血管炎表现为血管壁单纯性增厚和狭窄，无血栓形成。

五、主动脉夹层影像诊断

主动脉夹层

病案 6-2-2

　　患者，男，51岁，因"突发腹痛4小时余"入院。患者于2018年11月14日9时左右外出进食，突发腹痛，向背部放射，大汗，无呕吐、黑矇等不适。自行步行至附近医疗点，行简单处理后急转当地三甲医院，急查胸腹部CTA示主动脉夹层Debakey Ⅲ型，建议转院行进一步治疗。急诊以"主动脉夹层"收入院。既往高血压病史，不规律口服药物治疗。查体：T 37.1℃，P 89次/分，R 21次/分，BP 180/102mmHg。神志清楚，查体合作，急性病容，淋巴结未见明显异常。心率89次/分，心律未见明显异常，心音未见明显异常，杂音未见明显异常。腹部膨隆，腹部触诊未见明显异常，压痛及反跳痛脐周压痛，腹部包块未见明显异常，肝脏肋下未触及，脾脏肋下未触及。双下肢无水肿。生理反射存在，病理反射未引出。入院后查CTA示主动脉自左锁骨下动脉以远呈双腔样改变，主动脉呈双腔表现以远可见假腔内对比剂填充；内膜片向降主动脉以远延伸撕裂至双侧髂总动脉、左髂内动脉/右髂外动脉，胸段降主动脉真假腔密度差异不大，余段真腔密度较高，假腔密度稍低；近端破口距左锁骨下动脉开口处约1cm，上述考虑主动脉夹层（Debakey Ⅲ型）。于2018年11月26日全麻下行胸主动脉夹层腔内修复+左锁骨下动脉开窗术。术中见夹层破口位于降主动脉，主动脉自左锁骨下动脉以远呈双腔样改变；内膜片向降主动脉以远延伸撕裂至双侧髂总动脉，近段破口距左锁骨下动脉开口处约1cm。术中于左颈总动脉开口远端定位处放置国产先健XJZDZ32200主动脉腹膜支架，支架开窗对应左锁骨下动脉开口，再次造影，见夹层破口完全覆盖，支架膨胀良好，无内漏。术后给予抗感染、改善心肺功能及内环境治疗。术后恢复可，复查主动脉CTA示自主动脉弓前部至降主动脉远段见支架影，支架膨胀良好，内腔通畅，于2018年12月5日出院（图6-2-5）。

问题：

1. 结合上述疾病，简述主动脉夹层患者CT检查的目的。
2. 简述主动脉夹层的分类。

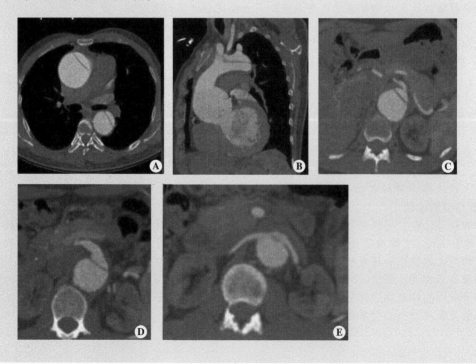

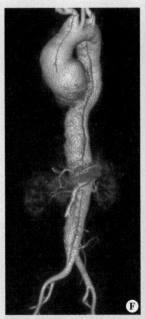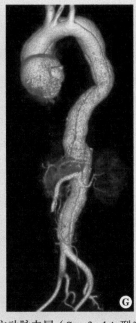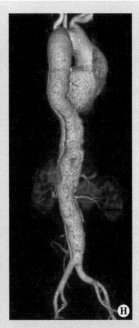

图 6-2-5　主动脉夹层（Stanford A 型/Debakey Ⅰ型）

A. CTA 轴位显示夹层破口位于升主动脉根部，真腔小，假腔大，向下累及至右侧髂总动脉近端；B~E. B 图为 MPR，C、D、E 图为 CTA 轴位显示头臂干开口受累，左颈总动脉、锁骨下动脉、腹腔干、肠系膜上动脉及双肾动脉未见受累；F~H. VR 多方位显示主动脉夹层

病案 6-2-2 分析讨论

主动脉夹层（aortic dissection，AD）是由各种病因引起主动脉内膜破裂，使主动脉腔内的血液从主动脉内膜撕裂口进入主动脉壁中层，并沿主动脉长轴向两端逐渐扩展，形成双腔主动脉。主动脉夹层患者主动脉壁多有两个破口，即入口和出口，也可有多个破口，当病变累及主动脉主要分支时，可引起相应器官组织缺血表现。

主动脉夹层有多种分类方式，根据其解剖位置和病变累及范围常采用 Debakey 分型和 Stanford 分型。按 Debakey 分型分为三型：Ⅰ型夹层破口位于升主动脉，病变范围广泛，累及降主动脉、腹主动脉及髂动脉；Ⅱ型夹层破口位于升主动脉，且病变范围局限于升主动脉；Ⅲ型夹层破口位于降主动脉，病变范围广泛或局限，局限于膈主动脉裂口上方降主动脉为 Ⅲa 型，累及膈下腹主动脉及远端为 Ⅲb 型。按 Stanford 分型分为两型：A 型包括 Debakey Ⅰ型和Ⅱ型；B 型为 Debakey Ⅲ型。

主动脉夹层是一种严重的急性主动脉综合征，急性患者发病迅速，并发症发病率、死亡率极高。临床上急性患者最主要的症状是突发剧烈胸背部疼痛，呈刀割样或撕裂样，可伴心悸、呕血、呼吸困难、晕厥、休克和心脏杂音等。

【影像学表现】

1. X 线表现

（1）直接征象：纵隔影增宽，主动脉影增宽、轮廓模糊，主动脉内膜钙化内移；X 线透视下可见主动脉搏动减弱。

（2）间接征象：气管向右侧移位，胸腔积液、心包积液、心影增大。腹主动脉夹层 X 线平片不能显示。

2. CT 表现

（1）平扫：主动脉增粗，主动脉钙化内移，以及胸腔积液、心包积液等。

（2）CTA：可清晰显示夹层破口的位置及夹层双腔征即真腔和假腔，假腔一般较真腔宽，增强扫描对比剂进入假腔后，可见弧形、线状的低密度影，为夹层撕脱的内膜片。假腔内对比剂充盈速度较慢，增强早期密度低于真腔，延迟期高于真腔。部分患者可见假腔内附壁血栓形成。主动脉夹层常累及主要分支血管，如腹腔干、肠系膜上动脉、双肾动脉、肠系膜下动脉及髂总动脉等。

【诊断与鉴别诊断】

根据临床突发撕裂样疼痛及 CT 发现主动脉内膜片和双腔征即可确诊本病。需要特别注意主动脉破口位置、累及范围、分支受累情况、假腔有无血栓、胸腔或心包有无积液或积血、有无脏器梗死等。主动脉夹层主要和主动脉瘤、主动脉撕裂和穿透性溃疡相鉴别。

主动脉粥样硬化

病案 6-2-3

患者，女，63 岁，因"胸闷胸痛 20 年，加重 1 周"入院。患者 20 年前无明显诱因出现胸闷胸痛，活动后加重，休息后可稍缓解，不伴头晕头痛、黑矇晕厥，未行特殊检查处理。1 周前提重物后自觉胸闷胸痛症状加重，位于胸骨后，呈压榨感，伴视物模糊及左肩背部、上肢放射痛和麻木，无头痛、黑矇晕厥、恶心呕吐等不适，到当地医院检查，心电图提示部分导联 T 波改变和异常 Q 波，给予改善循环等对症处理后症状好转（图 6-2-6）。

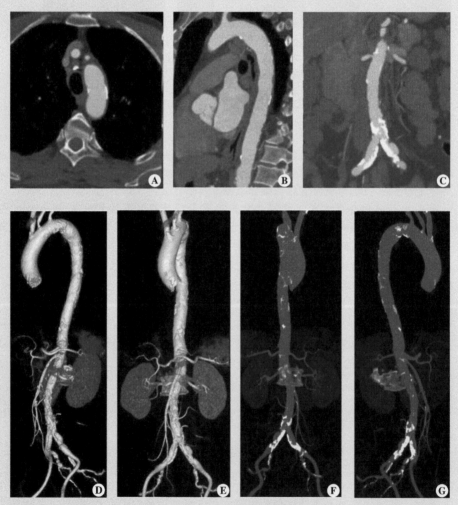

图 6-2-6　主动脉粥样硬化

A、B. CTA 轴位和 MPR 示主动脉管壁不均匀增厚，主动脉及主要分支可见散在钙化及非钙化斑块形成；C～F. VR 和 MIP 示主动脉粥样硬化

问题：

1. 患者病史有何特点？
2. 患者 CT 检查的主要影像表现是什么？
3. 综合上述病史，应考虑何种疾病？如何确诊？

病案 6-2-3 分析讨论

主动脉粥样硬化是动脉粥样硬化（atherosclerosis，AS）的一种，是一种常见的退行性改变，主要是由于脂肪代谢异常、神经血管功能紊乱，导致黄色粥样脂类物质大量聚集于大、中动脉内膜，引起结缔组织增生及血管腔内膜局限性增厚，形成斑块，使血管腔狭窄，血管壁硬化，弹性降低，脆性增大。AS 是冠心病、脑梗死、外周血管病的主要原因。诱发 AS 的因素包括高血压、高血脂、吸烟、肥胖、糖尿病等。

AS 由于受累血管不同，临床症状多样。主动脉粥样硬化常无临床表现，当诱发主动脉夹层时，可有典型临床表现；AS 患者，冠脉狭窄程度超过 75%，会引起心绞痛、心肌缺血等症状；脑动脉粥样硬化，会引起患者脑缺血，从而诱发头痛，严重者可诱发脑出血；肾动脉受累时，会引起肾脏灌注异常，导致肾功能不全；下肢动脉受累时，可引起下肢血管循环异常，导致坏疽。

主要病理改变为大中动脉内膜脂类物质和复合糖集聚、血栓形成，进而血管内膜局限性纤维化及钙盐沉着，同时伴随血管中膜钙化，从而导致大中动脉血管壁硬化、血管腔狭窄，严重者引起相应供血组织和器官缺血、坏死。

【影像学表现】

1. X 线表现

（1）可见主动脉扩张、增宽、走形迂曲，有时可见钙质沉着。

（2）血管造影检查，可明确受累血管部位、范围及血管腔狭窄程度。

2. CT 表现

（1）平扫：主动脉壁的钙化，表现为主动脉壁点状、小片状或片状致密影，主动脉管腔变窄，走形迂曲。

（2）CTA 检查：主动脉壁不规则增厚并向血管腔内或外侧突出形成低密度充盈缺损。主动脉粥样硬化一般可伴有主动脉瘤形成，CT 增强扫描显示胸主动脉呈囊袋状、梭形扩张。

【诊断与鉴别诊断】

主动脉粥样硬化患者临床多见，结合发病年龄、临床表现及影像学检查，即可做出诊断。本病需与主动脉夹层相鉴别，后者有典型撕裂样胸背疼痛症状，CTA 检查可见内膜瓣钙化内移；与主动脉壁内血肿鉴别，后者血管壁呈环形或新月形不强化增厚；与主动脉穿透性溃疡鉴别，后者管壁不规则增厚和钙化，可见龛影；与大动脉炎鉴别，后者多见于青年女性，管壁呈环形强化，增强扫描延迟期，增厚管壁可见强化。

第七章 消 化 系 统

学习要求：

1. 记忆：消化系统疾病不同成像技术的优势和综合应用。
2. 理解：消化系统正常影像表现及基本病变影像学表现。
3. 运用：常见消化系统疾病的影像表现。

第一节 食管与胃肠道

一、不同成像技术的优势和综合应用

（一）X线检查

目前 X 线检查仍是食管和胃肠道疾病首选的影像检查方法，常用于急症的筛查诊断，包括透视和常规摄影。透视（fluoroscopy）可动态观察器官的活动状态，包括膈肌运动、胃肠道蠕动等，目前应用较少；常规摄影（conventional photography）多用于诊断消化道相关急症，包括食管、胃肠道的金属异物、穿孔和肠梗阻等。

（二）钡剂造影

食管和胃肠道属于空腔脏器，影像检查多选择硫酸钡造影作为初筛方法。消化道造影检查分为食管造影、胃及十二指肠造影、小肠造影和结肠造影。此外，临床可疑胃肠道穿孔或肠梗阻时，禁用硫酸钡，可改用有机碘水溶液对比剂。

（三）血管造影

动脉内数字减影血管造影可用于诊断胃肠道血管性病变、判断胃肠道富血供肿瘤的供血动脉及明确胃肠道出血的病因和部位等。

（四）CT检查

常规 CT 检查可清晰显示消化道管壁本身的改变、管腔外的异常及周围器官结构的继发性改变。在消化道肿瘤的分期、消化道急腹症、肠系膜病变等消化道疾病的评价方面能够提供更多的信息。

1. CT 血管造影（computed tomography angiography，CTA） 可用于诊断血管畸形、狭窄、闭塞和动脉瘤、肿瘤供血动脉等。

2. 其他特殊检查方法 包括双能 CT 检查和灌注成像，前者有助于对胃肠道肿瘤的病理类型、分化程度、胃周动脉的成像等方面进行分析；后者主要用于评价组织器官的灌注状态。

3. CT 仿真内镜（CT virtual endoscopes，CTVE） 可清晰显示消化道黏膜面上直径 5 mm 以上的息肉状病变，已较多应用于结直肠病变的早期筛查方面。

4. CT 小肠造影 检查前需引入等渗甘露醇作为对比剂，在腔内对比剂和壁外脂肪组织的衬托下，强化的肠壁显示更为清晰，故对小肠疾病的检出和诊断优于常规 CT 检查。

二、正常影像学表现

（一）食管

1. 正常 X 线表现

（1）食管形态及黏膜皱襞：吞钡后呈管状，黏膜皱襞表现为数条纵行、相互平行、连续的纤细

条纹状影，与胃小弯处黏膜皱襞连续。

（2）食管的蠕动：呈不断向下推动的环形收缩波，其中第一蠕动波由下咽动作激发，第二蠕动波始于主动脉弓水平，由食物内压食管管壁引起。

（3）第三收缩：多见老年人或食管贲门失弛缓症患者，表现为食管下段波浪状或锯齿状边缘。

（4）膈壶腹：表现为膈上 4～5cm 长的食管一过性扩张，属正常现象。

（5）生理学狭窄：分别为食管入口处狭窄、主动脉弓压迹、左主支气管压迹及横膈裂孔部狭窄。

2. 正常 CT 表现　圆形软组织影，位于胸椎及胸主动脉前方及气管、气管隆嵴、左主支气管和左心房后方。

（二）胃

1. 正常 X 线表现

（1）充盈相：胃边缘呈光滑、规则的连续性曲线。

（2）黏膜相：胃黏膜皱襞表现为条纹状透亮影，其中胃底部皱襞呈网状排列不规则，胃窦部皱襞走向与胃舒缩状态有关，小弯侧皱襞平行整齐，大弯侧皱襞较宽，为 1cm 左右。

（3）胃小沟与胃小区：胃小沟呈粗细和密度均匀的细线，胃小区表现为大小为 1～3mm 的网格状结构。

（4）胃蠕动：由胃体上部开始，有节律推至幽门，一般可见 2～3 个蠕动波。

（5）胃的形态：与受检者体型、张力及神经系统的功能状态有关，包括钩型胃、牛角型胃、瀑布型胃、长型胃。

2. 正常 CT 表现

（1）平扫CT：扩张良好的胃壁，正常厚度不超过 5mm，柔软度佳。

（2）增强 CT：常表现为三层结构，分别相当于黏膜层、黏膜下层、肌层和浆膜层。亦可显示胃周血管及韧带结构。

（三）十二指肠

1. 正常 X 线表现　球部呈三角形，收缩时黏膜皱襞表现为纵行的平行条纹；球部以外肠管黏膜皱襞呈羽毛状。低张双对比造影时，降部以下肠管肠腔扩张，黏膜皱襞呈环状和龟背状花纹。

2. 正常 CT 表现　十二指肠全段及周围组织的解剖结构可清晰显示。

（四）小肠

1. 正常 X 线表现

（1）空肠：充盈钡剂时黏膜皱襞呈环形排列，黏膜相呈羽毛状或雪花状。

（2）回肠：肠腔略小于空肠，蠕动慢而弱，黏膜皱襞少而浅。

2. 正常 CT 表现

（1）平扫CT：可较好显示肠壁及周围组织的解剖结构。

（2）增强 CT：对于肠外的结构显示较好，此外可明确位置、形态等异常。

（五）大肠

1. 正常 X 线表现

（1）回盲瓣：上下缘表现为对称的唇状突起，充盈相呈透亮影。

（2）阑尾：盲肠内下方的长条状影，粗细均匀，边缘光滑。

（3）结肠袋：充盈相呈对称的袋状突起，大小、数目、深浅可有所差异。

（4）直肠：可见上、中、下三个直肠横襞。

（5）结肠黏膜皱襞：呈交错的不规则纹理，形态可随蠕动而发生改变。

（6）无名沟和无名区：表现为细小网格状的微皱襞影像。

2. 正常 CT 表现　可显示肠管本身及周围间隙的形态，结合三维图像重建技术及 CT 仿真内镜技术，可清晰显示结肠黏膜及黏膜下病变。

三、基本病变影像学表现

（一）X 线造影检查

1. 管腔改变

（1）管腔狭窄：是指超过正常限度的管腔持续性缩小，狭窄的形态与病变性质有关。

（2）管腔扩张：是指超过正常限度的管腔持续性增大。

2. 轮廓改变　正常消化道充钡后轮廓平滑、完整而连续，消化道管壁的病变可造成轮廓改变，包括龛影（niche）、充盈缺损（filling defect）、憩室（diverticulum）。

3. 黏膜及黏膜皱襞改变　黏膜的异常表现对发现早期病变和鉴别诊断有重要意义，包括黏膜破坏、黏膜皱襞平坦、黏膜皱襞增宽和迂曲、黏膜皱襞纠集。

4. 位置和移动度改变　肿瘤压迫可造成消化道移位，部分肠管被推移聚集；肠管粘连、牵拉造成位置改变，移动度减小；腹水可致小肠位置及分布改变；肠管先天性位置异常或固定不良。

5. 功能性改变

（1）张力的改变：胃肠道的张力由神经系统调节和控制。迷走神经兴奋使张力增高，管腔缩小，如牛角胃；交感神经兴奋或迷走神经麻痹使张力降低，管腔扩大、松弛，如无力型胃。

（2）蠕动的改变：可为蠕动增加或减弱。肿瘤侵犯胃壁造成局部蠕动消失，浸润型胃癌表现为整个胃僵硬、无蠕动。

（3）运动力的改变：胃排空时间为 2～4 小时，服钡后 4 小时胃尚未排空为胃运动力减低或胃排空延迟。小肠排空时间约为 9 小时；若口服钡剂 2 小时内到达回盲部则为动力过速，常见于肠易激综合征患者。

（4）分泌功能的改变：某些病变可引起分泌功能改变。胃分泌增加，空腹状态下胃液增多，立位见胃内液面，服钡时见钡剂呈絮片状下降和不均匀分布。

（二）CT 检查

1. 管腔改变　CT 可清晰显示消化道管腔的狭窄及扩张，结合形态及管壁外的情况，可以明确造成管腔改变的病因。CT 仿真内镜可显示胃肠道黏膜形态，无创性评估消化道肿瘤形态学特征及浸润范围。

2. 管壁改变

（1）管壁增厚：在充盈良好的状况下，在 CT 断面图像上，食管管壁超过 5 mm、胃壁超过 10 mm，小肠管壁超过 5 mm 可诊断为管壁增厚；大肠壁超过 5 mm 为可疑增厚，超过 10 mm 则为异常增厚。

（2）管壁肿块：CT 可直观显示消化道管壁的肿块，判断黏膜有无破坏、中断及消失等，亦可明确肿块起源，有利于肿瘤术前精确诊断。

3. 管腔外改变

（1）CTA 可清晰显示肠系膜动静脉管腔内栓子的形态和累及范围。

（2）CT 可显示浆膜层侵犯造成周围脂肪间隙改变，淋巴结肿大，邻近脏器的浸润和远处转移等。

四、食管癌影像诊断

病案 7-1-1

患者，女，61 岁，吞咽不利 1 周。1 周前感吞咽不利，偶尔发作，当地医院行电子胃镜示食管癌，为求进一步治疗收入院。自发病以来，食欲正常，睡眠正常，大小便正常，精神正常，体重无减轻（图 7-1-1）。

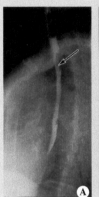
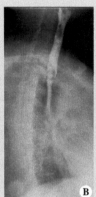
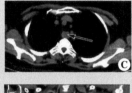
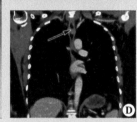
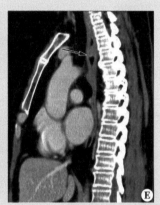

图 7-1-1

病案 7-1-2

患者，女，58 岁，进食后胸骨后疼痛伴胸背部疼痛 2 月余。2 月前，无明显诱因出现进食后胸骨后疼痛伴胸背部疼痛，无恶心、呕吐、反酸、胃灼热、声嘶、心悸。当地医院胃镜示食管黏膜粗糙，距门齿 23～27cm 处可见环状凹陷，活检 4 块，为求进一步治疗收住院。自发病以来，神志清，精神可，食欲正常，睡眠正常，大小便正常，体重无减轻（图 7-1-2）。

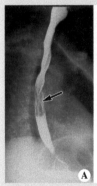
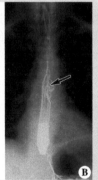
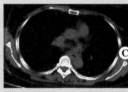
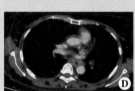
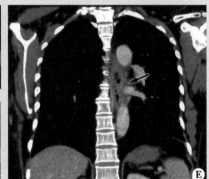

图 7-1-2

问题：

1. 患者病史有何特点？
2. 患者 X 线及 CT 检查的主要影像表现是什么？
3. 综合上述病史，应考虑何种疾病？如何确诊？

病案 7-1-1、病案 7-1-2 分析讨论

食管癌（esophageal carcinoma）作为我国常见的恶性肿瘤之一，北方人群的发病率高于南方，男多于女，发病年龄多在 40 岁以上，早期表现为食物通过时的不适感或堵塞感，逐渐为持续性和进行性的吞咽困难。目前认为食管癌是多种因素所致的疾病，一般为鳞状上皮癌，少数为腺癌或未分化癌，腺鳞癌罕见。最常发生在胸中段，下段次之，颈段和上段少见。中晚期食管癌可分为四型：①髓质型；②蕈伞型；③溃疡型；④缩窄型（即硬化型）。

【影像学表现】

1. X 线表现

（1）早期食管癌

1）平坦型：位于黏膜表面，局部管壁略僵硬，黏膜粗糙呈细颗粒状或大颗粒状。

2）隆起型：呈结节状、乳头状或息肉状隆起，突入管腔，形成充盈缺损，可有溃疡形成。

3）凹陷型：病变处黏膜紊乱中断，伴见糜烂或浅表溃疡，造影后呈不规则斑点状浅钡区，也可表现为虚线状或地图状改变。

（2）中晚期食管癌

1）髓质型：多侵及食管全周，呈不规则的充盈缺损，食管壁增厚僵硬，黏膜破坏，管腔狭窄。

2）蕈伞型：常局限于部分管壁，呈扁平的蕈状或菜花状充盈缺损，突入管腔内，与正常食管的移行带清晰，局部黏膜破坏。

3）溃疡型：常为较大的不规则的长型龛影，呈边缘不规则、底部凹凸不平的溃疡，溃疡底可深至肌层或穿透肌层。

4）缩窄型（硬化型）：累及食管全周，管腔呈环状或漏斗状狭窄，范围较短，与正常食管分界清楚。

2. CT 表现　能显示肿瘤与周围组织、邻近器官的关系，了解浸润、包绕，以及淋巴结转移情况，便于分期。

【诊断与鉴别诊断】

本病早期无明显临床症状时，诊断有一定的难度，需要与食管炎、食管憩室和食管静脉曲张相鉴别。当存在吞咽困难时，应与食管良性肿瘤、贲门失弛症和食管良性狭窄相鉴别。

五、食管静脉曲张影像诊断

病案 7-1-3

患者，女，56 岁，间断腹胀、黑便 1 周。1 周前无明显诱因出现腹胀、黑便，伴头晕、干呕、全身乏力，大便 2～3 天一次，无发热、寒战，无腹痛、心慌、胸闷等症状，当地医院诊断为"消化道出血"，给予输血 4U（具体情况不详），症状较前稍好转，今为求进一步治疗来诊，门诊以"乙肝肝硬化伴食管静脉曲张出血"收入院。自发病以来，精神状态一般，食欲一般，睡眠良好，大便 3 天未解，小便正常，体重无明显变化（图 7-1-3）。

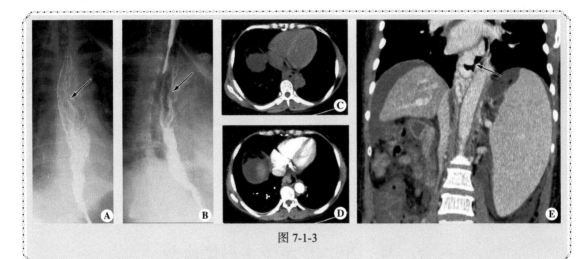

图 7-1-3

病案 7-1-4

患者，男，30 岁，黑便 10 余天，头晕 2 天，呕血 1 天。10 余天前无明显诱因出现黑便，4～5 天一次，大便干结，无头晕、心慌、乏力、发热、腹痛、腹胀、反酸、胃灼热、肛周疼痛等不适，未诊治。2 天前无明显诱因出现头晕，非眩晕，无肢体活动障碍、视力改变、耳痛、耳鸣，伴晕厥，发作 1 次，持续时间不详，自行苏醒后无明显不适，未诊治。1 天前无明显诱因出现呕血，共计 1 次，150～200ml，呕血过程中出现晕厥，持续时间不详，自行苏醒，今为求进一步治疗来诊，门诊以"消化道出血"收入院。自发病以来，食欲欠佳，睡眠正常，大小便正常，体重无减轻（图 7-1-4）。

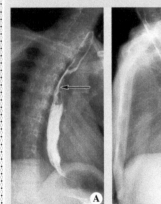
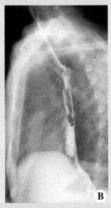
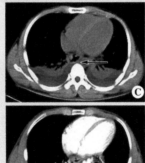
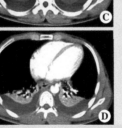
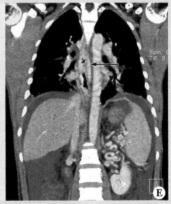

图 7-1-4

问题：

1. 患者病史有何特点？
2. 患者 X 线及 CT 检查的主要影像表现是什么？
3. 综合上述病史，应考虑何种疾病？如何确诊？

病案 7-1-3、病案 7-1-4 分析讨论

食管静脉曲张（esophageal varices）是指食管黏膜下层的静脉丛异常迂曲呈瘤样扩张。根据部位将本病分为两型，即上行型和下行型。上行型占大多数，为肝硬化、脾大及腹水等门静脉高压所致。

【影像学表现】

1. X 线表现

（1）早期：食管中下段黏膜皱襞增粗，迂曲。

（2）中期：食管稍扩张，管壁轮廓凹凸不平，钡剂排空延迟；食管黏膜皱襞粗大，扭曲呈蚯蚓状，串珠状或虫蚀样充盈缺损。

（3）晚期：范围扩大，可累及食管全段，形成明显的充盈缺损。

2. CT 表现

（1）平扫：管壁增厚，管腔不规则，常合并胃底静脉曲张。

（2）增强扫描：明显强化的迂曲血管团，持续性强化，延迟性强化。

【诊断与鉴别诊断】

食管静脉曲张的影像学特征和发病部位典型，需与气泡、第三蠕动波、食管癌等鉴别。

六、胃、十二指肠溃疡影像诊断

胃　溃　疡

消化性溃疡（peptic ulcer，PU）临床较为常见，与幽门螺杆菌感染、胃酸分泌过多、胃黏膜保护作用减弱等有关。

病案 7-1-5

患者，女，45 岁，呕血 1 月余，再发呕血 6 小时。1 月余前无明显诱因出现呕血 1 次，量约 500ml，内含食物残渣，无发热，无胸闷，无腹痛、腹泻，在当地医院给予输液治疗，期间查胃镜示糜烂性胃炎（未见报告，家属诉），症状好转后出院，6 小时前患者无明显诱因再次出现呕血，量不大，无发热，无胸闷，无腹痛、腹泻，急来诊，门诊以"呕血原因待查，消化系溃疡出血？"收入院。自发病以来，食欲正常，睡眠正常，大小便正常，精神正常，体重无减轻（图 7-1-5）。

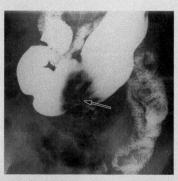
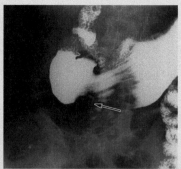
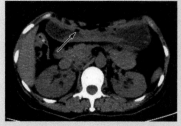
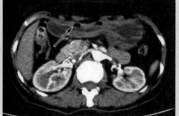
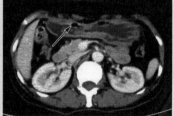

图 7-1-5

病案7-1-5分析讨论

胃溃疡（gastric ulcer, GU）好发人群为中老年男性，常见于胃小弯侧，其次为胃窦部。临床表现为上腹部疼痛，具有反复性、周期性与节律性的特点，此外尚有反酸、嗳气、恶心、呕吐等症状。

【影像学表现】

1. 直接征象　龛影，多位于胃小弯侧，切线位显示最清晰，多呈乳头状、锥形、类半圆形等，边界光整，底部平整或略不平，密度多均匀。龛影口部有因黏膜水肿形成的透明带，此外尚有以下几种表现：黏膜线、项圈征、狭颈征。

2. 间接征象　痉挛性改变、胃液分泌增多、胃蠕动的变化。胃小弯侧的溃疡因瘢痕收缩使得小弯侧短缩，胃体形状犹如"葫芦状"或"哑铃状"；因幽门溃疡瘢痕收缩可导致幽门狭窄或梗阻。

3. 几种特殊类型的溃疡　穿透性溃疡、慢性穿孔性溃疡、胼胝体性溃疡、多发性溃疡。慢性溃疡出现以下几种表现时，常提示恶变：①龛影形状不规则或边缘出现尖角征；②龛影周围黏膜皱襞增粗或中断；③龛影周围出现小结节状充盈缺损影；④经过治疗后，龛影面积不但未见减小反而增大。

【诊断与鉴别诊断】

胃溃疡表现典型时诊断相对容易，与恶性溃疡鉴别主要通过以下几点（表7-1-1）：

表7-1-1　胃溃疡良、恶性鉴别

	良性	恶性
龛影形状	规则，圆形或类半圆形，边缘光整	不规则，尖角征
龛影位置	位于胃轮廓之外	位于胃轮廓内
龛影周围与口部	周围黏膜水肿带如黏膜线、项圈征、狭颈征，周围皱襞车轮状纠集	充盈缺损影，不规则环堤，黏膜皱襞中断或破坏
附近胃壁	柔软，有蠕动波	僵硬，无蠕动波

十二指肠溃疡

病案7-1-6

患者，男，62岁，进食后嗳气、反酸、上腹胀、胸骨后烧灼感，为求进一步治疗收住院。自发病以来，神志清，精神可，食欲正常，睡眠正常，大小便正常，体重无减轻（图7-1-6）。

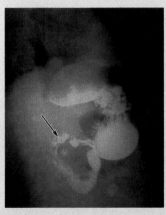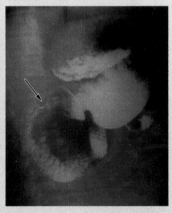

图7-1-6

问题：

1. 患者病史有何特点？
2. 患者 X 线及 CT 检查的主要影像表现是什么？
3. 综合上述病史，应考虑何种疾病？如何确诊？

病案 7-1-6 分析讨论

十二指肠溃疡（duodenal ulcer，DU）多发于中青年男性，常见于十二指肠球部的前壁或后壁。本病症状多在两餐之间发生，呈周期性、节律性右上腹痛，进食后可缓解，伴有反酸、嗳气，并发症出现咖啡样呕吐物、黑便、穿孔等症状。

【影像学表现】

1. 直接征象　龛影，呈半圆形或卵圆形，边界较规整，龛影周围黏膜水肿形成透明带，周围黏膜增粗、纠集。

2. 间接征象　十二指肠球变形，可为三叶形、山形、葫芦形等。

3. 十二指肠球部溃疡伴随变化　①激惹征：钡剂到达球部快速流出；②幽门痉挛、开放异常；③胃液分泌增多；④球部压痛。

【诊断与鉴别诊断】

十二指肠球部龛影、变形对诊断十二指肠溃疡价值重大，诊断相对容易。十二指肠炎与十二指肠溃疡：临床表现类似，可有十二指肠的痉挛、激惹征，但球部无变形及龛影，鉴别相对容易。

七、胃癌影像诊断

病案 7-1-7

患者，男，70 岁，腹部疼痛 2 月余。2 月余前无明显诱因出现腹部疼痛，腹胀呈阵发性，无放射，持续 2 月余，有缓解，无呕吐。当地医院查 CT 示胃壁增厚，肿瘤性病变可能，予保守治疗后缓解，1 月余后上述症状复发，腹部疼痛、腹胀，为求进一步治疗来诊，门诊以"胃占位？"收住院。自发病以来，精神状态良好，食欲一般，睡眠良好，大小便正常，体重减轻约 5kg（图 7-1-7）。

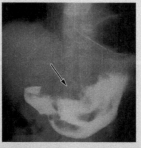
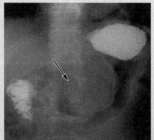
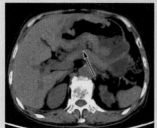
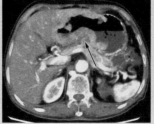
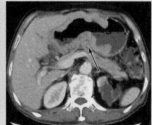

图 7-1-7

病案 7-1-8

　　患者，男，56岁，左上腹不适1月余。1月余前无明显诱因出现左上腹不适，间断性腹痛，呈阵发性，无放射性，无恶心，无呕吐。当地医院查胃镜示贲门胃底癌，胃窦溃疡，为求进一步治疗来诊，门诊以"胃占位"收入院。自发病以来无发热，精神状态良好，食欲一般，睡眠良好，大小便正常，体重无明显减轻（图7-1-8）。

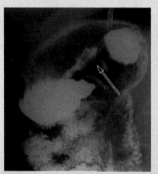
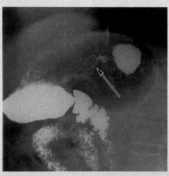

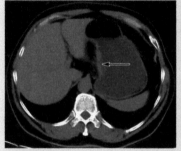
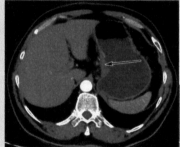
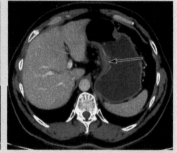

图 7-1-8

病案 7-1-9

　　患者，女，55岁，全身多发疼痛1年余。1年余前无明显诱因出现全身多处疼痛，呈渐近性缓慢发展，症状逐渐加重，半个月前出现腰部疼痛加剧，未行特殊治疗，为求进一步治疗来诊。自发病以来，食欲欠佳，睡眠正常，大小便正常，精神正常，体重无减轻（图7-1-9）。

问题：

　　1. 患者病史有何特点？

　　2. 患者X线及CT检查的主要影像表现是什么？

　　3. 综合上述病史，应考虑何种疾病？如何确诊？

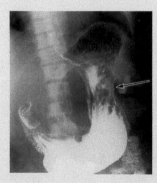
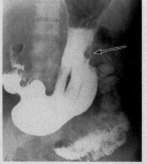

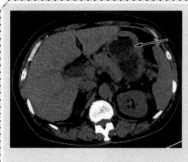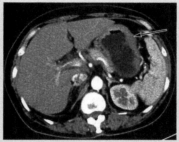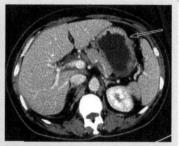

图 7-1-9

病案 7-1-7～病案 7-1-9 分析讨论

胃癌（gastric cancer，GC）起源于胃黏膜上皮细胞，多为胃腺癌。好发于 40～60 岁男性患者，早期多无明显症状，晚期有上腹部包块，明显消瘦，呕血便血，锁骨上淋巴结转移等。胃癌以胃窦部多见，淋巴结途径转移常见。

早期胃癌：一般采用日本内镜学会提出的分型及定义，是指癌组织局限于黏膜或黏膜下层，不论病灶大小及有无转移。分为三型：①Ⅰ型，隆起型，病变隆起高度＞5 mm，形态为息肉状、菜花状等。②Ⅱ型，表浅型，又分为 3 个亚型：Ⅱa 型，表浅隆起型，形态不规则，病灶隆起高度≤5 mm；Ⅱb 型，表浅平坦型，形态较轻微改变，无明显的隆起及凹陷；Ⅱc 型，表浅凹陷型，小溃疡形成，局部凹陷深度≤5 mm。③Ⅲ型，凹陷型，溃疡凹陷深度＞5 mm，溃疡可突破黏膜下层但癌灶不超过黏膜下层。除此之外，还有混合型，即含有以上两种形态如Ⅱc+Ⅲ、Ⅱa+Ⅱc 等。

进展期胃癌：指癌组织超过黏膜下层已侵及肌层以下，常伴有远处转移。①Ⅰ型：蕈伞型。癌组织呈巨块型、息肉状突出于胃腔之内，宽基底与胃壁相连，中央可见糜烂和溃疡，周围胃壁较柔软，生长缓慢，转移晚，此型较少见。②Ⅱ型：溃疡型。癌组织中心形成较大溃疡，向壁内生长，边缘隆起呈火山口样，底部凹凸不平，向周围浸润不明显，此型较多见。③Ⅲ型：浸润型溃疡。溃疡形状与Ⅱ型相似，但其外缘不光整，病灶与正常的胃壁分界不清，呈浸润性生长，出现浆膜侵及或淋巴结转移较早，此型最多见。④Ⅳ型：浸润型。癌组织在胃壁内弥漫浸润性生长，分为局限型和弥漫性两个亚型。局限型指癌组织只局限在胃窦及幽门管，造成病变区胃壁僵硬，幽门管狭窄；弥漫型指癌组织侵及胃的大部或全部，造成胃壁弥漫性增厚，胃壁僵硬，胃腔缩小，形态固定，称为"皮革胃"。

【影像学表现】

1.X 线表现

（1）平片：一般不用于本病诊断。

（2）钡剂造影：便于发现黏膜及黏膜下层的微小病变。

1）早期胃癌

A. 隆起型（Ⅰ型）：胃腔内突出，隆起性改变，分界清晰，基底较宽，所在部位充盈缺损，表层局部坏死可形成大小不等不规则的钡斑。

B. 表浅型（Ⅱ型）：位于表面，较平坦，形态欠规则，表面凹凸不平，界限较清晰，胃小区及胃小沟破坏，圆形或不规则的钡斑，可有指压状充盈缺损，胃壁僵硬等。

C. 凹陷型（Ⅲ型）：溃疡凹陷较深，形态不规则，可形成龛影，邻近黏膜僵硬、截断，可见小结节。

2）进展期胃癌

A. 蕈伞型（Ⅰ型）：充盈缺损，外形呈蕈伞状，表面不光整，形成小龛影，分界清楚。

B. 溃疡型（Ⅱ型）：不规则龛影，外形呈半月形，轮廓欠规则，外缘锐利清晰，内缘不光整，有结节状或颗粒状隆起形成的透亮影，即指压迹及裂隙征，龛影位于胃轮廓之内，外围有宽窄不等的透明带即环堤，即"半月综合征"。周围黏膜纠集且终止于环堤外。

C. 浸润型溃疡（Ⅲ型）：溃疡形状与Ⅱ型相似，但其外缘不光整，略隆起，环堤破坏且宽窄不等，周围黏膜皱襞破坏消失，病灶与正常的胃壁组织分界不清。肿瘤浸润性生长易引起胃腔狭窄，胃角变形，胃小弯缩短。

D. 浸润型（Ⅳ型）：分为局限型和弥漫型。局限型表现为胃壁僵硬且不规则增厚，蠕动消失，胃腔狭窄；弥漫型表现为典型的皮革胃，即胃壁增厚，胃腔缩小，形态固定，与周围分界不清。

3）特殊位置胃癌

A. 贲门胃底癌：指位于贲门附近的软组织肿块，呈结节状、分叶状。X线表现：所在部位充盈缺损，易累及胃底，造成胃壁僵硬，胃腔变形，易侵犯食管下段，造成管壁僵硬，管腔狭窄，黏膜破坏，对比剂通过受阻，透视下可见钡剂走行异常，分流、绕流等。

B. 胃窦癌：由于胃窦部较窄小，癌组织生长极易引起管腔狭窄，狭窄段多呈漏斗状，尖端指向幽门，局部黏膜破坏，胃壁僵硬，蠕动消失，狭窄近端与正常胃分界清晰，常呈肩胛征或袖口征。

2. CT表现

（1）平扫：附着于胃壁的大小不等的软组织肿块影，呈结节状，胃壁增厚、僵硬、弹性消失，胃腔狭窄，腔内溃疡。

（2）增强扫描：显著强化，早期明显不均匀强化，静脉期整个病灶均一强化。侵犯浆膜层表现为浆膜面毛糙，轮廓不清，胃周脂肪层模糊不清。食管下段、胰腺、肝左叶等常受累，伴有淋巴结及远处转移。

【诊断与鉴别诊断】

进展期胃癌。Ⅰ型（革伞型）应与其他良恶性肿瘤如平滑肌瘤、平滑肌肉瘤、腺瘤性息肉、恶性淋巴瘤等相鉴别。Ⅱ（溃疡型）、Ⅲ型（浸润型溃疡）应与良性溃疡相鉴别。Ⅳ型（浸润型）需与肥厚性胃窦炎区别，后者胃黏膜正常，胃壁柔软，无肩胛征及袖口征。

八、肠癌影像诊断

病案 7-1-10

患者，女，55岁，腹痛2月余。2月余前无明显诱因出现间断腹痛，无恶心、呕吐，无腹泻、便血，无发热、盗汗，多次就诊于当地医院，诊断为"附件炎"，予以西黄胶囊口服，病情未见缓解。当地医院肠镜示横结肠癌，为进一步治疗，门诊以"结肠腺癌"收入院。自发病以来，食欲欠佳，睡眠欠佳，大小便无异常，体重下降6kg（图7-1-10）。

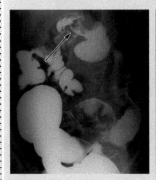
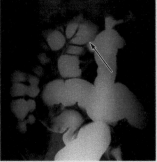
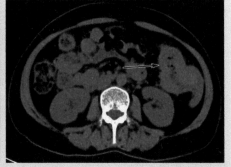

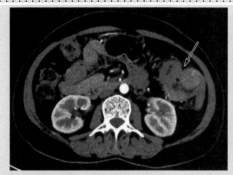
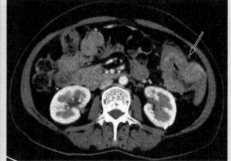

图 7-1-10

病案 7-1-11

　　患者，女，64 岁，腹部不适 10 年余，体检发现结肠占位 1 年。患者 10 年余前无明显诱因出现腹部不适，伴反酸，无恶心、呕吐，无发热，无腹泻等伴随症状，口服奥美拉唑治疗，效果可。1 年余前就诊于当地医院，肠镜示结肠占位（未见报告单），病理活检未回。为求进一步诊治收入院。自发病以来未发热，精神状态良好，食欲良好，睡眠良好，大小便正常（图 7-1-11）。

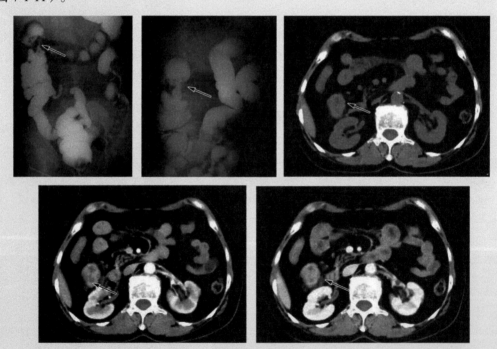

图 7-1-11

问题：
　　1. 患者病史有何特点？
　　2. 患者 X 线及 CT 检查的主要影像表现是什么？
　　3. 综合上述病史，应考虑何种疾病？如何确诊？

病案 7-1-10、病案 7-1-11 分析讨论

结直肠癌是由肠道黏膜上皮发生的恶性肿瘤，病因尚不明确，好发部位依次为直肠、乙状结肠、升结肠、盲肠等，以中老年男性多见。早期症状不明显，随着肿瘤增大，可见排便习惯及粪便性状的改变。结直肠癌以腺癌多见。依据大体分型为增生型、浸润型、溃疡型。

【影像学表现】

1.X 线表现

（1）早期小结肠癌：突入囊腔的类圆形充盈缺损，外形光整，蠕动正常。

（2）进展期结肠癌：表现为增生型、浸润型、溃疡型。

1）增生型：肠腔内隆起，呈菜花状，呈不规则的充盈缺损，表面可见小溃疡及糜烂，黏膜皱襞破坏中断。

2）浸润型：癌组织突破黏膜下层浸润生长，病变处肠管狭窄，管壁僵硬，外形不规则，黏膜破坏中断，范围较清晰。

3）溃疡型：形成明显的溃疡，充盈缺损表面可见较大龛影，可见环堤，局部管壁僵硬，黏膜皱襞破坏消失，结肠袋消失。

2.CT 表现

（1）平扫：分叶状肿块，管壁增厚，与周围组织分界欠清，小龛影或低密度影。

（2）增强扫描：管壁及肿块明显强化。溃疡型结肠癌时可见"火山口"改变。癌组织浸润性生长时可造成肠管狭窄，浆膜面毛糙。

【诊断与鉴别诊断】

增生型结肠癌需与结肠良性肿瘤、息肉、结核性病变及阿米巴性结肠炎相鉴别。此外，尚需与其他部位的恶性肿瘤侵及或转移至结肠相鉴别，结合病史及临床资料有助于明确诊断。

九、胃肠道间质瘤影像诊断

病案 7-1-12

患者，女，57 岁，上腹部不适 2 个月。2 个月前无明显诱因出现上腹痛，阵发性，无放射，无腹胀、呕吐，无呕血、黑便。当地医院电子胃镜示胃体隆起病变，为求进一步诊治收入院。自发病以来，精神状态良好，食欲良好，睡眠良好，大小便正常，体力情况良好，体重无明显变化（图 7-1-12）。

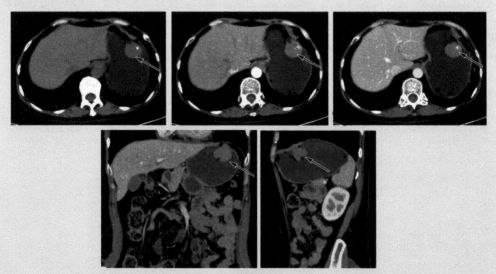

图 7-1-12

病案 7-1-13

患者，女，78 岁，乏力 2 月余，体检发现贫血 11 天。2 月余前无明显诱因出现乏力，无心慌、胸闷，无头晕、头痛，无发热等症状，未具体治疗。11 天前患者体检发现贫血，查血常规：血红蛋白 49g/L，白细胞 3.35×10⁹/L，血小板 434×10⁹/L，红细胞压积 22.5%。为进一步治疗，门诊以"贫血待查"收住院。自发病以来，食欲正常，睡眠正常，大小便正常，体重无减轻（图 7-1-13）。

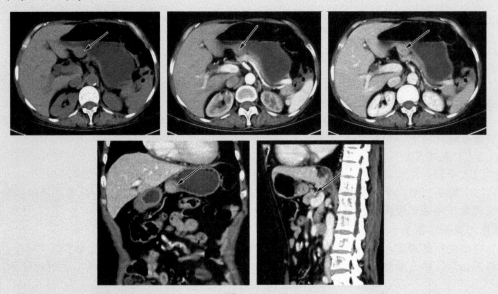

图 7-1-13

病案 7-1-14

患者，女，57 岁，呕血 2 年余。2 年余前无明显诱因出现恶心，呕吐物为食物伴暗红色液体，约 50ml，伴黑褐色软便 1 次，约 70ml，无头晕、心慌、反酸、胃灼热、腹痛、腹泻等不适，查胃镜示食管正常，胃底隆起，慢性浅表性胃炎。给予止血药物（具体不详）治疗，症状好转，后复查 3 次胃镜，考虑胃底间质瘤可能性大，查血常规：血红蛋白 76g/L，今为求进一步治疗就诊，门诊以"胃底间质瘤"收入院。自发病以来，精神状态一般，食欲一般，睡眠一般，大小便正常，近 3 个月体重减少 3kg（图 7-1-14）。

问题：

1. 患者病史有何特点？
2. 患者 X 线及 CT 检查的主要影像表现是什么？
3. 综合上述病史，应考虑何种疾病？如何确诊？

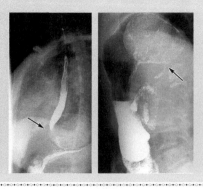

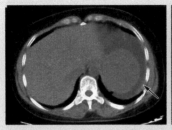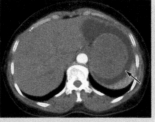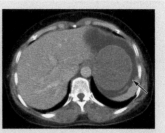

图 7-1-14

病案 7-1-12 ~ 病案 7-1-14 分析讨论

胃肠道间质瘤（gastrointestinal stromal tumor，GIST）为消化道最常见的间叶源性肿瘤，可发生于食管到肛门的任何部位，其中以胃最多见，结肠、食管、直肠较少见，分为胃肠道内和胃肠道外两型。本病好发于 40~79 岁的中老年人，以腹痛、腹部不适、血便、腹部肿块等临床症状为主。根据肿瘤发生的部位及与周围肠管的关系，大体上可以分为五型：腔内型、壁内型、腔外型、混合型、胃肠道外型。

【影像学表现】

1. X 线表现

（1）平片：一般不用于本病的诊断。

（2）胃肠双对比剂造影技术：是间质瘤的常规检查方法，可以清楚地显示腔内病灶及黏膜细微结构，动态显示邻近肠管的运动及肠壁功能。①腔内型肿瘤：表现为局限性充盈缺损影；②腔外型肿瘤：多为外压性改变，胃黏膜受压移位，部分黏膜可见破坏，肠管受压推移，肠间距增宽，胃肠蠕动减弱。

2. CT 表现

（1）平扫：大小不等、境界清楚的团块影。①良性肿瘤：压迫和推移，边界清晰，密度均匀，体积较小。②恶性肿瘤：浸润和远处转移，多呈分叶状，形态欠规则，边界不清，易出血坏死囊变，体积较大。

（2）增强扫描：实性部分轻中度强化，内可见迂曲走行血管影，门脉期及延迟期持续进行性强化。

【诊断与鉴别诊断】

CT 是检出和诊断胃肠道间质瘤的主要方法，需与外生性胃癌、淋巴瘤及腹腔间叶源性肿瘤相鉴别。

十、胃肠道淋巴瘤影像诊断

胃肠道淋巴瘤（Lymphoma）起源于黏膜下淋巴组织，可单发或多发，可在黏膜下弥漫浸润，也可向外侵犯浆膜层。

胃淋巴瘤

病案 7-1-15

患者，女，60 岁，呕血 2 年余，再发 12 个月。2 年余前无明显诱因出现呕血，约 100ml，鲜红色，伴血块，于当地医院就诊，诊断为"胃溃疡"，给予对症治疗（具体不详），病情好转。12 个月前再次无明显诱因出现呕血，量与上次相当，颜色发黑，伴血块，至当地医院就诊，查胃镜示胃体慢性炎症，今为求进一步治疗来诊，门诊以"胃溃疡"收入院。自发病以来，神志清，精神一般，食欲缺乏，睡眠欠佳，大小便正常，体重无明显变化（图 7-1-15）。

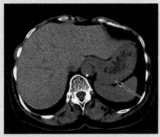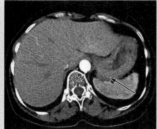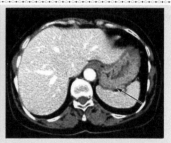

图 7-1-15

病案 7-1-15 分析讨论

　　胃是胃肠道器官发生淋巴瘤最常见的部位，多见于 40～50 岁，以上腹痛为主，其次是食欲不振、消瘦、恶心呕吐及黑便等，可伴有肿块、淋巴结肿大及肝脾大。

【影像学表现】

　　1. X 线表现

　　（1）局限性病变，黏膜皱襞不规则、粗大，柔韧度减低。

　　（2）广泛浸润性病变，巨大黏膜皱襞改变，排列紊乱，胃腔狭窄或变形，亦可见不规则龛影及菜花状充盈缺损表现。

　　2. CT 表现

　　（1）胃壁增厚为主要表现，呈阶段性或广泛性，但胃壁仍有一定柔韧性。

　　（2）多不侵犯邻近器官或胃周脂肪层消失。

　　（3）增强后一致性强化，但程度略低。

　　（4）部分表现为局部肿块，伴或不伴溃疡。

【诊断与鉴别诊断】

　　胃淋巴瘤病变广泛，但胃蠕动与收缩仍存在，胃壁增厚程度与临床症状不匹配，胃黏膜广泛增粗，形态固定，胃周脂肪间隙多存在，增强后增厚胃壁强化程度低为其代表性特征。本病最易与胃癌相混淆。

肠 淋 巴 瘤

病案 7-1-16

　　患者，男，79 岁，食欲不振、口腔异味、腹泻 20 余天。20 余天前无明显诱因出现食欲不振、口腔异味、腹泻，5 次/天，水样便，伴腹部压痛，右下腹为重，无反跳痛，不伴发热、恶心、呕吐，不伴反酸、胃灼热，今为求进一步治疗收入院。自发病以来，食欲正常，睡眠正常，大小便正常，体重下降不明显（图 7-1-16）。

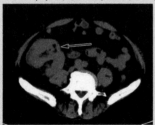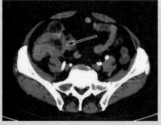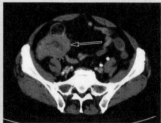

图 7-1-16

问题：

　　1. 患者病史有何特点？

　　2. 患者 CT 检查的主要影像表现是什么？

　　3. 综合上述病史，应考虑何种疾病？如何确诊？

病案 7-1-16 分析讨论

肠道淋巴瘤以回肠为主，可局限或散在分布多组小肠，以脐周钝痛，呈持续性，不规则发热，腹泻或腹泻与便秘交替等为表现。

【影像学表现】

1. X 线表现

（1）多发大小不一的结节状充盈缺损，可伴溃疡，累及范围较长，病变管腔不规则狭窄与扩张并存，伴有管腔僵硬。

（2）病变处增厚肠壁充盈缺损不明显并肠腔扩张改变。

（3）病变可向外侵犯肠壁及推移小肠外压性移位表现。

2. CT 表现

（1）平扫：肠壁增厚，程度多明显，范围较长，可伴淋巴结肿大。肠腔明显扩张，管壁增厚的肠腔明显增宽。肠壁肿块，肠腔内肿块多呈息肉状，可伴溃疡，亦可表现为肠壁外肿块。

（2）增强扫描：强化程度相对较轻。

【诊断与鉴别诊断】

肠淋巴瘤以病变肠管相对较长，呈多发结节或息肉状充盈缺损，肠壁增厚但张力低、肠管扩张等为其代表性特征。本病最易与腺癌、克罗恩病相混淆。

十一、克罗恩病影像诊断

病案 7-1-17

患者，男，22 岁，间断脐周痛、食欲缺乏、恶心、呕吐 3 年余，再发 20 天。3 年余前无明显诱因出现脐周痛，疼痛呈阵发性绞痛，伴食欲缺乏，偶伴大便不成形、恶心、呕吐，无便血、黏液便，至当地医院就诊，给予对症治疗，症状无缓解。今为求进一步治疗收入院，门诊以"克罗恩病"收入院。自发病以来，神志清，精神一般，食欲缺乏，睡眠欠佳，大便 3~4 天一次，小便正常，体重无明显变化（图 7-1-17）。

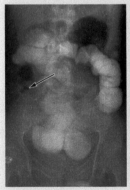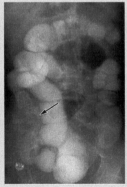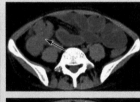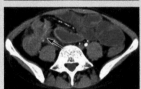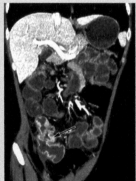

图 7-1-17

问题：

1. 患者病史有何特点？

2. 患者 X 线及 CT 检查的主要影像表现是什么？

3. 综合上述病史，应考虑何种疾病？如何确诊？

病案 7-1-17 分析讨论

克罗恩病（Crohn's disease）作为非特异性干酪样肉芽肿性炎症性病变，常见于青壮年，以小肠及结肠最为常见，尤其是回肠末端。病理呈节段性或跳跃性分布的纵行溃疡。早期症状不明显，随着病情进展，可出现腹痛、发热、腹泻、体重下降等。当溃疡穿透或肠内瘘形成时，可导致肠管粘连、狭窄，严重者出现腹腔脓肿、肠梗阻。

【影像学表现】

1. X 线表现

（1）发病早期，黏膜钡剂涂布不良，可见多发小点状溃疡面。

（2）随着病情进展，呈节段性或跳跃性分布、深浅不一、沿肠管纵轴分布的纵行溃疡，多位于肠系膜附着侧，也可合并横行溃疡。

（3）管壁增厚、僵硬，出现不同程度狭窄，钡剂充盈时呈长短不一、宽窄不一的"线样征"。

（4）黏膜表面可见纵横交错裂隙状溃疡及结节状突起，钡剂充盈时可见结节状充盈缺损，呈鹅卵石状。

（5）病变对侧肠管呈外膨性改变，表现为假憩室样变形。

2. CT 表现

（1）肠壁增厚，可呈局限性或弥漫性，周围黏膜及浆膜呈炎症性改变。

（2）活动期可见管腔狭窄，肠壁增厚且分层，黏膜层明显强化，静止期黏膜层无强化，肠壁呈分层强化或均匀强化。

（3）周围肠系膜脂肪间隙增厚时，肠间距可扩大，伴发炎症时，肠系膜密度增高。

（4）部分患者肠系膜淋巴结肿大，一般大于 3 mm。

（5）肠系膜血管增多、增粗、扭曲，呈梳齿状排列，称为"梳样征"。

【诊断与鉴别诊断】

克罗恩病以节段性或跳跃性分布的纵行溃疡，好发于回肠末端，肠管狭窄，"鹅卵石征""梳样征"为其代表性特征。本病最易与肠结核相混淆。

第二节　肝脏、胆系、胰腺和脾脏

一、不同成像技术的优势和综合应用

（一）X 线检查

1. 肝脏　X 线平片可大致观察肝脏的轮廓和显示肝内较大的钙化灶，临床应用意义不大，已基本不再采用。肝脏血管造影可以显示肝脏动静脉血管充盈情况，依据血管狭窄、扩张、血供异常等改变对肝脏疾病诊断具有重要意义，但由于是有创检查，很少应用于肝脏疾病诊断，多用于需同时进行介入治疗或肝移植的患者。

2. 胆系　X 线平片仅可显示较大阳性结石，但定位有困难，阴性结石不能显示，因此诊断价值有限。经皮经肝胆管造影（percutaneous transhepatic cholangiography，PTC）和经内镜逆行性胆胰管造影（endoscopic retrograde cholangiopancreatography，ERCP）对胆管梗阻性疾病的诊断价值很高，但两者均为有创性检查方法，多用于同时进行治疗时。ERCP 操作较为复杂，患者痛苦大，可伴发合并症，目前多被无创的 MRCP（磁共振胆道水成像）检查所取代，仅有少数同时需胆总管取石引流的病例行此项检查。

3. 胰腺　X 线平片检查不能显示胰腺，仅可显示钙化灶，慢性胰腺炎时，胰腺广泛钙化可显示长条状钙化。经内镜逆行性胆胰管造影可显示胰管，对胰腺疾病诊断有意义。

4. 脾脏　常规 X 线检查不能显示脾脏，仅可显示钙化灶，因此脾脏的 X 线检查价值非常有限。

（二）CT 检查

1. 肝脏 CT 检查是肝脏疾病首选的影像检查手段，可观察、分析肝脏的大小、形态、边缘及密度，对是否有占位性病变意义重大。由于 CT 具有很高的密度分辨率，可用于判断肝脏的弥漫性病变。对于肝内占位性病变，CT 定位准确，多期增强扫描可分别获得肝脏动脉期、门静脉期及平衡期的图像，能够了解病变血供情况，而有助于对病变的诊断及鉴别诊断。CT 扫描同时还可了解病变周围及邻近腹腔脏器的情况，为临床医师制订治疗方案及判断预后提供依据。CT 血管成像可显示血管解剖变异及病灶与血管的关系，为介入治疗及临床医师制订手术方案提供依据。

2. 胆系 CT 检查可明确显示胆系结石的大小、数量和部位，可以大致判断结石的性质，可以观察胆囊、胆管壁的厚度及管腔狭窄程度，对胆道梗阻性病变定位及定性诊断具有较高的应用价值，对于肿瘤邻近脏器的侵犯、远处转移也能很好地显示。

3. 胰腺 CT 检查可以显示胰腺的大小、轮廓和密度，通过多期增强扫描观察病变的血供情况可对病变进行定性诊断，CT 血管成像还可判断胰腺肿瘤对血管的侵犯情况，为临床医师选择治疗方法提供依据。

4. 脾脏 CT 检查可以显示脾脏的大小、轮廓和密度，通过多期增强扫描观察病变的血供情况可对病变进行定性诊断。

二、正常影像学表现

（一）X 线表现

1. 肝脏 X 线平片显示肝脏的价值不高。肝动脉造影动脉期可见自肝门向外围延伸的由粗到细的树枝状血管影（图 7-2-1），毛细血管期肝实质的密度增高，至静脉期门静脉显影，其走行及分布与肝动脉一致，但管径较肝动脉粗。

2. 胆系 常用的 X 线造影检查包括 PTC 和 ERCP，造影显示正常胆囊为卵圆形或者梨形，轮廓光滑，大小为长 7～10cm，宽 3～5cm，分为底部、体部、颈部和胆囊管。正常肝内胆管呈树枝状分布，由细到粗分别形成左右肝管，再汇合成长 3～4cm，内径 0.4～0.6cm 的肝总管，肝总管与胆囊管汇合后向下延伸成为胆总管，其内径为 0.6～0.8cm。

3. 胰腺 X 线平片上胰腺与周围脏器缺乏自然对比，一般不能显示，胰腺钙化时可以显示。ERCP可以显示胰管情况，也是目前显示胰管最好的检查

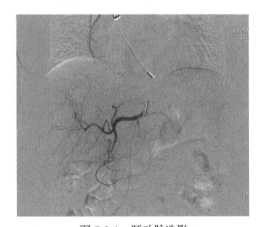

图 7-2-1 肝动脉造影
肝动脉造影可见肝总动脉、肝固有动脉及其分支显影良好，走形自然

手段，正常情况下胰头部胰管直径约 3mm，胰体部胰管直径约 2mm，胰尾部胰管直径约 1mm。

4. 脾脏 X 线平片上脾脏与周围脏器缺乏自然对比，不能显示，一般也不采取造影检查。

（二）CT 表现

1. 肝脏 肝脏形态不规则，大致呈楔形。正常肝脏 CT 表现为轮廓光滑整齐，其形状依扫描层面不同而有差异。肝实质平扫显示为均匀一致的软组织密度影，CT 值为 50～70HU，其内可见低密度血管影。肝脏为肝动脉和门静脉双重供血器官，肝动脉供血约占 25%，门静脉供血约占 75%，肝动脉与门静脉由肝门进入肝内并分支到肝内各段。肝动脉及门静脉的血液回流入肝静脉，左、中、右三支静脉收集血液在肝顶部第二肝门处汇入下腔静脉。肝内血管显示为管状或者圆形低密度影，增强后肝实质和肝内血管在扫描的不同时相表现不同。①动脉期：肝实质密度与 CT 平扫相似，肝

动脉密度显著增高，门静脉密度可轻度增高，肝静脉无强化；②门静脉期：肝实质和门静脉明显强化，肝内门静脉密度高于肝实质，肝静脉也可强化；③平衡期：肝实质仍然明显强化（图 7-2-2）。

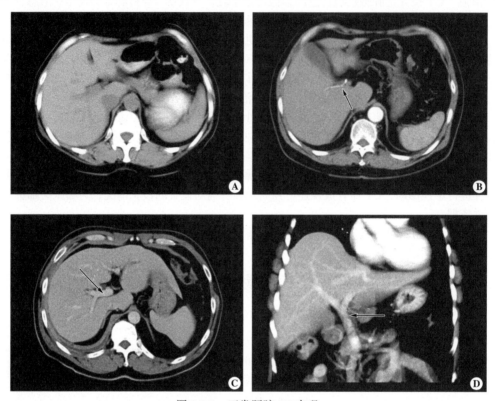

图 7-2-2　正常肝脏 CT 表现

A. CT 平扫：肝脏表面光滑，密度均匀，肝内血管表现为低密度；B. 动脉期：肝实质强化不明显，肝内可见动脉血管（箭头示肝右动脉）；C. 门静脉期：肝实质明显强化，门静脉显影（箭头示门静脉右支）；D. 门脉期：冠状位显示门脉系统及肝静脉系统（箭头示门静脉）

　　肝脏内肝动脉、门静脉和胆管伴行，构成 Glission 系统，临床上依据 Glission 系统将肝分为若干段。根据 Couinaud 法可将肝脏分为八个段：以肝中静脉为标志纵向将肝脏分为左、右叶；以肝右静脉将肝右叶分为前、后段，以镰状韧带将肝左叶分为内、外侧段；横向于第一肝门水平沿右和

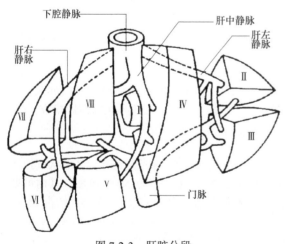

图 7-2-3　肝脏分段

左门静脉主干将肝右叶和左叶外侧段分为上、下段。因此，肝脏八个段包括尾叶（Ⅰ段）、左外叶上段（Ⅱ段）、左外叶下段（Ⅲ段）、左内叶（Ⅳ段）、右前叶下段（Ⅴ段）、右后叶下段（Ⅵ段）、右后叶上段（Ⅶ段）和右前叶上段（Ⅷ段）（图 7-2-3）。

　　2. 胆系　胆囊的位置、大小和形态变异很大，一般位于肝脏左叶内侧段（左内叶）下外侧的胆囊窝内。胆囊边界清晰，壁菲薄，厚度为 1～2mm，内部胆汁密度接近水。左右肝管汇合而成的肝总管在肝门部横断面呈圆形低密度影，直径为 3～5mm，位于门静脉主干的前外侧，自肝门向下肝总管位置逐渐内移并与胆囊管汇合成胆总管。胆总管下段位于胰头内及十二指肠降段内侧，横断面直径为 3～6mm。注射对比剂后胰头实质和血管强化，胆总管显示更为清楚。

3. 胰腺 胰腺呈弓状条带形软组织密度，在周围脂肪的衬托下其轮廓清楚显示。胰头部膨大，被包绕于十二指肠环内，胰头向下延伸的部分为钩突。胰头部和体部位于肾旁前间隙内，胰尾部抵达脾门。脾静脉伴行于胰腺体部后方，与肠系膜上静脉在胰头体交界部后方汇合成门静脉。胰腺主导管直径≤2mm，平扫一般情况下不显示，但增强检查薄层扫描多可显示。平扫胰腺实质密度与脾脏相近，胰腺边缘呈锯齿状，在周围脂肪间隙的衬托下边缘清楚。增强后动脉期胰腺实质明显强化，此时更容易检出胰腺内病灶；门静脉期胰腺实质强化幅度降低（图7-2-4）。

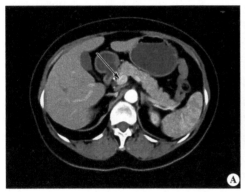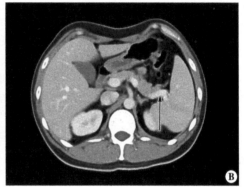

图 7-2-4　胰腺正常 CT 表现（增强检查）

A. 动脉期：胰腺位于后腹腔，明显强化，半包绕肠系膜上静脉（箭头示肠系膜上静脉）；B. 门静脉期：胰腺强化消退，胰尾指向
脾门，胰腺体尾部后方为脾静脉（箭头示脾静脉）

4. 脾脏 脾脏位于左上腹的后部，上方为横膈，内侧为胃底，外邻胸壁。脾的膈面及胸壁侧光滑、圆隆，而脏侧面凹陷为脾门。平扫脾脏密度均匀一致并低于肝脏，CT 值约为 40～60HU，增强后动脉期不均匀明显强化而呈花斑状，门静脉期后密度渐趋向均匀。脾动静脉分别在动脉期和门静脉期明显强化。脾脏大小个体差异较大，但在 CT 横断面上，脾脏外缘通常不超过 5 个对应的肋单元。

三、基本病变影像学表现

（一）X 线表现

1. 肝脏 肝脏体积明显增大时平片可见右膈顶升高，肝下角下移，肝内钙化性病灶可显示为高密度影，但肝区平片及 X 线透视不能直观反映肝脏病变，目前已少用。异常的血管造影表现有：①肝动脉增粗或变细；②血管受压移位；③异常新生血管：亦称肿瘤血管或病理血管，为粗细不均，走行紊乱的血管影，是恶性肿瘤的重要征象；④血管浸润：血管狭窄、闭塞，走行僵硬；⑤肿瘤染色：病灶内对比剂廓清延迟，毛细血管期或静脉期呈密度增高影；⑥充盈缺损：病变区无血供，静脉期为无对比染色的空白区，常见于无血供的囊性病变或肿瘤的液化坏死；⑦静脉早显：即动脉期见到门静脉或肝静脉显影，多为肿瘤破坏血管造成动静脉瘘所致；⑧门静脉充盈缺损：由癌栓所引起的充盈缺损，具有新生肿瘤血管供血，癌栓内也可见线状、片状强化影（图 7-2-5）。

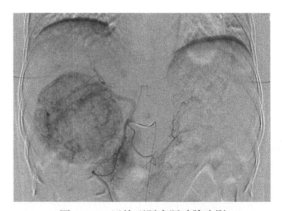

图 7-2-5　巨块型肝癌肝动脉造影

动脉期显示肝右叶巨块型病灶，其内见迂曲增粗的肿瘤血管

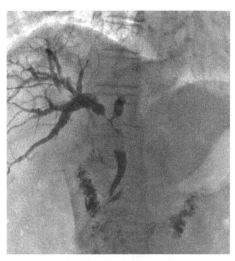

图 7-2-6　胆道狭窄

ERCP 检查显示，肝内胆管扩张，肝总管及部分胆总管狭窄，胆囊未显示

2. 胆系

（1）X 线平片：胆囊阳性结石，右上腹可见结节状、环状及桑葚状高密度影。

（2）ERCP 及 PTC 表现：ERCP 及 PTC 为有创性影像学检查，但能较好地显示胆系的解剖结构。胆管异常主要表现为胆管扩张、狭窄、阻塞、管壁不规则和管腔内充盈缺损。一般情况下胆总管直径超过 10mm 为胆总管扩张。根据扩张胆管范围、形态和梗阻端表现，可提示病变的性质。①胆道狭窄或显影中断（图 7-2-6），病变部位以上的胆管扩张，呈由粗变细的移行性狭窄多为炎性病变所致；②胆道病变范围较广，病变区胆管呈粗细相间的节段性分布，常见于原发性硬化性胆管炎；③结石致梗阻可见梗阻端呈倒杯口状表现；④肝内胆管呈"软藤样"扩张，扩张的胆管于梗阻处呈突然截断或呈锥状狭窄多为恶性梗阻的征象。

3. 胰腺

（1）X 线平片：可发现胰腺区钙化及胰管结石。

（2）ERCP：可表现为现有胰管阻塞、狭窄、边缘不规则、腔内充盈缺损、胰管走行异常，也可粗细不均匀呈串珠状或囊状扩张。

4. 脾脏　X 线平片可显示脾区钙化，脾脏明显增大时，显示脾区软组织密度影。

（二）CT 表现

1. 肝脏

（1）平扫：①大小形态的异常：肝脏增大表现为肝缘变钝，肝叶形态饱满；萎缩则相反，可见肝叶缩小变形，肝裂及胆囊窝增宽。肝硬化等病变时常表现为肝叶比例失调。②边缘与轮廓异常：肝硬化再生结节或占位性病变可使肝脏轮廓凹凸不平，肝缘角变钝，失去正常的棱角而变圆钝，边缘呈锯齿状或波浪状改变。③密度异常：局灶性病变多表现为单发或多发的圆形、类圆形或不规则形低密度肿块，少数表现为高密度，常见为肝囊肿、脓肿、寄生虫和各种良恶性肿瘤等病变。弥漫性病变多表现为全肝或某一肝叶、肝段密度减低、增高或呈混杂密度，常见于肝硬化、脂肪肝、血色病和布加综合征等病变。

（2）增强扫描：①病灶强化方式与程度：囊肿或乏血供病变表现不强化或轻度强化；脓肿表现为肿块边缘环状强化；海绵状血管瘤动脉期表现为边缘结节样强化，静脉期及延迟扫描对比剂逐渐向病灶中央扩展；肝细胞癌大部分在动脉期表现为明显的不均匀性强化，门静脉期强化程度迅速减低。②肝血管异常：肝内血管可发生血管解剖学上的变异和病理性异常。CTA 具有类似 DSA 的诊断效果，能很好地显示肝脏血管的解剖变异，显示肿瘤的供血动脉。肿瘤对血管的侵犯表现为血管边缘不规则及受压、移位；门静脉及肝静脉血栓或瘤栓显示为充盈缺损；动脉期出现门静脉或肝静脉显影则提示动静脉瘘。

2. 胆系　胆囊横断面直径超过 5cm 时可考虑胆囊增大；胆囊壁增厚分为均匀、不均匀或结节状增厚，增强扫描后增厚的胆囊壁可呈明显强化，见于炎症性和肿瘤性病变。肝总管和胆总管在 CT 横断面图像上表现为连续的管状低密度影，胆总管直径超过 10mm 则考虑扩张。在扩张的胆管变细的层面，即为胆管狭窄段。胆系结石可分为高密度结石、等密度结石、低密度结石和混杂密度结石，高密度结石在周围低密度胆汁的衬托下呈现特征性的"靶征"及"新月征"，等密度结石 CT 不易发现。胆囊肿瘤常表现为胆囊内软组织肿块，或仅为胆囊壁增厚；胆总管肿瘤则可见管壁增厚及局部软组织肿块。

3. 胰腺　①胰腺大小和外形异常：胰腺弥漫性增大多为急性胰腺炎表现；胰腺肿瘤则常表现

为胰腺局部增大，胰头癌往往还伴有胰腺体尾部萎缩，胰腺萎缩及脂肪浸润则胰腺轮廓呈羽毛状改变。②胰腺密度异常：胰腺炎由于胰腺组织的液化坏死表现为胰腺实质密度不均匀；胰腺肿瘤多为乏血供肿瘤，增强扫描后往往强化低于正常胰腺实质而表现为低密度肿块，肿瘤中央的液化坏死则表现为更低密度影；功能性胰岛细胞瘤在增强扫描后明显强化，非功能性胰岛细胞瘤则往往与胰腺密度相近而有较明显强化。③主胰管的异常：扩张的胰管在 CT 上多表现为胰腺中央带状低密度影，增强扫描后显示更为清晰；慢性胰腺炎可致胰管串珠状或囊状扩张。④胰腺边缘及周围异常：炎症渗出及肿瘤浸润常常使胰腺周围脂肪间隙密度增高，胰腺边界模糊不清，渗出较多时胰腺周围可见条片状低密度积液影；肾前筋膜增厚则是胰腺炎周围组织异常的常见征象。

4. 脾脏 ①脾脏的大小异常：脾脏大小个体间差异较大，轻度增大常难以确定。通常 CT 横断面上脾脏外缘超过 5 个肋单元应考虑脾脏增大，有时脾脏增大以上下径为主，此时若在肝脏下缘已经消失的层面上还能看到脾脏，也可考虑有脾脏增大。②脾脏的密度异常：脾脏密度高于肝脏密度常提示脂肪肝存在；脾脏原发或继发性肿瘤多表现为局限性低密度病灶；钙化在 CT 上表现为高密度，多见于结核及寄生虫感染。

四、脂肪肝影像诊断

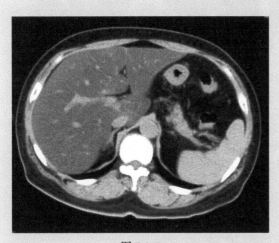

图 7-2-7

病案 7-2-1

  患者，女，55 岁，既往体健，体检中发现丙氨酸氨基转移酶（ALT）升高，无其他明显异常临床症状（图 7-2-7）。

问题：

  1. 该患者 CT 扫描有何异常改变？

  2. 该病病因有哪些？

  3. 该病病理生理是什么？

  4. 该病 CT 诊断标准是什么？

病案 7-2-1 分析讨论

  脂肪肝（fatty liver）是以肝细胞脂肪过度贮积和脂肪变性为特征的临床病理综合征，是一种常见的肝脏病理性改变，而非一种独立的疾病。我国成人脂肪肝患病率为 15%～25%，近年来有上升趋势。常见病因有肥胖、糖尿病、酗酒、库欣综合征、妊娠、肝炎、激素治疗、化疗和营养不良等，三酰甘油和脂肪酸等脂类物质在肝内聚积、浸润，使之发生变性。

  临床表现轻者无症状，重者肝区胀痛，继而出现血脂增高及肝功能改变。体格检查可见肝脏肿大及肝区压痛。根据脂肪浸润程度和范围，脂肪肝分为弥漫性和局灶性两型。后者多位于肝裂周围及肝边缘部分。大体病理可见肝大，颜色变黄，肝脂肪含量增高。脂肪含量占肝总量的 5%～10% 属于轻度脂肪肝，10%～25% 为中度脂肪肝，>25% 为重度脂肪肝。镜下肝细胞内出现脂肪空泡，也可见肝细胞坏死、多核细胞浸润和胆汁潴留。

【影像学表现】

  1. X 线表现　一般不用于本病诊断。

  2. CT 表现

  （1）平扫：肝脏密度弥漫性降低，局灶性浸润则出现肝叶、肝段或亚段的肝局部密度降低。CT 值测量低于正常，严重者 CT 值可为负值。正常人 CT 检查，肝脏密度高于脾的密度，肝、脾 CT 值之比约为 1.2∶1，如果肝、脾 CT 值之比＜0.85，则可诊断脂肪肝，肝、脾 CT 值之比也作为治疗后的参考指标。当肝脏的密度显著减低时，衬托之下的肝内血管呈相对高密度，使平扫图像类似增强图像。

（2）增强扫描：强化的肝内血管在脂肪浸润的肝实质内显示特别清晰，分布及走行正常。

（3）肝岛：在弥漫性密度降低的脂肪肝内，可有正常的肝组织存在，称为肝岛，CT 平扫表现为圆形、楔形或不规则形相对高密度区，境界清楚，增强扫描，肝岛强化程度高于脂肪浸润区（图 7-2-8）。

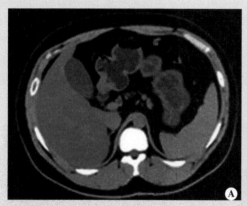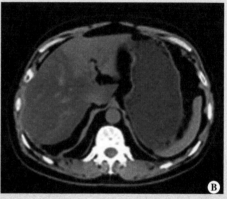

图 7-2-8　脂肪肝 CT 表现

CT 平扫：A. 弥漫性脂肪肝，可见肝实质密度弥漫性显著降低，比脾的密度低，肝内血管呈相对高密度（平扫似增强）；
B. 局灶性脂肪肝，肝右叶呈楔状低密度，且密度不均，脂肪浸润程度不同

【诊断与鉴别诊断】

脂肪肝的影像学检查目前主要应用 CT 检查，优于 MRI 检查。弥漫性脂肪肝的 CT 表现典型，诊断不难；局灶性脂肪肝有时需与肝占位性病变鉴别，此时需进行 CT 增强检查。CT 增强检查可见局限性脂肪肝内血管分布及走行正常，无占位效应。另外，由于脂肪肝时，肝的密度减低，不易与肝内的低密度占位性病变区分，因此单纯平扫可能会遗漏低密度占位性病变，因此增强检查还是必要的。

五、肝硬化影像诊断

病案 7-2-2

患者，男，56 岁，上腹部胀、隐痛不适、乏力半年余。既往乙肝病史 30 余年。实验室检查血清转氨酶升高，白蛋白/球蛋白倒置（图 7-2-9）。

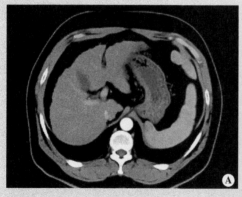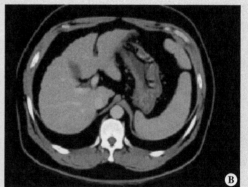

图 7-2-9

问题：

    1. 该患者 CT 增强扫描有何异常改变？

    2. 该病主要的致病因素有哪些？

    3. 该病常见继发性表现或间接征象可有哪些？

    4. 在判断肝硬化再生结节（RN）是否恶变时，需采取什么检查方法？

病案 7-2-2 分析讨论

    肝硬化（cirrhosis）是在各种病因的作用下，肝细胞出现弥漫性变性、坏死，进一步发生纤维组织增生和肝细胞结节状再生，最终肝小叶结构和血液循环途径被改建，致使肝脏变形、变硬，同时引起门静脉高压和肝功能不同程度的损害。

    主要致病因素为病毒性肝炎和酗酒。早期可无明显症状，后期可出现不同程度的腹胀、消化不良、消瘦、乏力、贫血、黄疸、低热，合并门静脉高压则出现腹壁静脉怒张、脾大、腹水，如合并门静脉主干或分支血栓形成，则门静脉周围出现大量迂曲增粗的侧支循环静脉，形成所谓的门静脉海绵样变。实验室检查血清转氨酶升高，白蛋白/球蛋白倒置。病理学按病变形态不同分为：①小结节型，相当于门静脉性肝硬化，再生结节大小 <1cm。②大结节型，相当于坏死后性肝硬化，再生结节大小为 1～3cm，增生的纤维粗大，间隔不规则，肝脏明显变形。③混合型，多为坏死后性肝硬化，大小结节共同存在。

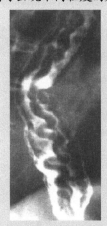

图 7-2-10 食管静脉曲张 X 线表现

食管钡透显示：食管中下段黏膜增粗、迂曲，呈蚯蚓状，实际为肝硬化门脉高压引起的食管黏膜下静脉血管迂曲扩张

【影像学表现】

    1. X 线表现

    （1）胃肠道钡餐造影可显示胃底、食管静脉曲张（图 7-2-10）。

    （2）血管造影可见肝动脉分支变细变少、扭曲，门静脉、脾静脉扩张。

    2. CT 表现　可反映肝硬化的病理形态学改变，主要表现如下：

    （1）肝脏大小的改变：早期肝脏可能表现增大，CT 检查没有特异性；中晚期肝硬化可出现肝叶增大和萎缩，也可表现为全肝萎缩，更多地表现为尾叶、左叶增大，右叶相对缩小，结果出现肝各叶大小比例失调，如尾叶、右叶横径比 >0.65（图 7-2-11）。

    （2）肝脏形态的改变：因结节再生和纤维化收缩，肝边缘显示凹凸不平，部分肝段正常形态消失，肝缘变得圆钝，肝脏各叶比例失调。

    （3）肝密度的改变：由于肝脏脂肪变性、纤维化可引起肝弥漫性或不均匀的密度降低。较大而多发的再生结节（RN）可表现为散在的略高密度结节。

    （4）肝裂增宽：纤维组织增生，肝叶萎缩，致肝裂和肝门增宽，胆囊也可因此而移位。

    （5）继发性改变：①脾大，脾外缘超过 5 个肋单元，或脾下缘低于肝下缘。②门静脉扩张，侧支循环形成，脾门、胃底、食管下段及腰旁静脉血管增粗扭曲，如出现海绵样变，在肝门的门静脉主干及左、右分支周围出现大量扭曲、扩张的静脉血管丛。③腹水，多见于肝脾周围，带状低密度影。④胆道结石，肝硬化由于脂类代谢异常很容易合并胆道系统结石，可以出现胆囊或胆管内结石，多数为阳性结石。

【诊断与鉴别诊断】

    早期肝硬化可只表现肝大，影像学缺乏特异性。中晚期肝硬化出现典型的肝脏大小、形态、轮廓及密度或信号异常，以及脾大、门静脉高压改变的征象，CT 检查易于作出诊断。肝硬化可并发肝癌，诊断时必须提高警惕。再生结节有时需与肝癌鉴别，需进行 CT 多期增强扫描。

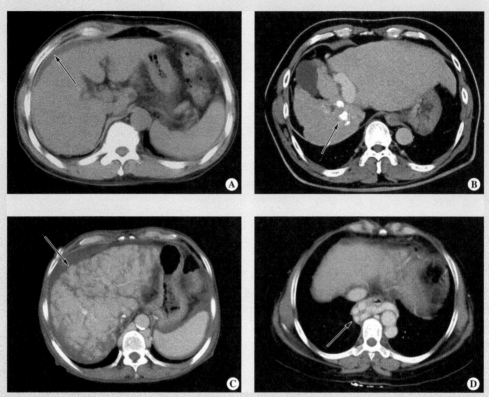

图 7-2-11　肝硬化 CT 表现

A. CT 平扫，肝脏表面不光整，密度减低，腹水多聚集于肝脾周围（箭头）；B. CT 增强扫描静脉期，肝脏形态异常，左叶增大，各叶比例失调，肝裂增宽，肝内胆管结石（箭头）；C. CT 增强扫描静脉期，肝脏体积缩小，肝内多发略高密度再生结节（箭头）；D. CT 增强扫描静脉期，食管周围多发迂曲扩张血管影，为门脉高压引发的食管下段静脉曲张（箭头）

六、肝脓肿影像诊断

病案 7-2-3

患者，男，50 岁，右上腹胀痛半个月，近 3 天高热不退，皮肤轻度黄染。查体肝脏增大，局部压痛。血常规回报：白细胞及中性粒细胞明显增高（图 7-2-12）。

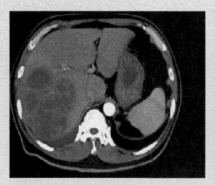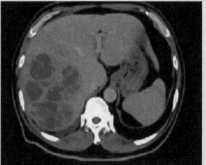

图 7-2-12

问题：

1. 该患者 CT 增强扫描有何异常改变？
2. 该病变的感染途径可能有哪几种？
3. 该病变从外向内由哪些病理改变构成？
4. 该病的确切诊断手段是什么？

病案 7-2-3 分析讨论

肝脓肿（abscess of liver）是肝脏的局限性化脓性炎症。根据致病微生物的不同分为细菌性肝脓肿、阿米巴性肝脓肿、真菌性肝脓肿、结核性肝脓肿等，以细菌性肝脓肿多见。本节只介绍细菌性肝脓肿。

细菌性肝脓肿是细菌感染人体后，通过以下途径进入肝脏：①经门静脉；②经肝动脉；③经胆道系统；④直接蔓延，从而引起肝脏细菌性炎症，病变局限后形成化脓性肝脓肿。临床表现为肝脏增大，肝区疼痛、触痛，以及发热、白细胞升高等急性感染表现。

常见的细菌有大肠杆菌、金黄色葡萄球菌，少见的有肠炎杆菌、变形杆菌、铜绿假单胞菌。肝脓肿多发生于右叶，起初以多发小脓肿开始，最后融合形成大脓肿。急性期局部肝组织充血、水肿，大量白细胞浸润，进一步白细胞崩解，组织液化坏死，形成脓腔，周围肉芽组织增生形成脓肿壁，脓肿壁周围肝组织可有水肿。如炎症反应停止，小的脓肿可吸收而痊愈，较大的脓肿可被纤维增生的囊壁包裹形成慢性肝脓肿；如果病变发展，则脓肿不断扩大，甚至穿破、侵犯周围组织器官引起继发性脓肿，包括膈下脓肿、脓胸、肺脓肿等。脓肿常为单发，也可为多发；多为单房，少数为多房。

【影像学表现】

1. X 线表现

（1）较大的脓肿，可见肝区含气或液平的脓腔影；立位投照，可见气液平面。

（2）右侧膈肌膨隆、右下肺盘状肺不张、右胸膜增厚及胸腔少量积液。

2. CT 表现：

（1）平扫：肝实质圆形或类圆形低密度囊性病灶，中央为脓腔，密度高于水而低于肝脏，20% 的脓肿内出现气体，有时可见液平面，这是特征性表现。脓肿壁密度低于肝而高于脓腔，急性期脓肿壁外周可出现环状水肿带，边缘模糊。

（2）增强扫描：动脉期脓肿壁呈环形强化，脓肿周围肝实质由于充血可出现动脉期短暂的明显强化，而脓肿壁周围的水肿带则无强化；门静脉期及延迟期扫描，脓肿壁持续强化，周围水肿带轻度强化，脓腔在各期均无强化（图 7-2-13）。

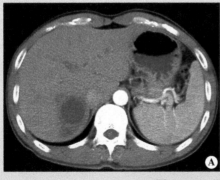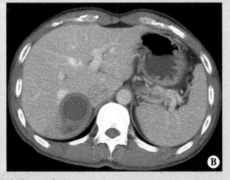

图 7-2-13 肝脓肿 CT 表现

A. 动脉期，肝右叶低密度囊性肿物，囊壁厚薄均匀，部分向外突出，轻度强化；
B. 囊壁进一步强化，囊内容物不强化，可见环征在动脉期，环形强化的脓肿壁和周围无强化的低密度水肿带构成了所谓"环征"，90%的脓肿出现"环征"。一般多见"双环征"（水肿带+脓肿壁），周围没有水肿则呈单环。如果脓肿壁的内层由坏死组织构成而无强化，外层由纤维肉芽组织构成呈明显增强，则可见脓腔外周的低密度环和周围低密度的水肿带之间有一强化的脓肿壁外层环，即所谓"三环征"。"环征"和脓肿内气体为肝脓肿的特征性表现。

【诊断与鉴别诊断】

临床病史、体征及实验室检查非常重要，细菌性肝脓肿一般都有肝大、肝区疼痛及全身感染的表现，白细胞升高，CT 发现厚壁的囊性病灶，特别是出现典型的"环征"和脓肿内的气体即可诊断。早期肝脓肿未出现液化需与肝癌鉴别，后者动脉期会出现明显强化，静脉期消退。多发性脓肿还需与囊性转移瘤鉴别，两者均可为多发，但转移瘤周围无水肿带，且有原发恶性肿瘤病史。

七、肝棘球蚴病影像诊断

病案 7-2-4

患者，女，37 岁，上腹部胀痛 1 年余，近期加重，皮肤可见轻度黄染。既往体健，从事放牧工作（图 7-2-14）。

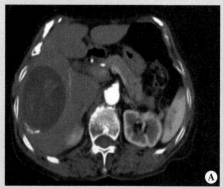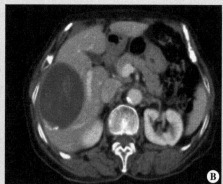

图 7-2-14　肝棘球蚴病 CT 表现

问题：

1. 该患者 CT 检查有何异常改变？
2. 该病实验室检查有何特点？
3. 该病需与哪些疾病鉴别？

病案 7-2-4 分析讨论

肝棘球蚴病（hydatid disease of liver），也称肝包虫病，是棘球绦虫的幼虫寄生于肝脏而发生的寄生虫病。本病主要流行于牧区，在我国以新疆、青海、宁夏、甘肃、内蒙古和西藏等地多见。近年来随着旅游业的发展、人口流动增加和饲养家犬者增多，城市人口的患病数量有增多的趋势。棘球蚴病分为细粒棘球蚴病和泡状棘球蚴病，前者多见，这里仅介绍细粒棘球蚴病。

临床病程呈慢性经过，早期症状不明显，随着病灶的增大，可出现腹胀、肝区疼痛、恶心呕吐、黄疸等症状。实验室检查血嗜酸性粒细胞可增多；囊液抗原皮内试验（Casoni 试验）可为阳性；酶联免疫吸附试验检测血清 IgA、IgE、IgG 被认为是较敏感的指标。

【影像学表现】

1.X 线表现

（1）较大的棘球蚴病腹部平片可见肝影增大，膈顶上移。

（2）有时可以显示呈环状或者壳状钙化的包虫囊肿壁，诊断意义不大。

2.CT 表现：

（1）肝内可见囊性肿物，单发或多发，圆形或类圆形，呈水样密度，边界清楚光滑，囊壁较厚。

（2）母囊内出现子囊是本病的特征性表现，可表现为蜂窝状、轮辐状多房外观；内外囊剥离表现为"飘带征"，具有特征性（图 7-2-15）。

（3）囊壁可见弧线状或壳状钙化，囊内母囊碎片、头节及子囊钙化常呈条片状。

（4）增强扫描：无强化。

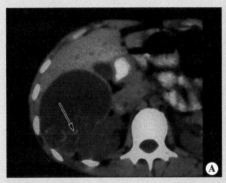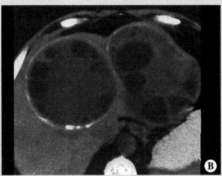

图 7-2-15 肝细粒棘球蚴 CT 表现

A. 单囊性病灶，内囊破裂，漂浮于囊液中，呈飘带征；B. 多子囊性病灶，表现为特征性的蜂房征，囊壁可见壳样钙化

【诊断与鉴别诊断】

肝内囊性肿物出现子囊结构、内外囊剥离征象及钙化等特征性表现时，诊断不难。但单囊性细粒棘球蚴病需与肝脏单纯性囊肿鉴别，囊壁较厚且有钙化，内外囊剥离等表现多提示为肝细粒棘球蚴病灶，单纯性囊肿囊壁薄，少有钙化；合并感染时难与肝脓肿鉴别，既往生活史往往有助于提供信息。

八、肝海绵状血管瘤影像诊断

病案 7-2-5

患者，女，41 岁，既往体健，体检时超声提示肝占位，为求进一步治疗收入院。自发病以来，食欲正常，睡眠正常，大小便正常，精神正常，体重无减轻（图 7-2-16）。

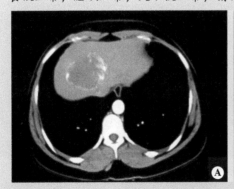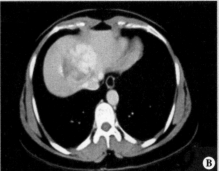

图 7-2-16

问题：

  1. 以上是该患者 CT 增强扫描的动静脉期，请描述其 CT 表现。

  2. 该病的 CT 平扫可能有什么表现？

  3. 该病临床可以有何表现？

病案 7-2-5 分析讨论

    肝海绵状血管瘤（cavernous hemangioma of liver）为最常见的肝良性肿瘤，大约占肝良性肿瘤的 84%，好发于女性，其发病率为男性的 4.5～5 倍，各年龄段均可发病，多见于 30～60 岁。大部分血管瘤临床上无任何症状，往往在体检中偶然发现。巨大肿瘤可出现肝区不适、胀痛，个别巨大血管瘤可破裂引起出血。

    本病可发生于肝脏任何部位，90% 为单发，10% 多发。肿瘤直径从 2mm 到 20cm 不等，超过 5cm 者称巨大海绵状血管瘤。肿瘤由扩张的异常血窦组成，内衬单层的血管内皮细胞。血窦间有纤维组织不完全间隔，形成海绵状结构。偶尔肿瘤内有血栓形成和发生钙化，巨大血管瘤内多伴有纤维化。

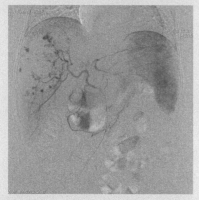

图 7-2-17　肝海绵状血管瘤 X 线表现
DSA 显示，肝动脉分布正常，右叶抱球状，其内可见
多发棉团样显影，形似树上挂果

【影像学表现】

    1. X 线表现　肝动脉造影在临床上很少应用，主要表现如下：

    （1）供血动脉增粗，巨大肿瘤压迫周围血管弧形移位，呈"抱球征"。

    （2）早期动脉相肿瘤边缘出现斑点、棉花团状显影，形容为"树上挂果征"（图 7-2-17）。

    （3）静脉期，肿瘤显影逐渐向中央扩散，表现为密度均匀、轮廓清楚的肿瘤染色。

    （4）肿瘤染色持续到肝实质后期不退，表现为"早出晚归"征象。

    2. CT 表现

    （1）平扫：肝实质内单发或多发低密度结节或肿块，密度均匀，边界清楚，CT 值约为 40HU 左右，巨大血管瘤中心可见更低密度区。

    （2）增强扫描：动脉期可见肿瘤边缘出现散在斑片状、结节状明显强化灶，密度接近同层强化的大血管密度。静脉期病灶强化范围逐渐扩大，密度逐渐变淡，部分强化灶互相融合，同时向肿瘤中央扩展。延迟期整个肿瘤大部分强化，且强化程度逐渐下降，但高于或等于周围正常肝实质的强化密度。整个对比增强过程表现"早出晚归"的特征（图 7-2-18）。巨大海绵状血管瘤中心可有无强化的不规则低密度区，代表纤维化或血栓化部分。

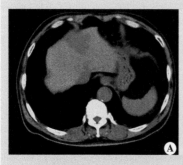
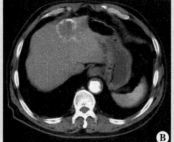
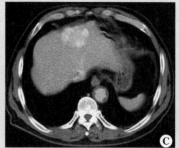

图 7-2-18　肝海绵状血管瘤
A. CT 平扫，肝 S4 段可见一境界清楚低密度肿块；B. CT 增强扫描动脉期，肿块边缘结节状明显强化，密度与同层主动脉接近；C. CT 增强扫描延迟期，强化范围扩大，整个病灶密度高于肝实质

【诊断与鉴别诊断 】

    X 线肝动脉造影一般不用于本病的诊断，巨大血管瘤可采用肝动脉栓塞治疗，大部分可通过 CT 增强扫描进行诊断。多期 CT 增强扫描肝内出现典型 CT 表现者，诊断不难。海绵状血管瘤常需与多血供的肝细胞癌和转移瘤鉴别，后两者 CT 也出现早期明显强化，但持续时间多较短，多数都在门静脉期出现明显消退，接近平扫密度。

九、肝细胞癌影像诊断

病案 7-2-6

    患者，女，61 岁，因"右上腹痛 1 天"入院。患者 1 天前出现上腹部胀痛，无畏寒发热，无腹痛、腹胀、黄疸、恶心、呕吐、腹泻、便秘、呕血、黑便等不适。外院超声检查示：①肝右叶实质占位；②肝硬化；③胆囊壁毛糙，胆囊结石。现患者为求进一步治疗，遂来诊，门诊拟"肝占位性病变"收治入院。患者既往健康状况一般，有高血压病史 30 余年，最高血压 180/110mmHg，现口服苯磺酸氨氯地平、替米沙坦，血压控制在 140/90mmHg。肝炎病史不详。否认"糖尿病"等慢性病病史；否认"结核、伤寒"等传染病病史；否认外伤及输血史；否认药物、食物及花粉过敏史；否认家族遗传性疾病史。体格检查：T 36.5℃，P 75 次/分，R 20 次/分，BP 135/85mmHg，神志清，精神可，全身皮肤黏膜无黄染，未见皮疹及出血点，未见肝掌和蜘蛛痣。全腹软，上腹部有压痛，无反跳痛，麦氏点压痛阴性，肝脏触诊质硬，全腹未扪及肿块。实验室检查：甲胎蛋白 1061 ng/ml（0～7.02 ng/ml）；糖类抗原 19-9 71.93 U/ml（0～39 U/ml）；乙肝表面抗原+++；乙肝核心抗体+++（图 7-2-19）。

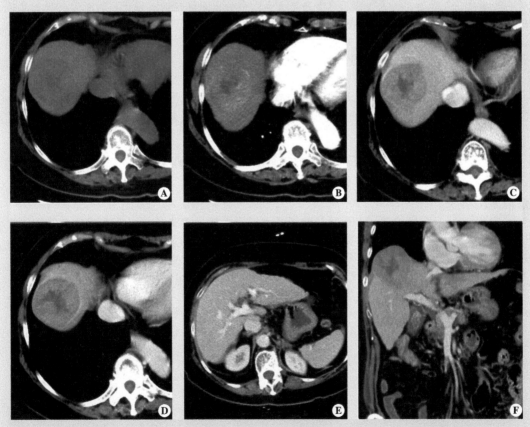

图 7-2-19

问题：

    1. 结合上述疾病，肝细胞肝癌的主要 CT 诊断要点包括哪些？

    2. 简述肝细胞肝癌典型 CT 增强特点的"快进快出"原理。

病案 7-2-6 分析讨论

    原发性肝癌是目前我国第四位常见的恶性肿瘤及第三位肿瘤致死病因，严重威胁我国人民的生命和健康，肝细胞癌（hepatocellular carcinoma，HCC）最为常见。在我国，肝癌的高危人群主要包括：具有乙型肝炎病毒（hepatitis B virus，HBV）和（或）丙型肝炎病毒（hepatitis C virus，HCV）感染、长期酗酒、非酒精脂肪性肝炎、食用被黄曲霉毒素污染食物、各种原因引起的肝硬化及有肝癌家族史等的人群，尤其是年龄 40 岁以上的男性患病风险更大。实验室检查常伴有血清甲胎蛋白（alpha-fetoprotein，AFP）增高。

【影像学表现】

    1. X 线表现　一般不用于本病诊断。

    2. CT 表现　按肿瘤形态及大小，分为巨块型（直径≥5cm）、结节型（直径<5cm）及弥漫型（弥漫分布），其中直径<3cm 者又称为小肝癌。

    （1）平扫：多呈低密度，少数由于出血、钙化或肿瘤分化程度好呈高密度，钙化不常见。膨胀性生长为主的 HCC 生长较慢，压迫周围组织或引起周围组织纤维化反应可形成假包膜，呈低密度，边缘清晰；浸润性生长的 HCC 无包膜，边界不清。

    （2）增强表现：典型 HCC 多为富血供病灶，血供主要起自肝动脉，增强动脉期病灶实性成分明显强化，高于周围肝实质，门静脉期强化程度减低，低于周围肝实质，延迟期强化程度进一步廓清，表现为"快进快出"典型强化方式。中心出血坏死区无强化。周围假包膜可见延迟强化。HCC 易出现门静脉癌栓，表现为门静脉内充盈缺损。

    （3）伴有肝硬化患者，CT 可见肝脏形态改变，表面呈波浪状。门静脉高压患者可伴有相应表现，如门静脉属支扩张、门体侧支开放、脾肿大等。

【诊断与鉴别诊断】

    早期无明显临床症状时，诊断有一定的难度。本病常表现为肝内平扫低密度病灶，增强典型呈"快进快出"表现；常有肝炎（乙肝、丙肝）、肝硬化病史；注意观察有无门静脉癌栓。

十、肝转移瘤影像诊断

病案 7-2-7

    患者，男，61 岁，因"大便性状改变半个月"入院。患者诉近半个月出现大便性状改变，呈细条状，无规律，4～5 次/天，伴里急后重感，未见明显血便及黏液脓血便，无腹痛腹胀，无畏寒发热，无反酸嗳气，为求诊治，故来诊，门诊查肠镜提示直肠内见新生物。患者既往身体一般，高血压病史 13 年，最高血压 180/110mmHg，口服药物控制血压，自诉血压控制可；糖尿病病史 2 年。体格检查：T 36.5℃，P 94 次/分，R 20 次/分，BP 120/91mmHg，发育正常，营养良好，全身皮肤黏膜、巩膜未及明显黄染，腹平坦，未见肠型及胃蠕动波，下腹部压痛，无反跳痛。肝脾肋下未及，肝肾区无叩击痛，移动性浊音阴性，肠鸣音不亢进（图 7-2-20）。

问题：

    1. 结合上述病史及影像学表现，考虑诊断为何病？

    2. 简述肝内病灶 CT 影像学表现。

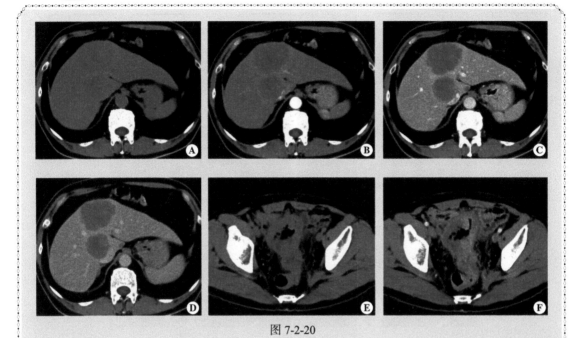

图 7-2-20

病案 7-2-7 分析讨论

肝转移瘤（metastatic hepatic carcinoma）是最常见的肝脏肿瘤。肝脏是恶性肿瘤转移最易受累的器官之一，虽然肝脏转移性肿瘤可源于身体的任何部位，但最常见的原发灶为结肠癌、胃癌、胰腺癌、乳腺癌和肺癌。

根据转移途径，可将肝转移瘤分为：①门静脉转移，发生于门静脉引流脏器的肿瘤，如消化道肿瘤，肝脏转移最常见；②肝动脉转移，如肺癌、乳腺癌等，通过全身血液循环进入肝脏；③淋巴回流转移，如胆囊癌，通过淋巴引流途径进行转移；④直接蔓延，邻近脏器恶性肿瘤，如胃癌、胆囊癌等，直接侵犯邻近肝脏。

肝脏转移瘤具有部分原发肿瘤特性，来源于胃肠道恶性肿瘤、胰腺癌、食管癌、肺癌等肝内转移瘤多表现为少血供，来源于肾癌、恶性间质瘤、绒毛膜上皮癌等的肝内转移瘤多表现为富血供。肝转移瘤多表现为肝内多发结节，易发生坏死、囊变。

【影像学表现】

1. X 线表现　一般不用于本病诊断。

2. CT 表现

（1）平扫：肝转移瘤表现为结节状低密度灶，大部分为多发，少数可呈单发结节，病灶发生囊变坏死或出血钙化时，密度可不均匀。

（2）增强扫描：出现不规则边缘强化，当肿瘤中心发生囊变坏死时，中心呈无增强的低密度，边缘呈强化高密度，部分可见肿瘤边缘低强化水肿带，形成"牛眼征"。

【诊断与鉴别诊断】

肝脏转移瘤的影像学特征和发病部位典型，表现为肝内多发病灶，常有原发恶性肿瘤病史，常伴有中心液化坏死，典型强化特征为"牛眼征"。

十一、肝囊肿影像诊断

病案 7-2-8

患者，男，58 岁，右肾透明细胞癌术后 4 年，复查入院，无特殊不适（图 7-2-21）。

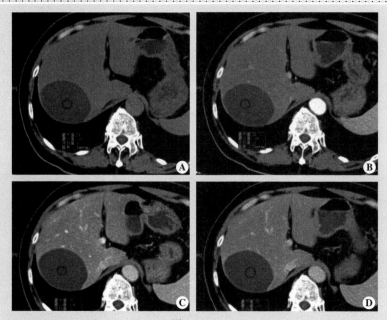

图 7-2-21

病灶中心 CT 值测量：平扫 -1HU，动脉期 1HU，门脉期 -1HU，平衡期 1HU

病案 7-2-9

　　患者，女，51 岁，体检发现肝脏及双肾多发囊肿，无特殊不适主诉（图 7-2-22）。

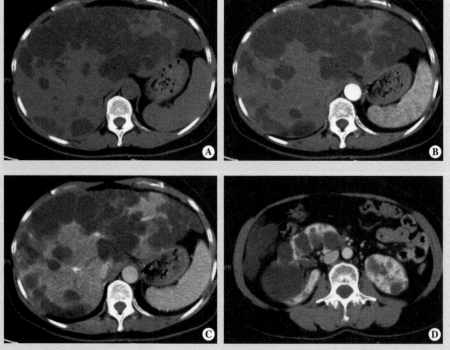

图 7-2-22

问题：

1. 以上是该患者CT增强扫描的动静脉期，请描述其CT表现。
2. 上述两例病案影像学表现有何不同？分别诊断为何种病变？

病案7-2-8、病案7-2-9 分析讨论

肝囊肿（liver cyst）是肝脏的一种先天性囊性病变，属于良性病变。肝囊肿可以为单发，也可以是多发。单纯性肝囊肿病因尚不清楚。囊肿大小多变，从数毫米到数厘米，大者可达十余厘米，囊壁菲薄，内衬上皮细胞。囊内液体密度较均匀，当发生感染或出血时，囊液密度可增高。临床一般无症状，常为体检时发现，或检查其他病变时发现，较大囊肿突出肝脏边缘可造成邻近器官压迫症状，当发生破裂、出血或感染时，可引起相应临床症状。

多囊肝（polycystic liver）是一种常染色体显性遗传疾病，主要特点是胆管上皮细胞过度生长，表现为肝实质多个弥散分布的囊性病变，常与多囊肾伴发。相较于单纯性肝囊肿，多囊肝囊性灶数量一般较多，部分呈融合趋势，分界不清。不同于肝囊肿的缓慢变化，多囊肝囊性灶大小变化相对较快，并可不断形成新的囊性灶。

【影像学表现】

1. X线表现　一般不用于本病诊断。
2. CT表现

（1）平扫：肝囊肿呈均匀低密度病灶，CT值呈水样密度，为0～15HU，当合并出血或感染时，密度可增高。病灶边界清晰，囊壁菲薄不可见。

（2）增强扫描：囊内液体无强化，囊肿边界更加清晰。多囊肝呈肝内多发囊性病灶，数量较多，部分囊性灶呈片状融合趋势，分界不清，增强可见囊与囊间细线样分隔。多伴有多囊肾，表现为肾脏多发囊肿。

【诊断与鉴别诊断】

肝囊肿的影像学特征和发病部位典型。多发囊性灶需与多囊肝鉴别，多囊肝常合并多囊肾。

十二、胆石症与胆囊炎影像诊断

病案7-2-10

患者，女，63岁，因"上腹痛伴发热3天"入院。患者3天前出现上腹痛，呈持续性，伴食欲缺乏，体温升高，最高达39.5℃，服用"达喜"治疗，症状无明显改善。体格检查：T38℃，P85次/分，R20次/分，BP123/71mmHg。腹平坦，腹壁未见胃肠型及蠕动波，未见腹壁静脉曲张。上腹部压痛，Murphy征阳性，余腹无压痛、反跳痛，麦氏点压痛阴性，肝脾肋下未及，全腹未扪及肿块，肝区叩击痛阳性，双侧肾区叩击痛阴性，移动性浊音阴性，肠鸣音正常，为3～5次/分。实验室检查：白细胞计数14.28×10⁹/L↑；中性粒细胞比率86.13%↑；中性粒细胞计数12.30×10⁹/L↑；单核细胞计数1.00×10⁹/L↑（图7-2-23）。

问题：

1. 以下是该患者CT增强扫描的动静脉期，请描述其CT表现。
2. 该病的CT平扫可能有什么表现？

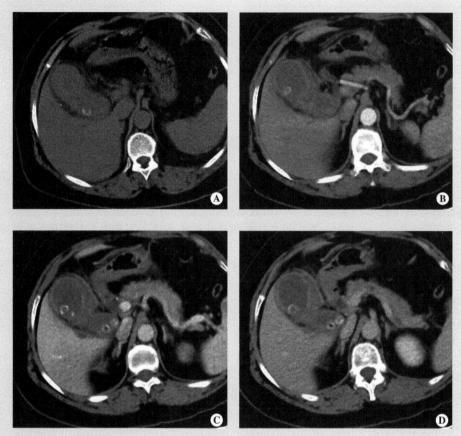

图 7-2-23

病案 7-2-10 分析讨论

　　胆道系统结石是由于胆汁淤积、胆道感染等诸多因素，造成胆汁中的胆色素、胆固醇、钙盐等析出凝集而形成。主要临床症状为右上腹痛，常伴有胆囊炎，当发生急性胆囊炎时，可有发热、腹痛、Murphy 征阳性。

　　根据组成结石的成分不同，胆系结石可分为胆固醇性、胆色素性及混合性结石。胆固醇性结石含胆固醇较多，一般较大，密度较低，中心可呈脂肪样密度。胆色素性结石主要成分为胆红素钙，常多发，一般较小，密度较高。混合性结石为两种成分伴发。

【影像学表现】

　　1. X 线表现

　　（1）腹部 X 线平片能发现胆囊内阳性结石，表现为右上腹类圆形或多边形高密度影，部分呈边缘高密度的环形表现。

　　（2）侧位片胆囊结石一般位于脊柱前方，可与右肾结石鉴别（图 7-2-24）。但阴性结石在腹部 X 线平片上不能显示。

　　2. CT 表现

　　（1）平扫：较腹部 X 线平片，CT 检出胆系结石敏感率更高，高密度结石表现为胆囊或胆管内结节状或环状高密度影，低密度结石表现为类脂肪密度的明显低密度影，等密度结石 CT 易漏诊。当发生胆道梗阻时，表现为梗阻平面以上胆管扩张，肝内胆管扩张以主干扩张为主，末梢不明显，呈"枯树枝征"。

　　（2）胆汁淤积、胆结石、感染等，可引起胆囊炎，根据病情，分为急性胆囊炎与慢性胆囊

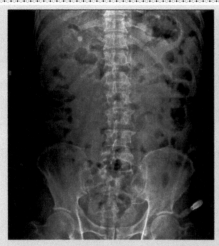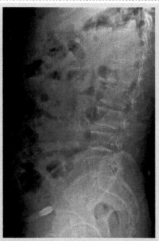

图 7-2-24

炎，急性胆囊炎治疗不彻底，反复发作，可导致慢性胆囊炎的发生。

（3）急性胆囊炎通常是由于结石嵌顿引起，根据病理，可分为三种类型：单纯性急性胆囊炎、化脓性急性胆囊炎及坏疽性急性胆囊炎。

（4）急性胆囊炎的主要 CT 表现：胆囊体积增大，胆囊壁弥漫性增厚，壁厚超过 3mm，周围脂肪间隙不清，密度增高，部分可见胆囊窝积液。增强扫描胆囊壁呈分层状强化，胆囊壁水肿组织无强化。当发现胆囊壁内气体影存在，应考虑坏疽性急性胆囊炎。邻近肝组织可由于炎症反应，增强动脉期呈斑片状高灌注。

（5）慢性胆囊炎 CT 表现：胆囊体积缩小，囊壁均匀或不均匀增厚，囊壁可见钙化，常伴有胆囊结石表现。增强扫描增厚胆囊壁呈均匀强化。

【诊断与鉴别诊断】

胆石症与胆囊炎的影像学特征和发病部位典型。胆系结石表现为胆囊或胆管内高密度结节或环形高密度影，阴性结石易漏诊。急性胆囊炎表现为胆囊壁水肿增厚伴周围渗出。

十三、胆囊癌影像诊断

病案 7-2-11

患者，女，74 岁，因"发现胆囊结石 15 年余，反复右上腹饱胀不适 3 个月"入院。患者 15 年余前进食油腻食物后出现右上腹阵发性绞痛，疼痛较剧烈，无恶心，无呕吐、发热寒战、胸闷气喘等不适，外院就诊，查腹部 B 超提示胆囊结石，予补液对症等治疗后症状好转。7 年前再次出现右上腹绞痛，性质如前，当地医院对症治疗后好转。3 个月前无明显诱因下出现右上腹饱胀不适，进食后加重，休息后可缓解，无腹痛、恶心呕吐等不适。近 3 个月来，右上腹部饱胀不适感反复发生，症状时轻时重，遂来诊。体格检查：T 36.2℃，P 85 次/分，R 12 次/分，BP 157/87mmHg。腹壁未见胃肠型及蠕动波，未见腹壁静脉曲张。腹平软，全腹无压痛，无反跳痛。右上腹肋弓下可及一 2cm×3cm 大小的包块，质地硬，活动可，边界清，无压痛。Murphy 征阴性，肝脾肋下未及，肝区及肾区叩击痛阴性，移动性浊音阴性，肠鸣音正常，3～5 次/分（图 7-2-25）。

问题：

1. 以下是该患者 CT 增强扫描的动静脉期，请描述其 CT 表现。

2. 该病的 CT 平扫可能有什么表现？

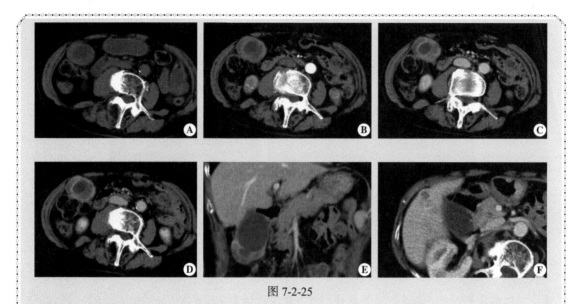

图 7-2-25

病案 7-2-11 分析讨论

胆囊癌（Gallbladder cancer）是胆道系统最常见的恶性肿瘤。早期症状不明显，可类似于胆囊炎。胆囊癌多发生在胆囊底部或颈部，多为腺癌，少数为鳞癌。常伴有邻近组织侵犯，如肝、十二指肠、腹壁、结肠肝曲等，晚期可通过血液及淋巴远处转移。

【影像学表现】

根据肿瘤形态，胆囊癌影像上分为胆囊壁增厚型、腔内型和肿块型。胆囊壁增厚型可见囊壁不规则增厚，局部可呈结节样增厚；腔内型表现为向胆囊腔内突出的结节或乳头状肿块，可单发，也可多发；肿块型表现为胆囊正常形态消失，囊腔几乎被肿瘤组织占据，形成软组织肿块。

1. X 线表现　一般不用于本病诊断。

2. CT 表现

（1）平扫：胆囊壁不均匀增厚或腔内结节，肿块型表现为正常胆囊形态消失，胆囊窝被软组织密度肿块占据。

（2）增强表现：增厚囊壁、结节或肿块明显强化，伴有坏死时，坏死成分不强化。常伴邻近组织侵犯，周围间隙不清。当邻近胆管受侵时，表现为近端胆管扩张。

【诊断与鉴别诊断】

胆囊癌的影像学特征和发病部位典型，需与胆囊炎等鉴别。

十四、胆管癌影像诊断

病案 7-2-12

患者，男，83 岁，因"皮肤、巩膜黄染伴食欲缺乏 2 周"入院。患者 2 周前无明显诱因下出现皮肤、巩膜黄染且颜色进行性加深，伴皮肤瘙痒逐渐加重，有乏力食欲缺乏，尿呈深咖啡色，无畏寒、发热，无恶心、呕吐，无腹痛、腹胀、腹泻、便秘等不适，未予重视，未至医院就诊。患者自觉皮肤、巩膜黄染逐渐加重、尿色逐渐加深，为求进一步诊治来诊。体格检查：T 36.2℃，P 76 次/分，R12 次/分，BP116/78mmHg，全身皮肤弹性可，全身皮肤重度黄染，未见出血、瘀点、瘀斑，浅表淋巴结未触及。腹平坦，未见腹壁静脉曲张和胃肠型，肝脾肋下未及，未触及包块，右上腹有轻压痛，无反跳痛，移动性浊音阴性，Murphy征阳性，肝肾区无叩击痛，肠鸣音 4 次/分。实验室检查：总胆汁酸 130.6μmol/L↑；总胆红素 180.9μmol/L↑；直接胆红素 135.5μmol/L↑；间接胆红素 45.4μmol/L↑；糖类抗原 199 ＞1000 U/ml↑（图 7-2-26）。

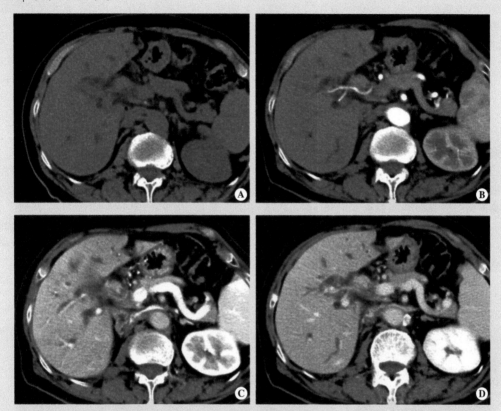

图 7-2-26

问题：

1. 以上是该患者 CT 增强扫描的动静脉期，请描述其 CT 表现。
2. 该病的 CT 平扫可能有什么表现？

病案 7-2-12 分析讨论

　　肝外胆管癌是指发生在左右肝管及其以下的肝外段胆管的恶性肿瘤。根据发生部位，分为肝门部胆管癌，包括左右肝管、肝总管，肿瘤位于肝门；中段胆管癌，是指胆囊管汇合处胆总管至胆总管中段的胆管癌；下段胆管癌，是指发生在胆总管下段、胰腺段和十二指肠壁内段的胆管癌。肝门部胆管癌较多见。

　　本病多发于中老年人，临床表现多为上腹部不适、隐痛，出现进行性黄疸。体检时部分可触及上腹部包块。

【影像学表现】

　　1. X 线表现

　　（1）经皮经肝胆管造影（percutaneous transhepatic cholangiography，PTC）可直接显示占位部位胆管狭窄闭塞，狭窄段以上胆管明显扩张，肝内胆管广泛明显扩张，呈"软藤征"。

　　（2）ERCP 可显示病变以远胆管，梗阻部位若闭塞，较难显示梗阻段以上胆管。PTC 及

ERCP 均为有创性检查，单纯诊断性操作基本取消，被 MRCP 取代。

2. CT 表现

（1）平扫：肝门部胆管癌大部分在肝门部可发现软组织肿块，其近端胆管明显扩张，远端胆管变细。

（2）增强表现：明显渐进性强化。中下段胆管癌可发现胆管壁局限性增厚，部分呈结节状，胆管腔明显狭窄，其近端胆管明显扩张，增强胆管壁及结节亦呈渐进性明显强化。

【诊断与鉴别诊断】

胆管癌的影像学特征和发病部位典型，需与胆管炎等鉴别。

十五、胆系先天性发育异常影像诊断

病案 7-2-13

患者，男，62 岁，因"右上腹胀痛 1 个月"入院。患者 1 个月前无明显诱因下出现右上腹胀痛，无恶心呕吐、无畏寒发热、无胸闷胸痛。门诊查 B 超示：①肝内外胆管扩张；②肝内多发囊性暗区。体格检查：T 36.3℃，P 78 次/分，R 18 次/分，BP 172/92mmHg。皮肤、巩膜未见黄染，浅表淋巴结无肿大。腹平，腹壁未见胃肠型及蠕动波，未见腹壁静脉曲张。全腹软，右上腹轻压痛，无反跳痛，Murphy 征阴性，肝脾肋下未及，胆囊未及。全腹未扪及肿块，肝区、双侧肾区叩击痛阴性，移动性浊音阴性，肠鸣音正常，为 3～5 次/分（图 7-2-27）。

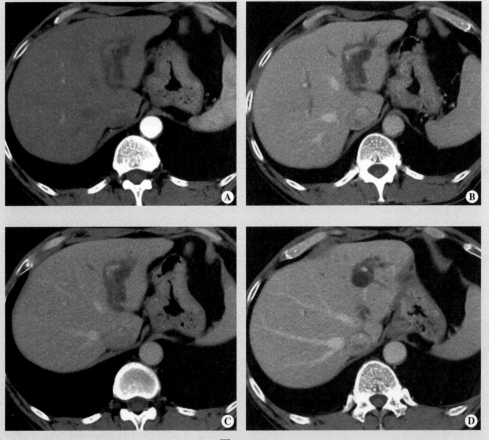

图 7-2-27

问题：

　　1.以上是该患者CT增强扫描的动静脉期，请描述其CT表现。

　　2.该病的CT平扫可能有什么表现？

病案 7-2-13 分析讨论

　　先天性胆管扩张症（congenital biliary dilatation）是先天性胆管发育异常，病因可能为先天性胆管壁发育不良。按其发病部位及形态，将先天性胆管扩张症分为五型：Ⅰ型为肝外胆管囊状扩张，最常见；Ⅱ型为胆总管憩室，表现为胆总管旁憩室形成；Ⅲ型为胆总管开口部囊性突出，表现为十二指肠壁内段胆总管囊状扩张并向外脱垂；Ⅳ型为肝内外胆管多发囊状扩张，同时累及肝内及肝外胆管；Ⅴ型为肝内胆管囊状扩张，又称 Caroli 病，为先天性染色体缺陷引起。

【影像学表现】

　　1.X 线表现

　　（1）PTC 及 ERCP 可直接显示扩张的胆管，根据扩张累及范围进行分型。

　　（2）由于是有创性检查，单纯用于诊断目的的 PTC 及 ERCP 基本取消。

　　2.CT 表现

　　（1）平扫：可显示扩张的胆管，肝内或肝外胆管呈囊状或梭形扩张，胆管壁不厚。

　　（2）增强扫描：胆管壁强化不明显，根据不同累及范围进行分型。肝内胆管扩张时，部分扩张胆管可包绕门静脉分支，增强扫描可见囊内出现点状强化，称为"中心点征"。

　　（3）Caroli 病除单纯性肝内胆管扩张分型外，另一型可合并小胆管增生纤维化而引起肝硬化及门静脉高压，影像学检查具有相应表现。

【诊断与鉴别诊断】

　　胆系先天性发育异常的影像学特征和发病部位典型，应全面观察，综合扩张胆管累及部位，进行分型。

十六、急性胰腺炎影像诊断

病案 7-2-14

　　患者，男，46 岁，间断腹痛 4 月余，再发伴加重 1 天。4 月前无诱因出现腹痛，活动后加重，无咳嗽、咳痰、胸闷、气喘、胸痛等不适，未予治疗，1 天前无明显诱因出现腹痛，症状较前加重，遂来诊。自发病以来，食欲正常，睡眠正常，大小便正常，精神正常，体重无减轻（图 7-2-28）。

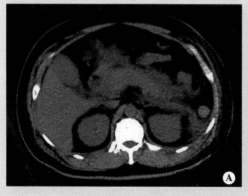
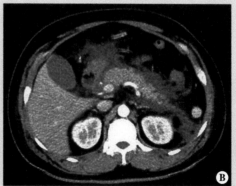

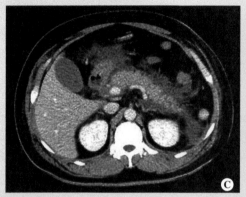
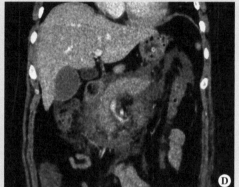

图 7-2-28

病案 7-2-15

　　患者，男，37岁，腹痛4天，加重2天。患者于4天前食用"红茶、点心（含瓜子仁）、烂苹果"后感脐周痛，后转至左下腹痛，病情加重，出现左下腹反跳痛，呕吐胃内容物及胆汁，无呕血、胸闷等，遂来诊。自发病以来，食欲正常，睡眠正常，大小便正常，精神正常，体重无减轻（图 7-2-29）。

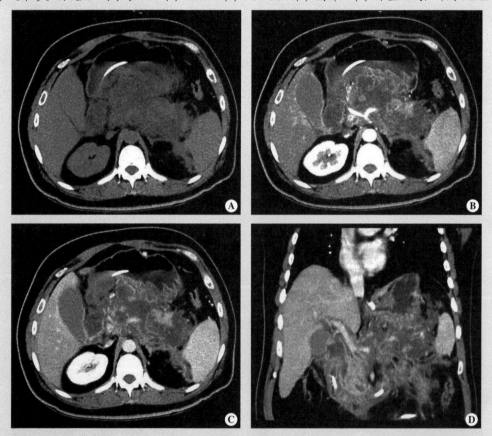

图 7-2-29

问题：

　　1. 患者病史有何特点？

　　2. 患者CT检查的主要影像表现是什么？

　　3. 结合病史及CT图像，应考虑何种疾病？如何鉴别？如何确诊？

病案 7-2-14、病案 7-2-15 分析讨论

急性胰腺炎（acute pancreatitis）是常见的胰腺疾病，其起病急骤，主要是由胆系疾病或饮酒所引发，病情轻重不一，重症胰腺炎可危及生命。其主要症状表现为发热、恶心、呕吐、腹胀等胃肠道症状；上腹部持续性剧烈疼痛，常放射到胸背部。实验室检查：血白细胞计数升高；血、尿淀粉酶升高。

【影像学表现】

1. X 线表现　平片检查常可见肠积气，但特异性低，一般不用于本病诊断。

2. CT 表现

（1）平扫：多伴有胰腺体积不同程度弥漫性增大，密度正常或均匀、不均匀轻度减低；胰腺轮廓清晰或模糊，渗出明显者，胰周脂肪间隙消失，可见积液；肾筋膜可因炎症出现不同程度增厚。

（2）增强扫描：胰腺多为均匀强化；有坏死区时，胰腺强化不均匀，可见明显无强化的坏死区，对比更明显。增强后胰腺内出现不规则低密度区且伴有散在小气泡，常提示合并胰腺脓肿（产气杆菌感染所致）；增强后胰周出现大小不一的囊性无强化圆形或类圆形病变，囊壁均匀，内为液性密度影，常提示合并假性囊肿；胰腺脓肿和假性囊肿为急性胰腺炎的常见并发症。

【诊断与鉴别诊断】

综合本病的病史、体征、实验室检查及影像学表现，临床诊断急性胰腺炎并不困难。但根据不同的影像表现明确其病理类型、扩散范围及并发症，能为临床在评估病情程度、决定治疗方案及预后评估方面提供有效的价值。

十七、慢性胰腺炎影像诊断

病案 7-2-16

患者，女，53 岁，胰腺炎治疗后 9 个月来院复查。自发病以来，食欲正常，睡眠正常，大小便正常，精神正常，体重无减轻（图 7-2-30）。

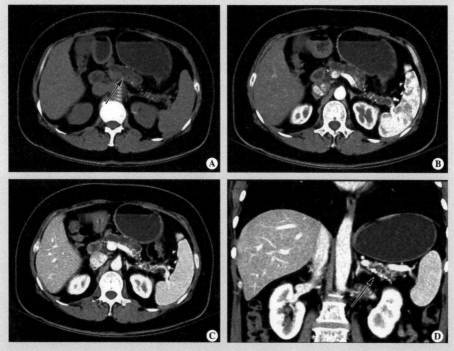

图 7-2-30

问题：

1.患者病史有何特点？

2.患者 CT 检查的主要影像表现是什么？

3.结合病史及 CT 图像，应考虑何种疾病？如何确诊？

病案 7-2-16 分析讨论

慢性胰腺炎（chronic pancreatitis）多因急性胰腺炎反复发作或长期酗酒所致。临床表现：上中腹部疼痛为其最主要的症状，常可因饮酒和饱餐诱发或使疼痛加重；体重减轻；胰腺功能不全：并发糖尿病或引起消化不良。

【影像学表现】

1.X 线表现

（1）平片检查：部分患者在其胰腺区可见不规则斑点状钙化影，无特异性。

（2）ERCP：可清晰显示胰管及其分支出现扭曲、变形、扩大、轮廓不规则或狭窄。

2.CT 表现

（1）胰腺体积减小，也可表现为腺体正常或增大。

（2）胰管不同程度扩张，典型表现为串珠状主胰管扩张。

（3）胰腺实质钙化或胰管结石，该 CT 征象可作为慢性胰腺炎较为可靠的证据。

（4）假性囊肿，其区别于急性胰腺炎并发的假性囊肿，囊肿常位于胰腺内。

【诊断与鉴别诊断】

胰腺癌也可表现为弥漫性胰腺萎缩，但其萎缩常仅局限于胰体、胰尾，同时多伴有胰头增大或肿块。胰腺体积由于炎性改变致弥漫性增大或仅局限于胰头增大时，需综合穿刺活检及实验室检查进一步与胰腺癌鉴别。

十八、胰腺癌影像诊断

病案 7-2-17

患者，女，79岁，上腹部疼痛 8 月余，加重 2 天。8 月余前患者出现上腹部疼痛，症状呈持续性加重，伴食欲缺乏，遂来诊。自发病以来，食欲差，睡眠欠佳，大小便正常，精神欠佳，体重减轻（图 7-2-31）。

问题：

1.患者病史有何特点？

2.患者 CT 检查的主要影像表现是什么？

3.结合病史及 CT 图像，应考虑何种疾病？如何确诊？

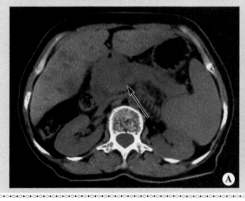
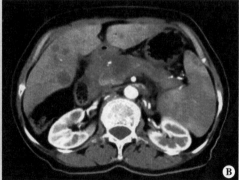

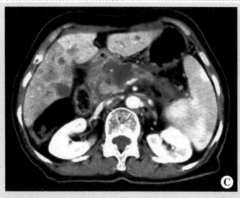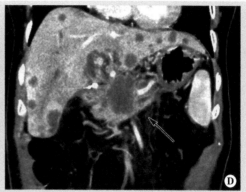

图 7-2-31

病案 7-2-17 分析讨论

胰腺癌（pancreatic cancer）是胰腺最常见的肿瘤，多发生于 40 岁以上的中老年人。胰腺癌多发生在胰头部，其后依次为胰体和胰尾。胰头癌常因早期侵犯胆总管下端而引起梗阻性黄疸，发现较早；胰体、胰尾癌早期常无明显症状，发现时多已是晚期。临床表现：腹部胀痛不适、胃纳减退、黄疸、腰背部疼痛和体重减轻。

【影像学表现】

1. X 线表现

（1）平片检查：不能清晰显示胰腺，无价值。

（2）胃肠道造影：胰头癌肿块较大，侵犯十二指肠时，可见十二指肠内缘反 3 字形压迹，并有内缘肠黏膜破坏。胰体、胰尾癌进展期可侵犯十二指肠水平段，常表现为局限性肠管狭窄、僵硬、黏膜破坏、钡剂通过受阻。

2. CT 表现

（1）胰腺体积增大局部可见肿块形成。胰腺癌的主要和直接表现：胰腺局部增大并可见肿块形成。胰腺形态失常，正常光滑连续的外形因局部隆起而中断，肿块可呈分叶状。肿块密度平扫常与正常胰腺密度相等，当肿块较大时其内可有不规则低密度液化坏死区。胰腺癌为乏血供肿瘤，增强扫描时肿块强化不明显，而周围正常胰腺组织明显强化，肿瘤相对显示更清楚。当肿块<3cm 时，胰腺形态改变可不明显，此时应行双期增强 CT 扫描，以更清楚地显示肿块。胰头癌常可见胰头部增大，胰体、胰尾部萎缩，此为胰头癌的诊断征象。胰头钩突部癌常表现为正常胰头钩突部三角形态消失，变成球形，肠系膜上动脉和静脉常受累向内上方移位。

（2）胰管扩张：胰管阻塞远端主胰管扩张，可形成潴留性囊肿。

（3）胆总管扩张：胰头癌早期常侵犯胆总管下端致胆总管阻塞扩张，形成梗阻性黄疸。胰管、胆总管扩张形成"双轨征"为胰头癌常见的 CT 征象。

（4）侵犯血管：胰腺癌侵犯血管时 CT 增强扫描可见胰腺与血管之间脂肪间隙消失，血管因被肿块包绕致其形态不规则或变细，有癌栓形成时可见侧支循环形成。常被侵犯血管包括肠系膜上动、静脉，脾动、静脉，腔静脉，门静脉，腹腔动脉，腹主动脉等。

（5）侵犯周围脏器：常侵犯十二指肠、胃窦后壁、结肠及大网膜。十二指肠及结肠受累时，可见局部肠管壁增厚、僵硬并引起肠梗阻。胃窦后壁受累可见胃与胰腺脂肪间隙消失，胃窦后壁局限性增厚或肿块突入胃腔。大网膜被侵犯时表现为大网膜"污垢样"改变，并伴有腹膜转移、腹水形成。

（6）肿瘤转移：血行转移易经门静脉转移至肝脏，也可转移至远处脏器或骨骼。淋巴转移最常见于腹腔动脉和肠系膜上动脉根部周围的淋巴结；也可转移至下腔静脉、腹主动脉旁、肝门区及胃周淋巴结。

【诊断与鉴别诊断】

多数病例可根据其影像学表现对胰腺癌作出诊断。诊断时除对典型影像表现判断准确,还应注意其转移及血管、淋巴侵犯情况,为临床选择治疗方案提供有效帮助。

本病需与慢性胰腺炎及壶腹周围癌鉴别。慢性胰腺炎可以出现胰腺肿块(假性囊肿)和黄疸,酷似胰腺癌,而胰腺深部癌压迫胰管也可以引起胰腺周围组织的慢性炎症。可行双期增强 CT,根据其影像学表现鉴别,也可在剖腹探查手术中用极细穿刺针作胰腺穿刺活检,以助鉴别。壶腹周围癌:壶腹周围癌比胰头癌少见,病起多骤然,也有黄疸、消瘦、皮痒、消化道出血等症状。而壶腹癌开始为息肉样突起,癌本身质地软而有弹性,故引起的黄疸常呈波动性;腹痛不显著,常并发胆囊炎,反复寒战、发热较多见。需结合超声和双期增强CT 来提高确诊率。

十九、胰腺囊性肿瘤影像诊断

病案 7-2-18

患者,男,60 岁,上腹痛半年。半年前无明显诱因出现上腹部疼痛,为隐痛,间断发作,遂来诊。自发病以来,食欲正常,睡眠正常,大小便正常,精神正常,体重无减轻(图 7-2-32)。

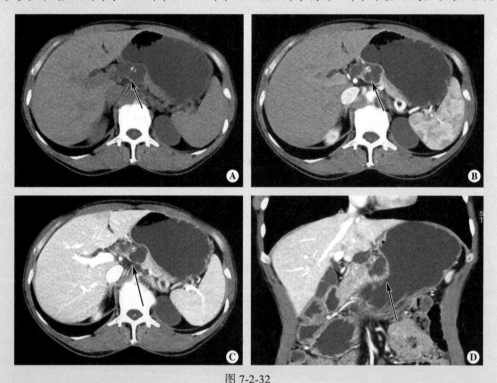

图 7-2-32

病案 7-2-19

患者,女,36 岁,腹痛 10 小时余。10 小时余前无明显诱因出现全腹部疼痛,以下腹部为重,呈持续性疼痛,伴恶心、呕吐,呕吐物为胃内容物。无头痛、头晕、心慌、胸闷、发热,遂来诊。自发病以来,食欲正常,睡眠正常,大小便正常,精神正常,体重无减轻(图 7-2-33)。

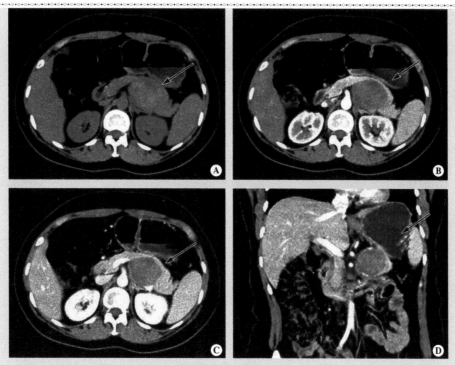

图 7-2-33

问题:
　1.患者病史有何特点?
　2.患者CT检查的主要影像表现是什么?
　3.结合病史及CT图像,应考虑何种疾病? 如何鉴别? 如何确诊?

病案 7-2-20

　　患者,男,72 岁,发现胰腺占位 5 天。自发病以来,食欲正常,睡眠正常,大小便正常,精神正常,体重无减轻(图 7-2-34)。

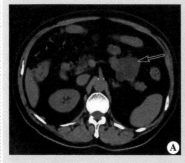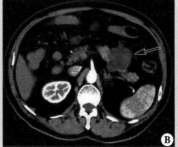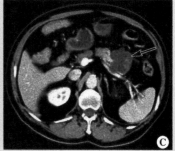

图 7-2-34

病案 7-2-21

　　患者,女,75 岁,发现胰腺占位 7 天。为求进一步诊治,遂来诊。自发病以来,食欲正常,睡眠正常,大小便正常,精神正常,体重无减轻(图 7-2-35)。

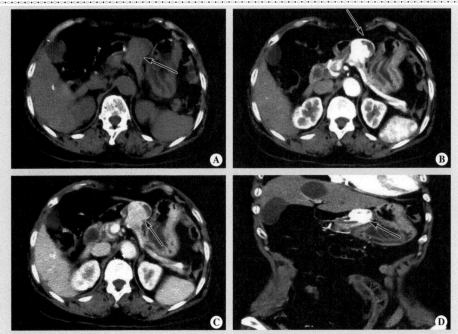

图 7-2-35

病案 7-2-18 分析讨论

胰腺囊性肿瘤发生率占胰腺肿瘤的 10%～15%，分为胰腺原发性囊性肿瘤和实性肿瘤。胰腺原发性囊性肿瘤包括浆液性囊腺瘤、黏液性囊腺瘤、囊腺癌、导管内乳头状黏液性肿瘤等。实性肿瘤包括胰腺实性假乳头状肿瘤、胰腺神经内分泌肿瘤等。

浆液性囊腺瘤为一种少见的胰腺良性肿瘤。常发生在胰体尾部，老年女性多见。肿瘤边界清楚，切面呈蜂窝状，内可由无数小囊构成。一般无明显症状，无恶变倾向。

黏液性囊腺瘤和囊腺癌常有恶变倾向，实际是潜在的恶性肿瘤。故目前把黏液性囊腺瘤和囊腺癌统称为黏液性囊性肿瘤。本病多见于中老年女性，胰体尾部多见。肿瘤体积常较大，由单囊或几个大囊组成，囊内充满黏液。肿瘤直径 1～3cm 多为良性，直径超过 5cm 考虑恶性可能，直径超过 8cm 多为恶性。

【影像学表现】

1. X 线表现　一般不用于本病诊断。

2. CT 表现

（1）浆液性囊腺瘤：肿瘤呈分叶状蜂窝样改变，为中心纤维瘢痕和纤维间隔所致，囊内为低密度液体影。当中央纤维瘢痕和纤维分隔呈条状不规则钙化或特征性日光放射状钙化时，则高度提示为浆液性囊腺瘤。

（2）黏液性囊腺瘤和囊腺癌：肿瘤可由大单囊或几个大囊组成。囊壁薄厚不一，囊内有线状细小分隔。囊壁可见壳状或不规则钙化。增强扫描时可见囊壁、分隔、壁结节强化。不规则厚壁及突入腔内的壁结节常提示恶性可能性大。

【诊断与鉴别诊断】

浆液性囊腺瘤、黏液性囊腺瘤和囊腺癌的诊断要点为其组成成分、分隔特点及强化程度、囊壁薄厚程度及有无壁结节突入囊腔等。主要鉴别于胰腺假性囊肿和真性囊肿。胰腺假性囊肿常继发于胰腺炎，囊壁薄而均匀，无壁结节，增强扫描囊内无强化、无分隔。真性囊肿为先天性囊肿，壁菲薄，增强后无强化。

病案 7-2-19 分析讨论

胰腺导管内乳头状黏液性肿瘤是一种胰腺外分泌性肿瘤,常好发于老年男性。根据其肿瘤发生部位分为主胰管型、分支胰管型、混合型。发病部位以胰头和钩突部多见。临床表现:腹痛、体重减轻、黄疸和脂肪泻。

【影像学表现】

1.X 线表现

(1)十二指肠乳头开口扩大。

(2)主胰管型:主胰管全程显著扩张,胰管内不规则或乳头样充盈缺损。

(3)分支胰管型:呈囊状扩张的分支胰管,囊内可见条索状分隔与囊壁上乳头状突起。

2.CT 表现

(1)主胰管型:表现为部分或广泛的主胰管明显扩张,扩张的导管内见壁结节或乳头状突起,有强化,肿瘤可有钙化,常伴有十二指肠乳头增大。

(2)分支胰管型:好发于胰腺钩突部,主要表现为分叶状或葡萄串样囊性病变,也可融合呈单一大囊样肿块,主胰管可轻度扩张。

(3)混合型:表现为胰腺钩突部分支胰管扩张合并主胰管扩张,也可表现为体尾部分支胰管和主胰管扩张的组合。

(4)如肿瘤内出现>10mm 的实性结节、主胰管扩张>10mm、弥漫性或多中心起源、壁内钙化及糖尿病临床症状时,高度提示为恶性胰腺导管内乳头状黏液性肿瘤。

【诊断与鉴别诊断】

胰腺导管内乳头状黏液性肿瘤依据上述 CT 表现,结合患者年龄和症状,诊断多不困难。诊断时需与以下病变鉴别:

1. 慢性胰腺炎 可见主胰管串珠样扩张,胰腺实质内粗大钙化或胰管内结石,十二指肠乳头开口多伴有炎性狭窄。而主胰管型胰腺导管内乳头状黏液性肿瘤扩张的主胰管无明显狭窄段,并且扩张的主胰管内见乳头状肿块,ERCP 可见十二指肠乳头有黏液流出是其诊断关键。

2. 胰腺癌 在中老年人比较多见,男性多于女性,为胰腺恶性肿瘤,病变血供较少,边缘模糊,CT 增强扫描无明显强化,周围血管与脂肪间隙易受到侵犯,其中胰头癌患者主要为胆总管、胰管受到侵犯以致胰胆管明显扩张,胰尾癌患者则多为脾脏受到侵犯。

3. 胰腺黏液性囊腺瘤 中老年女性多见,呈多囊或囊实性肿块,边界清晰,囊腔较大,纤维间隔较粗大,可有壁结节、囊壁及病变边缘的钙化,CT 增强囊性部分呈低密度,囊壁、间隔及壁结节轻度强化。

4. 胰腺浆液性囊腺瘤 老年女性多见,表现为多个小囊及纤维间隔组成的囊实性肿块,囊多而小,蜂窝状是其特征,边界清晰。钙化一般位于病变中心;增强扫描纤维间隔及中央瘢痕呈不均匀延迟强化,囊性部分无强化。

病案 7-2-20 分析讨论

胰腺实性假乳头状瘤是一种罕见的胰腺外分泌肿瘤,部分肿瘤具有潜在恶性并转移的可能。本病好发于年轻女性,肿瘤可发生于胰腺的任何部位,常以胰体尾较多见,此肿瘤即使发生于胰头部,也很少引起胰管和胆管扩张,这主要与其生长较缓慢且极少侵犯周围脏器等特点有关。多数为其他检查偶然发现,少数可有腹部肿块、腹痛或不适。其组织起源和发病机制尚不清楚。临床上常表现为上腹部肿块或上腹部疼痛,部分患者既有上腹部肿块又有上腹部疼痛,有些表现为上腹部不适或有疲劳感,甚至有的患者无任何临床症状,仅在常规检查时发现有胰腺包块。

【影像学表现】

1.X 线表现 一般不用于本病诊断。

2.CT 表现

（1）平扫：囊实性成分的比例与所在部位不同有密切关联，肿瘤的实性成分一般发生于肿瘤的边缘部，实性成分呈等或稍低密度，边界大部分较清晰，密度相对均匀。

（2）增强扫描：动脉期显示为轻中度不均匀强化，门脉期显示肿瘤的实性部分强化程度加大，至延迟期强化程度进行性升高，呈渐进性的逐步强化、填充，但其强化程度始终低于同时期正常的胰腺实质强化程度，囊性部分于平扫时呈均匀低密度影，且增强扫描各期均无明显强化改变。

【诊断与鉴别诊断】

根据本病好发于年轻女性的特点并结合以上 CT 表现，可确诊。主要鉴别：①无功能性胰岛细胞瘤：无明显临床症状，CT 扫描可见突出胰腺轮廓的囊实性占位，周边可有钙化，但 CT 增强扫描时动脉期与门静脉期强化程度均比胰腺实质高，病变动脉期强化程度也比门静脉期高。②胰腺黏液性囊腺瘤：中老年女性多见，呈多囊或囊实性肿块，边界清晰，囊腔较大，纤维间隔较粗大，可有壁结节、囊壁及病变边缘的钙化，CT 增强囊性部分呈低密度，囊壁、间隔及壁结节轻度强化。③胰腺浆液性囊腺瘤：老年女性多见，表现为多个小囊及纤维间隔组成的囊实性肿块，囊多而小，蜂窝状是其特征，边界清晰。钙化一般位于病变中心；增强扫描纤维间隔及中央瘢痕呈不均匀延迟强化，囊性部分无强化。④胰腺癌：中老年人比较多见，为胰腺恶性乏血供肿瘤，边缘模糊，CT 增强扫描无明显强化，周围血管与脂肪间隙受到侵犯，其中胰头癌患者主要为胆总管、胰管受到侵犯以致胰胆管明显扩张，胰尾癌患者则多为脾脏受到侵犯。

病案 7-2-21 分析讨论

胰岛细胞瘤为胰腺神经内分泌肿瘤，通常为单发结节状。肿瘤质地坚硬，包膜多不完整。一般为良性，但有 10%～20% 的胰岛细胞肿瘤为恶性，可向周围浸润，且向远处转移。胰岛细胞瘤分为功能性胰岛细胞瘤和非功能性胰岛细胞瘤两类。临床表现：有功能性者，以其分泌激素而定，如胰岛素瘤可表现为低血糖昏迷；胃泌素瘤则表现为顽固性消化性溃疡。内分泌激素检查可确定诊断。影像学检查在于明确肿瘤的部位，肿瘤向周围的扩散，以及有无周围淋巴结和肝脏的转移等。非功能性者多无任何症状，或因肿瘤较大产生压迫症状，以及恶性者出现转移症状而就诊。

【影像学表现】

1.X 线表现　一般不用于本病诊断。

2.CT 表现

（1）功能性胰岛细胞瘤：平扫因多数肿瘤较小，胰腺形态密度类似于正常胰腺。仅少数肿瘤较大，出现局限性肿块。因多数功能性胰岛细胞瘤都是富血供性肿瘤，因而增强扫描时动脉期肿瘤强化明显高于正常胰腺组织，但静脉期肿瘤密度与正常胰腺组织密度接近。少数肿瘤为乏血管性，甚至为囊性改变，强化不明显，偶可见包膜。

（2）非功能性胰岛细胞瘤：CT 表现为胰腺较大肿块，多发生在胰体尾部。肿块密度可不均匀，可出现液化坏死。20% 的病变内有结节状钙化。平扫可见突出胰腺轮廓的囊实性占位，周边可有钙化，动脉期与门静脉期强化程度均比胰腺实质高，动脉期强化程度比门静脉期高。

【诊断与鉴别诊断】

无功能性胰岛细胞瘤发现时多已较大，有时需与邻近肠道来源的间质瘤相鉴别，后者常有消化道出血等症状。功能性胰岛细胞瘤一般都较小，常伴有明显内分泌症状。如发现胰腺内富血供肿瘤，结合临床表现不难做出诊断。

二十、脾肿瘤影像诊断

脾 血 管 瘤

病案 7-2-22

　　患者，男，57 岁，体检发现脾脏肿块，遂来诊。自发病以来，食欲正常，睡眠正常，大小便正常，精神正常，体重无减轻（图 7-2-36）。

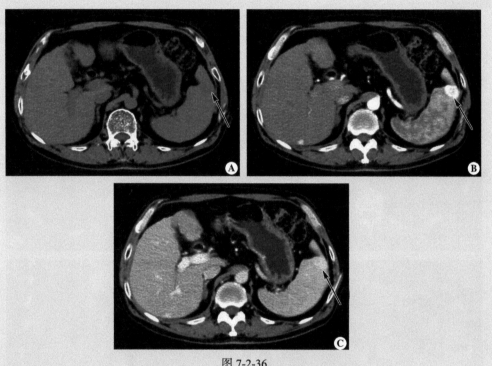

图 7-2-36

病案 7-2-22 分析讨论

　　脾血管瘤是该脏器常见的良性肿瘤，约占脾脏原发良性肿瘤的 50%。尸解发现率为 0.03%～0.14%。

　　患者通常无临床症状，或出现左上腹疼痛、肿块、DIC 等。极少数患者由于脾血管瘤较大而破裂，出现急腹症，突然腹痛，血压下降和休克等。也有由于脾功能亢进而出现贫血、乏力、心悸等表现。

　　脾血管瘤与其他部位的血管瘤相似，常为海绵状，与正常脾实质境界较清。镜下见血管内皮层增生。病灶大小不一，可单发或多发，形态为圆形或椭圆形，偶尔可见钙化。大的血管瘤中央可有纤维瘢痕形成，呈星状或不规则形。

【影像学表现】

　　1. X 线表现　一般不用于本病诊断。

　　2. CT 表现

　　（1）平扫：典型的脾血管瘤表现类似肝脏血管瘤，表现为边缘清晰的低密度区，常有多发点状钙化灶。

　　（2）增强扫描：明显结节状强化，其后逐渐向中央充填。延迟扫描大多数病灶能完全充填，与正常脾实质密度一致。

【诊断与鉴别诊断】

　　脾血管瘤须与错构瘤、淋巴管瘤及脾内孤立性转移瘤鉴别。错构瘤可有点状钙化，多呈不均匀强化，一般鉴别不难。淋巴管瘤常呈囊状表现，并含有较多粗大间隔，可有强化，但无血管瘤的周边强化特征。脾内孤立转移瘤强化程度常较低，易有中心性坏死灶。

病案 7-2-23

　　患者，女，60 岁，确诊 B 细胞淋巴瘤 3 月余，发热 3 天。3 月余前"受凉"后，出现发热，体温最高 42℃，伴畏寒、寒战、头痛，无咳嗽咳痰、胸闷、胸痛、腰痛、尿急、尿痛，遂来诊。自发病以来，食欲、睡眠可，大小便正常，精神欠佳，体重无减轻（图 7-2-37）。

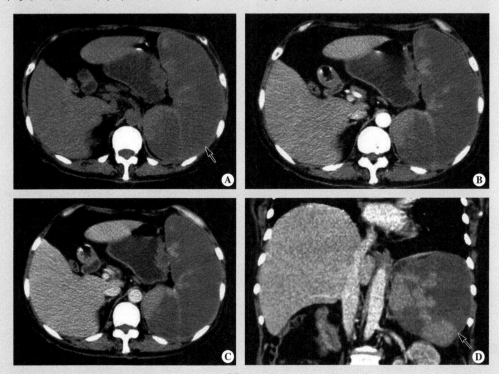

图 7-2-37

问题：

　　1. 患者病史有何特点？

　　2. 患者 CT 检查的主要影像表现是什么？

　　3. 结合病史及 CT 图像，应考虑何种疾病？如何鉴别？如何确诊？

病案 7-2-23 分析讨论

　　脾淋巴瘤分为原发淋巴瘤和全身淋巴瘤脾浸润两种。据统计，在后者，淋巴瘤脾浸润的发生率达 40%～70%。按细胞类型可分为霍奇金病和非霍奇金淋巴瘤两类，可产生弥漫性或结节性脾浸润，在霍奇金病患者中，脾往往是首先和唯一受累的器官。

　　病理分型：①弥漫肿大型，无明确肿块；②粟粒结节型，无数直径＜5mm 的小结节；③多发结节型肿块，直径可为几个厘米；④孤立大肿块型。

　　临床表现：左上腹疼痛和脾脏迅速增大为最突出的症状，触诊可呈硬结状，可伴压痛，可伴有体重减轻、贫血、恶病质、发热等全身症状。

【影像学表现】

1. X 线表现 一般不用于本病诊断。

2. CT 表现

（1）平扫：弥漫肿大型仅可见脾均匀增大。多发结节型和孤立肿块型除显示脾肿大外，还可见脾密度不均，呈单发或多发低密度肿块，边界不清。

（2）增强扫描：轻度不均匀强化，与正常脾实质分界清楚。

【诊断与鉴别诊断】

脾淋巴瘤的影像学表现并无特征性，必须结合其他临床资料，必要时行穿刺活检以明确诊断。

二十一、脾脓肿影像诊断

病案 7-2-24

患者，男，73 岁，腹痛 3 天，加重 1 天。3 天前无明显诱因出现腹痛，加重 1 天，伴随寒战、高热、恶心、呕吐及白细胞计数升高，遂来诊。自发病以来，食欲、睡眠可，大小便正常，精神欠佳，体重无减轻（图 7-2-38）。

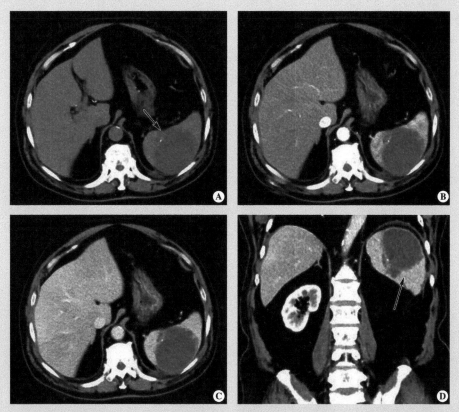

图 7-2-38

问题：

1. 患者病史有何特点？

2. 患者 CT 检查的主要影像表现是什么？

3. 结合病史及 CT 图像，应考虑何种疾病？如何鉴别？如何确诊？

病案 7-2-24 分析讨论

　　脾脓肿较少见，一般由多种细菌引起，常见细菌有链球菌、葡萄球菌、沙门菌等，最常见病因为亚急性细菌性心内膜炎，腹部脏器严重感染也可侵犯脾脏。病灶早期以急性炎症反应为主，表现为脾弥漫性增大；随之病灶局限，并发生液化坏死，周边形成以毛细血管、纤维细胞和炎性细胞为主的脓肿壁。脾脓肿患者常有败血症症状：寒战、高热、恶心、呕吐和白细胞计数升高。多数患者有腹痛，典型者可以局限于左上腹或左肩胛区。体检可有左上腹触痛和摩擦音、左侧胸腔积液和脾增大，血培养可呈阳性。

【影像学表现】

　　1. X 线表现

　　（1）左上腹肿块，左膈升高，活动受限。

　　（2）常伴发胸膜反应、胸腔积液及左肺盘状肺不张，如在脾区发现气液平面，则具有诊断意义。

　　2. CT 表现

　　（1）平扫：早期脾脏弥漫性增大，密度均匀减低，当组织液化坏死后，脾内出现单个或多个圆形或椭圆形低密度灶，边界清或不清。

　　（2）增强扫描：脾脏实质和脓肿壁明显强化，中央坏死区无改变。

　　（3）正常脾实质和脓肿壁之间可见低密度水肿带。少数病灶内可出现气体或气液平面，为脾脓肿的特征性表现。

【诊断与鉴别诊断】

　　败血症患者 CT 上发现脾内低密度病变须高度警惕脾脓肿的存在。典型病例有脓肿壁增强及周围水肿带，若病灶内见到气液平面则可以确诊。多发性脾脓肿应与转移瘤、恶性淋巴瘤鉴别。

二十二、脾梗死影像诊断

病案 7-2-25

　　患者，男，56 岁，6 个月前体检发现脾梗死，遂来诊复查。自发病以来，食欲、睡眠可，大小便正常，精神欠佳，体重无减轻（图 7-2-39）。

问题：

　　1. 患者 CT 检查的主要影像表现是什么？

　　2. 结合病史及 CT 图像，应考虑何种疾病？如何鉴别？如何确诊？

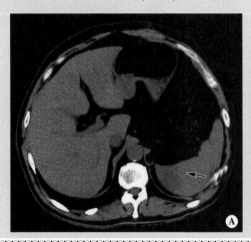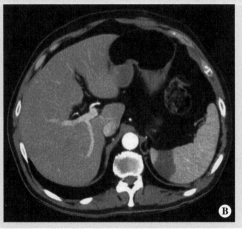

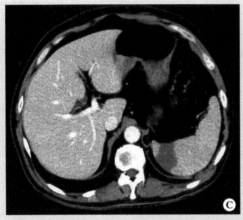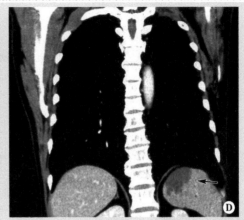

图 7-2-39

病案 7-2-25 分析讨论

　　脾梗死是继发于脾动脉或其分支的栓塞，造成局部组织缺血坏死。常见原因为左心系统血栓脱落，脾周围脏器的肿瘤或炎症引起脾动脉血栓并脱落，某些血液病和淤血性脾增大等。脾梗死灶大小不等，可数个病灶同时存在或有融合，多呈尖端指向脾门的扇形，有时可呈不规则形，肉眼上分为贫血性梗死和出血性梗死两类，梗死区常含有大量含铁血黄素，梗死愈合后由于纤维化和瘢痕组织形成可使脾脏局部轮廓凹陷。

　　临床上，大多脾梗死无症状，也可有左上腹疼痛、左膈抬高、左胸腔积液、发热等，少数可闻及摩擦音。

【影像学表现】

　　1. X 线表现

　　（1）陈旧性梗死灶内偶有钙化。

　　（2）选择性脾动脉造影可见受累动脉中断，并见三角形无血管区，尖端指向脾门。

　　2. CT 表现

　　（1）平扫：典型脾梗死表现为尖端朝向脾门的扇形或楔形低密度影，边界清楚。

　　（2）增强扫描：无强化，与正常脾实质对比边界更清楚。

　　（3）当病灶内伴有出血时可见到不规则高密度影。少数脾梗死可伴有包膜下积液，表现为脾周新月形低密度影。急性期后，大的梗死灶中央可以伴有囊性变。陈旧性梗死灶因纤维收缩，脾可略缩小，轮廓呈分叶状。

【诊断与鉴别诊断】

　　CT 图像上以三角形低密度影为表现的典型脾梗死一般诊断不难。不典型形态的脾梗死需与脾脓肿、脾破裂出血相鉴别。脾脓肿表现为圆形或椭圆形低密度影，增强后脓肿壁有强化，而且可见水肿带，典型病例病灶内可有气液平面。梗死合并感染，则感染性梗死与脾脓肿无法区别。脾破裂多有外伤史，CT 表现为脾轮廓不规则并可见透亮裂隙，同时常合并包膜下出血和积液。

第三节　腹膜腔和肠系膜

一、不同成像技术的优势和综合应用

（一）X 线检查

　　腹膜腔的 X 线检查多为腹部透视和平片，采用的体位为立位、仰卧前后位或侧卧水平位，可显示腹腔游离气体、液体，肠道积气、积液、液气平面，以及膈肌位置等。

（二）CT 检查

1. CT 扫描范围　对腹膜腔及腹膜后间隙疾病的 CT 检查，其扫描范围，原则上都应上起横膈，向下至盆腔底部；避免因扫描范围不够造成遗漏或丢失重要征象；有助于对疾病诊断，减少漏诊或误诊的发生。

2. CT 扫描技术特点　对腹膜腔病变的显示，应采取较宽一些的窗宽，如选用 400～500HU 窗宽，使 CT 图像层次更为丰富，对于脏器、韧带、系膜、网膜等结构的显示更为清晰，还能很好地显示腹膜腔内的积液和肿块；必要时可采用多种窗技术，以助判断病变所处的解剖间隙，鉴别病变的性质及其病理基础。

3. CT 增强扫描　增强扫描通过了解病变的血供及强化情况以判断病变性质，同时观察大血管及其周围淋巴结，以及有无腹腔内其他合并症，具有重要的临床意义。CT 增强检查前口服阳性对比剂或阴性对比剂，有助于了解胃肠道与腹腔内病变的毗邻关系，如需同时观察胃及肠道，应于增强检查前 1 小时开始分次分时间段服用对比剂。

二、正常影像学表现

（一）腹膜

腹膜是覆盖于腹、盆腔壁（壁腹膜）和腹、盆腔脏器表面（脏腹膜）的一层浆膜。两腹膜之间的潜在腔隙为腹膜腔。在 X 线检查中，腹膜、网膜和系膜均不能显示。CT 检查中，壁腹膜贴于腹壁和盆腔壁，脏腹膜贴于脏器表面，也不易显示，仅部分脂肪组织丰富区域腹膜可呈线样显示（图 7-3-1），当病理状态导致腹膜增厚时容易辨别。

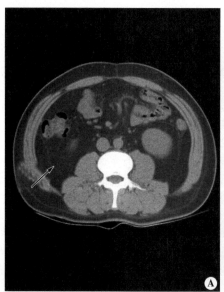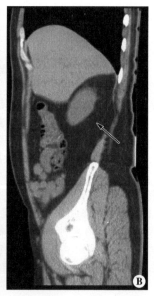

图 7-3-1　正常腹膜呈薄而细线样（箭头所示）

（二）网膜

网膜是腹膜由一脏器移行于另一脏器而形成的双层腹膜皱襞，包括大网膜、小网膜和网膜囊，其间有血管、神经、淋巴和结缔组织等。大网膜为四层皱襞结构，起源于胃大弯，向下覆盖于横结肠、空回肠前方，在横断面图像上，大网膜是前腹壁下的脂肪区域，可下降进入盆腔。小网膜自肝门向下、左方呈扇形附着于十二指肠、胃及食管腹段。宽窗位时，网膜和肠系膜为脂肪密度，其内可见血管走行（图7-3-2）。

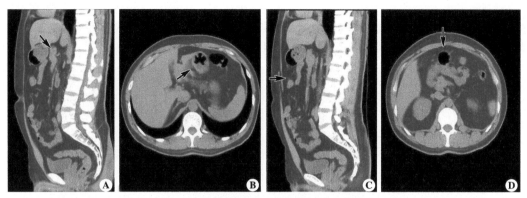

图7-3-2 正常网膜在CT图像显示为脂肪密度影

A、B为小网膜区域，C、D为大网膜区域

（三）肠系膜

肠系膜是包绕部分结肠及小肠的双层腹膜皱襞，悬吊肠管于后腹壁，其内含有不同量脂肪组织，包括肠系膜上、下动脉及其分支，相关静脉，神经和淋巴管。肠系膜可分为小肠系膜、结肠系膜及阑尾系膜等（图7-3-3）。

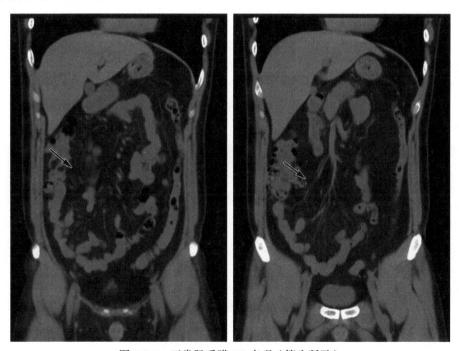

图7-3-3 正常肠系膜CT表现（箭头所示）

三、基本病变影像学表现

（一）腹水

当腹膜腔内游离液体超过100ml时称为腹水。腹水易先积聚于膈下及上腹腔诸间隙内，如肝肾间隙、膈下间隙、肝周间隙（图7-3-4）。仰卧位时，腹水易积聚于腹盆腔位置较低处，如肝肾隐窝、盆腔位置（图7-3-4）。X线：当腹腔内游离液体量较少时，不易显示，当腹水量较大时，可见腹脂线消失。CT:可明确积液部位和量,对少量腹水的显示亦具有优势。腹水的 CT 值为−10～30HU,CT 值对判断腹水的性质有一定参考意义。单纯性漏出液 CT 值偏低;炎性渗出液 CT 值相对稍高一些,常伴有腹膜增厚;肿瘤性积液,常合并腹膜局限性增厚,可见"饼状""板块状""结节状"等典型征象;急性腹腔出血可呈较高密度,CT 值可大于 30HU。

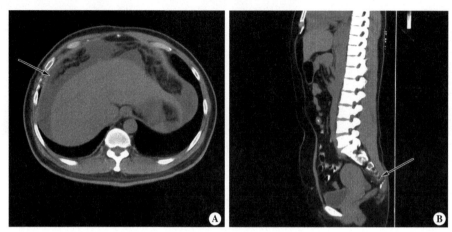

图 7-3-4　腹水 CT 表现

A.积液集聚于膈下肝周间隙;B.积液集聚于直肠子宫陷窝

（二）腹腔积气

　　腹腔积气最常见的原因是空腔脏器穿孔。空腔脏器内的气体可由穿孔区域进入腹腔内,同时可伴有消化液及食糜溢入,因而腹腔内可有气体和液体同时存在。腹腔积气可见于多种情形,如术后气体存留、腹膜腔产气细菌感染、气肿性胆囊炎等。立位 X 线平片最典型的表现为膈下新月形游离气体影（图 7-3-5）。仰卧位时,腹腔游离气体最常位于肝前区域（图 7-3-5）,CT 在检测微量气腹上较 X 线平片有优势。

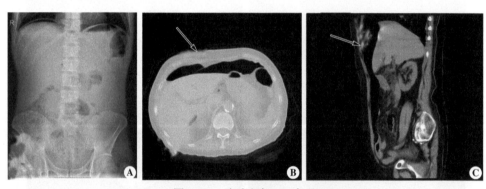

图 7-3-5　腹腔积气 CT 表现

（三）感染、炎症

　　腹腔感染分局限性病变（如脓肿）与弥漫性病变（如腹膜炎）。腹膜炎是由细菌感染、化学刺激或损伤所引起的一种常见的严重的外科疾病,多为继发性,通常由腹腔脓肿或空腔脏器破裂引起。CT 表现为腹水,腹腔积气,腹膜及肠系膜增厚、粘连,游离性或包裹性腹水,肠系膜血管束增粗,腹膜光滑均匀增厚,网膜区可见小而边界不清楚的软组织结节（图 7-3-6）。当腹腔无游离气体时,应与非炎症性腹水鉴别,腹膜增厚特征和临床症状有助于鉴别诊断。

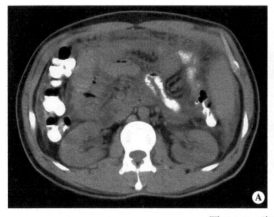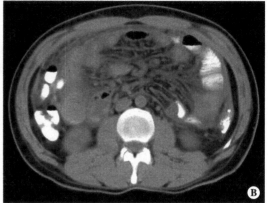

图 7-3-6　腹腔炎 CT 表现

肠系膜血管束增粗，网膜增厚

（四）腹膜肿瘤

腹膜及肠系膜肿瘤中，恶性肿瘤占多数，继发性肿瘤较常见。良性肿瘤有脂肪瘤、纤维瘤、皮样囊肿、黏液囊肿等，均很少见。

腹膜肿瘤一般沿腹膜面发生、扩散，常多发，依病变不同，可以表现为腹膜增厚，细小或明显结节样改变，片状、板状增厚，可见"饼状"征（图 7-3-7）。由于肿瘤周围纤维组织增生，肠系膜可有僵硬聚缩表现。大网膜受累形成软组织肿块时，可使前腹壁与肠管间距增加。根据肿瘤的组织特征，有助于判断其病理性质，如良性脂肪瘤，由于含较多脂肪组织、少量黏液组织和纤维组织，尽管肿瘤密度不均匀，但根据其脂肪成分可助鉴别。又如囊性病变中皮样囊肿、黏液囊肿，囊性密度均匀，囊壁光滑清晰。常见的恶性肿瘤，如腹膜间皮瘤、转移性肿瘤，它们除有腹膜的前述肿瘤性改变外，大多合并有腹水。

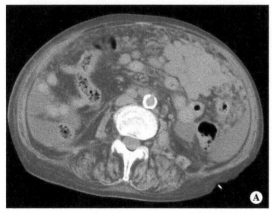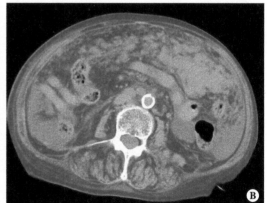

图 7-3-7　转移瘤 CT 表现

网膜、腹膜多发增厚，多发结节样改变，呈饼状肿块

四、腹膜腔感染性病变影像学诊断

腹膜炎是外科常见的一种严重疾病，其病理基础是腹膜壁层和（或）腹膜脏层因各种原因受到刺激或损害而发生的炎症反应。按发病原因可分为原发性腹膜炎和继发性腹膜炎；按发病急缓可分为急性腹膜炎、亚急性腹膜炎和慢性腹膜炎。

病案 7-3-1

　　患者，男，53 岁，以"发现乙肝 20 年余，隐感腹胀半月余"为主诉入院，以"乙肝、门脉高压、脾亢"收治入院。患者 20 年余前检查发现患乙肝，期间定期复查未见明显异常；半月余前进食油炸硬食后发生呕血，量大，出现头晕、心慌等休克症状，在当地医院治疗，查胃镜示食管胃底静脉曲张、糜烂性胃炎。腹部彩超示肝脏弥漫性回声改变。脾大并脾门静脉增宽，胆囊壁增厚并隆起性病变。腹部 CT 示肝硬化、脾大、腹水、双肾囊肿、胆囊体积增大。超声造影检查提示门静脉主干充盈缺损，考虑门静脉主干附壁血栓形成；胆囊内所见考虑为黏稠胆汁。入院后查体：T 37.0℃，P 76 次/分，R18 次/分，BP124/73mmHg。腹平坦，触之柔软，上腹剑突下轻微压痛，无反跳痛，未触及包块，肝肋下未触及，于右中线处可触及增大脾脏，肾区无压痛、叩击痛，Murphy 征阴性，肝浊音界正常，无移动性浊音，无肾区叩痛，肠鸣音约 5 次/分。于全麻下行脾切除+门体静脉断流术。手术顺利，术后病情恢复可，手术伤口愈合良好，于第 20 天出院（图 7-3-8）。

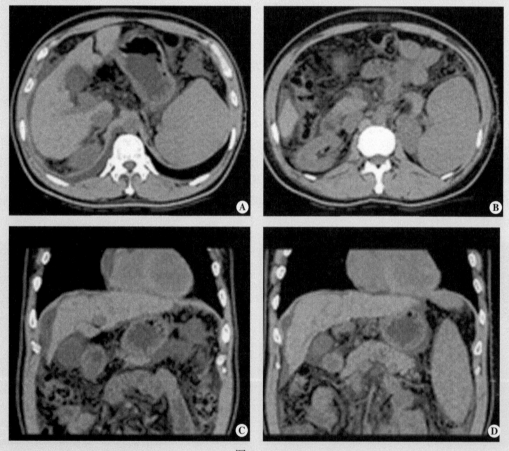

图 7-3-8

病案 7-3-1 分析讨论

　　原发性腹膜炎指腹腔内无感染灶、没有与外界相通的损伤时所发生的腹膜炎。其中，自发性细菌性腹膜炎最为常见，往往在失代偿肝硬化或肾病综合征合并腹水时发生。本病多数全身情况差，女童及成人慢性肾炎或肝硬化合并腹水者多见，主要症状是突然发作急性腹痛，起初部位不明确，很快波及全腹，伴恶心呕吐、发热、腹膜刺激征。

【影像学表现】

1. X线表现

（1）腹腔肠管扩张、充气。

（2）肠管活动受限。

（3）腹脂线模糊、消失。

（4）腹部密度增高。

（5）腹腔积气。

2. CT表现

（1）腹水、腹腔积气。

（2）腹膜增厚（通常表现比较均匀、光滑，包括壁层和脏层腹膜）、粘连（腹壁与肠之间和肠与肠之间）。

（3）肠壁增厚、水肿；穿孔时局部肠管破裂，周围可见脓性渗出物。

（4）肠扩张甚至继发粘连性肠梗阻征象。

（5）肠系膜脂肪间隙多发渗出。

（6）部分可出现胸部继发改变，如胸腔积液；两下肺叶渗出；盘状肺不张等。

【诊断与鉴别诊断】

1. 阑尾穿孔腹膜炎 阑尾炎病情缓和，穿孔者多数已大于两天，早期高热较少，全身中毒症状较浅，腹部压痛及肌紧张在右下腹较明显，腹穿液的涂片和细菌培养有助于鉴别；CT表现为阑尾扩张，壁增厚，增强强化，阑尾周围"条纹征"。

2. 肺炎 小儿肺炎早期症状可与原发性腹膜炎症状相似，有高热、腹痛和中毒症状，但其有呼吸急促、鼻翼煽动、胸部X线检查有助于鉴别；胸部X线表现为肺野内可见片状高密度影，边缘模糊。

病案 7-3-2

患者，女，66岁，以"发热3天"为主诉来诊，以"发热原因待查"收入院。3天前无明显诱因出现发热，测体温最高达39.6℃，双下肢乏力，盗汗，伴间断咳嗽，口服退热药物后，体温可降至正常，住院期间患者诉进食后，反酸、腹胀明显，休息后不能缓解。入院后行心脏彩超检查：①左心房增大；②主动脉瓣少量反流；③左室舒张功能减低。心电向量图示心肌缺血性改变。胸、腹部CT示两肺下叶渗出，两侧胸腔积液；腹膜炎，腹盆腔积液。实验室检查：腹水常规检查示腹水呈淡黄色、浑浊，细胞总数 $7.930 \times 10^9/L$；白细胞数 $1.630 \times 10^9/L$，腺苷脱氨酶（ADA）30U/L，乳酸脱氢酶（LDH）307U/L，血沉44mm/h。结核杆菌T细胞检测：ESAT-6A（A抗原）120 SFCs/2.5*1↑，CFP10（B抗原）105 SFCs/2.5*1↑。根据患者病史、影像学检查及实验室检查，临床诊断为结核性腹膜炎，给予抗结核治疗有效，继续予以规律抗结核治疗好转出院，院外继续规律口服抗结核药物，不适随诊（图7-3-9）。

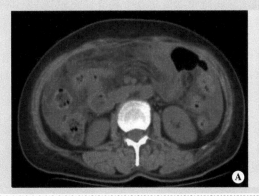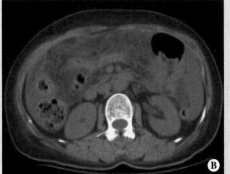

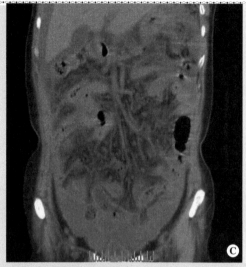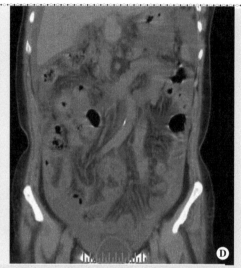

图 7-3-9

病案 7-3-2 分析讨论

结核性腹膜炎是由结核杆菌引起的腹膜慢性、弥漫性炎症；可由腹腔内结核直接蔓延或血行播散而来，是结核的一种罕见表现。本病起病缓急不一，多数起病较缓，但急性发病者亦不鲜见，可由腹腔内结核直接蔓延或血行播散而来，以中青年多见，女性稍多于男性。起病时主要症状为倦怠、发热、腹胀和腹痛等，绝大多数患者有不同程度压痛，呈揉面感；病理特点可分为三型：渗出型、粘连型及干酪型，以粘连型多见，三种类型中可有一种类型转为另一种类型，或两三种类型同时存在。

【影像学表现】

1. X 线表现

（1）表现基本同急性腹膜炎。

（2）腹部可见斑点状钙化灶。

（3）出现椎旁冷脓肿时表现为两侧腰大肌增粗。

2. CT 表现

（1）游离性或包裹性腹水；腹水 CT 值一般较高（20～45HU），有一定特征性，反映了高蛋白质含量。

（2）肠系膜血管束增粗。

（3）腹膜增厚及粟粒状病灶；腹膜粟粒状小结节灶周围有渗出时，表现为污迹腹膜。

（4）淋巴结病变较为常见，表现为广泛淋巴结肿大，并部分可见钙化；CT 上可呈中心低密度伴边缘强化，与组织学上边缘富血管炎性反应围绕中心液化或干酪样坏死相符。

（5）腹水吸收后，可并有大量纤维组织增生，表现为腹膜、网膜广泛粘连而明显增厚（不规则扁块状），并有不同程度强化。

（6）干酪型以干酪样坏死为主，伴有大量纤维组织增生和粘连。常表现为腹腔内多发囊样病灶，以多房囊样改变常见，囊内为干酪样坏死物质。增强后囊壁分隔多为轻度强化，伴细菌感染时明显强化。

【诊断与鉴别诊断】

1. 肝硬化失代偿　有肝功能异常、门静脉高压、脾功能亢进、蜘蛛痣等表现；CT 表现为肝脏体积缩小，边缘呈波浪状改变，肝裂增宽，在胃小弯及食管下段可见迂曲扩张静脉影。

2. 癌性腹水　腹腔穿刺液多为血性，反复腹水检查可找到癌细胞。

病案 7-3-3

患者，男，40岁，20天前晚上吃火锅后出现腹痛、腹胀、呼吸困难，为脐周持续隐痛，处于坐位时疼痛稍减轻，急诊查上腹部CT示急性重症胰腺炎；胰周、肝周积液。按"胰腺炎"给予药物治疗，后症状好转出院。院外继续巩固治疗，定期复查胰腺。今为了解胰周积液情况来诊，复查上腹部CT：胰周、肝周积液较前减少；胰腺密度稍变均；双肾前筋膜增厚较前好转；腹腔见少量条索状高密度影。查体：腹部平坦，未触及包块，腹软，上腹部轻压痛，无反跳痛及腹肌紧张（图7-3-10）。

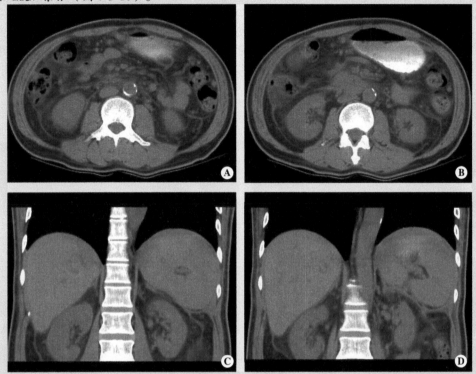

图 7-3-10

病案 7-3-3 分析讨论

慢性腹膜炎多有手术、慢性感染等病史，或由急性腹膜炎转归而来；病变多局限化，腹膜、肠系膜增厚，边缘不光滑；肠系膜、网膜、肠系膜淋巴结及肠管可发生广泛粘连，多为大量纤维蛋白沉积及纤维组织增生引起。临床表现为腹痛、腹胀、恶心、呕吐。

【影像学表现】

CT表现如下：

（1）病变多局限化。

（2）腹膜、肠系膜增厚，边缘不光滑。

（3）肠系膜、网膜、肠系膜淋巴结及肠管可发生广泛粘连，多为大量纤维蛋白沉积及纤维组织增生引起。

【诊断与鉴别诊断】

慢性腹膜炎多由再感染（如反复的盆腔炎性疾病）、某些术后感染（滑石粉性腹膜炎、淀粉性腹膜炎）和慢性感染等原因引起。需与不全性肠梗阻、慢性胆囊炎相鉴别。

1. 不全性肠梗阻 有腹部压痛等体征；X线片可见充气肠曲及多发大小不等的液气平面。

2. 慢性胆囊炎 多有胆囊区叩击痛、压痛；超声及CT可表现为胆囊壁水肿、增厚，胆囊壁毛糙，可见胆囊内结石影。

病案 7-3-4

　　患者，男，14 岁，以"右下腹痛伴恶心、呕吐、发热 1 周"为主诉，以"阑尾周围脓肿"收住入院。1 周前无明显诱因出现右下腹疼痛，呈持续性，伴恶心、呕吐（呕吐物为胃内物），到社区医院按"胃病"治疗，效果不明显，入院后查体：腹部平坦，右下腹腹肌紧张抵抗，中下腹压痛及反跳痛阳性，右下腹为著，肠鸣音弱，0～2 次/分，未闻及气过水声。腹部彩超：右下腹混合性包块。实验室检查：白细胞 $18.2 \times 10^9/L$，中性粒细胞绝对值 $13.98 \times 10^9/L$。给予禁食水、胃肠减压等相关对症治疗。住院期间患者疼痛加剧，CT 检查提示：右下腹包块，考虑阑尾炎、阑尾内粪石伴脓肿形成，右结肠旁沟内游离气体影，提示穿孔、盆腔积液。结合患者病史、查体及影像学表现，临床诊断为急性化脓性阑尾炎伴周围脓肿；具有手术指征，于全麻下行腹腔镜腹腔探查术，术中见盆腔有大量黄色脓液，小肠表面附着大量脓苔，粘连成团状，回盲部阑尾区可见约 5cm×4cm 大小包块，大网膜包裹，洗净腹腔脓液，分离阑尾区包裹肿块，见阑尾包含在内，根部未坏疽，行"腹腔阑尾切除术+腹腔镜肠粘连松解术+腹腔脓肿切除术"。术后给予心电监护及吸氧、抗炎、支持对症等处理。术后第 6 天，饮食尚可，饮食后无恶心、呕吐、腹痛、腹胀等情况，患者好转出院（图 7-3-11）。

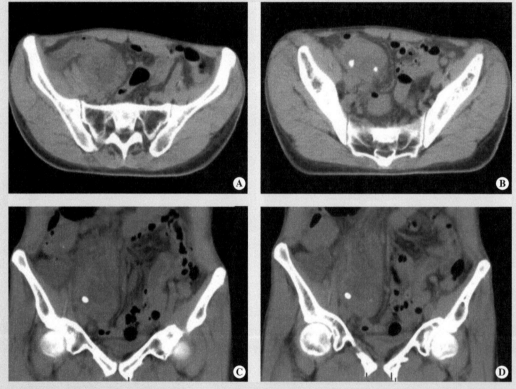

图 7-3-11

问题：

　　1. 患者病史有何特点？

　　2. 患者 CT 检查的主要影像表现是什么？

　　3. 综合上述病史，应考虑何种疾病？如何确诊？

病案 7-3-4 分析讨论

　　腹腔脓肿指腹腔内某一间隙的局部积脓，并被腹腔内肠曲、内脏、腹膜、网膜或系膜等包裹粘连所形成。按其发生部位分为膈下、肠系膜曲间及盆腔脓肿等。临床上，一般均有腹痛及感染所致的全身反应，如寒战、发热、心率快、白细胞增多及核左移等。经抗感染治疗后上述症状消失。检查时，上腹部脓肿，可出现上腹部软组织肿胀，皮肤及皮下水肿，有压痛及叩击痛；下腹部脓肿，一般有肠积气，可扪及边界不清的肿块，局部压痛或反跳痛；盆腔脓肿，可有腹泻，肛门指诊有触痛并触及肿块。

【影像学表现】

1. X 线表现

（1）半数以上可显示脓腔气影征象，表现为较大的气液腔、气腔或多发排列成串的小气泡。

（2）缺乏气体的病例，主要靠周围间接征象来判断，如：①周围脏器推移、压迫；②脏器炎症征象；③受累肠管及邻近肠管扩张、积液；④腹脂线模糊、密度增高或消失等征象。

2. CT 表现

（1）脓肿多循腹腔解剖间隙分布，表现多样化，主要取决于发展阶段。在最初阶段，腹腔脓肿多表现为 CT 值接近软组织密度的肿块。随着发展，脓肿发生液化性坏死。

（2）成熟的脓肿 CT 典型表现为脓肿壁明显强化，中心呈液性密度，邻近脂肪层增厚或消失，周围结构移位。

（3）包裹性积液内伴气体高度提示为脓肿，但不是特异性的，因为非感染肿瘤坏死或与肠相通的肿块也可能含有空气。

【诊断与鉴别诊断】

1. 膈下脓肿　诊断性穿刺抽到脓液；X 线检查见患者膈肌升高，活动受限，或见膈下有液气平面；CT 表现为膈下见液性密度区，前缘可见液平面，肝脏受压内移，可见腹水。

2. 脓胸　X 线表现为肋间隙变宽，肋膈角变钝，纵隔移向健侧；CT 表现为与胸壁平行的弓形均匀致密影，变动体位来判断体位是否移动。

3. 肝脓肿　CT 表现为肝内可见边缘清晰的低密度肿块影，壁光滑或不规则，脓液 CT 值在 2～40HU，由所含蛋白质成分决定，其可以是单房或双房，并有分隔。

4. 盆腔脓肿　CT 扫描脓肿多位于直肠周围、盆外侧陷凹或子宫直肠陷凹，依据原发病灶不同，其可偏于一侧，壁增厚毛糙，如有液化，中心为低密度影，增强扫描呈环状强化，中心液化区无明显强化，脓肿内如有液体，为确诊的可靠依据。

5. 盆腔炎性包块　为盆腔脏器的炎症未得到正规治疗，发生盆腔慢性炎症性组织学改变，症状有下腹部疼痛、发热、阴道流血等情况。

五、腹膜肿瘤影像诊断

腹膜原发性肿瘤较少见，良性肿瘤主要包括脂肪瘤、纤维瘤、黏液囊肿等；恶性肿瘤主要包括间皮瘤、脂肪肉瘤、淋巴瘤、恶性纤维组织细胞瘤等；继发性肿瘤常见于转移瘤。

病案 7-3-5

患者，女，38 岁，以"乏力 4 月余，加重 1 周"为主诉，以"全血细胞减少待查"收住入院。4 月余前患者无诱因出现乏力，头昏，体力下降，伴腹胀，大便次数较前增多，无发热、盗汗、骨痛等不适，未重视，1 周前上述症状加重，行上腹部 CT 检查示腹腔及腹膜后多发软组织占位，首先考虑淋巴瘤、腹膜及盆腔积液。遂来院进一步治疗。查体：腹部膨隆，可触及 10cm×10cm 不规则包块，质硬。入院对症治疗，患者上述症状稍减轻，行腹部包块穿刺及髂前上棘骨髓穿刺活检，腹腔淋巴结穿刺结果示：滤泡性淋巴瘤 2 级，骨髓活检示淋巴瘤侵犯骨髓。全腹及胸部 CT 提示腹盆腔及腹膜后、肠系膜、网膜占位，多考虑淋巴瘤、腹盆腔积液、脾大、纵隔内淋巴结增大。红细胞沉降率测定（EsR）（枸橼酸钠抗凝血）20.00 mm/h。血细胞分析或血常规（五分类）（抗凝血 EDTA）：血小板 159.00×10⁹/L、血红蛋白 117.00 g/L、红细胞 4.25×10¹²/L、白细胞 4.14×10⁹/L。血凝四项（枸橼酸钠抗凝血）：纤维蛋白原 2.23 g/L、凝血酶时间 24.90 秒↑、免疫全项（血清）：总蛋白 69.8 g/L、总胆红素 15.7μmol/L、直接胆红素 6.5 μmol/L↑、载脂蛋白-B 1.38 g/L↑、天门冬氨酸氨基转移酶 22 U/L、乳酸脱氢酶

　　308 U/L↑、尿酸 501μmol/L↑、β₂-微球蛋白 4.80 mg/L↑。入院神志清，精神欠佳，营养中等，腹部膨隆，可触及 10cm×10cm 不规则包块，质硬，无明显触痛，肠鸣音正常，否认输血、献血史，否认慢性病史（图 7-3-12）。

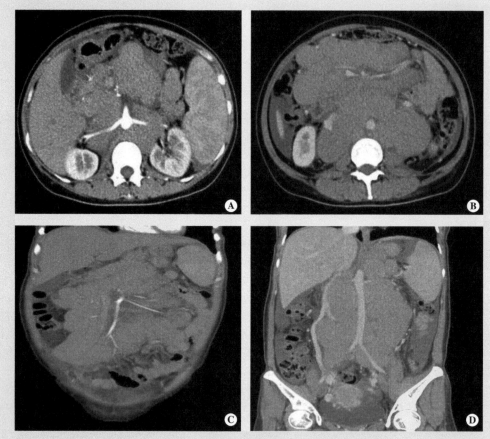

图 7-3-12

病案 7-3-5 分析讨论

　　淋巴瘤由小分裂细胞和大细胞以不同构成比呈滤泡型生长，存在 t（14：18）和 BCL-2 蛋白异常表达即可确诊。本病需要与反应性滤泡增生相鉴别。滤泡性淋巴瘤通常被再分类为小细胞为主型、大小细胞混合型和大细胞为主型三种亚型。大细胞为主型滤泡淋巴瘤增殖比例高，进展快，单独应用化疗方案总生存期相对较短。临床症状：发热、盗汗、体重减轻。

【影像学表现】

　　1. X 线表现　一般不用于本病诊断。

　　2. CT 表现

　　（1）无痛性淋巴结肿大，肝脾肿大，全身各组织器官均可受累。

　　（2）侵犯腹膜腔时表现为肠系膜肿块，包绕肠系膜血管，多伴腹膜后淋巴结增大。

　　（3）侵犯肠管时，肠壁增厚，往往伴肠管扩张。

　　（4）CT 增强扫描可清晰显示腹腔动脉被周围多发融合肿大淋巴结包绕，形成"飘带征"。

【诊断与鉴别诊断】

　　1. 淋巴滤泡癌样增生及滤泡性淋巴癌　增生的淋巴滤泡扩大但无相互融合，组成滤泡的淋巴细胞为形态较为多样的中心细胞及中心母细胞等，细胞核无明显的异型性，核分裂象较少见，在淋巴滤泡内常见呈散在分布的胞质透亮的巨噬细胞（"满天星"），病变不累及包膜外纤维结缔组织；而滤泡性淋巴癌明显扩大融合，细胞异型性较明显，免疫组化检查对两者的鉴别有重要的参考意义。

2. 腹腔多发癌性淋巴结转移　有原发病史，并且肿大的淋巴结很少融合，同时有腹腔脏器的转移。

3. EGIST　外形多呈不规则分叶状；易囊变和坏死，无论 EGIST 的大小如何，极易发生囊变和坏死，囊变区内可出血；肿块边界多清晰；增强扫描：肿块实性部分呈现富血供特点，以动脉期为著，病灶边缘和（或）中央可见多发、迂曲的强化血管影，并可见增粗或增多的肿瘤血管。

4. 神经源性肿瘤　多为囊实性肿块，增强扫描呈轻中度不均匀强化，可见椎间孔或骶孔扩大，邻近骨质可见受压或硬化改变。

病案 7-3-6

患者，男，47 岁，3 年前因上腹部不适，行 CT 检查示腹腔占位，遂行"肿瘤切除术"，术后病理示胃肠间质细胞瘤，CD117（++），侵及小肠。术后口服"伊马替尼"，患者于 2013 年行小肠系膜纤维瘤切除术，并定期复查。现复查 CT 示腹腔占位（图 7-3-13），考虑系膜纤维瘤术后复发可能，以"系膜纤维瘤术后复发"收入院，自起病以来，精神、饮食可，睡眠可，大小便可，体力、体重较前无明显下降。腹平软，可见愈合瘢痕，无压痛，左下腹可触及一直径约 15cm 包块，质硬，边界欠清，肝、脾肋下未及，Murphy 征阴性，叩诊肝浊音界正常，移动性浊音无，双肾区无叩击痛，肠鸣音正常。

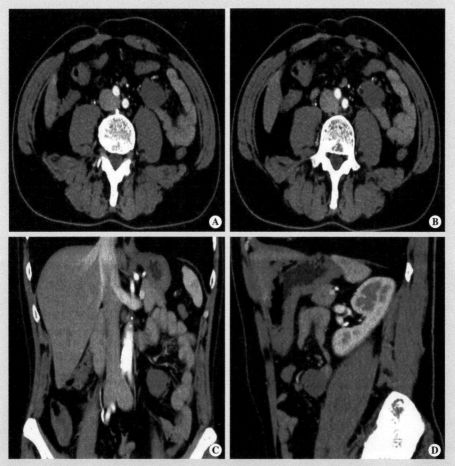

图 7-3-13

病案 7-3-6 分析讨论

肠系膜纤维瘤（fibromatosis）是一种罕见的原发性肠系膜肿瘤，以成纤维细胞增生为特征，呈侵袭性生长，可局部复发，但不易发生远处转移。临床不仅需要病理学鉴别肠系膜纤维瘤，而且还需要免疫组化以进一步鉴别诊断。临床常用的标记物主要有 Vimentin、CD117、CD34、SMA、desmin、S-100 等。β-catenin 在核内的积累可用免疫组化检测帮助诊断。近年来研究结果证实 β-catenin 失调在韧带样瘤发生、发展中起重要作用。

【影像学表现】

1. X 线表现　一般不用于本病诊断。

2. CT 表现

（1）病灶内富含胶原基质时，表现为肠系膜孤立性肿块，密度较均匀，边界清晰。

（2）富含黏液样基质时，呈低密度。

（3）如同时含胶原和黏液样区域时呈螺旋样形态。

【诊断与鉴别诊断】

1. 间质瘤　发病年龄多为中老年人，肿瘤较大时多出现实体瘤内囊变坏死、钙化，而不是周边囊腔。增强扫描间质瘤明显强化，血供较纤维瘤丰富。

2. 类癌　好发于回肠系膜侧，体积较小，很少大于 2cm，局部肠系膜血管粗大。

3. 肠系膜神经纤维瘤　罕见，肠系膜多发结节是其特点。

4. 腹腔淋巴瘤　可表现为肠系膜肿块，包绕肠系膜血管，多伴腹膜后淋巴结增大，侵犯肠管时，肠壁增厚，往往伴肠管扩张，可资鉴别。

病案 7-3-7

患者，女，59 岁，以"结肠癌术后 9 月余，进展化疗 5 周期后 1 月余，腹胀、腹痛 1 天"为主诉，以"结肠癌"收住入院。9 月余前，因下腹部疼痛，行结肠镜示乙状结肠新生物，伴出血、狭窄。后入院行 CT 提示：①乙状结肠占位，考虑恶性；灶周、心膈角区、网膜、腹膜后多发转移。②腹水、盆腔积液等。行"奥沙利铂+5-氟尿嘧啶"方案化疗 1 周期，后行"乙状结肠癌根治术"，术后恢复良好，行原方案化疗 1 周期。后复查 CT 提示：①结肠癌术后改变。②腹水及盆腔积液，腹膜及网膜广泛转移，较前进展；行"XELOX"方案化疗 4 周期，复查 CT 疾病较前进展，遂改为"FOLFIRI"方案化疗 3 周期，患者出现乏力，不能耐受，后终止化疗。2 个月前行"伊立替康+奥沙利铂"方案化疗 2 周期，过程顺利，2 天前患者出现腹胀、食欲减退，为求进一步治疗来诊。生命体征平稳，心肺无明显异常，腹部平坦，下腹部可见纵行 20cm 左右的手术瘢痕，触诊柔软，无压痛，无包块，Murphy 征阴性，叩诊肝浊音界正常，移动性浊音阴性（图 7-3-14）。

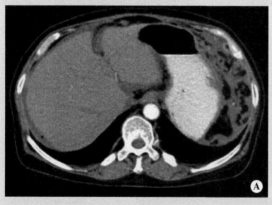
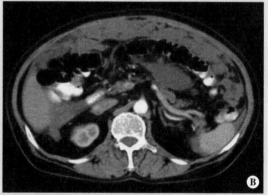

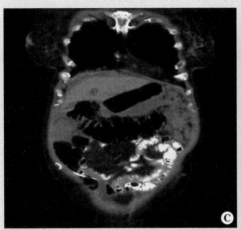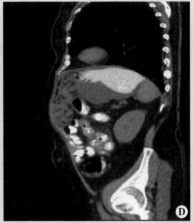

图 7-3-14

病案 7-3-7 分析讨论

　　腹膜转移瘤多发生于有原发肿瘤史的患者,最常累及的部位依次为子宫直肠隐窝、肠系膜、乙状结肠系膜、右侧结肠旁沟、左侧结肠旁沟。70%的腹膜转移患者合并癌性腹水,常见临床症状有食欲缺乏、腹痛、腹胀等。病理改变主要与原发肿瘤的类型相关,腹膜假性黏液瘤多见于阑尾肿瘤转移;腹膜转移性淋巴瘤多起源于血液系统疾病,以非霍奇金淋巴瘤最常见;腹膜肉瘤样转移多见于胃肠道恶性间质瘤、脂肪肉瘤及平滑肌肉瘤。

【影像学表现】

　　1. X 线表现　一般不用于本病诊断。

　　2. CT 表现

　　(1) 有明确的原发肿瘤病史。

　　(2) 腹腔内大小不等粟粒状及结节状软组织密度影。

　　(3) 增强扫描可见强化,70%的患者有腹水。

　　1) 直接征象:腹膜不均匀增厚、强化,多发小结节形成,晚期形成"网膜饼"。

　　2) 间接征象:腹膜及肠系膜间脂肪间隙密度增高。

【诊断与鉴别诊断】

　　1. 腹膜原发肿瘤　以恶性间皮瘤最常见,恶性间皮瘤与腹膜转移瘤的影像学表现多重叠,但恶性间皮瘤患者多有石棉接触史,且钙化与肿大淋巴结少见。

　　2. 腹膜炎性病变　包括结核性腹膜炎、炎性假瘤、原发性硬化性腹膜炎等。

　　3. 结核性腹膜炎　腹水密度较高,量较少,且肿大淋巴结中心多钙化/坏死。

　　4. 腹膜炎性假瘤　罕见,瘤体多以纤维成分为主。

　　5. 原发性硬化性腹膜炎　是极少见的腹膜慢性弥漫性炎性疾病,主要见于接受持续非卧床的腹膜透析患者。

病案 7-3-8

　　患者,男,54岁,以"腹胀、食欲缺乏10月余,确诊恶性腹膜间皮瘤9月余"为主诉,以"恶性间皮瘤"收治入院。10月余前无明显诱因出现腹胀、食欲缺乏,不伴有恶心、呕吐、腹泻、便秘等不适,入院行腹部 CT 示大量腹水,腹腔穿刺抽出淡黄色黏稠液体,送检结果未见异常,给予对症治疗,症状无明显缓解,行全腹增强 CT 示:①胸腔、腹盆腔积液;②肝右叶囊肿;③盆腔钙化灶。给予腹腔引流管引流,行"腹腔镜探查术+腹壁肿物活检术",术中引流出绿色黏液样液体约 2500ml,腹壁多发白色粟粒样结节,网膜、结肠、小肠浆膜面多发结节。术后病理:(腹壁结节)脂肪纤维组织中见少量浆红染色细胞散在分布,细胞有轻度非典型性,免疫组化提示为增生间皮细胞, CD163 (−), CDX2 (−), CEA (−), CK (AE1/AE3) (+),

CK20（−），CK7（+），P53（+），CK5/6（+），D2-40（+），特殊染色显示 AB/PAS（+），病理会诊：（腹壁）恶性间皮瘤。排除化疗禁忌证后行"培美曲塞 0.2g 腹腔灌注"3 次，并给予"亚叶酸钙"解救，后行"顺铂 30mg"腹腔灌注，行"培美曲塞 1.0g d1+奈达铂 120mg d1"方案化疗 4 周期，过程顺利。自发病以来，神志清，精神可，食欲欠佳，睡眠可，大小便可，体重无明显变化。查体：生命体征平稳。双肺呼吸音粗糙，未闻及明显干湿啰音，心脏听诊无明显异常，腹部膨隆，未见胃肠型及蠕动波，触之柔软，全腹未触及明显包块，全腹无反跳痛，肝脾肋下未触及，Murphy 征阴性；听诊肠鸣音正常；肛门外形无异常，直肠指诊（−）（图 7-3-15）。

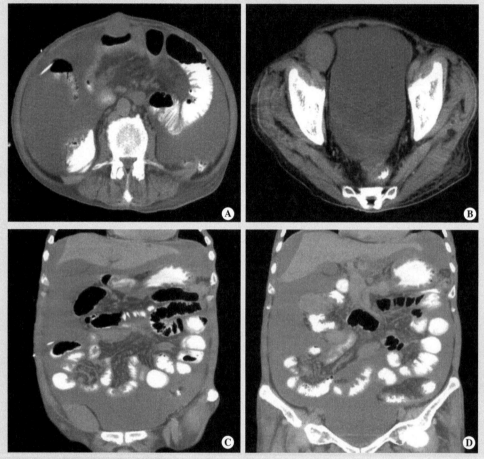

图 7-3-15

病案 7-3-8 分析讨论

恶性腹膜间皮瘤（malignant peritoneal mesothelioma，MPM）是原发于腹膜上皮和间叶组织的肿瘤，壁层腹膜与脏层腹膜皆可发生。本病发病率较低，恶性间皮瘤罕见。中年男性最常见，与接触石棉有关。腹膜可以单独受累或与胸膜同时受累。单纯依靠影像诊断腹膜间皮瘤非常困难，需结合临床病史、实验室检查及病理诊断。临床表现往往缺乏特异性。血液检查可出现 PLT 增多、低血糖、高免疫球蛋白血症等。腹水可为血性或淡黄色渗出液，其中透明质酸含量增多（>0.8g/L）、CEA>10~15μg/L，酸性黏多糖水平升高对腹膜间皮瘤诊断价值较高。

【影像学表现】

1. X 线表现　一般不用于本病诊断。

2. CT 表现

（1）腹膜弥漫性或结节状增厚、网膜增厚。

（2）肠系膜星芒状改变或腹膜肿块，常伴少量至中等量腹水，可见相邻腹部器官局部浸润。

（3）CT典型表现为增强的腹膜结节或肿块。

（4）弥漫性恶性间皮瘤较局限性间皮瘤具有更高的侵袭性。

【诊断与鉴别诊断】

1. 卵巢囊腺癌　瘤体一般较大，外形不规则，分叶状，边界清/欠清，实性成分为主，囊壁较厚且不均匀，囊壁可见结节状或乳头状赘生物，增强扫描实性成分不均匀中度强化，强化的实性成分内见迂曲粗大的供血血管影，壁结节是卵巢上皮肿瘤的特征性表现。

2. 神经源性肿瘤　多为囊实性肿块，增强扫描呈轻中度不均匀强化，可见椎间孔或骶孔扩大，邻近骨质可见受压或硬化改变。

3. 胃肠间质瘤　多表现为胃肠壁增厚形成的较大类圆形软组织密度影，瘤内可见囊变或液化坏死。增强扫描多呈明显不均匀边缘强化，延迟扫描呈延迟强化。

病案 7-3-9

患者，男，51岁，以"小肠间质瘤术后1年余"为主诉，以"小肠间质瘤术后"收住入院。既往高血压病史8年余，血压最高达160/110mmHg，未予诊治；1年余前行"小肠部分切除术+阑尾切除术"，术后病理检查示小肠间质瘤，直径＞5cm。术后1年复查，CT检查示腹腔肠系膜间数个软组织结节影（图7-3-16）。今为求进一步治疗来诊。自发病以来，神志清，精神差，饮食、睡眠差，大便干结，小便正常，体重、体力较前无明显变化。体格检查：腹部平坦对称；右下腹部可见一长约10cm手术瘢痕，无皮疹、色素沉积及蜘蛛痣，无压痛、反跳痛，肝脾肋下未触及，Murphy征阴性，麦氏点无压痛、反跳痛，肠鸣音4次/分。移动性浊音阴性。

问题：

1. 患者病史有何特点？

2. 患者CT检查的主要影像表现是什么？

3. 综合上述病史，应考虑何种疾病？如何确诊？

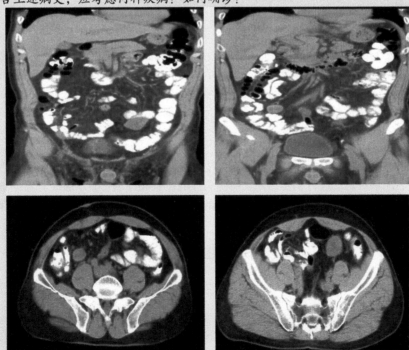

图 7-3-16

病案 7-3-9 分析讨论

　　腹腔间质瘤（extragastrointestinal stromal tumor，EGIST）是位于胃肠道外间叶源性肿瘤，其形态、免疫表型及分子学特性与胃肠道间质瘤相同。间质瘤来源于原始的具有多向分化潜质的间质干细胞，肿瘤细胞表达 CD117 和 CD34 为其重要特征。EGIST 恶性程度较 GIST 高，出现复发的概率也较高，临床上 EGIST 较 GIST 明显少见。

【影像学表现】

　　1. X 线表现　一般不用于本病诊断。

　　2. CT 表现

　　（1）EGIST 体积与其位置有关，位于腹膜腔者体积较大；而位于肝脏、盆腔及肾周间隙者略小。

　　（2）无论 EGIST 的大小如何，极易发生囊变和坏死，囊变区内可出血。

　　（3）肿块轮廓多呈分叶状。

　　（4）肿块边界多清晰。

　　（5）增强扫描：肿块实性部分呈现富血供特点，以动脉期为著，病灶边缘和（或）中央可见多发、迂曲的强化血管影，并可见增粗或增多的肿瘤血管。

【诊断与鉴别诊断】

　　1. GIST　瘤体常累及相邻肠管，肠壁不均匀增厚，增厚肠壁与瘤体肿块相连，增强扫描病变肠壁明显强化。

　　2. 卵巢囊腺癌　瘤体位于盆腔时，需与卵巢囊腺癌鉴别，后者常表现为子宫前方囊实性肿块，内可见分隔，囊壁薄厚不均。壁结节是其诊断要点，同时 CA125 升高常提示子宫及附件病变。

第四节　急　腹　症

一、不同成像技术的优势和综合应用

（一）X 线检查

　　目前 X 线检查是临床最常用、便捷的手段，腹平片是急腹症辅助诊断主要项目之一，可以观察膈下有无游离气体，小肠有无积气、液平面，结肠内有无气体、阳性结石等。膈下游离气体是消化道穿孔的证据，腹腔多发气液平面是肠梗阻的可靠征象；但是腹平片有一些局限性，容易受肠腔内气体干扰，不能明确病灶部位和原因，不能显示腹腔脏器的细节。

（二）CT 检查

　　CT 能够短时间内完成腹盆腔检查，受肠管内气体干扰较小，现已经普遍应用于急腹症的诊断及鉴别诊断中，能够对病灶进行初步诊断，明确病灶的位置和原因，显示腹腔脏器的细节，如肠梗阻病因及位置的判断、肠梗阻伴发肠壁缺血坏死的诊断、胃肠道穿孔部位的确定、腹部外伤后实质脏器损失程度的评估等。

二、肠梗阻影像诊断

病案 7-4-1

　　患者，男，50 岁，突发腹痛就诊。腹平片显示腹腔可见多发阶梯状气液平面，CT 显示结肠肠管明显扩张积液，伴气液平面，无明确梗阻点，为求进一步治疗收入院。自发病以来，食欲正常，睡眠正常，大小便正常，精神正常，体重无减轻（图 7-4-1）。

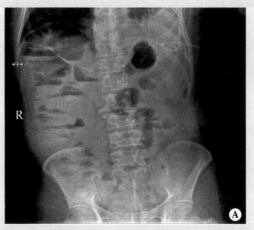

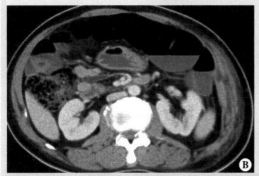

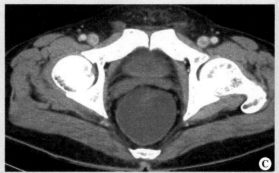

图 7-4-1

病案 7-4-2

　　患者，女，49 岁，间断性腹痛不适 6 天，腹平片可见腹部多发气液平面，CT 增强扫描提示小肠明显扩张积液，移行带位于远端回肠，相应肠管未见明确肿块征象，考虑为腹腔粘连引起肠梗阻，为求进一步治疗收入院，自发病以来，食欲正常，睡眠正常，大小便正常，精神正常，体重无减轻（图 7-4-2）。

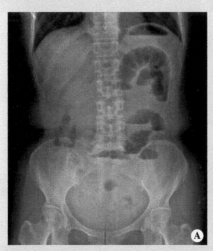

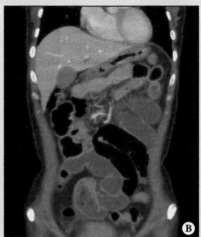

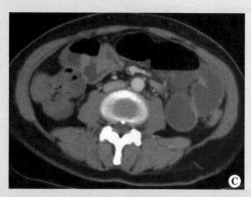
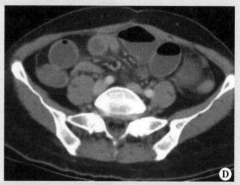

图 7-4-2

病案 7-4-3

　　患者，男，75 岁，腹部胀痛不适 7 天，加重伴排气、排便停止 4 天。腹部增强扫描提示，小肠、升结肠及横结肠明显扩张积液，移行带位于结肠脾区，梗阻区可见不规则肿块，诊断为结肠脾区肿瘤，伴近端结肠及小肠扩张积液，为求进一步治疗收入院，自发病以来，食欲正常，睡眠正常，大小便正常，精神正常，体重无减轻（图 7-4-3）。

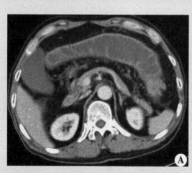
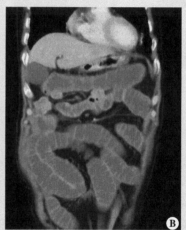

图 7-4-3

问题：

　　1. 患者病史有何特点？
　　2. 患者 X 线及 CT 检查的主要影像表现是什么？
　　3. 综合各病史，应考虑何种疾病？如何确诊？

病案 7-4-1～病案 7-4-3 分析讨论

　　肠梗阻是最常见的急腹症之一，早期准确诊断肠梗阻、明确梗阻部位及病因可减少并发症和死亡率。但是由于肠道走行迂曲，肠腔内气体干扰，临床判断小肠梗阻的部位及病因较为困难。随着 CT 在临床中的广泛应用，其在肠梗阻部位、原因的诊断中发挥着越来越重要的作用，能够为临床治疗策略的制定提供影像学依据。

【影像学表现】

　　1. X 线表现　　X 线是诊断肠梗阻最常用最便捷的检查手段，其能够显示腹腔多发气液平面，从而诊断肠梗阻，但是其不能进一步判断肠梗阻的部位及病因，以及判断肠壁是否存在缺血性改变。

2. CT表现

（1）常见影像学征象

1）移行带：是指近端肠管扩张，直径＞3cm，伴液平面，远端肠管突然变窄，扩张肠管和塌陷肠管交界区形成移行带。依据移行带数目可分为单发梗阻与多发梗阻。麻痹性肠梗阻患者表现为小肠和结肠成比例扩张积液，没有移行带。

2）肠腔内容物征象：移行带扩张肠管近端可见花斑状肠内容物，类似于结肠内容物。花斑状肠内容物有助于判断移行带位置。主要原因为肠道内水分吸收或者细菌过度生长。

3）肠壁改变：移行带区域正常强化肠壁和水肿肠壁形成交界。

（2）梗阻原因的诊断：依据影像学征象明确诊断肠梗阻后，放射科医生需要进一步明确是单发梗阻还是多发梗阻，以及梗阻的原因（如粘连、闭袢性肠梗阻、肠扭转、肠疝、肠道肿瘤等）。明确肠梗阻的病因，能够为临床治疗策略的制定提供影像学依据。

1）单发梗阻：常由以下原因引起，如肠腔外、肠腔内及肠壁病变。

A. 肠腔外原因造成肠梗阻：肠梗阻只伴有一个单发移行带，且移行带区域未见明确异常肠壁症状时，需要首先考虑肠腔外因素导致的梗阻。最常见原因为开腹手术引起粘连性肠梗阻，其次是感染性病灶和肠腔外疝，主要位于腹股沟区或者前腹壁，CT能够在疝囊颈部区域检出移行带，同时伴有近端肠管扩张。肠腔外病灶从系膜累及肠道浆膜层（如硬化性肠系膜炎、腹膜癌或者子宫内膜异位症等）。系膜肿瘤可通过外压性改变引起肠梗阻。

B. 肠壁病变包括肠壁炎症和纤维化（Crohn's病、吻合口狭窄、放射性肠炎等），肠套叠，原发于肠道的肿瘤（如腺癌、神经内分泌肿瘤、GIST或者淋巴瘤等），肠道转移性瘤（如恶性黑色素瘤、乳腺癌、胃肠道其他部位肿瘤等）。

Crohn's病是由于病灶活动性炎症和纤维化导致肠道梗阻；活动性炎症影像学表现包括肠壁增厚，肠壁分层样强化，邻近系膜间隙的索条影，系膜供血血管的充血扩张。如果缺乏活动性炎症的征象，CT诊断纤维性狭窄较为困难。放射治疗后的几天至几周内均可以引起急性放射性肠炎，主要影像学征象为肠壁黏膜面明显强化，肠壁增厚；慢性放射性肠炎可发生于放射治疗后的几个月至几年，由于肠管的纤维化改变，导致肠管狭窄甚至闭塞，引起肠梗阻。手术吻合口纤维化改变，可导致肠管管腔的进行性梗阻。吻合口狭窄引起肠梗阻的一种常见类型为胃旁路术后的输入袢综合征，远端肠肠吻合口狭窄导致十二指肠肠腔内胆汁、胰液及小肠分泌液进行性增多，引起胆道系统梗阻。CT主要表现为右上腹或者横跨中线扩张肠管充满积液，延伸至远端肠肠吻合口的梗阻点，CT亦可发现输入袢梗阻引起肠管压力增高导致胆道梗阻。肠套叠引起的梗阻为肠壁外或肠壁内因素引起的肠道梗阻。尽管一部分肠套叠是偶然发现的，并没有临床症状，然而肠套叠导致肠梗阻后可引起肠梗阻症状或者肠缺血性改变，需要进一步的手术干预。原发性或转移性肠道肿瘤可形成腔内肿块或者肠管狭窄，导致肠梗阻。

C. 肠腔内原因包括胆石、粪石、肠分泌物（囊性纤维化）、摄入性的外源性异物。胆石性肠梗阻也是肠腔内梗阻的原因之一，较大的胆囊结石通过Vater壶腹进入小肠，在肠管内通过受阻，形成梗阻，多发生于远端或末端回肠；Rigler's三联征为胆石性肠梗阻的特殊类型，表现为胆道内积气、肠梗阻和异位性胆囊结石。

2）多发梗阻：多见于闭袢性肠梗阻，原因为粘连、内外疝或者肠扭转。闭袢性肠梗阻是一段肠管在其行程上相近两点被同一原因所梗阻，肠腔内气体和肠内容物位于肠袢内部，通常表现为半圆形排列，为U形或C形，在梗阻部位汇合。如果闭袢肠管围绕肠系膜短轴旋转形成扭转，能够发现系膜血管的漩涡征。然而，如果没有肠管扩张，肠系膜血管的漩涡征并不是肠扭转的一个征象。一些无症状患者小肠手术后改变可表现为肠系膜血管的漩涡征。临床上明确闭袢性肠梗阻的诊断非常重要，因为随着肠袢扩张明显，肠腔内积液增多，肠壁血流灌注减少，如果梗阻不能及时解除，会增加肠壁缺血坏死的风险。

尽管内疝占到各类肠梗阻的1%，但是临床症状不典型，仅仅间歇性地表现出一些临床症状，临床诊断较为困难。患者往往有急性腹痛的症状，影像学检查发现内疝，需要进一步的手术治疗。内疝为肠管通过腹腔或系膜缺损区域或者薄弱区域脱垂，通常在进口和出口形成梗阻点。潜在的缺损可以是先天性的，如双侧十二指肠旁、Winslow 孔、盲肠周围等；也可以为后天形成，如腹盆腔手术缺损。CT可以发现扩张肠祥的异常分布，以及梗阻区域的多个相邻的梗阻点。

（3）肠缺血性改变（绞窄性肠梗阻）的 CT 诊断：CT 还需要进一步评估肠壁是否有缺血性改变。肠壁缺血性改变是肠梗阻的一个严重的并发症，也称为绞窄性肠梗阻。临床工作中，临床和实验室检查没有特异性指标来判断是否存在肠缺血性改变，而 CT 在检出肠梗阻患者伴有肠壁缺血性改变中起到关键性作用，为临床进一步的外科手术治疗提供依据。肠缺血的 CT 表现为肠壁水肿、出血，肠祥内液平面，周围脂肪间隙索条影，肠壁强化改变，邻近血管充血扩张等。在这些诸多征象中，肠壁强化改变是诊断肠缺血性改变的最重要征象。早期肠壁缺血表现为高强化，表明肠壁通过扩张血管来维持肠壁灌注；肠壁缺血时间延长，肠壁表现为低强化或者无强化，肠壁低强化是诊断肠缺血性改变的可靠征象。积气征表现为肠壁、门静脉或肠系膜上静脉积气，腹腔游离气体，是诊断肠梗阻伴肠缺血坏死的可靠征象，然而积气征是肠缺血坏死后期征象，表明肠壁缺血伴有坏死及穿孔。

【诊断与鉴别诊断】

应用 X 线能够初步诊断肠梗阻，而 CT 能够明确诊断肠梗阻，判断是单发还是多发肠梗阻，进一步明确肠梗阻原因，还可以早期发现肠壁的缺血性改变，为肠梗阻者临床正确决策的制定提供影像学依据。

三、胃肠道穿孔影像诊断

病案 7-4-4

患者，男，72 岁，上腹痛不适 7 天，腹部增强 CT 提示胆囊及十二指肠周围可见少量气体密度影，提示胃肠道穿孔可能（图 7-4-4）。今为求进一步诊治来院，门诊以"胃肠道穿孔"收入院。自发病以来，精神状态一般，食欲一般，睡眠良好，大便 3 天未解，小便正常，体重无明显变化。

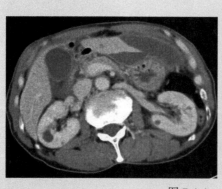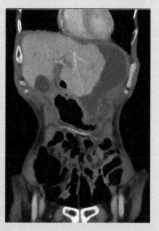

图 7-4-4

病案 7-4-5

患者，女，67 岁，突发腹痛一天，增强 CT 提示胃窦部前壁连续性中断，邻近胃壁不均匀性增厚，肝及胃周可见游离气体影，考虑胃窦前壁穿孔（图 7-4-5），今为求进一步诊治来院，门诊以"胃肠道穿孔"收入院。自发病以来，精神状态一般，食欲一般，睡眠良好，大便3 天未解，小便正常，体重无明显变化。

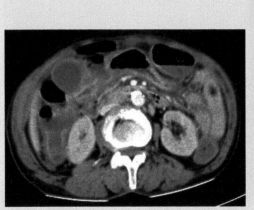
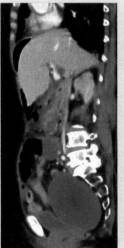

图 7-4-5

病案 7-4-6

患者，男，38 岁，下腹部隐痛 1 天，腹部增强 CT 提示肠系膜可见少量气体密度影，远端回肠周围肠系膜可见多发索条影及积液（图 7-4-6），今为求进一步诊治来院，门诊以"胃肠道穿孔"收入院。自发病以来，精神状态一般，食欲一般，睡眠良好，大便 3 天未解，小便正常，体重无明显变化。

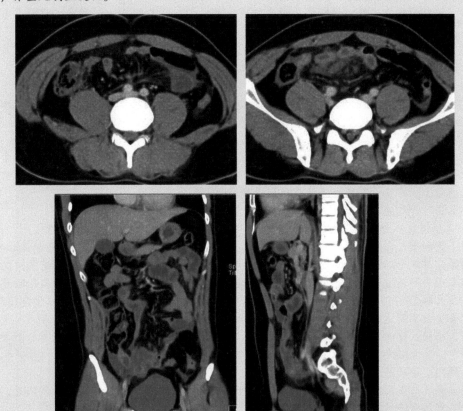

图 7-4-6

问题：

1. 患者病史有何特点？
2. 患者CT检查的主要影像表现是什么？
3. 综合各病史，应考虑何种疾病？如何确诊？

病案 7-4-4～病案 7-4-6 分析讨论

　　胃肠道穿孔是常见的外科急腹症，起病急、病情重、变化快，需要紧急处理，如诊治不当可危及患者生命。近年来，随着外科手术技术的进步，外科手术由开腹手术向腹腔镜转变，术前明确穿孔的部位可为腹腔镜手术提供重要信息。

【影像学表现】

　　1. **胃肠道穿孔征象分析**　　胃肠道穿孔主要影像学表现包括腹腔内或腹膜后游离气体，肠壁结构不连续，对比剂外溢，胃肠道壁炎性改变及肠腔外积液、积脓。

　　（1）腹腔内或腹膜后游离气体：是胃肠道穿孔的可靠征象。X线和CT均可发现游离气体，CT可以进一步判断积气量和积气的位置。腹腔内积气的量与穿孔部位相关，大量积气多见于近端胃肠道（胃、十二指肠）及腹腔内结肠，小肠和阑尾穿孔游离气体相对较少。多数情况下，腹腔积气位于穿孔部位，如小网膜囊积气，提示穿孔来源于胃或者十二指肠第1段，如果游离气体仅位于盆腔，表明是远端小肠或者结肠穿孔；然而右上腹或者肝周围积气可来自于腹膜腔的任何胃肠道穿孔部位，肝周围游离气体并不能提示穿孔部位。胃食管交界区、胃裸区、升结肠及降结肠的后壁、十二指肠第2～4段、直肠中下段，这些部位的穿孔多表现为腹腔外游离气体。肠管外局灶聚集分布的游离气体高度提示穿孔部位，如结肠或十二指肠周围聚集分布气体影提示结肠或十二指肠穿孔的可能性最大。

　　（2）肠壁结构不连续：诊断穿孔的准确性较高。然而，只有20%的胃肠道穿孔患者可见肠壁不连续，多发生在上消化道穿孔。

　　（3）对比剂外溢：是胃肠道穿孔的直接征象。由于患者自身原因不能耐受对比剂，另外注入胃肠道对比剂，虽然会为诊断提供帮助，但可能延误诊断及治疗时机。

　　（4）胃肠道壁炎性改变

　　1）胃肠道管壁增厚：正常管壁厚1～2mm，肠管未扩张情况下，壁厚2～3mm。肠壁增厚＞3mm，考虑为异常改变。CT检查发现胃肠道管壁增厚，诊断该部位穿孔的准确性非常高，在小肠和右半结肠最为明显。需要鉴别胃肠道感染性、肿瘤性病灶造成的肠壁增厚。

　　2）胃肠道穿孔周围脂肪间隙索条影：胃肠道周围系膜脂肪层密度增高，可见多数索条状及网状高密度影，原因为穿孔继发炎性改变导致周围系膜水肿。此征象诊断小肠穿孔的意义比较大，因为小肠穿孔管壁的连续性中断和腹腔游离气体多不明显。

　　（5）肠腔外积液、积脓。

　　2. **胃肠道穿孔部位及原因的判断**

　　（1）胃和十二指肠降段：胃、十二指肠穿孔多见于消化道溃疡、胃癌，少见如胃淋巴瘤、间质瘤等。胃及十二指肠溃疡发生穿孔时，CT能够发现病灶；胃、十二指肠未充盈情况下，也很难发现胃肠道壁的连续性中断，CT能够发现胃周小网膜游离气体。胃、十二指肠穿孔气体量比较大时，游离气体可至肝周围。发生于胃贲门及底部裸区的穿孔，气体可位于贲门周围，或穿过食管裂孔到达纵隔内。十二指肠第2～4段的穿孔，游离气体可位于腹膜后。

　　（2）小肠：空回肠穿孔概率较小，发生原因为Crohn's病，小肠憩室继发炎症，肠梗阻、肠扭转及肠套叠继发的肠缺血性改变。小肠穿孔继发腹腔游离气体的量较少，多位于穿孔肠道周围系膜内。小肠肠壁增厚及系膜索条影有助于发现小肠穿孔部位。

　　（3）阑尾：穿孔性阑尾炎主要CT表现为阑尾腔外游离气体，腔外结石，蜂窝织炎，包裹性脓肿，阑尾壁连续性中断。

　　（4）结肠：穿孔最常见原因为憩室炎症、肿瘤、肠炎、肠壁缺血坏死。乙状结肠穿孔最常见，乙状结肠憩室可继发炎症穿孔。升降结肠前壁穿孔可导致腹腔内游离气体，后壁穿孔可引起右侧或左侧肾旁前间隙积气。横结肠穿孔，积气常局限于横结肠系膜前叶内部。

（5）直肠：上段穿孔，游离气体位于腹腔内；而中下段穿孔，导致直肠周围、骶前间隙积气和炎症，在腹膜后间隙蔓延。

【诊断与鉴别诊断】

1. 腹部手术后引起的腹腔积气 腹部手术后患者 CT 检查能够发现腹腔内大量气体。开腹手术引起腹腔内积气多为术后 2 周或更长，随着时间延长积气量减少。腹腔镜手术将二氧化碳注入腹腔内部形成气腹，在手术后 2～3 天后吸收。腹部手术后，腹腔内游离气体持续存在或者逐渐增多，提示胃肠道穿孔可能。

2. 感染 气肿性肾盂肾炎及胆囊炎能够产生腹腔内聚集分布的游离气体。炎症蔓延至肠管及周围脂肪间隙，伴肠少量气体密度影，容易误诊为肠道穿孔。气胸或者纵隔气肿能够向下方扩散至腹壁和腹腔之间，需要与前腹腔游离气体鉴别。患者变化体位后扫描、俯卧位扫描腹腔内游离气体会移动至后腹腔，而腹腔与腹壁之间的气体位置固定。

四、腹部外伤影像诊断

病案 7-4-7

患者，男，55 岁，高处坠落被木板砸伤胸腹部 4 小时，增强扫描显示肝 S8 段实质内斑片状稍低强化灶（图 7-4-7），今为求进一步诊治来院，门诊以"肝脏裂伤"收入院。自发病以来，精神状态一般，食欲一般，睡眠良好，大便 3 天未解，小便正常，体重无明显变化。

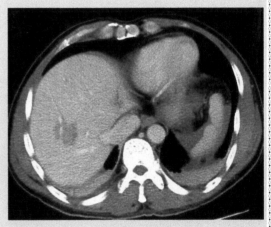

图 7-4-7

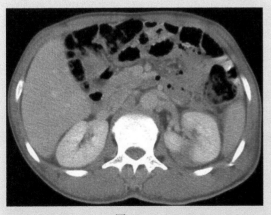

图 7-4-8

病案 7-4-8

患者，男，48 岁，5 小时前左胸背部外伤，即感局部疼痛剧烈，伴憋气、胸闷，腹部 CT 提示左肾后部稍低强化灶（图 7-4-8），今为求进一步诊治来院，门诊以"左侧肾脏裂伤"收入院。自发病以来，精神状态一般，食欲一般，睡眠良好，大便 3 天未解，小便正常，体重无明显变化。

问题：

1. 患者病史有何特点？

2. 患者 CT 检查的主要影像表现是什么？

3. 综合各病史，应考虑何种疾病？如何确诊？

病案 7-4-7、病案 7-4-8 分析讨论

腹部外伤是一种常见的急腹症，发病率及死亡率较高。腹部外伤可分为开放性和闭合性两大类，开放性外伤常由刀刺、枪弹或弹片引起，闭合性外伤常由坠落、碰撞、冲击、挤压、拳打脚踢等钝性暴力所致。无论开放性或闭合性，均可导致内脏损伤。肝脏、脾脏、肾脏、小肠、大血管等是容易损伤器官。胰腺、十二指肠、直肠由于解剖位置较深，损伤发生率较低。90%的腹部外伤仅仅是轻微损伤，通过保守治疗可以治愈；比较严重的腹部脏器损伤、血管蒂损伤、对比剂活动性外溢、假性动脉瘤等需要手术治疗或介入治疗。

【影像学表现】

1. 外伤的基本征象

（1）挫伤：边缘模糊稍低密度区域，血流灌注减低。

（2）裂伤：呈线状低密度区域。

（3）破裂：脏器发生碎裂。

（4）血肿：损伤脏器周围圆形或类圆形局限性高密度灶。

（5）脏器供血动脉全部或局部断裂：受伤脏器供血血管中断，脏器实质呈局部或全部无强化区。

（6）被膜下出血：脏器被膜下弧形边界清晰高密度灶。

（7）对比剂外溢：腹腔脏器外可见团块状对比剂，延迟期范围可略扩大，边缘模糊，密度与门脉期相似。

（8）假性动脉瘤：与血管相连的突出于管腔外异常高密度灶，边界清晰，延迟期扫描病灶大小未见改变，强化与血管强化相似。

（9）动静脉瘘：增强扫描早期可见条形静脉血管显影。

（10）腹腔积血：CT 表现为腹腔内液体密度影，CT 值为 30~45HU。放射科医师需要进一步判断血的来源，因为腹腔积血会因为患者体位变化而发生移动，所以积血的部位并不能为判断出血部位提供依据。一些征象有助于判断出血的部位，如哨兵征，腹部外伤后，表现为腹部高密度影，常位于出血脏器周围，能够为出血部位判断提供依据；活动性对比剂外溢也能提示出血部位。CT 判断出血的速度和活动性外溢对患者治疗策略的制定更重要，出血较快或活动性外溢则需要紧急手术治疗。

2. 脾脏损伤　脾脏是腹部内脏中最容易受损的器官，在腹部闭合性损伤中，脾破裂占 20%~40%，开放性损伤中，脾破裂占 10% 左右。美国创伤外科协会（AAST）提出脾脏损伤分级法，见表 7-4-1。脾损伤≥4 级、活动性对比剂外漏、假性动脉瘤或者动静脉瘤，需要进一步行脾栓塞治疗或急诊手术治疗。

表 7-4-1　美国创伤外科协会脾脏损伤分级方法

分级	脾脏损伤
I	血肿：位于被膜下，<10%脾表面积；裂伤：被膜撕裂，实质裂伤深度<1cm
II	血肿：位于被膜下，10%~50% 脾表面积，实质内血肿直径<5cm；裂伤：被膜撕裂，实质裂伤深度 1~3cm，没有累及脾小梁血管
III	血肿：位于被膜下，>50% 脾表面积或仍在继续扩大，被膜下或实质部血肿破裂，实质内血肿直径>5cm 或仍在继续扩大；裂伤：被膜撕裂，实质裂伤深度>3cm，累及脾小梁血管
IV	裂伤：累及脾段及脾门血管，导致25%以上脾组织失去血供
V	脾完全破裂，脾门血管损伤，全脾失去血供

3. 肝脏损伤　肝脏是腹部最容易损伤的第二大器官，CT 能够检出肝脏损伤及损伤程度。肝脏表面韧带也表现为稍低密度，需要与肝脏表面的撕裂伤谨慎鉴别。肝脏表面的裸区受损伤后，可能导致腹腔外出血。肝静脉近端受损伤，其表现为连续性中断。肝脏撕裂伤延伸至胆道表现为肝脏及腹腔内部胆汁，CT 值为 0~20HU，也可形成肝脏表面胆汁瘤。美国创伤外科协会肝脏损伤分级方法见表 7-4-2。

表 7-4-2　美国创伤外科协会肝脏损伤分级方法

分级	肝脏损伤
I	血肿：位于被膜下，<10%肝表面积；裂伤：被膜撕裂，实质裂伤深度<1cm
II	血肿：位于被膜下，10%~50% 肝表面积，实质内血肿直径<10cm；裂伤：实质裂伤深度 1~3cm，长度<10cm
III	血肿：位于被膜下，>50% 肝表面积或仍在继续扩大，被膜下或实质部血肿破裂，实质内血肿直径>10cm 或仍在继续扩大；裂伤：实质裂伤深度>3cm
IV	裂伤：实质破裂累及 25%~75%的肝叶或单一肝叶 1~3 个 Couinaud 肝段受累
V	裂伤：实质破裂累及超过 75%的肝叶或单一肝叶超过 3 个 Couinaud 肝段受累；血管：近肝静脉损伤，肝段下腔静脉/肝静脉主干
VI	血管：肝撕脱

4. 胰腺损伤　占腹部损伤的 1%~2%，常见于比较重的腹部外伤，常伴发其他脏器损伤，单纯的胰腺损伤较少见。早期诊断胰腺损伤非常重要，因为胰腺损伤的并发症如胰瘘、脓肿、出血、脓毒症，可增加患者的死亡率。由于胰腺位置深而隐蔽，临床诊断胰腺损伤非常困难，其各种临床征象不典型，胰腺损伤引起的腹膜炎需要外伤后数小时至数天才能表现出相应临床症状。另外血浆淀粉酶升高，有一定的参考价值，但是并非胰腺损伤特有。CT 是诊断胰腺损伤的有效手段，准确性较高。CT 诊断需要注意以下几点：第一，胰腺撕裂与肠系膜上动脉的关系，是位于肠系膜上动脉左侧还是右侧；第二，胰腺撕裂深度是否超过 50%，胰腺体尾部撕裂超过前后径 50%，常伴有主胰管的断裂；第三，CT 可以观察主胰管的连续性，判断主胰管是否断裂，如果 CT 可疑主胰管断裂，需要行 ERCP 确诊及进一步治疗。胰腺撕裂超过 50%，需要进一步手术治疗，如果撕裂位于肠系膜上动脉右侧，则行 Whipple 手术，将胰腺头颈、钩突切除；如果撕裂位于肠系膜上动脉左侧，则行胰腺体尾部切除。

5. 肾脏和肾上腺损伤　肾脏损伤占腹部损伤的 1%~5%。肾脏受肋骨、腰肌、脊椎、腹腔内脏器及膈肌保护，不易受损，但是肾脏质地脆，包膜薄，周围有骨质结构，一旦受到暴力打击可引起肾脏损伤。早期影像学检查可以发现肾脏损伤的部位、程度、有无尿外渗或血管损伤情况。CT 可以发现肾脏裂伤程度、肾破裂、肾门区血管蒂损伤、肾盂肾盏系统损伤、尿外渗和血肿范围，并可以了解与周围组织及脏器的关系。

肾上腺损伤的概率为 2%。单纯肾上腺损伤并不常见，常与其他器官损伤并发。肾上腺损伤仅需保守治疗。

6. 胃肠道及系膜损伤　胃肠道最容易损伤的部位是近端空肠、末端回肠及回盲部附近。主要表现为肠道壁缺损，腹腔内游离气体，腹腔内对比剂外漏，肠系膜血管对比剂外漏，肠壁梗死，肠系膜血管中断等。

7. 输尿管损伤　输尿管位于腹膜后间隙，受周围组织保护，有一定的活动范围，外界暴力所致输尿管损伤少见。CT 表现为输尿管对比剂外漏，远端输尿管显影欠佳。5 分钟 CT 延迟扫描能够显示输尿管损伤部位，判断瘘管情况。

8. 膀胱损伤　是腹部外伤中比较常见的。如果临床怀疑膀胱损伤，需要进一步行膀胱造影，CT 延迟扫描不足以判断膀胱损伤。临床表现为肉眼血尿、盆腔积液、骨盆骨折，需要进一步判断是否存在膀胱损伤。CT 造影显示，如果是膀胱壁破裂，但腹膜完整，对比剂常漏至膀胱周围组织及耻骨后间隙，沿骨盆筋膜至盆底。如果有膀胱壁破裂伴腹膜破裂，与腹腔相通，对比剂漏至腹腔内部。

【诊断与鉴别诊断】

增强 CT 在腹部外伤诊断中起到重要作用，能够检出腹腔脏器损伤，判断其损伤程度，为临床治疗策略制定提供影像学依据。

第八章　泌尿生殖系统与腹膜后间隙

学习要求：

1. 记忆：泌尿生殖系统与腹膜后间隙不同成像技术的优势和综合应用。
2. 理解：泌尿生殖系统与腹膜后间隙正常影像表现及基本病变影像学表现。
3. 运用：常见泌尿生殖系统与腹膜后间隙疾病的影像表现。

第一节　泌尿系统

一、不同成像技术的优势和综合应用

（一）腹部平片

腹部平片（kidney-ureter-bladder，KUB），常规摄取仰卧前后位和水平侧位。KUB 上，肾脏周围多有较丰富的脂肪组织，因而常可显示肾的轮廓、大小和位置；而输尿管、膀胱和尿道与周围组织结构之间通常缺乏自然对比，难以显示。故 KUB 仅用于检查泌尿系阳性结石，泌尿系统的其他病变则极少使用。

（二）尿路造影

尿路造影主要用于观察肾盏、肾盂、输尿管和膀胱的内腔，包括排泄性尿路造影及逆行肾盂造影。

1. 排泄性尿路造影　亦称为静脉肾盂造影（intravenous pyelography，IVP）。静脉注入的含碘对比剂几乎全部由肾小球滤出并排入肾盏、肾盂，然后至输尿管、膀胱。IVP 不仅能显示尿路形态，还能大致了解双肾的排泄功能。

方法：清洁肠道等检查前准备完成后，先摄取卧位腹部平片，然后在下腹部使用压迫带。于静脉内注射对比剂后 1～2 分钟、15 分钟、30 分钟各摄取双肾区片，以获取肾实质和肾盏、肾盂显影的图像。去除压迫带后，摄取全腹片，以获取输尿管和膀胱亦显影的图像。

IVP 为临床上较常应用的检查方法，用于发现造成尿路形态改变的病变（如肾结核造成的肾盏、肾盂破坏，尿路上皮肿瘤产生的充盈缺损和发育异常所致的肾盂、输尿管重复畸形等），但发现、诊断局限于肾实质内的病变存在限制。对 X 线阴性结石的检出有一定帮助，但尿路内的对比剂可掩盖小的 X 线阳性结石。IVP 适用于肾功能无严重受损及无碘过敏者。

2. 逆行肾盂造影　逆行肾盂造影时，与静脉肾盂造影不同，不能显示肾实质，而肾盏、肾盂、输尿管、膀胱的显示情况基本相同。

逆行肾盂造影用于检查尿路梗阻性病变，能明确梗阻部位，有时还可判断病因，适用于肾功能不良、排泄性尿路造影显影不佳者。

（三）CT扫描

CT 扫描是泌尿系统影像学检查中最主要的，亦是最常使用的方法。

1. 扫描技术与方法

（1）肠道准备：检查前禁食、水，口服适量稀释 1%对比剂。

（2）根据检查需要确定扫描范围：肾脏扫描范围自肾上极至肾下极，输尿管扫描范围自输尿管与肾盂联合部至输尿管的膀胱入口，膀胱扫描范围自膀胱顶至膀胱底部。

（3）窗宽采用 250～350HU，窗位为 30～ 40HU。层厚 7～10mm，螺距 1～1.5。

（4）增强扫描时间和期相：开始团注对比剂后 30 秒、2 分钟和 5 分钟行双肾区扫描，分别获得皮质期、实质期和排泄期增强图像。开始注药后 30 秒和 30 分钟，行输尿管和膀胱区扫描，可分别获得早期增强和延迟期增强图像。排泄期扫描对观察肾盂、输尿管的形态很有帮助。

2. 平扫　是泌尿系统影像学检查最常使用的方法，能够显示泌尿系统病变的形态、密度、位置，MPR 图像还能清楚显示病变与邻近结构的关系。平扫对尿路结石检出最敏感，但对于少数 X 线阴性结石不能检出。单纯平扫对病变范围、数目和性质判断有一定的限制。

3. 多期增强扫描　常需要进行此项检查，但肾功能受损者应慎用。

（1）能够进一步确定病变的范围和数目。

（2）能够发现、诊断大多数病变（先天发育异常、肿瘤、炎症、外伤、移植肾的评估等），并有助于对病变进行鉴别诊断。

4. 特殊检查方法

（1）肾动脉 CTA：开始团注对比剂后 30 秒行肾区薄层（1～3mm）扫描，应用 MIP、SSD 及 VRT 技术行肾血管三维重建。用于检查肾血管病变（筛选肾动脉狭窄等）。

（2）CT 尿路造影（CT urography，CTU）：开始团注对比剂后 30 分钟行全尿路扫描，应用 MIP 技术行尿路系统三维重建。CTU 用于整体观察肾盂、输尿管和膀胱，显示突向腔内的病变。

二、正常影像学表现

（一）正常 X 线表现

1. 肾脏周围有脂肪组织，前后位腹部平片能够显示双肾影。

（1）双肾呈豆状，外缘光整，内缘中部稍内凹，为肾门所在。

（2）正位呈"八"字状位于脊柱两侧，肾脏通常位于 T_{12}～L_3 水平，右肾较左肾略低 1～2cm。肾长轴自内上斜向外下，其延长线与脊柱交角为肾脊角（renal-spine angle），正常为 15°～25°。侧位片，双肾影与脊柱重叠。

（3）成人肾脏长径 12～13cm，宽径 5～ 6cm。

（4）密度均匀，略高于肾周脂肪密度。

2. 输尿管不能显示。

3. 膀胱仅显示淡薄影或不能显示。

（二）正常尿路造影表现

排泄性尿路造影与逆行肾盂造影的正常影像表现相似。逆行尿路造影注射压力过大，可造成对比剂肾内反流。排泄性尿路造影的肾、输尿管和膀胱表现随摄片时间而异。注入对比剂后 1～2 分钟摄片，对比剂集中在肾小球和肾小管内，肾实质显影，称为肾实质期。分别于 15 分钟和 30 分钟摄片，肾盏和肾盂显影最浓。去除压迫带后摄片，输尿管和膀胱逐渐显影。

1. 肾脏

（1）肾实质：显影密度均匀，双侧一致，不能分辨皮质与髓质。

（2）肾盏：分为肾小盏和肾大盏。肾大盏与肾小盏的形态、数目有很大差异，两侧多不对称，每侧肾各有 2～4 个肾大盏和 6～14 个肾小盏。

1）肾小盏呈边缘光整的"蛋杯"状，体部与肾大盏相连，穹隆部顶端的杯口样凹陷为肾锥乳头突入所致。

2）肾大盏呈边缘光整的长管状，顶端连接一个或数个肾小盏，峡部为长管状部分，基底部与肾盂相连。

（3）肾盂：多呈边缘光整的喇叭状，少数呈分支状或壶腹状，上缘隆突，下缘微凹。位置可有较大变异，完全位于肾门之外者称为肾外肾盂。

2. 输尿管　表现为长 25～30cm，宽 3～7mm，光滑的细条状致密影，常有折曲。

（1）分段：腹段与肾盂相连，向下走行在腹膜后间隙脊柱两侧，在骶髂关节内侧越骨性骨盆缘而续为盆段。盆段略向外行，再向内行入膀胱而为壁内段。壁内段由外上向内下穿越膀胱壁，进入膀胱三角区。

（2）3 个生理性狭窄区：与肾盂相连处、通过骨盆缘处即与髂血管相交处和膀胱入口处。

3. 膀胱　正常容量为 350～500ml，膀胱显影的大小和形态取决于其充盈程度。充盈较满的膀胱呈椭圆形，边缘光滑，密度多均匀一致，横置在耻骨联合上方。侧位观察膀胱呈纺锤形，长轴平行于耻骨联合。

（三）正常 CT 表现

1. 平扫

（1）肾脏

1）肾实质：在轴位图像上呈边缘光整的圆形或椭圆形软组织密度，不能分辨肾皮质与肾髓质。

2）肾门：位于肾中部层面，为肾内缘内凹，指向前内方。肾动脉和静脉呈软组织密度窄带，自肾门向腹主动脉和下腔静脉走行。

3）肾窦：肾实质围绕的肾窦呈脂肪性低密度，其内肾盂呈水样低密度。

（2）输尿管：自肾盂向下追踪，可见腹段输尿管呈点状软组织密度影，位于腰大肌前方。盆段输尿管常难以显示。

（3）膀胱：充盈的膀胱腔呈圆形、椭圆形或类方形的均匀水样低密度。膀胱壁呈厚度均匀的薄壁软组织密度影，内、外缘均光整。

2. 增强扫描

（1）肾脏：强化表现因扫描时间而异。

1）皮质期：肾血管和肾皮质明显强化，而髓质强化不明显，仍呈较低密度。相邻髓质锥体间明显强化的皮质部分称为"肾柱"。

2）实质期：皮、髓质强化程度类似。

3）排泄期：又称分泌期，肾实质强化程度减低，肾盏和肾盂明显强化。

（2）输尿管：排泄期输尿管内充有含对比剂尿液，在轴位上呈点状高密度影。

（3）膀胱：早期显示膀胱壁强化，延迟期膀胱腔内可见高密度对比剂浓聚，内壁光整。

3. CTU 影像　表现类似于静脉肾盂造影。

三、基本病变影像学表现

（一）X 线检查的异常表现

1. 异常钙化影　主要为泌尿系结石，包括肾结石（renal calculus）、输尿管结石（ureteral calculus）和膀胱结石（bladder calculus）；也可见于肾结核（renal tuberculosis）、肾癌（renalcarcinoma）、肾囊肿（renal cyst）和肾动脉瘤（renal arterial aneurysm）等。

钙化的位置、形态常有助于病变的诊断：典型的肾盂结石呈珊瑚状或呈鹿角状，肾癌钙化呈散在的点状，肾结核钙化呈点状或全肾钙化，肾囊肿和肾动脉瘤钙化呈弧线状。

2. 肾影位置、大小和轮廓改变　肾影的改变常提示疾病的发生，如异位肾、重复肾、肾积水、先天性肾发育不良等，需进一步行超声或 CT 检查。

（二）X线尿路造影的异常表现

排泄性和逆行性尿路造影的异常表现相似，但对某些征象显示有差异。

1. 肾实质显影异常 仅在排泄性尿路造影显示，分以下三种表现。

（1）不显影：常见于肾积水。

（2）显影浅淡：常见于肾功能减退。

（3）显影增强：常见于输尿管梗阻。

2. 肾盏、肾盂的牵拉和变形 多为肾内病变所致，包括肾囊肿、肾肿瘤、肾血肿和肾脓肿等，但难以鉴别。

3. 肾盏、肾盂破坏 表现为肾盏、肾盂边缘不整，常见于肾结核、肾盂癌和侵犯肾盏、肾盂的肾癌等。其中肾盂癌还可表现为肾盂内不规则充盈缺损。

4. 肾盏、肾盂、输尿管和膀胱内充盈缺损 常见于这些部位的结石、肿瘤、血块和气泡。

5. 肾积水、输尿管积水和巨膀胱 表现为肾盏、肾盂、输尿管和膀胱明显扩张，常见于肿瘤、结石、血块或炎性狭窄引起的尿路梗阻。

6. 膀胱、输尿管反流 仅在逆行膀胱造影时显示，表现为对比剂由膀胱反流至输尿管内，并可见输尿管、肾盂、肾盏内充盈对比剂，可由先天性异常、尿道梗阻、感染等多种病因所致。

（三）CT检查的异常表现

1. 肾脏

（1）肾脏位置、大小、数目和形态异常。

（2）肾实质异常：主要为不同密度的肾实质肿块。不同肾实质肿块的CT密度、形态和增强表现各异。

（3）肾盏、肾盂异常

1）CT呈高密度钙化影：见于肾结石。

2）肾盏、肾盂扩张、积水：常由尿路梗阻所致，呈水样低密度。

3）肾盏、肾盂内肿块：肾盏、肾盂肿瘤或血块均呈软组织密度，增强扫描时前者有强化。

（4）肾周异常

1）肾周脂肪密度增高：见于炎症、外伤和肿瘤。

2）肾筋膜增厚：见于炎症、外伤和肿瘤。

3）肾周积液：见于炎症和外伤。

2. 输尿管 常见异常表现为输尿管扩张、积水，按其原因又分为梗阻性和非梗阻性。

（1）梗阻性扩张、积水：较常见，梗阻水平以上输尿管明显增粗，呈水样低密度。在梗阻层面常可发现梗阻病因：

1）输尿管内钙化影：输尿管结石。

2）输尿管管壁增厚、软组织肿块：多为输尿管肿瘤。

3）输尿管周围软组织肿块：邻近炎症或肿瘤。

（2）非梗阻性扩张、积水：较少见，输尿管全程增粗，呈水样低密度。

3. 膀胱

（1）膀胱壁增厚：弥漫性增厚见于炎症或尿道梗阻；局限性增厚多见于膀胱肿瘤。以上均为在膀胱充盈良好状态下判断。

（2）膀胱肿块：见于膀胱肿瘤和血块，呈软组织密度影，前者有强化并且位置固定，血块位置可随体位改变。

4. CTU 表现类似X线尿路造影表现。

四、肾与输尿管先天异常影像诊断

先天性孤立肾

病案 8-1-1

　　患者，女，15 岁，8 月余前出现左侧腰腹部疼痛。为求进一步治疗收入院，自发病以来，食欲正常，睡眠正常，大小便正常，精神正常，体重无减轻（图 8-1-1）。

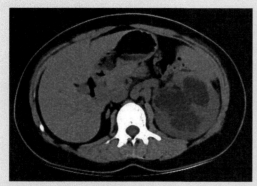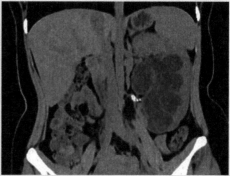

图 8-1-1

问题：

　　1. 患者病史有何特点？

　　2. 患者 CT 检查的主要影像表现是什么？

　　3. 结合病史及 CT 图像，应考虑何种疾病？如何鉴别？如何确诊？

病案 8-1-1 分析讨论

　　先天性孤立肾是指对侧肾不发育，由于输尿管芽穿过后肾中胚层失败，后肾缺乏诱导作用而不能发育所致，多同时伴有输尿管缺如。单一的孤立肾（solitary kidney）多见代偿性肥大。

　　本病一般无任何临床症状，多因体检或其他原因偶然发现。

【影像学表现】

　　1. X 线表现

　　（1）平片：良好的平片可见一侧肾影缺如，且对侧肾影相对增大。

　　（2）IVP：一侧肾区未见肾脏显影，且无肾盂、肾盏及输尿管显示。对侧肾脏代偿性肥大，可合并其他先天异常，如异位、旋转不良。

　　2. CT 表现

　　（1）一侧肾脏代偿性增大，皮质、髓质结构正常，可有轻度旋转不良。

　　（2）对侧肾床内无肾脏影，常由脂肪、胰尾或结肠占据。

【诊断与鉴别诊断】

　　孤立肾影像学表现具有特征，即缺如侧无肾结构显示，对侧肾发生代偿性增大，易于做出诊断。

　　本病应与异位肾、先天性肾发育不良及手术后肾缺如相鉴别。

　　异位肾时，检查范围足够大时，超声、CT 和 MRI 检查均可发现异位的肾脏；先天性肾发育不良时，对侧肾脏可肥大，但在病变侧的肾床内可见到小而无功能的肾脏，仔细观察还可见到与之相连的肾动静脉。手术后肾缺如者有明确手术史。

异 位 肾

病案 8-1-2

　　患者，男，27岁，间断右侧腰部疼痛7天余，加重伴小腹疼痛不适1天余，疼痛为阵发性，无放射痛，遂来诊。自发病以来，食欲正常，睡眠正常，大小便正常，精神正常，体重无减轻（图8-1-2）。

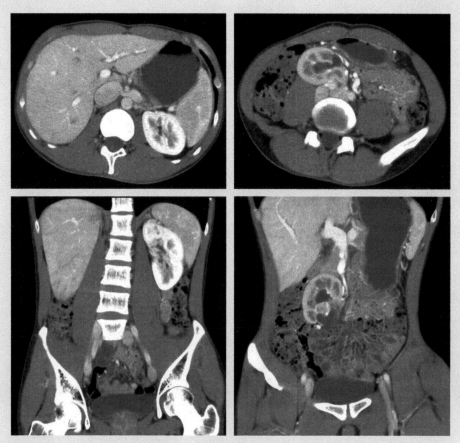

图 8-1-2

问题：

　　1. 患者病史有何特点？

　　2. 患者CT检查的主要影像表现是什么？

　　3. 结合病史及CT图像，应考虑何种疾病？如何鉴别？如何确诊？

病案 8-1-2 分析讨论

　　异位肾是指发育完好的肾不能达到腹膜后肾窝正常位置的先天性异常。多数异位肾处于盆腔，少数位于对侧，极少数位于胸腔，常伴旋转不良及输尿管、血管异常，其输尿管开口于膀胱的位置正常。

　　本病常无症状，但可表现为腹、盆部肿块，也可因结石、感染而出现相应临床症状和体征。

【影像学表现】

　　1. X线表现

　　（1）平片：一般不用于本病诊断。

（2）IVP：异位肾脏显影，位置及形态异常，常呈不同程度旋转异常，相应输尿管迂曲、延长和积水。

2.CT 表现

（1）平扫：肾床内无肾影，而为脂肪、肠管、胰腺等结构占据，肾上腺位置正常。异位肾脏多位于下腹部和盆腔，也可位于胸腔。

（2）增强扫描：异位肾脏有正常肾脏的强化特征。

【诊断与鉴别诊断】

根据上述影像学表现，异位肾的诊断并不困难。低位的异位肾应与肾下垂及游走肾鉴别：肾下垂是由于肾脏支持结构松弛所致，超声或排泄尿路造影卧、立变换体位检查时，肾盂位置上下动度范围超过一个半椎体高径；游走肾位于腹腔内，当变换体位时，游走肾在各方向上均有明显的动度。

肾融合畸形

病案 8-1-3

患者，女，56 岁，体检时发现肾融合畸形，遂来诊。自发病以来，食欲正常，睡眠正常，大小便正常，精神正常，体重无减轻（图 8-1-3）。

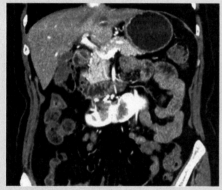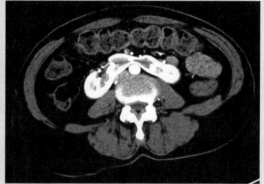

图 8-1-3

问题：

患者 CT 检查的主要影像表现是什么？应考虑何种疾病？

病案 8-1-3 分析讨论

肾融合畸形（fused kidney）可能来自两侧输尿管芽发生的方向朝向内侧，诱导形成的后肾组织在中线相互融合，形成单个的肾块。两肾的任何部位均可发生中线融合，但以双侧肾下极融合最多见，大体轮廓似马蹄铁，故称"马蹄肾"（horseshoe kidney）。马蹄肾是最常见的肾融合畸形。马蹄肾肾门多朝向内侧，输尿管出肾门后要向下翻越融合的肾下极，可造成尿引流障碍，继发肾盂结石。马蹄肾多见于男性。双侧输尿管仍开口于膀胱的固有位置。

本病常无临床症状，腹部可触及包块，常偶然发现或因继发结石而就诊。

【影像学表现】

1.X 线表现

（1）平片：显示良好的 KUB 可见肾影位置较低且肾脊角发生改变。

（2）IVP：可以显示融合肾脏的位置、形态和收集系统不同程度的旋转异常及融合类型，以及伴随的输尿管迂曲、延长等。马蹄肾表现为双侧肾下极在中线附近靠近甚至融合呈倒"八"

字形，双肾可伴旋转不良，肾盂位于前方，肾盏指向后侧和内侧。

2. CT 表现

（1）平扫：马蹄肾峡部在轴位图像上位于主动脉及下腔静脉前方，呈带状，内可见拉长的下肾盏，并能显示肾积水等表现。

（2）增强扫描：三维重建图像显示马蹄肾双侧的动脉、静脉及双侧输尿管跨越融合的肾下极下行的形态。

【诊断与鉴别诊断】

融合肾的特征是两侧肾脏相连，且多为下极相连，尿路造影、超声检查均可发现相关的异常表现，而 CT 能直接显示这种特征，易于诊断。

肾旋转异常

病案 8-1-4

患者，男，7 岁，腰腹部不适 7 天余，为求进一步诊治，遂来诊。自发病以来，食欲正常，睡眠正常，大小便正常，精神正常，体重无减轻（图 8-1-4）。

问题：

患者 CT 检查的主要影像表现是什么？应考虑何种疾病？

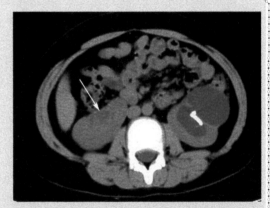

图 8-1-4

病案 8-1-4 分析讨论

在胚胎发育中，肾脏自盆腔升至腰部并同时发生旋转，致出生后肾盂及肾门指向前内方，若发生误差则可产生肾旋转异常，其中最常见的是肾脏沿长轴的旋转异常，表现为肾盂和肾门指向前、外或后方。肾旋转异常可单独发生，也常并发其他异常，尤其是异位肾和融合肾。临床观察本病无特殊症状，但也可因肾盂积水、结石和感染等并发症而产生相应症状。

【影像学表现】

1. X 线表现

（1）平片：一般不用于本病诊断。

（2）IVP：尿路造影正位可见肾盏转至肾盂内侧，肾盏指向前、后或内侧，且部分或大部同肾盂重叠。肾盂影显示较长。输尿管上段或上中段有不同程度移位。

2. CT 表现　肾旋转不良时，可显示肾门的朝向异常。

【诊断与鉴别诊断】

肾旋转异常时，各种影像学检查均可发现肾门、肾盂的朝向异常及其并发症，不难诊断，需注意的是应除外邻近肿物压迫造成的肾轴转位。

肾发育不良

病案 8-1-5

患者，男，9 岁，体检发现右肾发育不良，遂来诊。自发病以来，食欲正常，睡眠正常，大小便正常，精神正常，体重无减轻（图 8-1-5）。

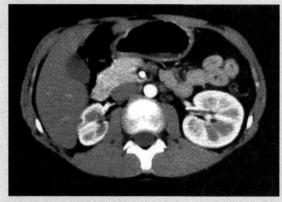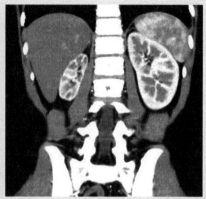

图 8-1-5

问题：

患者 CT 检查的主要影像表现是什么？应考虑何种疾病？

病案 8-1-5 分析讨论

　　肾发育不良指肾脏体积小于正常 50% 以上，但肾单位及分化正常。由于胚胎时期血液供给障碍或其他原因，使生肾组织未能充分发育，形成一只细小的器官，表面呈分叶状，保持了原始幼稚型肾状态。输尿管亦常发育不良，泌尿功能不正常，血管特别是动脉亦常细小硬化。患者多数伴有高血压，此种肾脏可能位于正常位置，亦常与异位肾伴发（异位肾发育不良之机会较多）。对侧肾脏之位置、形态及功能大都正常，可能有代偿性的肥大。

　　单侧发育不全如无并发症时，可无临床症状。

【影像学表现】

　　1. X 线表现

　　（1）平片：一般不用于本病诊断。

　　（2）IVP：患侧显影不良，肾盏小且数目少，发育不良的小肾盏紧靠脊柱，可伴随输尿管异位开口等其他先天发育异常。

　　2. CT 表现

　　（1）患侧肾脏均匀性缩小，缩小至 1/2 甚至更小。

　　（2）肾实质较正常略变薄，肾小盏和肾乳头数目减少，肾盂缩小靠近脊柱。对侧肾脏可代偿性增大。

【诊断与鉴别诊断】

　　本病主要与慢性萎缩性肾盂肾炎和先天性肾动脉狭窄鉴别，慢性萎缩性肾盂肾炎表现为肾脏表面不光整，凹凸不平，肾实质变薄，但肾盏数目无减少；先天性肾动脉狭窄肾脏缩小不明显，肾盏数目亦无减少。

肾重复畸形

病案 8-1-6

　　患者，男，34 岁，偶有腰部不适感，近期出现腰腹部疼痛，遂来诊。自发病以来，食欲正常，睡眠正常，大小便正常，精神正常，体重无减轻（图 8-1-6）。

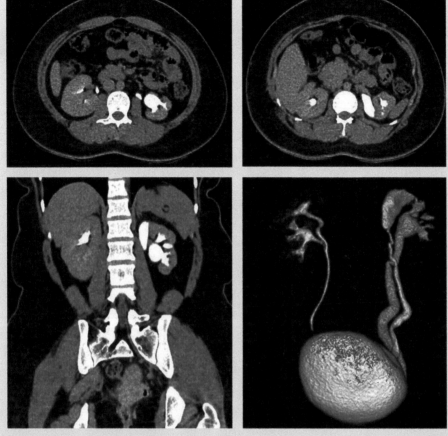

图 8-1-6

问题：

　　1. 患者 CTU 检查的主要影像表现是什么？

　　2. 结合病史及 CTU 图像，应考虑何种疾病？如何鉴别？如何确诊？

　　3. CTU 检查的优势有哪些？

病案 8-1-6 分析讨论

　　肾重复畸形（renal duplication malformation）又称为肾盂输尿管重复畸形（renal pelv ureteral duplication malformation）。因中肾管出现 2 个输尿管芽同时进入后肾胚基引起肾重复畸形，单侧多见，多上下排列。两个肾脏完全分离的少见，外表常为单个肾脏，但肾盂与肾门血管各自分离，两条输尿管可完全分离，分别进入膀胱，也可在不同水平汇合为单一输尿管。重复肾可合并积水。

　　本病未合并其他异常时无临床症状。

【影像学表现】

　　1. X 线表现

　　（1）平片：可无特殊发现。

　　（2）IVP：是确认本病的主要方法之一。可见一侧或两侧肾脏有上下两套收集系统显示，位于上部的肾脏收集系统亦可显影不良或不显影。患侧肾脏长轴可以不同程度延长。若积水严重，则排泄性尿路造影可不显影。

　　2. CT 表现

　　（1）轴位扫描及重建可显示一侧或两侧肾脏有两套收集系统。

（2）横断面可显示并行的输尿管截面影，输尿管充盈良好时，可见异位开口于膀胱的输尿管。

【诊断与鉴别诊断】

排泄性尿路造影和CTU检查均可显示肾盂输尿管重复畸形，且征象明确，不难诊断。

输尿管囊肿

病案 8-1-7

患者，女，5岁，发现左输尿管囊肿5天。5天前患儿因发热2天于当地医院就诊，期间患儿出现排尿困难，尿液浑浊，尿量正常，为求进一步诊治，遂来诊。自发病以来，食欲正常，睡眠正常，大小便正常，精神正常，体重无减轻（图8-1-7）。

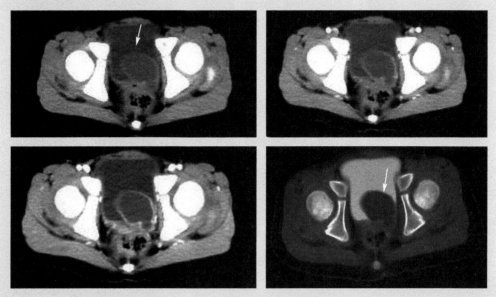

图 8-1-7

问题：

患者CT检查的主要影像表现是什么？应考虑何种疾病？

病案 8-1-7 分析讨论

输尿管囊肿又称输尿管疝或输尿管膨出，是由于先天性输尿管口狭窄所致的膀胱壁内段输尿管囊性扩张所致。约50%的病例上段尿路发生扩张、积水。本病常见于成年女性。临床上无症状或有梗阻、感染、结石表现。

【影像学表现】

1. X线表现

（1）平片：一般不用于本病诊断。

（2）IVP：与输尿管囊肿相连的肾盂和输尿管大多有不同程度扩张积水，肾盂显影延迟，输尿管迂曲扩张。当膀胱显影良好且囊肿内充盈对比剂时，囊肿壁呈环形线样透亮影，显影的输尿管与其相连的囊肿构成"蛇头征"。当膀胱显影良好，但囊肿内无对比剂时，表现为病侧膀胱三角区内边缘光滑的类圆形充盈缺损。

2. CT表现

（1）可显示突入膀胱的囊性肿块。

（2）若囊内充有对比剂则囊壁呈软组织密度线状影，如果未充盈对比剂则显示为囊状充盈缺损。

【诊断与鉴别诊断】

输尿管膨出影像学表现具有前述特征，一般诊断不难。但当一种检查方法诊断有困难，如尿路造影难与膀胱肿瘤、前列腺肥大鉴别时，可用其他影像检查技术，多能做出明确诊断。

五、肾与输尿管结石影像诊断

泌尿系统结石（urinarylithiasis）可发生于尿路的任何部位，以肾盂肾盏及膀胱多见，输尿管结石多被认为是上尿路结石下行所致。尿路结石主要有草酸盐结石、磷酸盐结石、尿酸盐结石、胱氨酸结石等，不同成分的结石发生率不同，其密度及形态也各不相同。

肾 结 石

病案 8-1-8

患者，男，47 岁，2 年前因腰部疼痛，至当地医院查彩超示双肾结石，行体外冲击波碎石治疗，效果不佳。近年来感双侧腰痛症状加重，今为求诊治，门诊以"双肾结石"收入院。自发病以来，食欲正常，睡眠正常，大小便正常，精神正常，体重无减轻（图 8-1-8）。

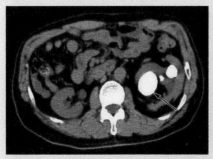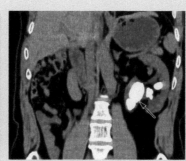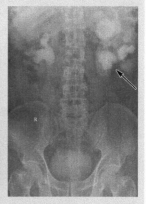

图 8-1-8

问题：

1. 患者病史有何特点？

2. 患者 X 线及 CT 检查的主要影像表现是什么？

3. 结合病史及图像，应考虑何种疾病？如何鉴别？如何确诊？

病案 8-1-8 分析讨论

肾结石（renal lithiasis）是晶体物质（如钙、草酸、尿酸、胱氨酸等）在肾脏的异常聚积所致，为泌尿系统的常见病、多发病，在泌尿系结石中居首位，易发年龄 20～50 岁，男性多于女性。左右侧的发病率无明显差异。多单侧发生，双侧发生者为 5%～10%。较小的肾结石位于肾盏穹隆部，大的结石几乎充满整个肾盂，称为铸形结石或鹿角状结石。

临床上，典型症状为疼痛和血尿。疼痛可为钝痛或绞痛，常向下腹和会阴部放射。血尿多为镜下血尿，少有肉眼血尿。如并发感染，则出现尿频、尿急、尿痛和脓尿。

【影像学表现】

1. X 线表现

（1）平片：肾区高密度影，大小、数目及形态不定。侧位片与腰椎重叠，可借此与胆囊结石及腹区异常钙化相鉴别。

（2）IVP：肾盂内充盈缺损影，低密度结石和阴性结石可被对比剂遮盖而不能显示。

2. CT表现

（1）尿路结石密度多高于100HU。CT平扫能显示位于肾盂、肾盏内高密度结石影，某些阴性结石亦可显示。

（2）肾盂输尿管结合部或肾大盏体部的结石，可合并肾盂或肾盏积水扩张。

（3）积水严重时可影响肾功能，增强CT显示患侧肾增强较对侧延迟。

【诊断与鉴别诊断】

临床疑为肾结石时，通常以KUB平片或超声作为初查方法，多数阳性结石具有典型表现，诊断不难。若平片诊断困难或为阴性结石，应行CT检查，则有助于确诊，特别是平片难以发现的阴性结石。

肾结石主要应与髓质海绵肾（双侧肾集合管扩张并细小钙化）和肾钙质沉着症（双侧性，见于高钙血症和肾小管酸中毒）鉴别，后两者钙化均位于肾锥体处，且为双侧多发性，尿路造影、CT或超声检查均可显示这些特征，通常不难鉴别。

输尿管结石

病案 8-1-9

患者，男，52岁，左侧腰痛1周余，于1日前疼痛加重，遂来诊。自发病以来，食欲正常，睡眠正常，大小便正常，精神正常，体重无减轻（图8-1-9）。

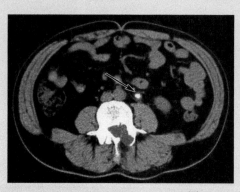

图 8-1-9

问题：

1. 患者病史有何特点？

2. 患者X线及CT检查的主要影像表现是什么？

3. 结合病史及图像，应考虑何种疾病？如何鉴别？如何确诊？

病案 8-1-9 分析讨论

输尿管结石（ureteral lithiasis）常为数毫米大小，呈圆形、卵圆形或枣核样，长轴与输尿管走行平行，形成于肾脏，在排出过程中停留于输尿管，多停留在输尿管三个生理性狭窄部位。结石嵌顿于输尿管内，可引起受累输尿管壁的擦伤、肿胀及痉挛，致以上水平输尿管及肾盂积水。应注意，输尿管重复畸形、马蹄肾输尿管引流不畅等易发生输尿管结石。

输尿管结石通常伴有明显的症状，如肾绞痛、血尿，输尿管结石还常造成梗阻和肾积水。

【影像学表现】

1. X 线表现

（1）平片：圆形或枣核样致密影位于脊柱两侧或盆腔输尿管走行部位，易见于输尿管三个生理性狭窄处。当多发输尿管结石时可见典型"串珠"样改变。

（2）IVP：X 线阴性结石表现为输尿管内的结节状充盈缺损，并可显示肾盂肾盏不同程度积水扩张。梗阻严重时，梗阻水平以下输尿管显影浅淡或不显影。

2. CT 表现

（1）输尿管走行区内高密度影，横断面呈点状或结节状，一般结石的长轴与输尿管走行平行。

（2）上方输尿管不同程度扩张。

【诊断与鉴别诊断】

输尿管结石多因典型临床表现而行影像学检查。通常以 KUB 平片作为初查方法，当发现前述阳性结石典型表现时，诊断不难。若平片检查由于：①肠气影响图质；②难与其他钙化如静脉石等鉴别；③可能为阴性结石，则应行尿路造影、超声或 CT 检查。其中 CT 平扫并增强检查可获得较为准确的诊断效果。

膀　胱　结　石

病案 8-1-10

患者，男，52 岁，1 个月前无明显诱因出现肉眼血尿，无尿频、尿急、尿痛、无恶心、呕吐，无发热、腰痛等不适，遂来诊。自发病以来，食欲正常，睡眠正常，大小便正常，精神正常，体重无减轻（图 8-1-10）。

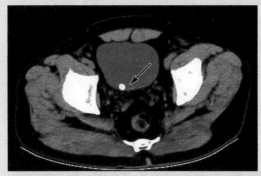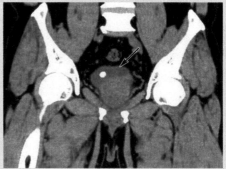

图 8-1-10

问题：

1. 患者病史有何特点？

2. 患者 CT 检查的主要影像表现是什么？

3. 结合病史及 CT 图像，应考虑何种疾病？如何鉴别？如何确诊？

病案 8-1-10 分析讨论

膀胱结石（vesicalcalculus）是指在膀胱内形成的结石，分为原发性膀胱结石和继发性膀胱结石。前者是指在膀胱内形成的结石，多由于营养不良引起，多发于儿童，后者则是指来源于上尿路或继发于下尿路梗阻、感染、膀胱异物或神经源性膀胱等因素而形成的膀胱结石。

临床主要症状为排尿困难和排尿终末疼痛，以及血尿、尿频等。排尿时尿流突然中断，改变体位后尿流又通畅为其典型症状。

【影像学表现】

1. X 线表现

（1）平片：耻骨联合上方的高密度影，可见卵圆形或同心圆状，也可为梨形或不规则形，大可至数厘米，可随体位改变而移动。

（2）IVP：少数 X 线阴性结石表现为低密度的充盈缺损，随体位变换而移动，可与膀胱肿瘤形成的充盈缺损相鉴别。较小的结石可能被对比剂掩盖而不显影。

2. CT 表现

（1）膀胱内致密结节影。

（2）骨窗可见结石的分层结构。

【诊断与鉴别诊断】

平片表现不典型的阳性结石需与其他盆腔钙化如输尿管末端结石、前列腺钙化、子宫肌瘤钙化及静脉石等鉴别，膀胱造影、超声和 CT 检查均能明确诊断；阴性结石在膀胱造影时表现为充盈缺损，应与血块、气泡或肿瘤鉴别，超声和 CT 检查均有助于鉴别。

六、肾结核影像诊断

病案 8-1-11

患者，男，27 岁，偶感腰部不适，体检发现左肾积水半年余，无尿频、尿痛、血尿，4 个月前于当地医院查 CT 示双肺结核，今为求进一步诊治，遂来诊。自发病以来，食欲正常，睡眠正常，大小便正常，精神正常，体重无减轻（图 8-1-11）。

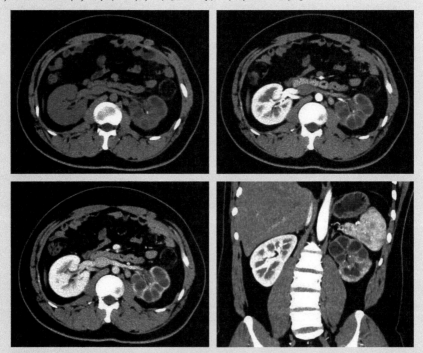

图 8-1-11

问题：

1. 患者病史有何特点？

2. 患者 CT 检查的主要影像表现是什么？

3. 结合病史及 CT 图像，应考虑何种疾病？如何确诊？

病案 8-1-11 分析讨论

肾结核（renal tuberculosis）发病年龄为 20～40 岁。早期可全无症状，尿频、尿急、血尿（多为终末血尿或全程血尿）或脓尿是典型症状，少数患者有肾绞痛、肾区压痛与叩击痛。肾结核时若机体抵抗力增强，则病变趋向好转，出现钙盐沉积，发生局部钙化，甚至全肾钙化（肾自截）。部分患者出现结核中毒症状。

【影像学表现】

（一）早期肾结核

1. 尿路造影表现　病变局限于肾实质时，可表现正常；病变累及肾小盏时，杯口形态消失，常呈"虫蚀"状改变。

2. CT 表现　CT 检查不易显示早期病变。

（二）进展期肾结核

1. 尿路造影表现

（1）肾盏不规则破坏或消失，肾实质内可见对比剂聚集，常呈不规则囊状、空洞。

（2）IVP 检查不显影，逆行尿路造影显示肾盂、肾盏区域对比剂聚集，呈不规则囊腔。

2. CT 表现

（1）肾实质内的低密度囊样空腔，增强扫描后病灶无强化，延时扫描可见对比剂进入，常形成向地面一侧的高密度液平面。

（2）扩张的肾盏呈水样密度，环绕肾盂排列，肾盂扩张相对较轻。

（3）空洞壁钙化。

（三）晚期肾结核

1. X 线表现

（1）平片：一侧肾区的斑点状、云絮状致密影，外形与肾脏相似。

（2）IVP：表现肾盏狭窄变形或不显影，肾盂牵拉变形，但边缘光滑。

2. CT 表现　病变肾脏广泛钙化，增强扫描无强化。

【诊断与鉴别诊断】

肾结核的诊断主要依赖于尿中查出结核分枝杆菌和相应的临床及影像学表现，后者多以尿路造影和 CT 检查为主，可显示病变范围、程度和病期，特别是尿路造影能显示早期肾盏改变，CT 则能显示肾盂壁增厚和敏感地发现病灶钙化，均有助于正确诊断。

七、肾囊肿与多囊肾影像诊断

肾囊肿

病案 8-1-12

患者，男，54 岁，体检发现肾囊肿 1 年余，遂来院复查。自发病以来，食欲正常，睡眠正常，大小便正常，精神正常，体重无减轻（图 8-1-12）。

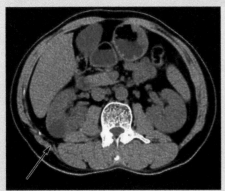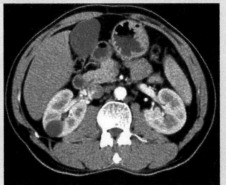

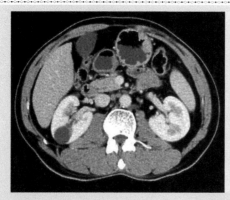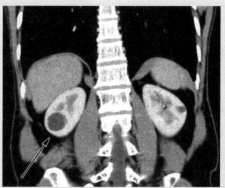

图 8-1-12

问题：

1. 患者 CT 检查的主要影像表现是什么？

2. 结合病史及 CT 图像，应考虑何种疾病？如何确诊？

病案 8-1-12 分析讨论

肾囊肿（renal cyst）为肾的囊性病变之一，极为常见，多指单纯性肾囊肿，广义上也包括肾盂周围囊肿（peripelvic cyst）。肾囊肿的病因尚不清楚，多数学者认为肾囊肿与肾脏的退行性改变有关；有实验表明肾小管缺血可引起肾囊肿的形成。肾囊肿可能来源于肾小管闭塞，肾盂旁或肾盂周围囊肿来自肾内淋巴管扩张。

本病多无症状，常偶然发现，较大的囊肿可有季肋部不适或可触及的肿块。

【影像学表现】

1. X 线表现

（1）平片：较大囊肿致肾轮廓发生改变，囊壁偶可发生弧线状钙化。

（2）IVP：单纯性囊肿的表现与囊肿的位置及大小有关：较小的或主要向肾外方向生长的囊肿不造成肾盂肾盏改变；若囊肿较大或位置较深，可使相邻肾盏、肾盂受压变形，但不造成破坏。

2. CT 表现

（1）圆形、类圆形，边缘光整锐利，均匀的水样密度囊，CT 值 10HU 左右，囊壁不易显示。囊内出血或囊液蛋白成分高时，囊肿密度较高，称为高密度肾囊肿。

（2）囊肿位于肾实质内，凸出肾外的部分常显示"无壁"。相邻肾实质不同程度受压移位。囊壁有钙化时，可见弧线形致密的囊壁。

【诊断与鉴别诊断】

CT 检查，肾单纯性囊肿具有如上表现特征，易于诊断。然而，肾复杂性囊肿的诊断常较困难，甚至有时难与囊性肾细胞癌鉴别。肾囊性病变的 Bosniak 分型常有助于其诊断、鉴别诊断和处理。

多 囊 肾

病案 8-1-13

患者，女，53 岁，发现肾功能异常 4 年余。1 年前在外院诊断为慢性肾衰竭，维持透析治疗至今。半个月前出现腹胀、恶心，无腹痛等症状，治疗效果欠佳，今为求进一步诊治，遂来诊。自发病以来，食欲正常，睡眠正常，大小便正常，精神正常，体重无减轻（图 8-1-13）。

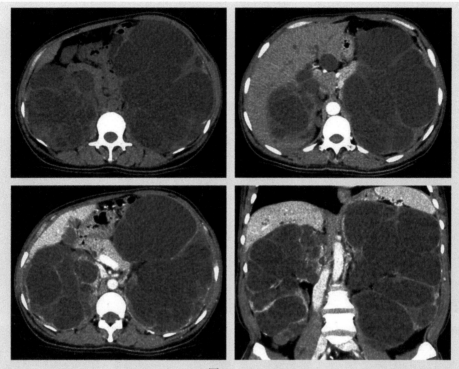

图 8-1-13

问题:

1. 患者病史有何特点?
2. 患者 CT 检查的主要影像表现是什么?
3. 结合病史及 CT 图像,应考虑何种疾病? 如何确诊?

病案 8-1-13 分析讨论

多囊肾按遗传方式可分为婴儿型多囊肾与成人型多囊肾。

婴儿型多囊肾肾体积增大,甚至导致难产,多在早期死于肾衰竭。

成人型多囊肾多于 30 岁以后出现肾功能异常,最终发展为肾衰竭,可合并有肝的多囊性改变及颅内动脉瘤、胰腺囊肿等。

【影像学表现】

本病影像学表现与肾囊肿相似。

1. X 线表现

(1)平片:表现双侧肾影呈分叶状增大,与肾积水等其他原因引起的肾脏增大不能区别。

(2)IVP:双侧肾盂肾盏拉长、变形,呈"蜘蛛足"样。早期囊性改变较小时,肾盂肾盏变化可不明显。

2. CT 表现

(1)平扫:双侧肾脏增大,肾内布满大小不一的圆形、类圆形水样密度囊。囊内出血时,部分囊内密度可增高。部分囊肿可突于肾外,突出部分显示"无壁"。

(2)增强扫描:囊间的肾实质正常强化,而囊壁无明显强化。分泌期囊内无对比剂进入。

【诊断与鉴别诊断】

成人型多囊肾与多发肾囊肿鉴别:多发肾囊肿是后天性病变,多见于中老年,很少引起肾功能损害,且不合并有肝或胰腺的多囊性改变。多发肾囊肿很少引起肾脏明显增大,囊肿也相对可数。

八、肾细胞癌影像诊断

病案 8-1-14

　　患者，女，62 岁，体检发现右肾肿物 3 天。患者 3 天前单位体检，行泌尿系超声发现右肾肿物，当地医院建议进一步治疗，间断腰痛 1 年余，无尿痛、低热、乏力、食欲不振等症状，现为求进一步诊治来诊。自发病以来，食欲正常，睡眠正常，大小便正常，精神正常，体重无减轻（图 8-1-14）。

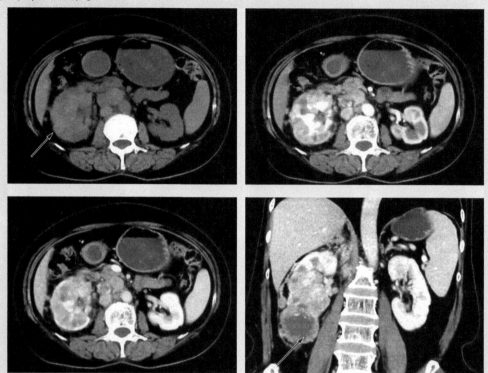

图 8-1-14

问题：

　　1. 患者病史有何特点？

　　2. 患者 CT 检查的主要影像表现是什么？

　　3. 结合病史及 CT 图像，应考虑何种疾病？如何确诊？

病案 8-1-14 分析讨论

　　肾细胞癌（renal cell carcinoma）是肾脏最常见的恶性肿瘤，多发生于 40 岁以上，男性较多见，男女比例为 3∶1。早期小肾癌多无症状，多在体检时偶然发现。无痛性肉眼血尿，患侧肾绞痛、腰痛、胁腹部包块是常见症状。但上述症状同时出现的患者仅约 10%。肿瘤晚期可有下肢水肿、腹水等下腔静脉梗阻的症状，以及远处转移的相应表现。

【影像学表现】

　　1. X 线表现

　　（1）平片：可见点状或弧线状钙化和肾轮廓局限性外突。

　　（2）IVP：尿路造影检查，显示邻近肾盏拉长、狭窄和受压变形，也可表现为相邻肾盏聚集或分离。

2.CT 表现

（1）平扫：肾实质内类圆形肿块，边界清楚。肿瘤较小时，肾轮廓正常；肿瘤较大时，肾轮廓局限增大，表面凹凸不平。肿块呈不均匀的略低、等或略高密度。肿瘤内出现坏死、液化，则肿块密度不均匀，内可见不规则低密度区；肿瘤有较新的出血时，肿块内可见斑片状高密度。

（2）增强扫描：在动脉期，肿瘤非坏死部分多不均匀明显强化，强化程度与相邻肾皮质相近；在延迟期，肿块强化较正常肾实质略低。肿瘤内低密度的坏死液化区无强化。

（3）肾静脉、下腔静脉受累瘤栓表现为静脉增宽，增强后血管腔内可见不均匀强化的软组织密度肿块形成的充盈缺损，下腔静脉内瘤栓可向上延伸至右心房。下腔静脉完全梗阻时，可见肝脏增大、腹水及腰静脉曲张等表现。

（4）肾窦受压、变形、中断、移位。

（5）周围侵犯肾周脂肪间隙模糊、消失，肾筋膜增厚。

（6）淋巴结转移肿大与远处转移。

九、肾盂癌影像诊断

病案 8-1-15

　　患者，男，71 岁，间断性肉眼血尿 2 天。患者于 2 天前无明显诱因出现血尿，表现为全程肉眼血尿，不伴有血块，二次血尿后，尿液自然变清，血尿消失，伴腰痛，晨重暮清，无尿痛，无低热、乏力、食欲不振，今为求进一步诊治来诊。自发病以来，食欲正常，睡眠正常，大小便正常，精神正常，体重无减轻（图 8-1-15）。

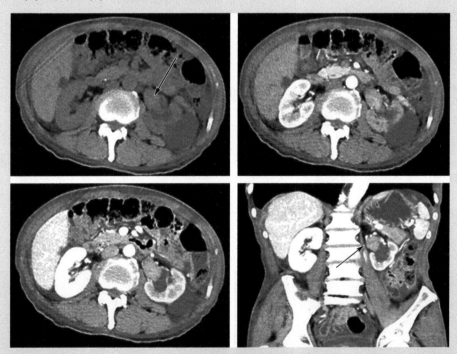

图 8-1-15

问题：

　　1. 患者病史有何特点？

　　2. 患者 CT 检查的主要影像表现是什么？

　　3. 结合病史及 CT 图像，应考虑何种疾病？如何确诊？

病案 8-1-15 分析讨论

肾盂癌（renal pelvic carcinoma）多为发生于肾盂、肾盏内的移行上皮癌，少数为鳞状上皮癌。可单独发生，也可沿尿路多中心发生。发生于输尿管的移行细胞癌称为输尿管癌。本节只介绍肾盂、肾盏的移行细胞癌。

肾盂癌的常见发病年龄为 40 岁以上，男性多见。最主要的临床表现是血尿，多为间歇性无痛肉眼血尿。出血量大，形成血凝块阻塞输尿管时可出现肾绞痛。发生于肾盂输尿管结合部的肾盂癌可继发肾盂积水，患者可有腰背隐痛。

【影像学表现】

1. X 线表现

（1）平片检查无价值。

（2）IVP：显示肾盂、肾盏内有固定不变的充盈缺损，形态不规则。当肿瘤侵犯肾实质后，表现为肾盂、肾盏受压、变形、分离或聚拢。肿块引起阻塞，可造成肾盂和肾盏扩张、积水。

2. CT 表现

（1）肾盂内软组织密度结节，静脉注射对比剂后结节轻度增强，分泌期可见肾盂内肿瘤结节表现为充盈缺损。

（2）肾盂癌侵犯肾实质，表现为肿瘤与相邻肾实质分界不清，相邻肾实质受浸润破坏。晚期肿瘤可穿出肾实质侵犯肾周围脂肪或邻近解剖结构。

【诊断与鉴别诊断】

影像学检查，肾盂癌的诊断依据是发现肾盂、肾盏内肿块。其中尿路造影是较为敏感的检查方法，尤其是发现较小肿瘤。超声检查也能发现肾盂、肾盏内肿块并可与结石鉴别。CT 检查常用于进一步定性诊断和显示病变的范围。肾盂癌应与肾盂内阴性结石及血块鉴别：阴性结石在 CT 上密度较高，超声呈强回声且后方伴声影；血块在超声检查时内部多呈细小光点，短期复查有明显变化；结石和血块 CT 增强时均无强化。MRI 一般作为肾盂内肿块的辅助检查方法，适用于碘对比剂过敏者。

十、肾血管平滑肌脂肪瘤影像诊断

病案 8-1-16

患者，男，48 岁，突发腰痛 9 天。患者 9 天前无诱因突发腰痛，持续不缓解，遂来诊。自发病以来，食欲正常，睡眠正常，大小便正常，精神正常，体重无减轻（图 8-1-16）。

问题：

1. 患者病史有何特点？

2. 患者 CT 检查的主要影像表现是什么？

3. 结合病史及 CT 图像，应考虑何种疾病？如何确诊？

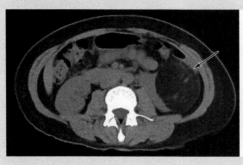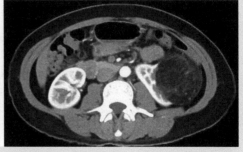

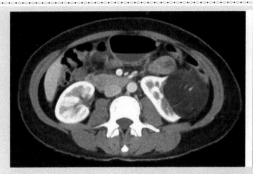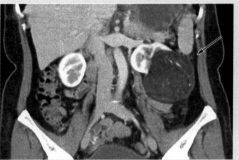

图 8-1-16

病案 8-1-16 分析讨论

　　肾血管平滑肌脂肪瘤（angioleiomyolipoma）也称肾错构瘤（renal hamartoma），是肾脏最常见的良性肿瘤。约 80%的结节性硬化（tuberous sclerosis）患者合并肾错构瘤，常双侧多发，但大多数血管平滑肌脂肪瘤为散发，并不合并结节性硬化。本病女性多见，发病年龄 20～50 岁。

　　多数患者无症状，常偶然发现。腹痛、血尿、腹部包块是常见临床症状。结节性硬化的患者临床可伴有多发皮脂腺瘤、面部蝴蝶斑及癫痫等神经系统症状。

【影像学表现】

　　1. X 线表现

　　（1）平片：可显示较大肿块所致肾轮廓改变。

　　（2）IVP：尿路造影检查，肿瘤较小时，肾盂、肾盏显影正常；若肿瘤较大则发生肾盂、肾盏受压、移位和变形等改变。肾动脉造影检查，可显示丰富迂曲的肿瘤性血管，但不易与肾细胞癌鉴别。

　　2. CT 表现

　　（1）混杂低密度肿块，内可见脂肪成分，CT 值为-80～20HU，具有一定特异性。但肿瘤内脂肪成分少于 20%时，CT 定性诊断困难。增强扫描，非脂肪部分可见中度增强。

　　（2）肿瘤内出血时，CT 平扫表现为高密度区，增强扫描有时可见明显增强，提示肿瘤内形成假性动脉瘤。

【诊断与鉴别诊断】

　　CT 检查依据肾实质不均质肿块内含有明确脂肪成分，通常不难做出诊断。诊断较为困难的是脂肪含量很少的肿瘤，多不能与其他肾实质肿瘤特别是常见的肾细胞癌相鉴别。

　　此外，发生在肾上极的血管平滑肌脂肪瘤应与肾上腺髓脂瘤鉴别，两者均含有脂肪成分，易混淆。超声，CT 增强及 MRI 检查显示肾上极皮质完整与否有助于两者鉴别。

十一、膀胱癌影像诊断

病案 8-1-17

　　患者，男，48 岁，突发腰痛 9 天。患者 9 天前无诱因突发腰痛，持续不缓解，遂来诊。自发病以来，食欲正常，睡眠正常，大小便正常，精神正常，体重无减轻（图 8-1-17）。

问题：

　　1. 患者病史有何特点？

　　2. 患者 CT 检查的主要影像表现是什么？

　　3. 结合病史及 CT 图像，应考虑何种疾病？如何确诊？

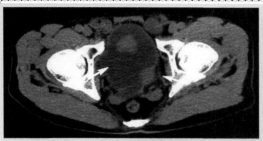
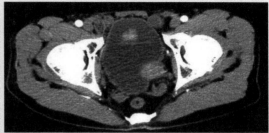
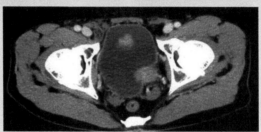

图 8-1-17

病案 8-1-17 分析讨论

膀胱癌（bladder cancer）是泌尿系统最常见的肿瘤之一，多为移行细胞癌，少数为鳞状细胞癌和腺癌。移行细胞癌常呈乳头状生长，故称乳头状癌，自膀胱壁突向腔内，并常侵犯肌层；部分移行细胞癌及鳞状细胞癌和腺癌呈浸润性生长，造成膀胱壁局限性增厚。膀胱癌易发生在三角区和两侧壁，表面常凹凸不平，可有溃疡，少数肿瘤尚有钙化。肿瘤晚期形成较大肿块，内有坏死，侵犯膀胱壁全层，进而累及膀胱周围组织和结构，常发生局部淋巴结和（或）远隔性转移。

本病男性多于女性。80%～90%临床表现为间歇性或持续性无痛性全程肉眼血尿。当有血块或肿瘤阻塞尿道口时，可发生排尿困难或尿潴留。70%的患者可出现膀胱刺激症状，即尿频、尿急和尿痛。晚期腹部可触及肿块，并出现食欲减退、发热、贫血、消瘦及腹痛等表现。

【影像学表现】

1. X 线表现

（1）平片无诊断本病价值。

（2）IVP：膀胱内大小不一、不规则菜花状或乳头状充盈缺损，基底较宽，局部僵硬。若为广泛浸润可使膀胱壁广泛僵硬、凹凸不平。若肿瘤侵犯输尿管口，可导致输尿管和肾积水。

2. CT 表现

（1）肿瘤局限于黏膜和黏膜下层时，膀胱壁局限增厚或有菜花样结节。晚期肿瘤可充满整个膀胱，膀胱轮廓可变形。

（2）肿瘤位于输尿管口，可导致输尿管梗阻。

（3）累及膀胱周围组织时，膀胱周围脂肪层分界模糊，膀胱壁局部增厚，在周围脂肪中出现软组织密度影。

（4）盆腔淋巴结直径>10mm 时，提示有淋巴结转移。

【诊断与鉴别诊断】

根据上述影像学表现，结合临床所见，多能明确诊断。若同时发现有相邻组织结构侵犯和（或）淋巴结转移，则能进一步明确诊断，并有利于肿瘤分期、治疗和预后评估。

膀胱癌应与膀胱内阴性结石、血块或其他类型膀胱肿瘤鉴别。阴性结石和血块也可造成膀胱内充盈缺损，但变换体位检查两者充盈缺损的位置常出现改变，且 CT 和超声检查时阴性结石分别表现为较高密度和后方伴有声影的强回声病变，鉴别不难。早期膀胱癌与膀胱其他类型肿瘤可有相似的影像学表现，鉴别多较困难，此时膀胱镜并活检可明确诊断；膀胱癌晚期已有局部延伸和（或）转移时，一般不难与其他类型膀胱肿瘤鉴别。

第二节 肾 上 腺

一、不同成像技术的优势和综合应用

（一）X线检查

一般X线检查不作为肾上腺的影像检查方法。

（二）CT检查

CT是目前肾上腺最佳检查方法。多层螺旋CT可以多角度重建，避免组织重叠或因肾上腺外支走行水平而形成的假象，能很好地识别肾上腺的肿物及大小，对肿物内的钙化、脂肪及囊性变等特征的评估也较为准确，另外可以进行多期增强扫描判断组织的血供情况。

二、正常影像学表现

正常CT表现：正常肾上腺为均匀软组织密度影。肾上腺形态变异较多，轴位图像上右侧肾上腺多为斜线形，部分呈倒"Y"或倒"V"形，左侧肾上腺多为倒"Y"形、倒"V"形或三角形。肾上腺边缘光滑，其侧肢的厚度小于同层面膈脚的厚度，测量侧肢厚度不大于10mm，面积不大于150mm^2。增强检查，肾上腺动脉期强化幅度较高且均匀强化。

三、基本病变影像学表现

（一）肾上腺大小改变

肾上腺增大表现为弥漫性增大，侧肢增厚超过同层面膈脚厚度，或厚度>10mm，肾上腺增大区域的回声、密度和信号强度与正常肾上腺组织一致，常见于库欣综合征。肾上腺体积减小，表现为侧肢变细，体积减小，见于特发性或继发性肾上腺肿瘤萎缩。

（二）肾上腺肿块

多数表现为肾上腺结节状增粗，一般良性肾上腺肿物较小，恶性肾上腺肿瘤肿物体积较大，原发性肾上腺肿瘤多为单侧发病，肾上腺转移瘤常表现为双侧发病，部分嗜铬细胞瘤或肾上腺腺瘤也可以双侧发病。不同类型肿物的形态、密度及强化程度存在差异，需要综合临床化验进一步分析。

四、肾上腺皮质增生影像诊断

病案 8-2-1

患者，男，34岁，主因发现血压升高伴头痛20天，体检超声发现左肾上腺占位15天入院。既往体健。查体：T 36.5℃，P 68次/分，R 17次/分，BP 230/120mmHg，余未见明显异常。实验室检查未见明显异常。辅助检查CT示左肾上腺外肢局部小结节样稍增粗，不排除增生或小腺瘤可能。肾上腺增强CT示左侧肾上腺结合部增粗，考虑增生可能；术中见肿物位于左肾上腺上极，约1.0cm×1.0cm×1.5cm大小，包膜完整，挤压肿物血压无明显升高（图8-2-1）。

问题：

1. 患者病史有何特点？
2. 患者CT检查的主要影像表现是什么？
3. 综合上述病史，应考虑何种疾病？如何确诊？

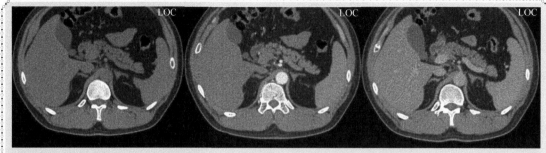

图 8-2-1

病案 8-2-1 分析讨论

　　肾上腺皮质增生（adrenal cortical hyperplasia），因增生的肾上腺组织不同对应的临床表现各异。①库欣综合征（Cushing syndrome），多由肾上腺皮质束状带增生所致，也可由垂体腺瘤分泌过多促肾上腺皮质激素（ACTH）所致，表现为满月脸、水牛背、向心性肥胖、皮肤紫纹、皮肤变薄。②原发性醛固酮增多症（Conn 综合征），由肾上腺皮质球状带增生所致，多见于中年女性，主要表现为高血压、低血钾。③先天性肾上腺皮质增生，由先天性缺乏合成皮质醇的酶所致，产生过量的雄激素，进而出现男性假性性早熟和女性假两性畸形。

【影像学表现】

　　1. X线表现　一般不推荐。

　　2. CT 表现

　　（1）肾上腺弥漫性增大，常为双侧，肾上腺形态和密度基本正常。肾上腺侧肢大于同层面膈脚厚度，侧肢厚度＞10mm 和（或）横截面面积＞150mm² 时可以考虑肾上腺增生。

　　（2）部分肾上腺增生除肾上腺增厚外还可见肾上腺边缘结节状突起，突出结节与肾上腺密度一致，多表现为双侧性，称为结节性肾上腺增生。

【诊断与鉴别诊断】

　　本病早期无明显临床症状时，诊断有一定的难度，应与肾上腺腺瘤、肾上腺嗜铬细胞瘤、肾上腺皮质腺癌、肾上腺意外瘤及肾上腺转移瘤相鉴别，结合病史及临床资料有助于明确诊断。

五、肾上腺皮质腺瘤影像诊断

病案 8-2-2

　　患者，男，63 岁，主因体检发现左侧肾上腺占位半月余入院。既往有高血压、糖尿病及阑尾切除病史。查体未见明显异常，实验室检查未见明显异常。辅助检查 CT 示左侧肾上腺占位（图 8-2-2）。

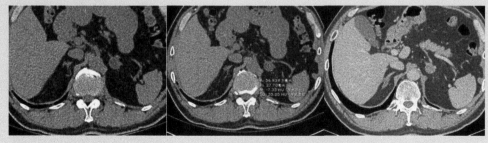

图 8-2-2

问题：

　　1. 患者病史有何特点？

　　2. 患者CT检查的主要影像表现是什么？

　　3. 综合上述病史，应考虑何种疾病？如何确诊？

病案 8-2-2 分析讨论

　　肾上腺腺瘤（adrenal adenoma）是发生于肾上腺皮质的良性肿瘤，分为功能性腺瘤和非功能性腺瘤。功能性腺瘤包括库欣腺瘤、Conn 腺瘤和分泌性性激素腺瘤，其中分泌性性激素腺瘤少见。库欣综合征中约三分之一为库欣腺瘤所致，原发性醛固酮增多症（Conn 综合征）中大部为 Conn 腺瘤所致。非功能性腺瘤多于影像检查时意外发现。肾上腺腺瘤呈类圆形，且包膜完整，瘤内脂质丰富。功能性腺瘤直径较小，非功能性腺瘤较大。

【影像学表现】

　　1. X 线表现　一般不推荐。

　　2. CT 表现

　　（1）平扫：单侧肾上腺圆形或类圆形肿物，肿物边界清晰可见，多数腺瘤内脂质丰富，其密度低于正常肾上腺组织，CT 值与液体类似。

　　（2）增强扫描：强化幅度略低于正常肾上腺组织，与肾上腺组织分界清晰。功能性腺瘤的直径较小，直径一般<2～3cm 库欣腺瘤可合并有同侧残部和对侧肾上腺萎缩。非功能腺瘤较大，肿瘤直径多为 3～5cm。

【诊断与鉴别诊断】

　　肾上腺腺瘤需与肾上腺嗜铬细胞瘤、肾上腺皮质腺癌、肾上腺意外瘤及肾上腺转移瘤相鉴别，结合病史及临床资料有助于明确诊断。

六、肾上腺嗜铬细胞瘤影像诊断

病案 8-2-3

　　患者，男，42 岁，近 1 个月来食欲下降，体重明显减轻，夜间无创辅助通气治疗适应性差，考虑呼吸机参数设置需进一步调整，故收入院。既往重度睡眠呼吸暂停低通气综合征 8 年，高血压病史 1 年余，最高血压 220/160mmHg（图 8-2-3）。

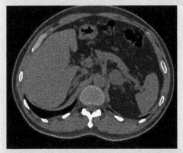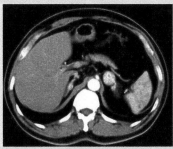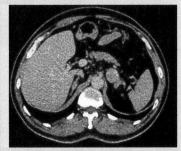

图 8-2-3

问题：

　　1. 患者病史有何特点？

　　2. 患者CT检查的主要影像表现是什么？

　　3. 综合上述病史，应考虑何种疾病？如何确诊？

病案 8-2-3 分析讨论

肾上腺嗜铬细胞瘤（adrenal pheochromocytoma）是起源于肾上腺髓质的肿瘤，大多数为良性，少数可为恶性。多见于 20～40 岁，临床典型表现为阵发性高血压、头痛、心悸、多汗，发作数分钟后症状可自行缓解。实验室检查：24 小时尿香草扁桃酸（vanillylmandelic acid，VMA），即儿茶酚胺代谢产物高于正常值。病理表现：肿瘤体积一般较大，易发生出血、坏死、囊变和钙化。

【影像学表现】

1.X 线表现　一般不用于本病诊断。

2.CT 表现

（1）平扫：单侧或双侧肾上腺肿块，呈圆形或类圆形，肿瘤体积较大，直径多＞3cm，肿瘤实性部分密度与肾脏类似，因易发出血、坏死、囊变，肿块密度不均匀。

（2）增强扫描：实性部分明显强化。

【诊断与鉴别诊断】

肾上腺嗜铬细胞瘤需与肾上腺腺瘤、肾上腺皮质腺癌、肾上腺意外瘤及肾上腺转移瘤相鉴别，结合病史及临床资料有助于明确诊断。

七、肾上腺转移瘤影像诊断

病案 8-2-4

患者，男，53 岁，主诉胸背部疼痛 1 月余，确诊左肺癌半月余。既往体健。查体及实验室检查未见明显异常。查胸部 CT 示左肺上叶前段肺癌，左上伴阻塞性肺炎；两侧锁骨上窝、纵隔及两肺门多发淋巴结转移；左侧肾上腺肿物待查（图 8-2-4）。

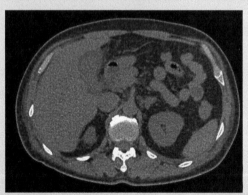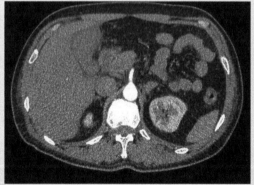

图 8-2-4

问题：

1. 患者病史有何特点？

2. 患者 CT 检查的主要影像表现是什么？

3. 综合上述病史，应考虑何种疾病？如何确诊？

病案 8-2-4 分析讨论

肾上腺转移瘤（adrenal metastases）较为常见，多数为肺癌转移，也可见于乳腺癌、胃癌、肝细胞癌、肾癌。肾上腺转移瘤多为双侧性，也可为单侧性，肿瘤内坏死、出血常见，一般不影响肾上腺内分泌功能。

【影像学表现】

1．X 线表现　一般不用于本病诊断。

2．CT 表现

（1）平扫：通常表现为双侧肾上腺肿块，偶为单侧，呈圆形、椭圆形、分叶状或腊肠状，肿瘤大小不等，一般肿块较大，肿瘤因出血、囊变密度不均匀。

（2）增强扫描：均匀或不均匀强化。

【诊断与鉴别诊断】

肾上腺转移瘤需与肾上腺腺瘤、肾上腺皮质腺癌、肾上腺嗜铬细胞瘤及肾上腺意外瘤相鉴别，结合病史及临床资料有助于明确诊断。

八、肾上腺意外瘤影像诊断

病案 8-2-5

患者，男，60 岁，体检发现右侧肾上腺区肿物，胸部 CT 纵隔窗显示右侧肾上腺类圆形肿物影，实验室检查未见明显异常，临床上无任何不适（图 8-2-5）。

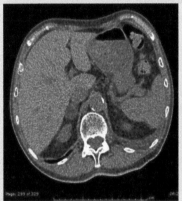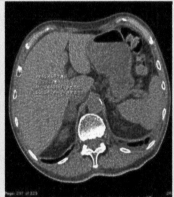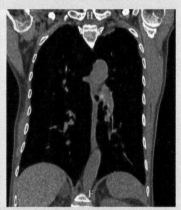

图 8-2-5

问题：

1．患者病史有何特点？

2．患者 CT 检查的主要影像表现是什么？

3．综合上述病史，应考虑何种疾病？如何确诊？

病案 8-2-5 分析讨论

肾上腺意外瘤（adrenal incidentaloma）是无明确肾上腺功能异常表现，因健康查体等原因偶然发现的肾上腺肿块，其组织病理学类型包括所有肾上腺肿瘤和肿瘤样病变，多数为肿瘤性病变。本病以非功能性腺瘤和转移瘤为主，少数为亚临床型的功能性肾上腺肿瘤。病理表现取决于病变类型。

【影像学表现】

1．X 线表现　一般不用于本病诊断。

2．CT 表现　肾上腺意外瘤的大小、形态、密度根据其病理类型的不同而表现各异。非功能性腺瘤多数含脂质成分，呈低密度灶；恶性肿瘤形态多不规则，呈分叶状，密度不均匀。

【诊断与鉴别诊断】

　　肾上腺意外瘤需与肾上腺腺瘤、肾上腺皮质腺癌、肾上腺嗜铬细胞瘤及肾上腺转移瘤相鉴别，结合病史及临床资料有助于明确诊断。

第三节　女性生殖系统

一、不同成像技术的优势和综合应用

（一）X 线检查

女性生殖系统呈软组织密度，与周围结构缺乏自然对比，普通 X 线平片不能显示。

（二）子宫输卵管造影

　　子宫输卵管造影（hysterosalpingography）可观察输卵管通畅情况，也可用于子宫输卵管炎性病变和子宫先天畸形的诊断。

（三）盆腔动脉造影

　　盆腔动脉造影可显示髂内动脉及子宫动脉，由于 CTA 广泛应用于诊断血管病变或观察病变血供，因此盆腔动脉造影主要用于疾病的介入治疗。

（四）CT 检查

　　CT 检查主要用于检查盆腔肿块，了解肿块与周围结构的关系，判断肿块的起源和性质；对于已确诊的恶性肿瘤，CT 检查还可进一步显示病变范围及判断有无转移，以利于肿瘤分期和治疗；还可用于恶性肿瘤治疗后随诊，以观察疗效，判断病变有无复发。但是 CT 检查有辐射性损伤，不宜作为初查和常规影像检查方法，尤其对于育龄期女性的应用要谨慎。

二、正常影像学表现

（一）正常 X 线表现

　　1. 子宫输卵管造影示子宫腔呈倒置三角形。子宫底在上，两侧为子宫角，其与输卵管相通；下端与子宫颈管相连，后者由于黏膜皱襞存在而呈羽毛状表现。两侧输卵管由子宫角向外下走行，管腔纤细，呈迂曲柔软的线状影。输卵管在子宫壁的部分称间质部；近子宫部细而直为峡部；远端粗大，为壶腹部；壶腹部末端呈漏斗状扩大，为伞端。

　　2. 正常盆腔动脉造影显示子宫动脉由髂内动脉分出后，沿盆壁向内下行，至子宫峡部水平向下发出宫颈、阴道支供应子宫颈和阴道；再转向上行沿子宫侧缘至子宫角部，称为子宫边缘支，其在上行中不断发出螺旋状小分支即肌壁动脉进入子宫肌层和内膜；子宫动脉末端行至子宫与输卵管结合处后，分成终支即子宫底支、输卵管支和卵巢支。卵巢动脉起于腹主动脉前壁，迂曲向下，供应卵巢及输卵管。

（二）正常 CT 表现

　　1. 子宫显示横置梭形或椭圆形软组织密度影，边缘光滑，中心为较小的类圆形或 T 形低密度影。增强扫描呈明显均一强化。

　　2. 正常输卵管不能显示。

　　3. 卵巢呈卵圆形较低的不均匀软组织密度影，增强扫描强化不明显。

三、基本病变影像学表现

（一）X线造影检查

1. 子宫输卵管造影　宫腔异常时可出现大小和（或）形态改变，但边缘光整，可见于子宫先天性发育异常；宫腔变形且边缘不整，多为炎性病变；宫腔内圆形充盈缺损，见于黏膜下肌瘤或息肉。输卵管异常表现为输卵管僵硬、狭窄、扩张和（或）不通，常为结核或非特异性炎症。

2. 盆腔动脉造影　子宫动脉或卵巢动脉增粗，并出现丰富迂曲、分布杂乱的病理血管，常见于女性生殖系统恶性肿瘤。

（二）CT检查

1. 子宫大小和形态异常　见于不同类型子宫先天性发育异常、良恶性子宫肿瘤和瘤样病变。

2. 子宫密度异常　单纯密度异常少见，多为大小和形态异常并存。常表现为不规则、边界不清的低密度区，代表肿瘤内变性或坏死组织。

3. 盆腔肿块　女性盆腔肿块常来自于卵巢，也可为盆腔炎性肿块或其他来源的肿块。某些盆腔肿块具有特征，不但能确定起源，还可推断肿块的性质。例如，水样低密度肿块，壁薄而均一，单房或多房，见于卵巢囊肿或卵巢囊腺瘤。

四、卵巢囊肿和卵巢肿瘤影像诊断

（一）卵巢囊肿

卵巢囊肿（ovarian cyst）临床上可分为单纯性囊肿和功能性囊肿。单侧性囊肿多见，少数可为双侧性。临床上，卵巢囊肿常无明显症状，功能性者可有月经周期紊乱，多囊性卵巢表现为多毛和不孕。

影像学表现如下：

（1）X线表现：一般不用于本病诊断。

（2）CT表现：

1）平扫：卵巢囊肿呈水样低密度影，直径多<3cm。囊壁薄而均匀，无分隔，边缘光滑。

2）增强扫描：囊内容物不强化。

（二）卵巢肿瘤

卵巢肿瘤是女性生殖器常见肿瘤之一，有良性与恶性之分，常见的良性肿瘤有浆液性囊腺瘤（serous cystadenoma）、黏液性囊腺瘤（mucinous cystadenoma）和囊性畸胎瘤（cystic teratoma）等，常见的恶性肿瘤有浆液性囊腺癌和黏液性囊腺癌。卵巢恶性肿瘤死亡率高，预后差。

浆液性囊腺瘤和黏液性囊腺瘤

病案 8-3-1

患者，女，29岁，自觉腹膜包块2个月。2个月前自觉腹膜包块，质硬，无腹胀、无尿频。当地医院行彩超提示盆腔囊性占位，现为求进一步诊治来院。自发病以来，神志清，饮食可，大小便正常，体重无减轻（图8-3-1）。

问题：

1. 患者CT检查的主要影像表现是什么？

2. 综合上述检查，应考虑何种疾病？

3. 盆腔占位是否具有恶变可能？恶变率是多少？

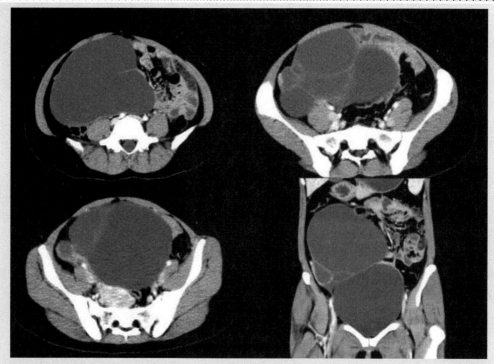

图 8-3-1

病案 8-3-1 分析讨论

卵巢囊腺瘤占原发肿瘤的 25%，双侧发生率为 15%；浆液性囊腺瘤可单房或多房，可含有钙化，恶变率较高；黏液性囊腺瘤大多为多房，体积较大。另外，卵巢囊腺瘤易发生于中年女性，临床表现为腹盆部肿块及不同程度的压迫症状，少数可伴有月经紊乱。

【影像学表现】

1. 浆液性囊腺瘤 单房囊肿样，囊液密度均匀，囊壁光整清楚，囊壁可薄可厚和厚薄不均，囊壁上可出现钙化，少数为多房改变，但是囊内间隔细、少，分房之间密度相似。增强扫描，壁和内隔强化。

2. 黏液性囊腺瘤 多房囊肿样，子囊多且大小不等，子囊间密度差异很大，可近似水样密度，也可呈高密度，囊壁光整清楚，囊壁和分隔厚薄不均，囊壁或间隔可出现钙化，少数为单房改变，囊壁厚，囊液密度均匀。

【诊断与鉴别诊断】

卵巢浆液性囊腺瘤可有小的乳头状壁结节，黏液性囊腺瘤壁较厚、CT上囊内密度较高。当卵巢囊腺瘤较小且为单房性时，各种影像学检查均不易与卵巢囊肿鉴别。

囊性畸胎瘤

病案 8-3-2

患者，女，43 岁，体检彩超发现子宫腺肌症合并子宫肌瘤 8 年。8 年前体检彩超发现子宫腺肌症合并子宫肌瘤，未重视，2 个月前出现月经不来潮，伴阵发性腹痛不适，为求进一步诊治来院。自发病以来，神志清，饮食可，大小便正常，体重无减轻（图 8-3-2）。

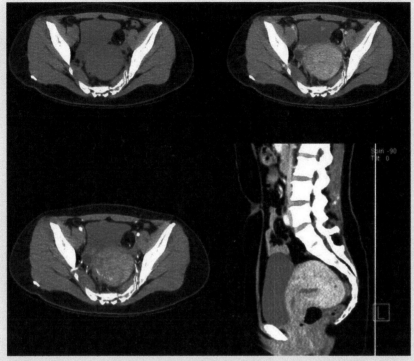

图 8-3-2

问题：

1. 患者 CT 检查的主要影像表现是什么？
2. 综合上述病史，除子宫腺肌症合并子宫肌瘤外还有何种疾病？

病案 8-3-2 分析讨论

卵巢囊性畸胎瘤是卵巢常见的良性肿瘤，由来自三个胚层的成熟组织构成，其中以外胚层组织为主，肿瘤以囊性为多，表面光滑，壁厚薄不均，内含皮脂样物质、脂肪、毛发、牙齿或骨组织。极少数畸胎瘤可发生恶变。本病常无明显临床症状，若肿瘤发生扭转可出现腹痛症状。

【影像学表现】

1. X 线表现　在成熟性畸胎瘤的腹部平片上可见到牙齿、骨骼及透明阴影。浆液性囊腺瘤的 X 线片中可见到钙化灶。

2. CT 表现　边界清楚的混杂密度影，瘤内含有脂肪、软组织和钙化或牙齿，肿块内可见脂肪-液体平面，有时于界面处可见漂浮物，如毛发团，与周围分界清楚。大多数平扫可作出明确诊断。

【诊断与鉴别诊断】

卵巢囊性畸胎瘤需与恶性畸胎瘤鉴别。后者实性组织成分较多，钙化密度少，与周围组织或器官分界不清，邻近器官常有侵犯，并有早期转移。

卵 巢 癌

病案 8-3-3

患者，女，66 岁，间断腹部不适 21 个月。21 个月前无明显诱因出现间断腹部不适，于当地医院查彩超示双侧附件占位，为求进一步诊治来院。自发病以来，神志清，饮食可，大小便正常，体力情况良好，体重无明显减轻（图 8-3-3）。

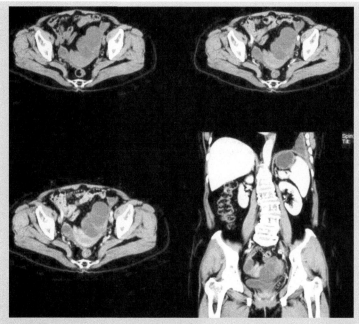

图 8-3-3

问题：

1. 患者 CT 检查的主要影像表现是什么？
2. 综合上述病史，应考虑哪种疾病？
3. 如果患者未行治疗，接下来可能会有哪些 CT 表现？

病案 8-3-3 分析讨论

卵巢癌是卵巢常见的恶性肿瘤，其中主要为浆液性囊腺癌（serous cystadenocarcinoma）和黏液性囊腺癌（mucinous cystadenocarcinoma）。浆液性囊腺癌是最常见的组织类型，50%为双侧卵巢病变，常呈囊性或囊实性。黏液性囊腺癌为第二常见的组织类型，侵犯双侧卵巢者占10%～20%，瘤体常较浆液性肿瘤大，常呈囊性或囊实性。

【影像学表现】

1. X 线表现　一般不用于本病诊断。

2. CT 表现

（1）平扫：盆腔肿块，肿块可为实性、囊性或囊实混合性，囊性者多为多房、厚薄不均，其内可见分隔或壁结节。

（2）增强扫描：分隔或壁结节及实性成分显著强化，坏死、出血区不强化，可有腹水、腹腔转移、淋巴结转移、肝转移、肺转移。

【鉴别诊断】

卵巢癌需与子宫内膜异位症相鉴别，后者最常发生于卵巢，为多发性囊性病灶，多局限在宫体后外侧，与子宫体或直肠粘连、分界不清，依出血时间及程度不同，影像学表现各异，典型的子宫内膜异位症影像表现为大囊周围伴有小囊，称之为"卫星囊"。

五、子宫肌瘤影像诊断

子宫肌瘤（uterine leiomyoma），又称子宫平滑肌瘤，为最常见的子宫良性肿瘤，好发于30～

50 岁生育期妇女，子宫肌瘤的确切原因尚不清楚，可能与长期和过度的雌激素刺激有关，绝经后肌瘤可萎缩退化。

影像学表现如下：

（1）X 线表现

1）平片：能显示子宫肌瘤内的钙化。若行膀胱造影术，可见膀胱受子宫肌瘤的压迫而充盈不良，局部有弧形外压改变。

2）子宫输卵管造影：黏膜下肌瘤可出现圆形充盈缺损。

（2）CT 表现

1）平扫：由于肌瘤密度与正常子宫无明显区别，小肌瘤不易被发现；当肌瘤较大，突出肌层外或生长于浆膜下时，可表现为子宫局部增大或整体增大，当伴有变性时，表现为增大的子宫内出现低密度影。

2）增强扫描：多数明显强化，多略低于正常子宫肌的强化。

六、子宫癌影像诊断

子 宫 颈 癌

病案 8-3-4

患者，女，45 岁，阴道大量流液 3 个月。3 个月前阴道大量流液，未重视，为求进一步诊治来院。自发病以来，神志清，饮食可，大小便正常，体力情况良好，体重无明显减轻（图 8-3-4）。

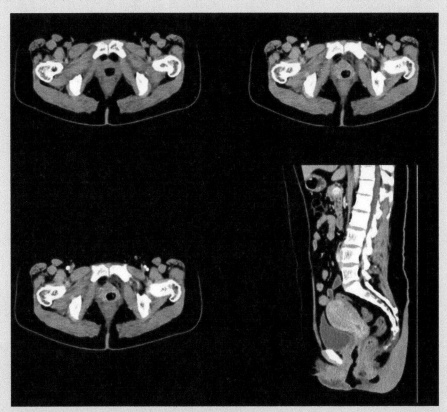

图 8-3-4

问题：

1. 患者 CT 检查的主要影像表现是什么？考虑哪种疾病？

2. 综合上述 CT 表现，请评估患者的临床分期。

病案 8-3-4 分析讨论

　　子宫颈癌（cervical carcinoma）是女性常见的生殖系统恶性肿瘤，好发于 45～55 岁，但近年来有患病年轻化趋势。早期症状主要为接触性出血，晚期可出现不规则阴道出血和白带增多。子宫颈癌的转移途径主要以淋巴转移为主。临床分期如下：Ⅰ期，肿瘤完全局限子宫颈。Ⅱ期，肿瘤延伸超过宫颈，但未达盆壁和阴道下 1/3。Ⅲ期，肿瘤延伸至盆壁或阴道下 1/3。Ⅳ期，肿瘤延伸超过真盆腔或侵犯膀胱、直肠。

【影像学表现】

　　1. X 线表现　一般不用于本病诊断。

　　2. CT 表现

　　（1）平扫：子宫颈增大，肿块呈软组织密度影，边界不规则，发生坏死时，可以见到有软组织内低密度影；晚期肿瘤侵犯盆壁、膀胱和直肠等可出现相应结构密度及形态改变，软组织内可见低密度影。

　　（2）增强扫描：不规则强化。

子 宫 体 癌

病案 8-3-5

　　患者，女，52 岁，月经紊乱 1 年余，淋漓不断出血 4 个月。1 年余前月经紊乱，周期 2～3 个月，经期 20～30 天，量多，有血块，腰膝酸痛，伴左下肢疼痛明显，未医治，今为求进一步诊治来院。自发病以来，神志清，饮食可，大小便正常，体力情况良好，体重无明显减轻（图 8-3-5）。

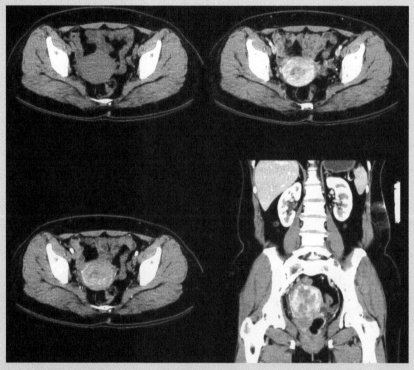

图 8-3-5

问题：

　　1. 患者 CT 检查的主要影像表现是什么？考虑哪种疾病？

　　2. 综合上述 CT 表现，请评估患者的临床分期。

病案 8-3-5 分析讨论

子宫体癌又称为子宫内膜癌（endometrial carcinoma），以腺癌最多，预后较好，好发于绝经后的老年女性，最常见症状是阴道出血和异常分泌物。确诊依靠组织活检。临床上子宫内膜癌依其侵犯范围分为四期：Ⅰ期，肿瘤限于子宫体。Ⅱ期，肿瘤侵犯子宫颈。Ⅲ期，肿瘤侵犯至宫外，但范围限于真盆腔。Ⅳ期，肿瘤侵犯膀胱、肠管或发生远隔性转移。

【影像学表现】

1. X 线表现　一般不用于本病诊断。

2. CT 表现

（1）平扫：子宫腔扩大，内有菜花或结节状软组织密度肿物，周围可为子宫腔内积液环绕。肿瘤向下侵犯子宫颈时可见宫颈增大，可引起宫腔积水、积血，导致子宫腔扩大，壁薄。肿瘤向外侵犯时，子宫和阴道旁脂肪间隙消失。晚期肿瘤可直接侵犯膀胱、直肠等周围结构，可出现盆腔、腹膜后淋巴结转移及腹腔等远隔转移。

（2）增强扫描：轻微强化或不强化，侵犯肌层时在强化的正常子宫肌内可见局限或弥漫性低密度。

【诊断与鉴别诊断】

子宫内膜癌需与子宫颈癌相鉴别，后者宫颈增大、强化，有接触性出血史，依靠组织活检确诊。

第四节　男性生殖系统

一、不同成像技术的优势和综合应用

（一）X 线检查

X 线检查具有明显局限性，仅输精管精囊造影偶尔有应用；普通 X 线仅能了解前列腺有无结石及钙化，一般不作首选。

（二）CT 检查

CT 可以用来检查前列腺的病变，可以显示前列腺增大，但在鉴别早期前列腺癌与良性前列腺增生时有明显的局限性；此外 CT 检查可对晚期前列腺肿瘤侵及范围，以及骨、淋巴结、肝、肺等多个部位转移进行评估。CT 很少用于检查睾丸恶性肿瘤，但能准确评估肿瘤的腹膜后淋巴结转移和多脏器的转移情况。CT 检查可以发现腹股沟内的隐睾，但对位于腹膜后的隐睾诊断价值非常小。总之，CT 检查在男性生殖系统病变中较局限。

二、正常影像学表现

（一）前列腺

前列腺位于盆底，紧邻膀胱下缘，呈横椭圆形或类圆形密度均匀软组织影，边界清晰。年轻人的前列腺底部横径约 4cm，上下径约 3cm，前后径约 2cm；老年人一般有不同程度增生，底部横径约 5cm，上下径约 4.8cm，前后径约 4.3cm。CT 检查无法区分前列腺各解剖带及前列腺被膜情况，故具有局限性（图 8-4-1）。

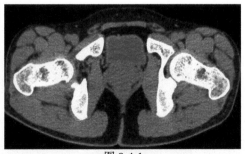

图 8-4-1

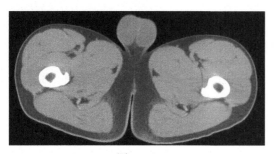

图 8-4-2

（二）精囊

精囊腺位于膀胱后方，前列腺后上方，为"八"字软组织样密度影，边缘为小分叶状；精囊腺前缘及膀胱后壁间可见脂肪性低密度区，为精囊角（seminal vesicles angles）。

（三）阴囊和睾丸

睾丸位于阴囊内，呈卵圆形均匀的软组织密度影，增强扫描一般无明显强化。附睾位于其后方，为条索样软组织密度影（图 8-4-2）。

三、基本病变影像学表现

（一）前列腺

（1）形态改变：包括前列腺体积增大、局部结节状突起及周围组织器官改变。前列腺增大可为对称性和非对称性，前者最常见于良性前列腺增生，但难与局限于腺体内的前列腺癌鉴别，非对称性增大常见于前列腺癌。

（2）密度改变：前列腺内低密度灶见于前列腺脓肿、囊肿或肿瘤坏死，前列腺内高密度钙化常为腺体内结石。

（二）精囊

（1）大小改变：双侧精囊对称性增大多为液体滞留所致。单侧精囊增大可为囊肿、脓肿或肿瘤等。

（2）形态改变：精囊角消失是常见的异常征象，在膀胱癌或前列腺癌时，这一征象意味着肿瘤已侵犯精囊。另一常见形态异常为精囊肿块。

（3）密度改变：精囊肿块呈水样密度时，为精囊囊肿或脓肿；而肿块呈不均匀软组织密度并有强化时，常为精囊肿瘤。

（三）阴囊和睾丸

睾丸肿块相对常见，多为睾丸肿瘤，CT 均表现为实性肿块，MRI 表现为稍短 T2 信号，其中精原细胞瘤信号均一，而非精原细胞瘤信号多不均匀。

四、良性前列腺增生影像诊断

病案 8-4-1

患者，男，81 岁，渐进性排尿不畅 6 年，加重半个月，肛诊：前列腺Ⅱ°增大（图 8-4-3）。

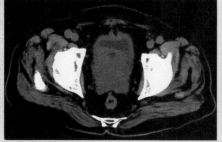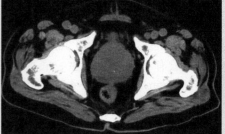

图 8-4-3

问题：
　　1. 诊断为何病？该病的主要影像诊断要点包括哪些？
　　2. 对该病的主要鉴别诊断及注意事项进行简单分析。

病案 8-4-1 分析讨论

　　良性前列腺增生（benign prostatic hyperplasia，BPH）是老年男性常见病变，60 岁以上发病率高达 75%。病理上，增生的腺体主要来源于移行区和尿道周围区，移行区为两侧腺体增生的来源，尿道周围区为中叶增生的来源。当增大的移行带压迫邻近的尿道和膀胱出口时，导致不同程度膀胱梗阻。主要临床表现为尿频、尿急、夜尿及排尿困难。

【影像学表现】

　　1. X 线表现　一般不用于本病诊断。

　　2. CT 表现

　　（1）平扫：显示前列腺弥漫性一致性增大。正常前列腺的上缘低于耻骨联合水平，如耻骨联合上方 2cm 或更高层面仍可见前列腺和（或）前列腺横径超过 5cm，即可判断前列腺增大。增大的前列腺边缘光滑锐利，密度无改变，但可有高密度钙化灶，代表结石；增生明显时膀胱底部受压向上移位，甚至突入膀胱似膀胱肿块。

　　（2）增强检查：增大的前列腺呈对称性较均一强化。

【诊断与鉴别诊断】

　　对于良性前列腺增生，CT 和 MRI 检查均可发现前列腺均匀对称性增大。然而 CT 并不能可靠地除外局限在前列腺被膜内的早期前列腺癌。MRI 有很好的软组织分辨率，能对前列腺行任意平面成像，不但可较好地显示其解剖分区，并可对病变部位进行准确定位，是前列腺检查的一种较好的影像学手段。T_2WI 上增大前列腺的周围带受压变薄而信号正常，是良性前列腺增生的主要诊断依据。良性前列腺增生诊断时，最主要的是与前列腺癌鉴别。

五、前列腺癌影像诊断

病案 8-4-2

　　患者，男，62 岁，排尿困难、血尿及疼痛，睡眠不正常。MRI 提示前列腺肿块累及左侧精囊腺，左髋臼、坐骨和右侧髂骨、耻骨见不规则结节，前列腺肿物尺寸约为 40mm×44mm×39mm（图 8-4-4）。生命体征平稳，但精神状态较差，每日卧床不起，疼痛不已，整夜不能入睡。

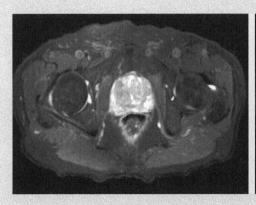
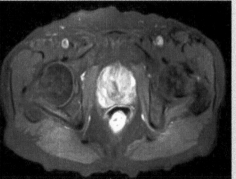

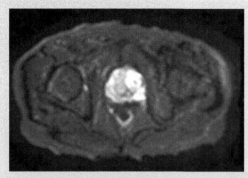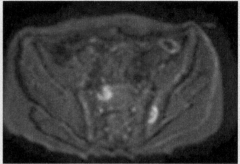

图 8-4-4

问题：

1. 患者病史有何特点？

2. 综合上述病史，应考虑何种疾病？如何确诊？

病案 8-4-2 分析讨论

前列腺癌（prostatic cancer）是起源于前列腺上皮细胞的高度恶性肿瘤，多见于老年男性，一般发生在 50 岁以后。近年来，前列腺癌的发病率和死亡率逐渐增长，居欧美国家所有肿瘤的第二位，但在亚洲人群中发病率相对较低。前列腺癌于镜下观察主要为分化较好的腺癌，多发生于外周带（占 70%），具有高度侵袭性，可突破前列腺被膜，进而侵犯精囊、周围脂肪间隙等，5%～20%可发生血行转移、淋巴结转移、骨转移，血行转移主要转移到脊柱，因此男性肿瘤骨转移应首先想到前列腺癌转移的可能。

前列腺癌通常会合并良性前列腺增生，早期一般无症状，少数可表现为排尿困难、血尿，因此常在前列腺增生的切除标本中或死后解剖时偶然发现。因为大多数前列腺呈结节状位于被膜下，肛诊检查偶可扪及。正常前列腺组织可分泌前列腺特异性抗原（prostatic-specific antigen，PSA），当 PSA 指标明显增高时，应高度怀疑为癌。前列腺癌的肿瘤分期主要应用国际抗癌联合会 TNM 分期和美国泌尿学会（AUA）的临床分期（Whitmore-Jewett 分期）标准，见表 8-4-1。

表 8-4-1 前列腺癌肿块的临床 Whitmore-Jewett 分期和 TNM 分期与病理对照

Whitmore-Jewett 分期	TNM	病理表现
A	T1	临床不可触及且影像检查难以显示，仅组织学检查偶尔发现的前列腺癌
B	T2	肿瘤局限在腺体内
C	T3	肿瘤延伸至前列腺被膜外或侵犯精囊，但肿瘤尚未固定
D	T4	肿瘤已固定或侵犯 T3 以外的邻近器官或结构，并出现淋巴结转移或骨转移等

【影像学表现】

1. X 线表现　常规 X 线检查难于发现病灶。

2. CT 表现

（1）平扫：早期前列腺癌可仅表现为前列腺体积增大，而密度无异常改变。对于中晚期前列腺癌，可以显示肿瘤的被膜外侵犯，表现为正常前列腺形态消失，代之为较大的分叶状肿块，肿瘤侵犯精囊时，造成精囊不对称、精囊角消失。当肿块较大时，可见向前突出的分叶状肿块侵犯膀胱后壁，使膀胱壁增厚。还可以观察盆腔淋巴结转移及远处器官转移。

（2）增强扫描：强化程度与正常组织类似，动脉期肿瘤表现为富血供结节。

【诊断与鉴别诊断】

对于早期局限性前列腺被膜内的前列腺癌，MRI 可作为首选影像学检查方法，T2WI 上于较高信号外周带内发现低信号结节是诊断的主要依据。此外，动态增强 MRI、DWI 和 MRS 均有助于前列腺癌的检查。良性前列腺增生的特点是中央带和移行带的前列腺基质及上皮细胞的增生，形成多个不连续的结节。良性前列腺增生的结节在 T_2WI 上可呈高信号、低信号或等信号，这是因为结节内所含腺体与基质不同，呈高信号是因为增生结节富含充满分泌液的腺体，腺体呈囊泡样扩张，这些囊性的前列腺增生结节与前列腺癌可作为鉴别点。但是混合型或基质较多的前列腺增生结节可在 T_2WI 表现为低信号，此时与前列腺癌鉴别困难。

细菌性前列腺炎可慢性或急性发病，多见于年轻人，往往是因为前列腺内发生回流的尿感染微生物（如大肠杆菌、肠球菌、变形杆菌）或仪器检查导致，往往伴有全身症状。前列腺炎可呈弥散或局限分布，在 MRI 成像上，往往在 T_2WI 上呈低信号，可伴有轻-中度的弥散受限征象，这是增多的炎性细胞浸润所致，慢性前列腺炎的弥散受限程度低于前列腺癌。

六、睾丸肿瘤影像诊断

病案 8-4-3

患者，男，15 岁，因发现"右侧睾丸肿物"入院，患者无明显自觉症状，查 HCG 0.1mIU/ml，AFP 1.59ng/ml，行 B 超检查示右侧睾丸内见实性略低回声结节，门诊以"右侧睾丸肿瘤"收入院。入院后查体：右侧睾丸体积增大，质硬，实性肿物，轻度触痛，皮温正常，右侧睾丸体积、形态正常（图 8-4-5）。

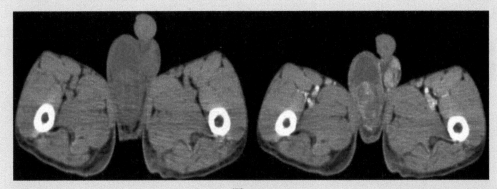

图 8-4-5

问题：
1. 患者病史有何特点？
2. 患者 CT 检查的主要影像表现是什么？
3. 综合上述病史，应考虑何种疾病？如何确诊？

病案 8-4-3 分析讨论

睾丸肿瘤常发生于青壮年男性，占男性肿瘤的 1.0%～1.5%，占泌尿生殖系统肿瘤的 5.0%，虽然发病率较低，但是绝大部分为恶性实体肿瘤。在睾丸恶性肿瘤中生殖细胞瘤占 90%，进入青春期后生殖细胞瘤的发病率明显上升，20～40 岁为发病高峰期。尽管在一个多世纪以来，睾丸肿瘤的发病率一直在较低的水平，但存在上升趋势，且其 5 年生存率也有较大的改善。除卵巢囊腺瘤极少发生在睾丸以外，和卵巢性索间质及生殖细胞瘤相同类型的肿瘤均可发生在睾丸，发生在睾丸和卵巢的同一类型的肿瘤的肉眼观、组织学改变和生物学行为无明显区别。

多数睾丸肿瘤无明显症状，大多数患者因无意中发现睾丸肿大或者两侧睾丸不对称而就医。肿大的睾丸常常不伴有疼痛，伴有下坠感，极个别患者可伴有睾丸疼痛并有放射痛，此时多考虑为急性肿瘤内出血或梗死，或者并发急性附睾炎而出现局部红肿和疼痛，因为症状不典型，约 1/4 的患者在出现症状 5～6 个月后才就诊，因此而延误了最佳治疗时机。

　　睾丸检查时可先进行双手触诊，先检查正常一侧，再检查患侧，以便对照病灶大小、形状和质地，如阴囊空虚，则需注意腹股沟及下腹部有无肿块存在。一般睾丸肿瘤呈实性包块时绝大部分为恶性，良性病变可为囊性、质软，可与恶性肿瘤初步鉴别。睾丸肿大、质地坚硬但表面尚光滑的常为精原细胞瘤。如睾丸内存在数个增大结节，多为胚胎癌或畸胎瘤。腹股沟、腋下及锁骨上区浅表淋巴结应检查有无肿大，对术前分期分级有重要指导意义。此外，结合实验室检查，血清标记物对诊断、分期和预后的评估有重要作用，如胚胎癌和绒毛上皮癌可表现为血中甲胎蛋白或绒毛膜促性腺激素水平增高。

【影像学表现】

　　1. X 线表现　作为最基础的影像学检查，对于睾丸肿瘤诊断相对困难。

　　2. CT 表现

　　（1）腹膜后或盆腔内类圆形肿块，形态可呈分叶状或不规则状，肿块边界可辨，大部分肿瘤长轴与睾丸下行路径一致。肿块表现为实性密度为主，多伴有囊变、坏死。

　　（2）增强扫描：不均匀强化，部分肿块内可见分隔状强化，此征象一般被认为是睾丸肿瘤的特征性表现。

【诊断与鉴别诊断】

　　在诊断睾丸肿瘤时一般首选超声检查，但对于肿瘤的形态及侵犯情况，MRI 具有优势，睾丸肿瘤会使一侧睾丸体积增大，表现为不规则形态肿块，在 T_2WI 上可见稍低信号肿块，此外还需观察有无淋巴结转移。

　　睾丸炎和附睾炎一般发病急剧，伴有局部肿痛、发热等临床症状，睾丸肿胀、渗出，尿液检查白细胞、脓细胞增多，与睾丸肿瘤鉴别相对容易。睾丸结核一般伴随肺内结核、泌尿系结核病史，可与附睾结核并存。

第五节　腹膜后间隙

一、不同成像技术的优势和综合应用

（一）X 线检查

　　X 线检查在腹膜后病变有明显的局限性，因腹膜后三个间隙彼此重叠，所以普通 X 线平片检查获得的信息很少，只有当病变影响到腹膜后间隙诸脂肪组织时才可显示一定征象，因而诊断价值有限。

（二）CT 检查

　　CT 检查是腹膜后间隙病变最重要的检查技术；调节合适的窗宽，可以清楚显示腹膜后间隙及其筋膜。尤其是多层螺旋 CT 及三维重建技术可以立体显示病变的空间位置及其与邻近脏器的解剖关系，有利于病变的定位诊断。另外，CT 检查密度分辨率高，能显示腹膜后病变的一些组织特征，如脂肪组织、液体、钙化等成分，从而有助于疾病的定性诊断。

二、正常影像学表现

（一）正常 X 线表现

　　肾脏周围及腰大肌前外侧脂肪组织比较丰富，因此腹膜后间隙诸结构可以在腹部平片上显示。另外，胁腹脂线正常情况下也可以显示，即后肾旁间隙向胁腹部延伸部分，表现为纵行条状透亮影。

（二）正常 CT 表现

在腹膜后低密度脂肪的对比下，调节合适的窗宽，可显示肾前和肾后筋膜，以及两侧的侧锥筋膜，表现为纤细的软组织密度线影。诊断胰腺炎、肾周渗出、腹膜肿瘤等病变时，腹膜及腹膜后相关间隙相对较容易观察。

1. 前肾旁间隙　位于腹后壁壁层腹膜与肾前筋膜、锥侧筋膜之间。内有胰腺的大部分、十二指肠腹膜后部分、升结肠、降结肠及脂肪组织。内侧在胰腺水平两侧可交通，其余平面内侧与脊柱近似平行，外侧界为侧锥筋膜和胁腹壁。下方与肾周、后肾旁间隙相通。

2. 肾周间隙　位于肾前、后筋膜之间。内容物除肾和肾上腺外，还有丰富的低密度脂肪组织，故该间隙亦称肾脂肪囊。在内侧、肾前、后筋膜分别与椎前、大血管肾周围结缔组织及腰肌筋膜相连，因而两侧肾周间隙并不相通；筋膜上方与膈筋膜融合；下方肾筋膜前后两层与髂筋膜及输尿管周围的结缔组织疏松融合或相连，因此该间隙下部可与髂窝及前、后肾旁间隙相通。

3. 后肾旁间隙　位于肾后筋膜与腹横筋膜之间，内无器官，主要为低密度脂肪组织。该间隙内侧为肾后筋膜与腰肌筋膜融合处，外侧向侧腹壁延伸，与腹膜外脂肪间隙相连，下方于髂嵴稍下平面与前肾旁、肾周间隙相通，上方融于膈肌筋膜。

三、基本病变影像学表现

（一）X 线表现

主要表现为腹膜后脂肪改变，炎症、外伤、肿瘤等疾病使肾周脂肪间隙增宽、密度增加、脂肪间隙模糊、渗出等改变。若病变内有气体或气液共存时，腹平片可显示气液平面。

（二）CT 表现

1. 腹膜后脂肪改变　炎症、外伤等病变造成腹膜后间隙感染、血肿形成等，常表现为腹膜后间隙内脂肪肿胀、液化、坏死，间隙内局限或广泛蜂窝织炎样积液甚至脓肿形成等，若病变区内有气体存在（如十二指肠降段后壁外伤性破裂或十二指肠及结肠穿孔，肠内气体进入前肾旁间隙），可显示腹膜后间隙积气征。

2. 肾筋膜增厚　腹膜后间隙内的任何结构的病变包括肿瘤、炎症、出血等，都可能引起肾筋膜的增厚。肾旁前间隙的感染，主要来源于急性胰腺炎的扩散和十二指肠、升降结肠穿孔等病变向腹膜后间隙扩散，可导致肾筋膜前层增厚；肾周间隙感染，肾脏是最常见的感染来源，如肾脏实质的炎症（脓肿）破溃入肾周间隙或继发于肾盂肾炎的肾周蔓延，导致肾筋膜前、后层及肾周间隙内桥隔增厚；肾旁后间隙感染主要来自其他间隙炎症的蔓延、扩散，如急性胰腺炎向肾旁后间隙扩散，盆壁、髂窝感染循盆腔筋膜间隙、髂窝区域腹膜外间隙向上扩散达到该间隙，腰肌脓肿可经腰方肌前缘累及该间隙，导致肾筋膜后层增厚。

3. 腹膜后肿块　腹膜后原发肿瘤、转移瘤、淋巴瘤、脓肿、增大淋巴结和腹膜后纤维化等常表现为腹膜后肿块。病变因组织类型及病理改变不同而表现为不同密度的肿块影。例如，良性肿瘤，一般较小，质地均匀，与周围器官和结构有清楚边界，增强检查多均匀强化；恶性肿瘤，常常不均质，其内可有坏死、囊变所致的低密度区；原发腹膜后恶性肿瘤瘤体通常较大，一个断面上仅能显示部分瘤体，需要连续多方位观察以确定肿瘤起源和与邻近脏器的毗邻关系。

4. 腹膜后脏器受压移位　右侧前肾旁间隙病变可使居于前方的升结肠、十二指肠降段向前移位；左侧前肾旁间隙病变可将胰体、尾推向右前方（病变处于胰后方）或右后方（病变处于胰前方）；肾周间隙病变可使肾脏受压、推移，肾轴发生旋转。

四、原发腹膜后肿瘤影像诊断

原发性腹膜后肿瘤是一类罕见但种类繁多的肿瘤，且80%～90%都是恶性的，占所有恶性肿瘤的 0.1%~0.2%。肿瘤起源于腹膜后间质（脂肪、肌肉、纤维、淋巴、神经等），但非腹膜后位器官。所有原发性腹膜后肿瘤中，间叶组织来源的恶性肿瘤最常见，如脂肪肉瘤、平滑肌肉瘤、纤维肉瘤、横纹肌肉瘤、血管肉瘤、淋巴管肉瘤、未分化型多型性肉瘤等。腹膜后良性肿瘤较少，以神经鞘瘤、神经纤维瘤、淋巴管瘤、脂肪瘤及血管平滑肌脂肪瘤等较为常见。腹膜后肿瘤发现时体积都已较大，由于腹膜后松软的组织结构有足够的空间供肿瘤生长，肿瘤体积较小时不易发觉，且临床表现无特异性。

原发性腹膜后恶性肿瘤

病案 8-5-1

患者，男，37 岁，体检发现腹腔包块 5 天。患者于入院 5 天前体检时，发现左上腹包块，无疼痛，腹胀不伴后背放射痛。门诊彩超示左中上腹实性占位，以"腹腔占位"收住院（图 8-5-1）。

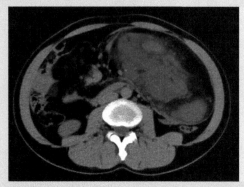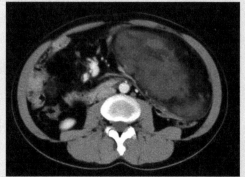

图 8-5-1

问题：

1. 该病的主要影像诊断要点有哪些？临床症状是否有特殊表现？
2. 该病瘤需要与哪些疾病相鉴别？

病案 8-5-1 分析讨论

原发性腹膜后恶性肿瘤以脂肪肉瘤最常见，起源于中胚层，占原发性腹膜后肿瘤的 33%，以 50~60 岁好发。根据其分化的不同分为五个类型：分化良好型、去分化型、黏液型、多形性型及圆形细胞型，其中分化良好的脂肪肉瘤更常见，但是分化较好的脂肪肉瘤含大量的成熟脂肪细胞，这又使得与良性脂肪瘤不好鉴别。但脂肪肉瘤形状不规则、结节多且内部有分隔，若脂肪肉瘤内出现钙化或者骨化，则提示去分化，且被认为是预后不良的表现。有的脂肪肉瘤完全表现为软组织肿块，甚至脂肪成分占据瘤体 90% 以上，加大了鉴别诊断的难度。本病易复发，但转移少见。

【影像学表现】

1. X 线表现

（1）当脂肪肉瘤体积较小时，不能发现异常。

（2）当瘤体体积较大推挤或侵犯到邻近器官，导致正常腹膜后位器官移位时，可在平片中显示，此外尿路造影、胃肠道造影均可发现病变。

2. CT 表现

（1）脂肪肉瘤成分复杂，CT 表现各有差异，大部分脂肪肉瘤（约 75%）表现为边界清晰的脂肪组织，钙化或骨化比较少见，但出现钙化时需与腹膜后畸胎瘤相鉴别，并且钙化或骨化出现时被认为是预后不良的表现，此时通常表明为去分化。

（2）以纤维组织为主的瘤体，脂肪含量比较少，在 CT 上表现为腹膜后软组织肿块。

（3）以黏液为主的瘤体，CT 平扫与水的密度相似，CT 增强扫描常表现为网状延迟强化。

【诊断与鉴别诊断】

原发性腹膜后恶性肿瘤精确诊断主要依靠病理，虽然仅靠 CT 很难做出明确诊断，但能对腹膜后疾病的诊断及鉴别诊断提供重要信号。平滑肌肉瘤：表现为腹膜后巨大肿块，与肌肉密度相似，体积较大，直径一般＞10cm，内部坏死面积大，出血少见，钙化不常见，增强表现为病灶周边明显强化，邻近血管受累。恶性纤维组织肉瘤：影像表现无明显特异性，表现为腹膜后分界清晰的软组织肿块，出血坏死不广泛，可直接侵犯邻近器官，钙化率约 20%，表现为块状或周边环状钙化，实性成分呈结节状强化，边界清晰。

原发性腹膜后良性肿瘤

病案 8-5-2

患者，男，45 岁，于 1 个月前进食油腻食物后出现右上腹疼痛，呈持续性胀痛，无他处放射，伴恶心，当时未重视，此后症状反复，于当地医院就诊，胆囊结石并胆囊炎，腹膜后神经源性肿瘤。以"腹痛待查"收入院。查体：全腹未触及肿块。B 超、CT 示胆囊结石并炎症，左侧盆腔内可见类圆形软组织密度影，增强表现为轻度强化，病灶内部欠均匀，边界清晰，邻近直肠及膀胱受压，考虑神经源性肿瘤（图 8-5-2）。行盆腔肿物切除术，术见：左侧髂窝可触及三个瘤体，大小约 4 cm×3cm，与髂血管关系密切，质韧，切开呈鱼肉样改变。术后病理：淡黄不规则肿物，包膜完整，切面均淡黄暗红相间，质软，免疫组化结果符合神经鞘瘤；免疫组化：CK（−），S100（强+），SMA（−），CD117（−），CD34（血管+），Ki167（2%～5%），NSE（−）。

问题：

1. 腹膜后神经鞘瘤的主要影像诊断要点有哪些？是否有特殊的影像学表现？临床症状是否有特殊表现？

2. 腹膜后神经鞘瘤需要与哪些疾病相鉴别？

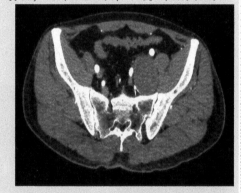

图 8-5-2

病案 8-5-2 分析讨论

原发性腹膜后良性肿瘤是指原发于腹膜后间隙的良性软组织肿瘤，不包括源于腹膜后固有脏器的肿瘤。腹膜后间隙组织丰富，包括神经、血管、淋巴组织、纤维组织、脂肪组织、平滑肌等。本病发病率低，且良性相对少见，文献报道常见的原发性腹膜后良性肿瘤包括神经源性肿瘤、胚胎组织源性肿瘤、间叶组织源性肿瘤和囊肿，其中以神经源性肿瘤最常见，而神经源性肿瘤中以神经鞘瘤最为常见。神经鞘瘤起源于施万细胞的神经鞘，占原发性腹膜后肿瘤的6%，女性多见，以 20～50 岁好发。

【影像学表现】

1. X 线表现

（1）当神经鞘瘤体积较小时，X 线难以发现病变。

（2）当瘤体体积较大推挤到邻近器官，导致正常腹膜后位器官移位时，则可在平片中显示。

2. CT 表现

（1）平扫：常见于脊柱旁及盆腔，并可见腰骶椎椎间孔扩大，肿块边界清晰，多呈圆形或类圆形，部分可呈分叶状，瘤体较大时多发生囊变，可有钙化，平扫时病灶 CT 值与肌肉相当。

（2）增强扫描：一般表现为进行性延迟强化，坏死囊变区无强化，多为不均匀片状或条状强化，肿瘤强化程度从轻度至明显强化不等，完全囊变者囊壁呈轻至中度强化。

【诊断与鉴别诊断】

腹膜后神经源性肿瘤病理类型较多，影像表现重叠影像较多，给鉴别诊断带来了一定的困难。腹膜后良性神经鞘瘤主要需与以下几种疾病相鉴别：①神经纤维瘤，相对少见，20～40岁常见，富含脂质的施万细胞在 CT 上呈低密度肿块，增强比神经鞘瘤强化更明显，累及神经孔呈哑铃状改变，另一种形式则与神经纤维瘤病Ⅰ型相关，往往为神经纤维瘤病的局部表现。②副神经节瘤：是由肾上腺嗜铬细胞产生的肿瘤，患者常有高血压，病灶通常比较大、呈分叶状，由于内部血管多，增强表现为明显强化，可有出血坏死，T_1WI 上可见血管流空效应，T_2WI 呈"灯泡征"。③神经节细胞瘤：好发于 10 岁左右儿童及 40 岁以上女性，病灶可沿间隙呈嵌入式生长，呈伪足样改变，增强后一般轻度强化。

腹膜后淋巴瘤

病案 8-5-3

患者，女，70 岁，于 10 天前因感冒后给予抗炎对症治疗，渐感左侧腰背部酸胀，无明显疼痛，入院前一天疼痛明显加重，急诊腹部 CT 示左肾上极巨大肿块，中度强化，左肾动脉穿行于病灶内，病灶大部分密度均匀，病灶与周边组织分界欠清，呈浸润性生长（图 8-5-3）。以左侧腹部占位收入院。查体：全腹未触及肿块。行左侧腹部占位根治术，术中见肿瘤自肾门内长出，表面多量血管迂曲，大小约 8 cm×8cm，质韧，固定，无活动度，肿瘤与腹主动脉、脾动脉、胰腺粘连，尤其与腹主动脉粘连严重，左肾动脉、静脉被肿瘤包裹。术后病理：切除一侧肾脏，可见9cm×8cm灰白色质韧区，免疫组化符合非霍奇金淋巴瘤；免疫组化：CK（−），LCA（＋），Ki67（70%）、CgA（−），SYN（−），CD56（−）、Vim（＋）。

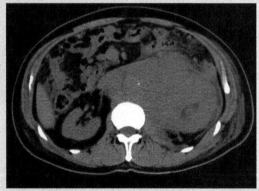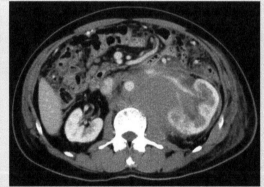

图 8-5-3

问题：

1. 患者病史有何特点？

2. 综合上述病史，应考虑何种疾病？如何确诊？

病案 8-5-3 分析讨论

腹膜后淋巴瘤是原发于腹膜后淋巴结或淋巴组织的恶性肿瘤，占原发性腹膜后肿瘤的 1/3；淋巴瘤易发生在中年以上男性，常以无痛性、进行性浅表淋巴结肿大就诊。淋巴瘤主要分为两类，即霍奇金淋巴瘤（HL）和非霍奇金淋巴瘤（NHL），病灶主要侵犯淋巴结和淋巴结以外的网状组织。HL 30～70 岁多见，病灶多呈局限性生长；而 NHL 50～80 岁常见，淋巴结结外表现更多见；腹主动脉旁淋巴结病变约 25%是 HL，55%是 NHL。

【影像学表现】

1. X 线表现　以往多用淋巴系统造影检查，但因存在创伤、并发症及盲区，现在已几乎不再使用。

2. CT 表现

（1）位于主动脉旁或盆腔的多发呈浸润性生长的均质肿块，肿块包绕腹主动脉及下腔静脉，在腹膜后组织之间生长，包绕周围组织，但不压迫，病灶边界清晰。

（2）增强扫描：轻至中度强化，在淋巴瘤治疗前钙化和坏死少见，血管侵犯和血栓形成亦少见。

【诊断与鉴别诊断】

腹膜后原发淋巴瘤主要与淋巴结转移相鉴别，仔细了解病史有助于鉴别。淋巴结转移多有原发病史，而本病则常有发热、贫血及全身浅表淋巴结肿大等临床表现。除此以外还需与 Castlemen 病相鉴别，该病又称巨淋巴结增生症及血管滤泡性淋巴组织增生，是一种罕见的以淋巴细胞增殖为特征的良性疾病，二十多岁常见，且女性多见，可见于任意淋巴结，以纵隔淋巴结最常见，CT 及 MRI 病灶呈边界清晰的实性肿块，部分内部可有纤维分隔，T_1WI 及 T_2WI 均呈低信号，增强病灶可有明显强化，强化程度几乎与主动脉一致，延迟期呈持续性中等程度强化，与淋巴瘤表现不同，可鉴别。

五、腹膜后纤维化影像诊断

病案 8-5-4

患者，女，23 岁，以左侧腰腹部疼痛 1 年，加重 20 天收入院。患者诉 1 年前无明显诱因出现左侧腰腹部疼痛，持续性隐痛，未放射到其他部位，无恶心、呕吐，无排尿困难，无发热、寒战等症状（图 8-5-4）。

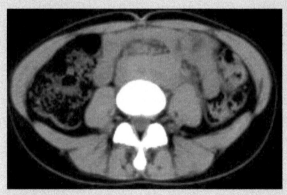

图 8-5-4

问题：

1. 患者病史有何特点？

2. 综合上述病史，应考虑何种疾病？如何确诊？

病案 8-5-4 分析讨论

腹膜后纤维化（retroperitoneal fibrosis，RPF）是一种病因未明的腹膜后纤维脂肪非特异性、非化脓性的炎症，以腹膜后广泛纤维化为特征，并压迫腹膜后血管、神经、消化道和泌尿系统组织器官为特征性合并症。本病少见多变，且临床表现缺乏特异性，易被误诊。本病病因复杂，约 30% 为继发性，与药物（如甲基麦角胺类药物）、腹膜后出血、炎症、围绕腹主动脉发生的恶性肿瘤、放射线治疗等众多因素有关，有报道称，职业性从事石棉作业也可能是重要因素。约 70%病因仍不明，为特发性，可能与自身免疫介导的结缔组织疾病有关。对本病的诊断主要依靠影像手段加病理证实。

组织学上表现为不同程度的炎性反应，即由不同成熟度的炎性细胞和纤维化组织构成，其中巨噬细胞发挥着最主要作用。主要有两个病理过程：①近期炎症反应；②既往炎症反应造成瘢痕形成。主要以腹膜后脂肪组织亚急性和慢性炎症伴大量纤维组织增生为特点，界限不清，并包绕腹主动脉、下腔静脉及输尿管，使其受压狭窄，产生梗阻；还可延至盆腔而引起直肠和乙状结肠狭窄。

临床上，本病好发于 40～60 岁男性，临床表现无特异性，多表现为腰背部钝痛，可能与炎症、输尿管梗阻或异常痉挛有关，输尿管受累致肾功能不全、肾衰竭、晚期出现尿少、无尿、血尿；直肠和乙状结肠狭窄，可产生排便障碍；下腔静脉受压、腹膜后淋巴管阻塞致下肢末端水肿或深静脉血栓形成；性腺血管受累致阴囊水肿；十二指肠、胆道和胰腺受累导致梗阻症状少见。因 RPF 临床无特异性，因此，影像学检查对诊断至关重要。

【影像学表现】

1. X 线表现

（1）静脉肾盂造影（IVP）：缺乏特异性，因输尿管的非特异性炎症、肿瘤也可有类似尿路梗阻扩张表现。主要表现为单侧或双侧肾积水，下段输尿管变细并向内扭曲、移位。

（2）钡剂灌肠：可发现直肠和乙状结肠狭窄。

2. CT 表现

（1）平扫：视所累及的部位、范围及病变的形态、大小的不同而异。病变多局限在中线及脊柱旁区，典型的 RPF 累及范围为骶岬或 L_4、L_5 的主动脉分支水平，然后沿着脊柱前方表面向头侧蔓延至肾门，常为片状、板状或边界清楚的软组织密度肿块影包绕腹主动脉、下腔静脉及输尿管、腰大肌。输尿管、肾盂受侵犯可导致肾盂积水，少数病例甚至可包绕整个肾脏。

（2）增强扫描：强化程度与病程的不同阶段病灶的活动性有关，早期活动期病变明显强化，晚期静止期则强化不明显。

【诊断与鉴别诊断】

本病需与淋巴瘤、淋巴结转移瘤及来源于腹膜后组织的间质性肿瘤、副节瘤等腹膜后恶性病变鉴别。RPF 通常主要发生在 L_4 水平以下腹主动脉周围，向上很少超过肾门水平，且病变沿着血管走行分布；淋巴瘤和淋巴结转移瘤的病变范围广泛，常见腹膜后自胰周水平即出现肿大淋巴结，淋巴转移瘤分布一般符合淋巴引流途径。其他腹膜后肿瘤对腹膜后组织主要表现为推挤而不是包绕，肿块大时可出现将血管夹在中间的"三明治"征，较少出现肾盂和输尿管扩张，其他恶性病变可侵蚀破坏周围骨质结构。

第九章　骨骼肌肉系统

学习要求：
1. 记忆：骨骼肌肉系统疾病不同成像技术的优势和综合应用。
2. 理解：骨骼肌肉系统循环正常影像表现及基本病变影像学表现。
3. 运用：常见骨骼肌肉系统疾病的影像表现。

第一节　骨　骼

一、不同成像技术的优势和综合应用

（一）X线的应用价值和限度

骨组织含有大量钙盐，密度高，与周围软组织有良好的对比，而且骨本身的骨皮质、骨松质和骨髓腔之间也有足够的对比度，因而适于X线检查。此外，X线具有较高的空间分辨力，能显示骨和关节细微的骨质结构。骨关节的影像X线显示非常清晰，不仅可用来发现病变，明确病变的范围和程度，而且对很多病变能做出定性诊断，加之常规X线设备和检查费用都较低，检查过程简便易行，从1895年伦琴将X线首次用于人体检查以来就在骨骼系统得到广泛的应用，至今仍是首选的影像检查方法。然而当病变未造成骨质改变时，常规X线检查往往难于发现。不少骨关节病变的X线表现比病理改变和临床表现出现晚，所以初次检查结果阴性并不能排除早期病变的存在，应定期复查或行其他影像学检查。另外，X线片是二维图像，在这种图像上人体的各种结构互相重叠（如颅底、上胸椎）而难以观察。骨骼肌肉系统的各种软组织结构之间缺乏良好的天然对比，各种病变组织的密度又多与其相似，在X线下无法识别，因此常规X线检查在软组织病变的诊断中受到较大的限制。目前对于骨骼肌肉系统疾病，常规X线检查仍是重要的和首选的检查方法。一般来说，四肢骨的外伤、骨感染、良性肿瘤和肿瘤样病变、全身性骨疾病等X线表现特征明确，与临床表现和实验室检查结果相符时即可确诊。要正确认识X线诊断骨骼肌肉系统疾病的能力与限度，既要充分利用X线检查简便、经济、空间分辨力高的优点，又要了解其二维成像、影像重叠、密度分辨力较低、不能很好区分各种软组织等不足之处，当X线检查不能满足诊断的要求时，应有目的地选用CT检查。

（二）CT的应用价值和限度

常规X线检查一般是骨骼肌肉系统的首选影像检查方法，但对于解剖结构比较复杂的部位或以显示软组织病变为主时，可首先选用CT检查，如骨盆、髋关节、骶骨、骶髂关节、肩盂、肩锁关节、胸骨、脊柱、肋骨、颞下颌关节等部位的病变和软组织肿瘤等。多数情况下，在X线检查的基础上如要了解较小范围的骨质破坏、髓腔情况、骨内或软组织内的淡薄钙化或骨化及软组织病变时，都需要辅以CT检查。

（三）成像技术的优选和综合应用

在骨骼肌肉系统，对于不同疾病，各种影像学检查技术的价值各异，因此对临床怀疑的病变，应有针对性地选择不同的检查技术。例如，同样为膝关节外伤患者，若临床怀疑骨折，首选检查方法为X线；当临床考虑韧带或半月板损伤时，则首选检查技术为MRI。此外，对于某些骨骼肌肉系统疾病，常常需要联合应用两种以上的检查技术，如恶性骨肿瘤，X线和CT对于显示骨质改变较佳，而MRI对骨髓腔受累及其范围的确定具有独特的价值。因此，这些检查技术的联合应用，对病变的细节、范

围、分期必然较任何单一检查技术更准确、更全面，从而有助于疾病的正确诊断和临床治疗。

二、正常影像学表现

（一）正常 X 线表现

1. 管状骨

（1）骨膜：正常骨膜和骨周围的软组织密度相同，在 X 线片上不能辨认。

（2）骨皮质：为密质骨，密度均匀致密，在骨干中段最厚，向两端逐渐变薄。骨皮质内缘与骨松质连续，外缘光整，在肌腱韧带附着处可出现隆起或凹凸不平。骨的滋养动脉穿过骨皮质时形成一条纤细的道，在 X 线片上可因投照位置不同而显示为圆形、卵圆形或细条状低密度影，勿将后者误认为骨折线。较大的管状骨的滋养血管的走行方向（由骨外向骨内）在上肢均朝向肘关节，在下肢均背离膝关节。

（3）骨松质：由骨小梁和其间的骨髓构成，在 X 线片上显示为网络样骨纹理，密度低于骨皮质。骨小梁的排列、粗细和数量因人和部位而异；其排列方向与负重、肌肉张力及特殊功能有关。在压力作用下，一部分骨小梁排列与压力方向一致，称压力曲线；另一部分与张力方向一致，称张力曲线。在股骨近端和跟骨的 X 线片上可清楚见到这种不同方向的骨梁。

（4）骨髓腔：常因骨皮质和小梁的遮盖而显示不清，骨髓腔的骨干段可显示为边界不清、较为透亮的带状区。

2. 滑膜关节

X 线片上滑膜关节由骨性关节面、关节间隙及关节囊构成，部分大关节可以辨识韧带、关节内外脂肪层等关节附属结构。

（1）骨性关节面：X 线所见的关节面实际上是关节软骨深层的菲薄钙化带和其下的薄层致密骨质，可称为骨性关节面。X 线片上表现为边缘锐利光滑的线样致密影，通常凹侧骨性关节面较凸侧厚。

（2）关节间隙：为两个相对骨端的骨性关节面之间的透亮间隙，由于关节软骨与其他软组织密度一致而不能辨别，X 线片上显示的关节间隙实际上代表关节组成骨骨端的关节软骨和解剖学上真正的关节腔。

（3）关节囊：由于其密度与周围软组织相同，一般 X 线检查不能显示，有时在关节囊外脂肪层的衬托下可见其边缘。

（4）关节附属结构：某些大关节，如膝、髋和踝关节周围的韧带，可在邻近脂肪组织的对比下被显示，如髌韧带；关节内脂肪位于关节囊内外层之间，见于大关节，如肘关节囊前后两个脂肪垫及膝关节的髌下脂垫；关节外脂肪层位于关节囊和周围肌肉之间，层次清楚，可衬托出关节囊的轮廓。

3. 软组织

骨骼肌肉系统中的肌肉、肌腱、韧带、关节囊、关节软骨、血管和神经等组织之间的密度差别不大，缺乏明确的天然对比，在 X 线片上无法显示各自的形态和结构，观察受到较大的限制。一张对比度良好的 X 线片，仅可通过较低密度的皮下、肌间和关节囊内外脂肪组织的衬托，观察某些肌肉、肌腱和韧带的轮廓，如跟腱、髌韧带、腰大肌外缘等；此外均表现为一片中等密度的影像。对血管的观察可行血管造影，即将高密度的水溶性有机碘对比剂注入血管内，使其与周围的软组织形成良好的人工对比，可显示局部血管的解剖结构。通过快速摄影或 X 线摄影，还可显示动脉期、静脉期等不同时相的表现，用以临床诊断。

4. 各部位骨关节

（1）手腕部

1）指骨（phalanges of fingers）：属短管状骨，各有一个骨骺，位于基底部。末节指骨远端扁平宽大，为爪粗隆。

2）掌骨（metacarpal bones）：亦属短管状骨，各有一个骨骺，除第 1 掌骨的骨骺位于基底部外其余均位于远端。第 1 掌骨最短，第 2 掌骨最长。

3）腕骨（carpal bones）和腕关节（wrist）：腕骨共 8 块，排成远近两列，但并不在同一平面上，而是背侧面凸隆，掌侧面凹陷形成腕骨沟，各腕骨的相邻面都有关节软骨覆盖，彼此形成腕骨间关节。腕关节包括桡腕关节、腕骨间关节和腕掌关节。尺骨远端和腕骨间有一个关节盘。

（2）肘部肘关节（elbow joint）：由肱桡、肱尺和近端尺桡三个关节组成。X 线正位片上肱桡关节间隙显示清楚，侧位片上可显示肱尺关节全部。肱骨远端前面有冠突窝、后面有鹰嘴窝，两窝前后相对，其间骨质很薄，有时甚至为一小孔，为滑车上孔；侧位片上两窝皮质靠拢形成 X 形。肘关节有两个囊内脂肪垫分别位于冠突窝和鹰嘴窝，在正常侧位片上前者可以见到；肘关节肿胀时脂肪垫受推移使得两者都可见到。肘部二次骨化中心较多，有肱骨小头及滑车外侧部、滑车内侧部、内上髁和外上髁骨化中心，桡骨小头骨化中心和鹰嘴骨化中心。

（3）肩胛部：包括锁骨、肩胛骨及肩锁关节、肩关节。锁骨呈 S 形，锁骨体为膜内成骨，其内侧段下缘骨质凹陷，称为菱形窝。肩胛骨体部呈倒置的三角形，脊柱缘外侧相当于冈下窝，骨质菲薄甚至见不到易误认为骨质破坏。

肩锁关节（acromioclavicular joint）由锁骨的肩峰端和肩胛骨的肩峰构成，两骨端下缘平齐，上缘锁骨端高出约 1/3。

肩关节（shoulder joint）由肱骨头和肩胛盂构成，肱骨头对向肩胛盂。正位片上肩胛盂的前缘在内侧，后缘在外侧，后者与肱骨头有部分重叠，重叠部呈双凸球镜样。锁骨内端有一半月状骨骺，其出现和愈合均较迟。肱骨近端有肱骨头、大结节和小结节三个骨骺，在投照时若肱骨头内外旋的程度不同，骺线形状各异，勿误认为肱骨近端骨折。

（4）足踝部

1）趾骨（phalanges of toes）：属短管状骨，各骨只有一个骨骺，位于基底部。

2）跖骨（metatarsal bones）：亦为短管状骨，各有一个骨骺，除第 1 跖骨骨骺位于基底部外，其余 4 个跖骨的骨骺位于远端。第 1 跖骨最粗短，第 2 跖骨最长。

3）跗骨（tarsal bones）：共有 7 块，每块有多个面，其中某些面为关节面，覆有关节软骨，有些面因韧带、肌腱附着而呈粗糙状。距骨下面和跟骨构成前、后距跟关节，其间有一不规则间隙称为跗骨窦。跟骨形成足的跟部，其前内侧面有一个明显的突出部分，用来支持距骨称载距突。跟骨与其他跗骨不同，在跟骨结节处有一个二次骨化中心。从解剖看，足骨借关节、韧带和肌肉紧密相连，在纵、横方向都形成凸向上方的弓形，称足弓（arches of foot）。足弓可分为内侧纵弓，其最高点在距骨头；外侧纵弓，其最高点在骰骨；横弓最高点在中间楔骨。

4）踝关节（ankle joint）：由胫腓骨下端与距骨滑车构成。

（5）膝部：膝关节（knee joint）是人体最大、最复杂的关节，由股骨髁、胫骨髁、髌骨、关节内半月板及交叉韧带和几个滑液囊构成。胫骨上端两髁间有嵴状隆起称为髁间隆起，两髁骨前下方有胫骨粗隆，是髌韧带的附着处。在膝关节的侧位片上，股骨内髁比外髁大。髌骨为全身最大的籽骨，位于股四头肌腱内，其前面粗涩，后面光滑覆有关节软骨，与股骨、髌骨面形成关节。股骨外髁后方常见一籽骨，为腓肠小骨，位于腓肠肌外侧头肌腱内。髌骨上方有髌上滑液囊，膝关节积液时常增大。髌骨下方有髌下脂肪垫，在侧位片上显示为髌骨下方的较低密度透亮区。

（6）髋部：髋关节（hip joint）由髋臼和股骨头构成。18 岁以上成人和 2～3 岁小儿的髋臼边缘光滑，其余年龄群体的髋臼边缘可不规则，但两侧对称。股骨头为球形，正位片上在内上方有一浅凹即股骨头凹。股骨颈干以粗隆间嵴为界，髋关节囊前面附着于粗隆间线，后面附着于股骨颈中下 1/3 交界处，因此股骨颈大部分在关节囊内。

（7）脊柱

1）脊椎的生长发育：脊柱为软骨内化骨。每个脊椎有三个原始骨化中心，一个形成椎体，另两个形成椎弓，出生时均已完成骨化。婴儿期脊椎椎体如横卵圆形，形成椎体和左右椎板的骨化中心尚未相互愈合。约 1 岁时，两侧椎板开始在棘突处愈合形成完整的椎弓，这种愈合最初见于腰部。4～8 岁时，椎体与椎弓愈合，开始为颈部，最后为下腰部和骶部。学龄前儿童脊椎椎体呈钝角的矩形。8~13 岁时，椎体上下面边缘的环状骨骺内各出现一个继发骨化中心。约 16 岁时，在每个横突和棘突的顶端各出现一个继发骨化中心，这些骨化中心逐渐增大并于 25 岁左右时与其所附着的骨结构愈合。脊柱在婴儿时只有一个后突的弯曲，到能站立时脊柱即显示四个弯曲，近于成年人的曲度。

2）脊椎及椎间盘的 X 线表现：正位片上，椎体呈长方形，从上向下依次增大。椎体主要由骨松质构成，纵行骨小梁比横行骨小梁明显，周围为一层骨皮质，密度均匀，轮廓光滑。椎体两侧有横突影，其内侧可见椭圆形环状致密影，为椎弓根的横断面投影，称椎弓环。椎弓根的上下方为上下关节突的影像。椎弓板由椎弓根向后内方延续，并于中线联合成棘突，呈尖向上的类三角形线状致密影，投影于椎体中央偏下方。椎体上下缘的致密线状影为终板，彼此平行。侧位片上，椎体也呈长方形，其上下缘与后缘成直角。椎弓居于后方。椎管在椎体的后方为纵行半透明区。椎弓板位于椎弓根和棘突之间，棘突指向后下方。上、下关节突分别起于椎弓根与椎弓板连接处之上、下方，下关节突在下一脊椎的上关节突的后方，以保持脊柱稳定，不致前滑。同一脊椎的上下关节突之间为椎弓峡部。脊椎小关节间隙为匀称的半透明影，颈、胸椎小关节于侧位片显示清楚，腰椎小关节在正位片显示清楚。椎间孔居于相邻的椎弓根、椎体、关节突和椎间盘之间，颈椎在斜位片上显示清楚，胸腰椎在侧位片上显示清楚。相邻两椎体终板间的透亮间隙为椎间隙，是椎间盘的投影。侧位片上可以更好地观察椎间隙，胸椎间隙较窄，自下胸椎起，椎间隙有向下逐渐增宽的趋势，以 L_5 间隙最宽，而 $L_5 \sim S_1$ 间隙又变窄。在侧位片上椎间隙前后部并不等宽，随脊柱生理弯曲有一定的变化。老年人的椎间隙较年轻人略窄。在正位脊柱片上还可见一些软组织影，如胸椎旁线和腰大肌影。胸椎旁线是胸腔内侧后部胸膜返折的投影，是一条与胸椎平行的中等密度线样影，以左侧较常见也较右侧宽。腰大肌影起于 T_{12} 下缘，两侧对称，斜向外下方，其外缘在正位片上易于辨认。

（8）胸骨：由胸骨柄、胸骨体和剑突三部分组成。胸骨柄上方两侧各有一关节面与锁骨形成胸锁关节。柄和体部两侧有多个肋切迹，分别与两侧 1~7 肋软骨相连接。正位片上除柄外，其他部分不能见到，故常用斜位或侧位片观察。

（9）肋骨：包括头、颈、结节、体和肋软骨五个部分。肋骨变异较多，详见呼吸系统有关章节。

（二）正常 CT 表现

CT 是断面成像，避免了各种解剖结构的重叠，能清楚显示各种骨结构，而且密度分辨力高，可以显示 X 线难以发现的淡薄骨化和钙化影，以及区分不同性质的软组织。另外，可以通过对比剂增强 CT 检查进一步了解病变的血供情况从而区别正常和病变组织，为诊断提供更多的信息。

1. 骨骼　躯干四肢的 CT 检查一般行横断扫描，并应用不同的后处理技术，还可行多方位或三维立体显示。在以骨算法重建并骨窗显示的 CT 图像上，可以很好地观察骨皮质和骨小梁，前者表现为致密的线状或带状影，而后者表现为细密的网状影。骨干的骨髓腔因骨髓内的脂肪成分而表现为低密度。在软组织窗上，中等密度的肌肉、肌腱和髌软骨在低密度的脂肪组织的衬托下也能清晰地显示在脊椎的 CT 横断面像上，在经过椎体中部的层面上可见由椎体、椎弓根和椎弓板构成椎管骨环，环的两侧有横突，后方可见棘突；椎体的断面则呈后缘向前凹的圆形。在经过椎体上部的和下部的层面上椎体断面呈后缘前凹的肾形，其后外侧方可见椎间孔和上下关节突。黄韧带为软组织密度，附着在椎弓板和关节突的内侧，厚 2~4mm。硬膜囊居椎管中央，呈软组织密度，其与椎管骨壁间有数量不等的脂肪组织。在椎间盘层面上，可见椎间盘影，其密度低于椎体，CT 值为 10~50HU。

2. 关节　CT 能很好地显示关节骨端和骨性关节面，后者表现为线样高密度影。关节软骨常不能显示。在适当的窗宽和窗位上，可见关节囊、周围肌肉和囊内外韧带的断面，这些结构均呈中等密度影。正常关节腔内的少量液体在 CT 上难以辨认。关节间隙为关节骨端间的低密度影。

软组织：CT 不仅能显示软组织结构横断面解剖，而且可分辨密度差别较小的脂肪、肌肉和血管等组织。在 CT 图像上，躯干和四肢的最外层是线样中等密度的皮肤，其深部为厚薄不一低密度的皮下脂肪层，其内侧和骨的四周是中等密度的肌肉。由于肌肉之间有脂肪性低密度的间隔存在，因此各肌肉的解剖位置和相互关系，不难辨认。血管和神经多走行于肌间，在周围脂肪组织的衬托下呈中等密度的小类圆形或索条影，增强扫描血管呈高密度影，显示更清楚且易于与并行的神经区别。关节囊可因囊壁内外层间的或囊外的脂肪而辨认其轮廓；关节附近的肌腱和韧带亦可为其周围的脂肪所衬托而得以显示，上述结构也均呈中等密度影。

三、基本病变影像学表现

（一）异常 X 线表现

骨骼肌肉系统的异常 X 线表现是各种病理改变的反映。虽然病变是多种多样的，但不同病理改变大多可概括为下列一些基本病变。认识和掌握这些基本病变的 X 线表现并进一步推断其病理基础，对疾病的诊断是很重要的。在实际工作中就是通过观察这些基本病变的 X 线表现，加以综合分析而做出诊断的。

1. 骨骼

（1）骨质疏松（osteoporosis）：是指单位体积内骨组织的含量减少，即骨组织的有机成分和无机成分都减少，但两者的比例仍正常。骨质疏松使骨的结构脆弱，骨折的危险性增加。组织学变化是骨皮质变薄，哈佛管和伏克曼管扩大，骨小梁变细、减少甚至消失。骨质疏松分全身性和局限性两类。在前者，其主要原因有：①先天性疾病，如成骨不全；②内分泌紊乱，如甲状旁腺功能亢进；③医源性，如长期使用激素治疗；④老年及绝经后骨质疏松；⑤营养性或代谢障碍性疾病，如维生素 C 缺乏病；⑥酒精中毒；⑦原因不明，如青年特发性骨质疏松等。局限性骨质疏松多见于肢体失用、炎症、肿瘤等。

骨质疏松的 X 线表现主要是骨密度减低。在长骨可见骨小梁变细、数量减少、间隙增宽，骨皮质变薄和出现分层现象。严重者骨密度与周围软组织相仿，骨小梁几乎完全消失，骨皮质薄如细线样。有的骨质疏松可在弥漫性骨质密度减低的基础上，出现散在分布的数毫米大小的点状透光区，其边界可清楚或模糊，勿误认为骨质破坏。在脊椎，皮质变薄，横行骨小梁减少或消失，纵行骨小梁相对明显，多呈不规则纵行排列。严重时，椎体内结构消失，椎体变扁，其上下缘内凹，椎间隙增宽，呈双凸状，椎体呈双凹状，且常因轻微外伤而压缩呈楔状。

X 线出现骨质疏松征象比较迟，骨内钙盐丢失达 30%～50%时才能显出阳性 X 线征，且不能准确衡量骨量丢失的程度。即便如此，由于常规 X 线检查简单易行，仍不失为首选的检查手段。除据影像学表现诊断骨质疏松外，还可用一些骨矿物质定量的方法来早期诊断和定量检测骨质疏松。近年来较常用的有定量 CT 法（quantitative computed tomography，QCT）、双光子吸收法（dual photon absorptiometry A）、双能 X 线吸收法（dual X-ray energy absorptiometry，DXA）。

（2）骨质软化（osteomalacia）：是单位体积内骨组织有机成分正常而钙化不足，因而骨内钙盐含量降低，骨质变软。组织学显示未钙化的骨样组织增多，常见骨小梁中央部分钙化而外面围一层未钙化的骨样组织。

在成骨的过程中，骨样组织的钙盐沉积发生障碍，即可引起骨质软化。其原因可以是：①维生素 D 缺乏，如营养不良性佝偻病；②肠道吸收功能减退，如脂肪性腹泻；③肾排泄钙磷过多，如肾病综合征；④碱性磷酸酶活动减低。骨质软化是全身性骨病，发生于生长期为佝偻病，发生于成人为骨质软化症。骨质软化的 X 线表现与骨质疏松有相似之处，如骨密度减低、骨皮质变薄和骨小梁减少变细等，所不同的是骨小梁和皮质因含大量未钙化的骨样组织而边缘模糊。由于骨质软化，承重骨骼常发生各种变形。在儿童可见干骺端和骨骺的改变。此外，还可见假骨折线，表现为宽 1～2mm 的规则透明线，与骨皮质垂直，边缘稍致密，好发于耻骨支、肱骨、股骨上段和胫骨等。

（3）骨质破坏（bone destruction）：是局部骨质为病理组织所取代而造成的骨组织的缺失。它可以由病理组织本身直接溶解骨组织使之消失，或由病理组织引起的破骨细胞生成和活动亢进所致。骨皮质和骨松质均可发生破坏。骨质破坏的 X 线表现是局部骨质密度减低、骨小梁稀疏和正常骨结构消失。骨松质破坏早期，可形成斑片状的骨小梁缺损。骨皮质破坏可早期发生于哈氏管，造成哈氏管扩大，X 线上呈筛孔状，骨皮质内外表层破坏，则呈虫蚀状。当骨质破坏进展到一定程度时，往往有骨皮质和骨松质的大片缺失。骨质破坏见于炎症、肉芽肿、肿瘤或瘤样病变。虽不同病因造成的骨质破坏在 X 线表现上并无特征，但由于病变的性质、发展的快慢和邻近骨质的反应性改变等，又形成它们各自的一些特点。如在炎症急性期或恶性肿瘤，骨质破坏常较迅速，轮廓多不规则，边界模糊，可称为溶骨性破坏。而在炎症慢性期或良性骨肿瘤，骨质破坏进展较缓慢，边界清楚，有时在骨破坏区边缘还可见致密的骨质增生硬化带围绕；骨质破坏靠近骨外膜时，一方面骨质破坏区不断向周围扩大，另一方面骨膜下新骨不断形成，从而造成骨轮廓膨胀，可称为膨胀性骨破坏。骨质破坏是骨疾病的重要 X 线征，观察破坏区的部位、数目、大小、形状、边界和邻近骨质、骨膜、软组织的反应等，进行综合分析，对定性诊断有较大的帮助。

（4）骨质增生硬化（hyperostosis/osteosclerosis）：是单位体积内骨量的增多。组织学上可见骨皮质厚、骨小梁增粗增多，是成骨活动增多或破骨活动减少或两者同时存在所致。大多是因病变影响成骨细胞活动所造成，少数是因病变本身成骨，如成骨肉瘤的肿瘤骨形成。骨质增生硬化的 X 线表现是骨质密度增高，伴有或不伴有骨骼的增大变形；骨小梁增粗、增多，密集骨皮质增厚，这些都导致受累骨密度增高，明显者甚至难以区分骨皮质与骨松质，这种 X 线征象可称之为骨质硬化，骨质硬化并不意味着骨的无机成分的比例增高。骨质增生硬化见于多种疾病，多数是局限性骨质增生，见于慢性炎症、外伤后的修复和某些成骨性骨肿瘤，如成骨肉瘤或成骨性转移瘤；少数为全身性骨增生，往往因代谢性骨病中毒或遗传性骨发育障碍所致，如肾性骨硬化、氟中毒、铅中毒、石骨症等。在肌腱、韧带和骨间膜的附着部位，因创伤、慢性劳损或炎症修复等原因常可形成一些骨性赘生物，按其形状的不同被称为骨刺、骨桥、骨唇等，这种现象也称为骨质增生。

（5）骨膜反应（periosteal reaction）和骨膜新生骨（periosteal new bone formation）：骨膜反应是骨膜受到各种刺激（外伤、炎症、肿瘤等），发生水肿、增厚，内层的成骨细胞活动增加的过程。组织学上，可见骨膜外层水肿、增厚，内层成骨细胞增生，形成新生的骨小梁。

在 X 线片上骨膜反应的大部分变化不能显示，只有当足量的骨膜新生骨形成后才能显示。骨膜增生的早期表现为一段长短不定、与骨皮质平行的细线样致密影，它同骨皮质之间有一个很窄的透亮间隙。以后骨膜新生骨逐渐增厚。由于新生骨小梁排列的形式不同而表现各异，常见的有与骨皮质表面平行的线状、层状或花边状骨膜新生骨。骨膜新生骨的厚度与范围同病变发生的部位、性质和发展阶段有关。一般发生于长骨骨干者较明显，炎症所致者较广泛，而肿瘤引起者较局限。随着病变的好转与痊愈，骨膜新生骨可变得致密，逐渐与骨皮质融合，表现为骨皮质增厚。痊愈后，骨膜新生骨还可逐渐被吸收，使受累骨恢复原来的形态。如引起骨膜反应的病变进展，已形成的骨膜新生骨可重新被破坏，破坏区两端的残留骨膜新生骨呈三角形或袖口状，称为 Codman 三角。骨膜新生骨多见于炎症、肿瘤、外伤、骨膜下出血等，也可继发于其他脏器病变（如继发性肥大性骨关节病）和生长发育异常等。仅据骨膜新生骨的形态不能确定病变的性质，需结合其他表现才能做出判断。

（6）软骨钙化（chondral calcification）：可为生理性的或病理性的。肿瘤软骨钙化是病理性的钙化。在 X 线片上，瘤软骨钙化表现为大小不同的环形或半环形高密度影，钙化可融合成片状而呈现蜂窝状影。

（7）骨质坏死（osteonecrosis）：是骨组织局部代谢的停止，坏死的骨质称为死骨，形成死骨的主要原因是血液供应中断。组织学上发生骨细胞死亡、消失和骨髓液化、萎缩。在坏死早期，骨小梁和骨钙质含量无变化，此时 X 线上也无异常表现。若血管丰富的肉芽组织长向死骨，则出现破骨细胞对死骨的吸收和成骨细胞形成新骨，这一过程延续时间很长。死骨的 X 线表现是骨质局限性密度增高，其原因一是死骨骨小梁表面有新骨形成，骨小梁增粗，骨髓腔内也有新骨形成，或者坏死的骨质被压缩，这是绝对密度增高；二是死骨周围骨质被吸收，密度降低而死骨本身密度不变，或在肉芽组织、脓液的包绕衬托下死骨显示为相对高密度。骨质坏死多见于化脓性骨髓炎、骨结核、骨缺血坏死和外伤骨折后，恶性肿瘤内的残留骨也有时为死骨。

（8）骨内矿物质沉积：铅、磷、铋等进入体内后，大部分沉积于骨内，生长期主要沉积于生长较快的干骺端，X线表现为干骺端多条横行的相互平行、厚薄不一的致密带；在成年人则一般不易显示。氟进入人体过多可激起成骨活跃，使骨量增多，产生骨增生、硬化；亦可引起破骨活动增加，骨样组织增多，发生骨质疏松或软化。氟与骨基质中的钙质结合称为氟骨症，骨质结构变化以躯干骨明显，有的X线表现为骨小梁粗糙、紊乱而骨密度增高。

（9）骨骼变形：多与骨骼的大小改变并存，可累及一骨、多骨或全身骨骼。局部病变和全身性疾病均可引起，如骨的先天性发育异常、创伤、炎症及代谢性、营养性、遗传性、地方流行性和肿瘤性病变均可导致骨骼变形。局部骨骼增大可见于血供增加和发育畸形等病变，如软组织和骨血管瘤、巨肢症和骨纤维异常增殖症等。全身性骨骼短小可见于内分泌障碍，如垂体性侏儒等。骨骺和骺软骨板损伤可使肢体骨缩短。骨肿瘤可导致骨局部膨大突出。脊椎先天畸形如半椎体、蝴蝶椎可引起脊柱侧弯、后突。骨软化症和成骨不全可引起全身骨骼变形。

2. 关节

（1）关节肿胀（swelling of join）：常由于关节积液或关节囊及其周围软组织充血、水肿、出血和炎症所致。其X线表现是周围软组织影膨隆，脂肪垫和肌肉间脂肪层移位变形或模糊消失，整个关节区密度增高；大量关节积液时尚可见关节间隙增宽。关节肿胀常见于炎症、外伤和出血性疾病。

（2）关节破坏（destruction of joint）：是关节软骨及其下方的骨质为病理组织所侵犯、代替所致，常见于各种急慢性关节感染、肿瘤及痛风等疾病。关节破坏的X线表现是：当破坏只累及关节软骨时，仅见关节间隙狭窄；当累及关节面骨质时，则出现相应的骨破坏和缺损。关节间隙狭窄和骨质破坏的程度可有不同，严重时引起关节脱位、半脱位和变形。关节破坏是诊断关节疾病的重要依据，破坏的部位和进程因疾病而异。急性化脓性关节炎时软骨破坏开始于关节持重面或从关节边缘侵及软骨下骨质，软骨与骨的破坏进展迅速，破坏范围可十分广泛。关节滑膜结核时软骨破坏常开始于关节的边缘，进展缓慢，逐渐累及骨质，表现为边缘部分的虫蚀状骨破坏。类风湿关节炎到晚期才引起关节破坏，也是从边缘开始，多呈小囊状骨破坏。

（3）关节退行性变（degeneration of joint）：基本病理变化为关节软骨变性坏死，逐渐被纤维组织取代，引起不同程度的关节间隙狭窄。随着病变进展，可累及软骨下的骨质，导致骨性关节面骨质增生硬化，关节面凹凸不平，并于关节边缘形成骨赘，骨端变形增大，关节囊肥厚、韧带骨化。关节退行性变多见于老年人，以承受体重的脊柱、髋关节、膝关节为明显，是老年人生理性组织退行性变的表现；也可以由慢性创伤和长期关节负担过度引起，如见于运动员和搬运工人；还常继发于其他关节病变导致的关节软骨和骨质的破坏，如关节骨端骨折波及关节面而使关节软骨受损和化脓性关节炎。关节退行性变的早期X线表现主要是骨性关节面模糊、中断和部分消失；中晚期表现是关节间隙狭窄，骨性关节面增厚、不光滑，关节面下骨质增生致密并可出现囊变区，关节面边缘骨赘形成，但一般不发生明显的骨质破坏，亦无骨质疏松。

（4）关节强直（ankylosis）：可分为骨性和纤维性两种。骨性强直是关节明显破坏后，关节骨端由骨组织所连接。X线表现为关节间隙明显变窄或消失，并有骨小梁通过关节、连接两侧骨端，多见于化脓性关节炎愈合后。纤维性强直也是关节破坏的后果，虽关节活动消失，但X线片上仍可见狭窄的关节间隙，且无骨小梁贯穿，常见于关节结核。纤维性强直的诊断要结合临床，不能仅依靠X线确诊。

（5）关节脱位（dislocation of joint）：构成关节的两个骨端的正常相对位置的改变或距离增宽称为关节脱位。关节组成骨完全脱开为全脱位，部分脱开为半脱位，后者X线表现为相对的关节面尚有部分对位。关节脱位从病因上可分为外伤性、先天性和病理性三种。外伤性脱位有明显的外伤史并常伴有骨折；先天性者常见于婴幼儿，有一定的好发部位，如先天性髋脱位；继发于关节和邻近组织疾病的脱位为病理性脱位，如化脓性、结核性和类风湿关节炎均可引起关节脱位。

3. 软组织

（1）软组织肿胀（soft tissue swelling）：发生软组织肿胀时，其密度可略高于邻近正常软组织，皮下脂肪层内可出现网状结构影，皮下组织与肌肉之间界限不清，肌间隔模糊，软组织层次不清。软组织肿胀可因炎症、水肿、出血或邻近骨的急性化脓性骨髓炎而引起。

（2）软组织肿块（soft tissue mass）：可因软组织的良恶性肿瘤和瘤样病变引起，也见于肿瘤突破骨皮质侵入软组织内，以及某些炎症性包块。一般而言，良性者境界清楚，恶性者边缘常模糊。邻近软组织可受压移位，邻近骨表面可见压迹或骨皮质受侵蚀。不同组织来源的肿瘤的密度常无明显差别，难以据此做出鉴别，唯含脂肪组织的肿瘤因其密度较一般软组织低、软骨类肿瘤可出现环形钙化影，以及骨化性肌炎内可出现较成熟的骨组织影而具有一定的特征性。

（3）软组织内钙化和骨化：软组织内的出血、退变、坏死、肿瘤、结核、寄生虫感染和血管病变均可导致软组织中发生钙化。钙化可发生于肌肉、肌腱、关节囊、血管、淋巴结等处。X线多表现为不定型无结构的斑片状高密度影；软骨组织的钙化多表现为环形、半环形或点状高密度影。软组织中的骨化影可见于骨化性肌炎和来自骨膜和软组织内的骨肉瘤，前者 X 线表现常为片状，并可见成熟骨的结构，即可见骨小梁甚至骨皮质；后者多表现为云絮状或针状。

（4）软组织内气体：正常软组织内并无气体存在，外伤或手术时气体可进入软组织内，产生不同形态的低密度影。产气菌感染时，软组织间隙内也可见气体影。

（5）肌肉萎缩：先天性骨疾病可引起全身肌肉发育不良，神经系统的疾病和肢体运动长期受限可导致肌肉萎缩。X线表现为肢体变细，肌肉较正常薄、小。

（二）异常 CT 表现

1. 骨骼 骨骼系统基本病变 CT 表现的病理基础和临床意义与其 X 线表现相同，CT 更为敏感和细致。

（1）骨质疏松和骨质软化：两者的 CT 表现和征象评价与 X 线表现基本相同。

（2）骨质破坏：CT 易于区分骨松质和骨皮质的破坏。骨松质破坏早期表现为局部骨小梁稀疏，骨小梁破坏区的骨髓被病理组织取代，其 CT 值常在软组织范围内，以后发展为斑片状甚至大片骨松质缺损。骨皮质破坏表现为骨皮质内出现小透亮区，此为扩大的哈氏管；或表现为骨皮质内外表面的不规则虫蚀样改变、骨皮质因内外面的侵蚀破坏而变薄，或者出现范围不等的全层骨皮质缺损。

（3）骨质增生硬化：CT 表现与其 X 线表现相似。

（4）骨膜新生骨：CT 基本表现与 X 线表现相同，但有其特殊性。CT 能显示 X 线检查不易显示的扁平骨，如肩胛骨和髂骨的骨膜新生骨。因为 CT 的空间分辨力不足，常不能显示多层状骨膜新生骨；有时也不能显示骨膜新生骨与骨皮质之间的透亮间隙，此时骨膜新生骨和原来的皮质可混在一起而类似于骨皮质增厚。

（5）软骨钙化：对于软骨钙化，由于避免了组织的重叠，CT 较 X 线检查能更好地显示，如关于瘤软骨钙化的特征，CT 同样表现为环形或半环形高密度影且更为确切，有时可融合成片而呈蜂窝状。对分化较低的软骨肿瘤的少数小点状钙化，CT 也常能发现。

2. 关节 关节基本病变的 CT 表现的病理基础和临床意义与其 X 线表现相同，但关节基本病变的 CT 表现形式和内容可有所不同。

（1）关节肿胀：CT 可直接显示软组织密度的关节囊肿胀和（或）增厚；关节腔积液常呈均匀的水样密度影，如合并出血或积脓其密度可较高。

（2）关节破坏：包括关节软骨破坏和骨质破坏。目前 CT 尚不能显示关节软骨，但软骨破坏导致的关节间隙狭窄却易于显示，特别是与健侧对比时。CT 可以清晰地显示关节软骨下的骨质破坏，即使是细微的改变也可以发现。

（3）关节退行性变：各种 X 线征象如骨性关节面中断、消失，关节间隙变窄，软骨下骨质囊变，关节面边缘骨赘形成等在 CT 上均可很好地显示。椎间小关节的退行性变 X 线检查往往显示不佳，而在 CT 上能很好地显示。

（4）关节强直：骨性强直在 CT 上亦表现为关节间隙消失并有骨小梁连接两侧骨端。

（5）关节脱位：CT 图像避免了组织的重叠，易于显示一些 X 线检查难于发现或显示不佳的关节脱位，如胸锁关节脱位和骶髂关节脱位。

3. 软组织 对软组织病变的观察 CT 明显优于 X 线。水肿表现为局部肌肉肿胀，肌间隙模糊，密度正常或略邻近的皮下脂肪层密度增高并可出现网状影。新鲜血肿表现为边界清楚或不清楚的高密度区。软组织肿块在 CT 上易于观察，肿块的密度可均匀或不均匀，边缘可光整或不规则，肿块边界常能清楚显示。软组织或软组织肿块的坏死表现为其内类圆形或不规则形低密度区，单发或多发，并可因出血或坏死，组织碎屑沉积而出现液液平面，其上层为液体呈水样密度，下层为沉积的坏死组织或血细胞而呈较高密度。脂肪瘤因其密度与脂肪组织相似而易于诊断，肿瘤或病变内含的脂肪成分也可通过测量其 CT 值而得以确认。增强扫描有助于区别软组织肿块与其邻近组织，也有利于区别肿瘤和瘤周水肿，还有利于了解肿瘤内是否有囊变、坏死。动态增强扫描对骨和软组织肿瘤良恶性的判定有一定帮助。

四、骨骼创伤影像诊断

长 骨 骨 折

病案 9-1-1

患者，男，50 岁，车祸致右腿疼痛伴活动受限 6 小时。专科检查：右侧大腿肿胀，外旋畸形，压痛阳性，主动活动及被动活动受限（图 9-1-1）。

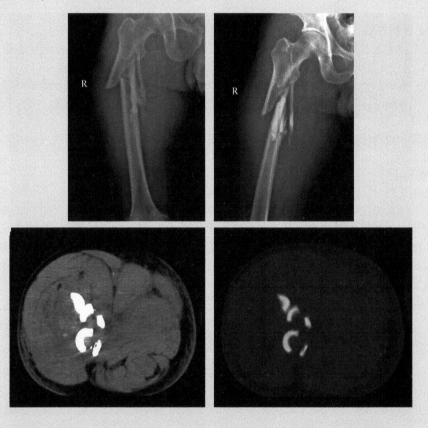

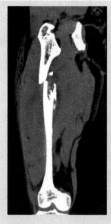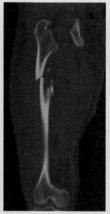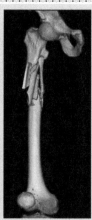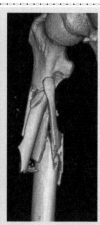

图 9-1-1

问题：

    1. 四肢骨关节创伤的首选和基本的影像学检查是什么？

    2. 对解剖结构复杂的骨关节创伤，或基本影像未见异常而临床症状明显的患者，该选择何种影像学检查方法？

    3. 对软组织损伤或怀疑神经损伤者，可进行何种影像学检查？

    4. 骨折按照病因如何分类？

    5. 创伤性骨折按照程度又如何分类？

病案 9-1-1 分析讨论

    骨折是指骨或软骨的连续性中断，包括骨小梁和（或）骨皮质断裂。骨折以长骨和脊柱骨较多见。

    本病都有明确的外伤史，临床表现为骨折局部肿痛、变形，患肢缩短，保护性姿势，功能障碍。活动患肢可听到或触知骨摩擦音（感）。本病常合并局部软组织损伤，有时可伴有相邻脏器或神经损伤。

    骨折愈合过程中在骨折断端周围、骨膜下、骨髓腔内及邻近软组织间隙内形成血肿，是骨痂形成的基础。

【影像学表现】

    1. X 线表现

    （1）骨折类型：X 线诊断骨折主要根据骨折线和骨折断端移位或断端成角。根据骨折线是否完全分为完全性骨折和不完全性骨折；根据骨折线的形态分为横形骨折、斜形骨折、螺旋形骨折等；特殊类型骨折，如儿童青枝骨折，常见于四肢长骨骨干，表现为骨皮质皱褶、凹陷或隆起而骨折线未见确切显示，似嫩树枝折曲后的表现，是因为骨内钙盐沉积较少而韧性较大的缘故，属于不完全性骨折。

    （2）骨折的移位和成角：包括横向移位、断端嵌入、重叠移位、分离移位、成角、旋转移位等。

    （3）骨折愈合的观察：纤维素样骨痂显示不清，后期的骨性骨痂可显示。

    2. CT 表现

    （1）可发现隐匿性骨折、复杂骨折等，但不能完全取代 X 线检查对骨折的判断，当骨折线与 CT 扫描平面平行时，则显示不清，需结合 X 线检查做出判断。

    （2）CT 的空间分辨力较 X 线低，不易观察骨折的整体情况，但是 CT 三维重建弥补了这一缺点。

【诊断与鉴别诊断】

四肢骨关节创伤及骨折的影像学检查首选 X 线，是最基础的影像学检查技术；X 线检查可初步判断有无骨折、骨折类型、断端移位及复位后的复查等；CT 克服了 X 线检查的重叠，用于判断隐匿骨折、复杂关节骨折，三维重建图像便于骨折术前指导；MRI 对骨折伴随的软组织损伤显示敏感，对骨挫伤、隐匿性骨折、软骨骨折与有可能累及神经血管、肌腱的软组织结构的创伤具有显著优势。

脊柱骨折

病案 9-1-2

患者，男，21 岁，机动车撞击后腰部疼痛 9 小时。专科检查：腰背部压痛、叩击痛阳性，双下肢肌力、肌感觉下降（图 9-1-2）。

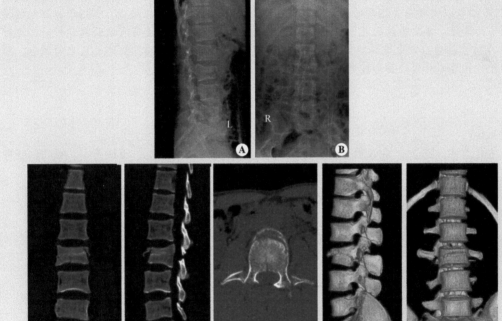

图 9-1-2

问题：

1. 脊柱创伤的首选影像学检查是什么？
2. 对怀疑伴有神经损伤时，应该选择何种影像学检查方法？
3. 列举脊柱骨折的影像学常见类型。

病案 9-1-2 分析讨论

脊柱骨折多有高处坠落伤、自上而下的冲击伤等明确的外伤史，易发生在活动度较大的胸腰段和颈段，单个椎体受累多见。严重者合并脊髓后突和脊髓损伤甚至截瘫、死亡。临床表现为局部肿痛、活动功能障碍、神经根或脊髓受压等症状。

【影像学表现】

1. 压缩或楔形骨折　表现为椎体的高度缩短，多为前柱塌陷而后柱正常，皮质断裂；压缩＞50%的骨折需除外爆裂骨折。

2. 爆裂骨折　是应用 CT 确认后的压缩性骨折的特殊形式，指椎体受到强大暴力致椎体前后部分均有不同程度的压缩和多发骨折块形成并向四周不同程度突出、椎体后部分骨折片多突入椎管伴脊髓受损。

3. 横行移位骨折　指两个椎体间发生了水平方向或同时有旋转移位的损伤。

4. 屈曲-分离骨折　表现为受伤脊髓的解剖学轴线的连续性中断，可累及前后的支撑韧带和骨结构。

【诊断与鉴别诊断】

过去认为常规的脊柱 X 线正侧位检查是必须的，由于 CT 尤其是 MSCT 的广泛使用，目前普遍认为脊柱骨骼创伤首选的影像学检查是 MSCT 并进行多平面三维重建，可以发现椎体骨折及移位程度，尤其是附件的骨折和错位；头颈部创伤怀疑有血管损伤者，必要时可行头颈部 CTA 检查以明确血管损伤的程度。如怀疑神经损伤，可首选 MRI 检查，有利于判断脊髓神经损伤的情况。需要关注的是，如受伤后局部疼痛而 X 线或 CT 没有发现明确骨折时，可行 MRI 或核素检查，以免遗漏隐匿性脊柱骨折，MRI 对隐匿性骨折的判断比 CT 更为敏感，对新鲜骨折和陈旧病变的鉴别诊断具有重要价值。

颌面部骨折

病案 9-1-3

患者，男，27 岁，自诉于 1 日前走路不慎摔倒，致下颌部着地，否认恶心、呕吐，随即来诊（图 9-1-3）。

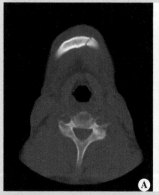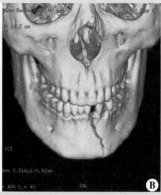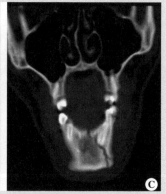

图 9-1-3

问题：

颌面部骨折的主要影像诊断方法及要点、难点是什么？

病案 9-1-3 分析讨论

由于对颌面部的打击及颌面部外伤，导致颌面部骨皮质及骨小梁断裂。颌骨骨折除有一般骨折的共性外，因其解剖结构的复杂性也具有特殊性。由于颌骨数量较多，骨质形态不规整，局部较突出，解剖关系较复杂，上颌窦壁、眶底、眼眶内侧壁骨质较薄，受到外伤后容易发生骨折。头颈部血供丰富，外伤后不易止血。因此发生颌面部骨折时，容易合并出血及形态改变。此外，上下颌骨具有咬合关系，若诊治不当，会影响面容及咬合功能。

【影像学表现】

1. X线表现 一般不用于本病诊断。

2. CT表现

（1）可以对骨折的细节进行较好的显示，通过容积再现及多平面重组图像能准确提供骨折位置、骨折线走行及断端移位的情况。

（2）三维重建可以对骨折的外部体征提供多角度、多范围、直观立体的更多信息。

【诊断与鉴别诊断】

颌骨骨折一般有明确外伤病史，有清晰的骨折线或成角移位，当颌面部发生轻微骨折或由于颌面部骨折与骨缝相邻，需与血管沟及骨缝相鉴别。

椎间盘突出

病案 9-1-4

患者，女，46岁，反复腰痛2年，急性坐骨神经痛1周（图9-1-4）。

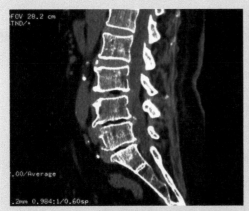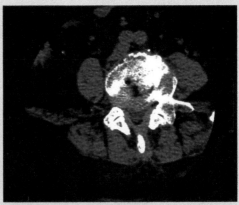

图 9-1-4

问题：

1. 图示CT有何特点？

2. 本患者诊断为何病？

3. 本病需与哪些疾病进行鉴别诊断？

病案 9-1-4 分析讨论

椎间盘由髓核、纤维环和透明软骨终板构成，纤维环包绕髓核，防止髓核向周围突出，其中后方纤维环相对于前方及侧方纤维环较薄，随年龄增长，髓核出现脱水、变性、弹性减低，在脊柱退行性改变和损伤等因素的作用下，椎间盘的纤维环破裂，髓核组织从破裂之处突出。椎间盘可向前方、外侧、后方突出，当向后方椎管内突出压迫硬膜囊、神经根、脊髓引起临床症状时更具有意义；向后突出按照部位不同分为后正中型、后外侧型、外侧型。

本病多发生于青壮年，男性多于女性，下段腰椎间盘突出最多见，其次为颈椎，胸椎间盘突出少见。临床表现主要是神经根、脊髓压迫症状，常为反复腰痛和坐骨神经痛。

【影像学表现】

1. X线表现

（1）不能显示椎间盘结构，仅能显示椎间盘突出继发的椎体骨质改变，表现无特异性。

（2）椎间隙变窄或前窄后宽。椎体后缘唇样增生、骨桥。脊柱侧弯或生理曲度异常。

2.CT 表现

（1）直接征象：①突出于椎体边缘的局限性弧形软组织影。②突出的椎间盘可伴有不同大小、形态的钙化。

（2）间接征象：①硬膜外脂肪间隙变窄、变形、消失。②硬膜囊、神经根受压。③相邻骨结构异常改变，如椎体骨质增生、椎管或侧隐窝狭窄、黄韧带肥厚、椎间关节增生硬化等异常。

（3）Schmorl 结节：髓核经椎体终板突入松质骨形成压迹，表现为椎体上缘或下缘中后 1/3 出现半圆形低密度、边缘硬化带。

【诊断与鉴别诊断】

CT 检查可直接显示椎间盘突出，是临床诊断的主要依据，少数不典型椎间盘突出病例需与硬膜外瘢痕、髓内硬膜外肿瘤等鉴别，结合有无手术史、增强特点、邻近骨质改变、有无骨质破坏、邻近椎间孔有无扩大等方面可以鉴别诊断。

五、骨感染影像诊断

（一）化脓性骨髓炎

化脓性骨髓炎（pyogenic /purulent osteomyelitis），涉及骨膜、骨密质、骨松质与骨髓组织的化脓性细菌感染，是由血源或直接感染化脓性细菌引起的骨髓炎症。常见的致病菌为金黄色葡萄球菌，病变好发于四肢长骨。常以病程长短分为急性化脓性骨髓炎、慢性化脓性骨髓炎。

急性化脓性骨髓炎

病案 9-1-5

患者，男，14 岁，摔伤后左膝关节疼痛、肿胀伴活动受限 20 天（图 9-1-5）。

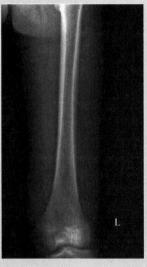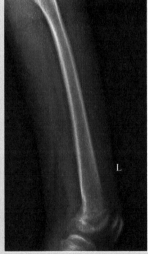

图 9-1-5

问题：

1. 患者有何特殊临床症状？
2. 所示 X 线改变有哪些？
3. 本例患者诊断为何病？
4. 本病需与哪些疾病进行鉴别诊断？

病案 9-1-5 分析讨论

　　急性化脓性骨髓炎（acute septic/purulent osteomyelitis）的临床表现主要是发病急，进展快，高热、寒战和明显中毒症状，局部可出现红、肿、热、痛等。实验室检查血白细胞计数明显增高；骨髓炎在长骨干骺端开始，以胫骨上端、股骨下端、肱骨和桡尺骨多见。急性化脓性骨髓炎早期病理改变为炎症细胞渗出、浸润，骨内压力增高、静脉回流受阻，此阶段临床症状明显，但 X 线表现轻微。起病 1 周后，骨内局部开始形成脓肿，并引起骨质破坏。在骨破坏早期，即出现骨质修复和骨膜反应。随着脓肿向外发展穿破骨皮质及在骨髓腔内蔓延形成髓内多发脓肿，脓液经皮质破口、哈佛管和伏克曼管到达骨膜下，形成骨膜下脓肿。骨膜下脓肿又可返回骨髓腔，进一步加剧骨脓肿形成和骨质破坏。

【影像学表现】

　　早期有虫蚀状骨破坏与骨质稀疏，并出现硬化区，有层状骨膜反应，新生骨逐渐变厚和致密，坏死脱落成为死骨。X 线片上死骨表现为完全孤立的骨片，没有骨小梁结构，浓白致密，边缘不规则，周围有空隙。CT 片可以显示出脓腔与小型死骨。部分病例可经窦道插管造影显示脓腔。

　　1. 急性化脓性骨髓炎早期　X 线表现轻微。主要为骨质疏松和软组织肿胀，皮下脂肪层模糊。

　　2. 起病后 1 周内

　　（1）X 线表现：干骺端松质骨内斑片状低密度骨质破坏，骨小梁结构模糊，可出现轻微骨膜反应。

　　（2）CT 表现：可显示早期骨髓内脓肿的部位和蔓延范围，髓腔充满脓液，密度增高。

　　3. 病症发展　随着脓肿向外发展，X 线表现为干骺端骨质破坏范围扩大、融合，累及骨皮质，也可累及整个骨干，可有小片状死骨出现。骨骺多不受侵犯。骨膜反应明显，葱皮状或花边状；也可因骨膜掀起、穿破，而表现为"袖口"样或断续状。

【诊断与鉴别诊断】

　　急性化脓性骨髓炎应与骨结核鉴别。急性化脓性骨髓炎起病急，骨质破坏范围广，形成死骨较大，骨质硬化较明显，骨膜反应显著，病变范围一般不易越过骨骺线。骨结核起病隐匿，骨质破坏范围小，形成泥沙样死骨，骨质硬化及骨膜反应较轻，病变范围容易越过骨骺线。

慢性骨髓炎

病案 9-1-6

　　患者，男，15 岁，右侧大腿肿痛 2 年伴加重、皮肤破溃、流脓 3 月余（图 9-1-6）。

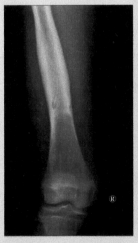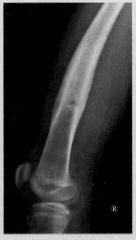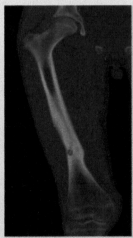

图 9-1-6

问题：

1. 患者有何特殊临床症状？
2. 所示 X 线改变有哪些？
3. 本例患者诊断为何病？
4. 本病需与哪些疾病进行鉴别诊断？

病案 9-1-6 分析讨论

急性骨髓炎若治疗不彻底，即转化为慢性骨髓炎（chronic septic osteomyelitis）。

1. 死骨与骨性包壳　骨膜下脓肿扩大，使长骨骨干血供中断，同时长骨供血动脉发生血栓性动脉炎，结果造成大片状骨坏死，即死骨。骨膜下新生骨包围死骨，形成骨性包壳。包壳可被脓液侵蚀，成为瘘孔。

2. 显著的骨质修复　骨质破坏区周围大量骨质增生，骨小梁增粗、紊乱，密度明显增高，可呈象牙质样高密度。骨膜反应显著，呈密实的致密影，与残存的骨皮质融合，骨外廓不规整。髓腔骨质破坏趋于局限，内部充满脓液和肉芽组织，在新骨包膜下成为无效腔，内可有死骨。

【影像学表现】

1. X 线表现

（1）死骨：位置表浅，呈长条形和方形，长轴与骨干平行；密度较高，骨小梁结构模糊；周围为低密度环，系隔离死骨与正常骨质的肉芽组织或脓液。

（2）骨质破坏区周围大量骨质增生，骨小梁增粗、紊乱，密度明显增高，可呈象牙质样高密度。

（3）髓腔骨质破坏趋于局限，内部充满脓液和肉芽组织，在新骨包裹下成为无效腔，内可有死骨。瘘孔呈一通向软组织的低密度影。

（4）骨膜反应显著，呈密实致密影，与残存的骨皮质融合，骨外廓不规整。

2. CT 表现　与 X 线表现相似，但显示髓腔内死骨、包壳，以及脓肿的数目、位置、形态优于 X 线。

【诊断与鉴别诊断】

慢性化脓性骨髓炎应与成骨性骨肉瘤进行鉴别。慢性化脓性骨髓炎反复发作，局部窦道流脓，骨质增生硬化范围较广泛，可形成大块死骨，骨膜反应广泛，周围软组织弥漫性肿胀。成骨性骨肉瘤快速进展，间歇性或持续性剧痛，骨质增生硬化呈斑片状或针状瘤骨，无死骨形成，骨膜反应可见，周围可见软组织肿块，肿块内有瘤骨。

慢性骨脓肿

病案 9-1-7

患者，男，14 岁，摔伤后左膝关节疼痛、肿胀伴活动受限 20 天（图 9-1-7）。

问题：

1. 患者有何特殊临床症状？
2. 所示 X 线改变有哪些？
3. 本例患者诊断为何病？
4. 本病需与哪些疾病进行鉴别诊断？

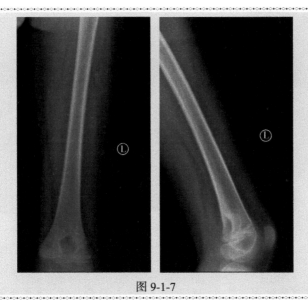

图 9-1-7

病案 9-1-7 分析讨论

　　慢性骨脓肿又称 Brodie 骨脓肿，系另一种慢性局限性骨髓炎，大都局限于长骨干骺端骨松质，呈圆形或类圆形骨质破坏区，边缘较整齐，周围绕以骨硬化带。破坏区中很少有死骨，一般无骨膜增生和软组织肿胀。

【影像学表现】

　　长骨干骺端圆形、椭圆形或不规则形骨质破坏，边缘较整齐，周围绕以骨质硬化带；病灶中很少有死骨；周围多无骨膜增生和软组织明显肿胀。

【诊断与鉴别诊断】

　　骨脓肿应与骨结核鉴别。慢性骨脓肿大都局限于长骨干骺端骨松质，呈圆形或类圆形骨质破坏区，边缘较整齐，周围绕以骨硬化带。破坏区中很少有死骨，一般无骨膜增生和软组织肿胀。骨结核起病隐匿，骨质破坏范围小，形成泥沙样死骨，骨质硬化及骨膜反应较轻，病变范围容易越过骨骺线。

（二）骨结核

　　骨结核是由结核杆菌侵入骨或关节而引起的破坏性病变，多位于脊柱，其次是髋、膝、足、肘、手等。

脊 柱 结 核

病案 9-1-8

　　患者，女，38 岁，腰部疼痛 2 年，加重伴右下肢疼痛 1 月余（图 9-1-8）。

问题：

　　1. 本例患者 X 线、CT 影像表现都有哪些？

　　2. 脊柱结核的主要影像诊断要点包括哪些？

　　3. 请对脊柱结核的主要鉴别诊断及注意事项进行简单分析。

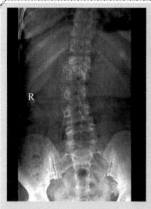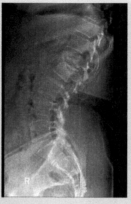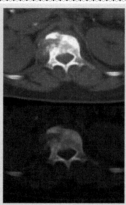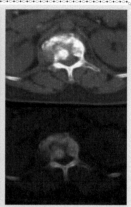

图 9-1-8

病案 9-1-8 分析讨论

脊柱结核在骨关节结核中占首位,是结核杆菌血行播散所致,可发生于任何年龄,但以儿童多见。腰椎受累最为常见,其次是胸椎、颈椎,好发于相邻的两个椎体,少数病例呈多椎体发病。临床慢性起病,可有结核中毒症状,如低热、午后盗汗、乏力、食欲减低等,亦可无明显全身症状,仅有局部症状,如腰背、颈部疼痛,脊柱后突侧弯畸形,双下肢感觉、运动障碍。颈椎结核形成咽后壁脓肿,可压迫食管和气管,引起吞咽困难和呼吸不畅;下胸椎及腰椎结核形成的腰大肌脓肿可流注入髂窝。脊椎结核按部位分为椎体结核和附件结核,椎体结核约占90%,单纯附件结核少见。椎体结核又根据早期破坏的部位可分为三型,即中心型、边缘型和韧带下型。

结核菌经血流到达椎体后停留在椎体前部上下边缘的松质骨内发病,再侵袭破坏软骨终板及椎间盘或前纵韧带,侵犯相邻椎体,致椎间隙变窄或消失,同时向椎体后部、椎弓和附件部分蔓延。病变内的结核性脓肿穿破椎体,在椎旁形成脓肿。

【影像学表现】

1. X 线表现

(1)椎体骨质破坏,椎间隙变窄或消失,脊柱后突畸形,椎旁脓肿。

(2)腰椎结核形成的椎旁脓肿表现为腰大肌外突,胸椎结核形成的椎旁脓肿表现为胸椎旁梭形软组织影,颈椎结核形成脓肿表现为咽后壁软组织影增厚。

2. CT 表现

(1)平扫:能更清楚地显示脊柱结核的骨质破坏,特别是较隐蔽和较小的破坏灶、小死骨及小脓肿。

(2)增强扫描:可进一步显示冷脓肿位置、大小及其与周围组织器官的关系,CT 还可帮助了解椎管内的受累程度和范围。

长 骨 结 核

病案 9-1-9

患者,男,4 岁 5 个月,左膝关节疼痛伴活动受限 4 个月(图 9-1-9)。

问题:

1. 本例患者 X 线、CT 影像表现都有哪些?

2. 脊柱结核的主要影像诊断要点包括哪些?

3. 请对脊柱结核的主要鉴别诊断及注意事项进行简单分析。

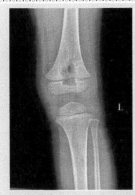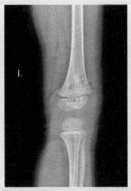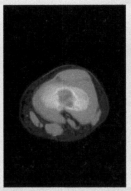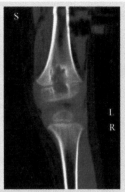

图 9-1-9

病案 9-1-9 分析讨论

本病好发于儿童及青少年。临床表现多较轻，全身症状有不规则低热、乏力。早期局部症状为疼痛、肿胀和功能障碍，无明显发红、发热；晚期冷脓肿形成时，穿破皮肤后可形成窦道。病灶多为单发性病灶。

长骨结核是结核杆菌随血流到达长骨干骺端骨松质和骨髓而引起的结核性炎症。骨结核进展缓慢，局部骨质被结核性肉芽组织侵蚀而形成圆形或椭圆形骨质破坏区。病理上分为增殖型和干酪型，干酪型结核破坏区内可有小死骨形成。结核性肉芽组织很少有成骨倾向，也极少引起骨膜新生骨。骨结核常发生在干骺端、骨骺，好侵犯软骨，向关节方向蔓延，形成关节结核，骨内结核穿破骨皮质后在软组织内可形成冷脓肿。

【影像学表现】

X 线检查是长骨结核的首选影像检查方法。CT 更易发现骨内小的侵蚀破坏、小死骨和周围软组织改变。

长骨结核 X 线和 CT 表现：长骨干骺端或骨骺灶性圆形、类圆形或分叶状骨质破坏，常穿越骺线而发生骨骺和干骺端的相互侵犯，病灶边缘清楚，破坏区内可见"砂粒样"小死骨，周围可有少量骨质增生硬化，邻近骨骨质疏松明显，侵犯邻近关节而形成骨型关节结核。

【诊断与鉴别诊断】

骨结核早期诊断比较困难，应根据病史、体征、影像学表现及结核菌培养等资料综合诊断。

六、骨肿瘤及瘤样病变影像诊断

良性骨肿瘤和瘤样病变骨软骨瘤

病案 9-1-10

患者，男，25 岁，自诉于 3 个月前无明显诱因出现左大腿疼痛不适，为局限性疼痛，不伴有放射痛，提重物及上楼梯时加重，休息后缓解。否认外伤，否认左下肢皮肤感觉异常，在当地医院行对症理疗后症状缓解。1 个月前患者疼痛加重，就诊于当地医院。今为求进一步诊治而来（图 9-1-10）。

问题：

1. 本患者影像学改变有哪些？
2. 本患者诊断为何病？

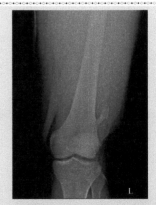

图 9-1-10

病案 9-1-10 分析讨论

　　骨软骨瘤又称外生骨疣，为最常见的良性骨肿瘤，有单发和多发两型。

　　1. 单发性骨软骨瘤　骨软骨瘤 10～20 岁多见，好发部位为长骨的干骺端，下肢长骨尤为多见。最常见于膝关节组成骨，以胫骨上端内侧多见。肿瘤生长缓慢，多数无症状，随骨骼不断发育而逐渐增大，往往在影像学检查中偶尔发现。部分患者因摸到局部肿块而就诊。肿瘤压迫血管和神经可引起不适和疼痛。并发症包括骨骼畸形、骨折、血管神经受压和恶变。

　　病理上肿瘤分基底部和冠部两部分。基底部与载瘤骨相连。冠部为软骨层，厚薄不一。软骨冠表面，有一层很薄的纤维膜。镜下肿瘤分三层：表层为纤维组织，基底部由海绵状松质骨构成，中间为软骨层，主要为透明软骨。

　　2. 多发性骨软骨瘤　也称遗传性多发性骨软骨瘤，属于常染色体显性遗传病。病变分布：除一些学者提出本病具有对称性分布特征以外，其他学者均报道有明显的单侧优势的发病特征。分布的差异可能与多发性骨软骨瘤的基因型有关。

　　临床上，多发性病变、相关骨骼畸形及邻近组织结构受压，使得病变较早就出现明显的临床症状体征，即能得到诊断。多发性骨软骨瘤的恶变率可能略高于单发性者。

　　病理：除肿瘤多发、体积较大和骨骼畸形外，其余表现与单发性骨软骨瘤相同。

【影像学表现】

　　1. 单发性骨软骨瘤　X 线表现：骨软骨瘤因其基底部形状不同，分为广基和带蒂两种类型。带蒂的骨软骨瘤表现为背离关节生长的骨性突起。骨软骨瘤的骨质结构与载瘤骨相连，即皮质骨和松质骨分别与载瘤骨的骨皮质和骨松质相连续。有时可见顶端软骨帽的弧形或环形钙化。

　　2. 多发性骨软骨瘤　单个病变的影像学表现与单发性骨软骨瘤相同，同样分为带蒂型和广基型。发病部位：四肢长骨干骺端。依次为股骨下端、胫骨上下端、腓骨上端、肱骨上端、桡骨、尺骨、指骨、掌骨、距骨及肩胛骨等。

　　多发性骨软骨瘤常见畸形：尺骨短、桡骨弯曲；尺骨远端关节面倾斜；桡骨小头脱位；髋外翻；膝外翻；肢体长短不一和身材矮小等。

　　3. 骨软骨瘤恶变　在肿瘤早已停止生长后，又突然生长活跃，增大迅速，出现明显疼痛，软骨帽增厚，边缘不规则，软组织肿块形成，并有骨质破坏时多表示有恶变。

【诊断与鉴别诊断】

　　骨软骨瘤表现典型，单凭 X 线片就可做出诊断。CT 和 MRI 能更准确地显示骨盆、颅底和脊柱等部位的病变。此外，可疑恶变时，需进行 CT、MRI 检查。

骨　囊　肿

病案 9-1-11

　　患者，男，11 岁，因左上臂疼痛伴活动受限 15 天入院。患儿母亲代诉：于 15 天前不慎摔倒致左上肢疼痛伴活动受限，行 X 线摄影检查，并为进一步治疗收住院。自发病以来，无发热、寒战，神志清晰，精神好，食欲好，体重无明显改变（图 9-1-11）。

问题：

　　1. 该患者影像学改变有哪些？

　　2. 该患者诊断为何病？

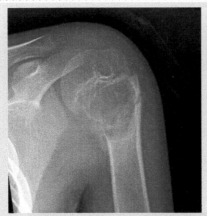
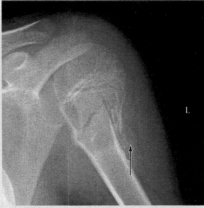

图 9-1-11

（箭头说明病灶所在）

病案 9-1-11 分析讨论

骨囊肿又称单纯性骨囊肿，是指骨内形成充满棕黄色液体的囊腔。本病好发于青少年。常为单发。主要见于四肢长骨，其中肱骨近端和股骨近端最常见，其他部位还有胫骨近端或骨干、肱骨骨干或远端、股骨骨干或远端、腓骨和尺骨或桡骨等。本病常无自觉症状，或仅有轻微疼痛及压痛，多数患者外伤后发生病理性骨折才被发现。病理骨折后出现一系列骨折的症状和体征。

病理：骨囊肿多呈椭圆形、单房性。囊肿壁为一层薄的纤维组织。囊腔内为棕黄色液体。

【影像学表现】

1. X 线表现

（1）单房性骨囊肿：骨干或干骺端的囊状膨胀性骨质破坏，但膨胀多不显著。病灶界限清楚。骨皮质变薄、光滑、完整。无骨膜反应。骨囊肿沿骨的长轴呈中心性生长。随着骨骼的发育，囊肿逐渐移向骨干。当发生病理性骨折时，可见到碎骨片陷入囊腔内，称为"骨片陷落征"。

（2）多房性骨囊肿：囊壁较厚，表现为圆形或椭圆形透亮区，可见被骨嵴分隔成大小不等的囊腔。

2. CT 表现

（1）平扫：囊性骨质破坏，病灶内呈均匀水样密度，边界清晰。

（2）增强扫描：囊壁和间隔可出现强化。

【诊断与鉴别诊断】

多数病例可根据影像学表现，结合好发部位和年龄可做出诊断。本病需与以下病变鉴别：

1. 动脉瘤样骨囊肿　骨囊肿和动脉瘤样骨囊肿发生年龄和部位（肱骨近端和股骨近端）相似。动脉瘤样骨囊肿多为偏心性分布，膨胀更明显，骨皮质可变菲薄，间隔较粗。动脉瘤样骨囊肿更倾向于向骨骺发展，不同于骨囊肿。

2. 骨巨细胞瘤　常见于骨骺愈合后，累及长骨骨端，可继发动脉瘤样骨囊肿。增强扫描，病灶实性部分会强化。

骨巨细胞瘤

病案 9-1-12

患者，男，27 岁，以"左膝关节疼痛 2 月余"为主诉入院。患者自述 2 月余前无明显诱因突然感到左侧膝关节疼痛不适，无寒战、发热和盗汗等。活动时疼痛加重，休息可缓解。就诊于当地医院，行左膝关节 X 线摄影检查（图 9-1-12）。患者为进一步诊治来诊。

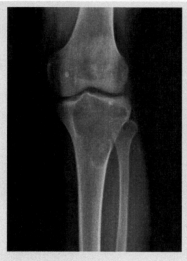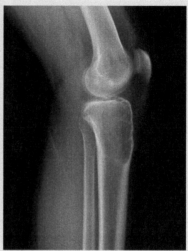

图 9-1-12

问题：

　　1. 该患者影像学改变有哪些？

　　2. 该患者诊断为何病？

病案 9-1-12 分析讨论

　　骨巨细胞瘤首次由 Cooper 和 Travers 于 1818 年描述。肿瘤一般为良性，组织学上由以单核基底细胞为背景的多核巨细胞构成。多核巨细胞与破骨细胞相似，故早期被称为破骨细胞瘤。尽管被归类为良性病变，但骨巨细胞瘤具有局部浸润性和术后复发的特点。

　　发病年龄：20～40 岁最多。发病部位：好发于四肢长骨的骨端，以股骨远端、胫骨近端和桡骨远端多见。除四肢长骨外，还可见于脊柱、骨盆、手、颌骨、颅骨、足和髌骨等部位。本病起病多隐匿，早期仅有局部间歇性疼痛，常因肿瘤发展，造成局部肿胀、压痛或邻近关节活动受限等表现。

　　病理：骨巨细胞瘤属于富血供性肿瘤，肿瘤组织呈灰红色、质软而脆的肉芽样组织。当肿瘤内有出血时可呈鲜红色或暗红色，血肿机化后呈灰白色。出血坏死区内可发生囊性变，其内可含有囊液和血液。

【影像学表现】

　　1. X 线表现

　　（1）发生于骨端的偏心性膨胀性病变，病变达骨性关节面下，表现为溶骨性骨质破坏，界限清楚，无硬化边缘。

　　（2）无骨膜反应。典型病例可见骨性间隔，呈"皂泡状"外观。骨性间隔在病灶周边区域较明显。病灶内无钙化斑点。

　　2. CT 表现

　　（1）平扫：膨胀性骨质破坏灶，呈低密度，伴有病灶内出血时，表现为高密度。病灶界限清楚，无硬化边缘。内部无钙化。

　　（2）增强扫描：不同程度的强化。

【诊断与鉴别诊断】

　　1. 骨囊肿　好发于儿童和青少年，病变位于干骺端，以纵向生长为著，无"皂泡样"表现。病理骨折多见，可出现"骨片陷落征"。

2. 软骨母细胞瘤　好发于四肢长骨骨骺，但均发生于骨骺愈合以前。病灶有硬化缘，内见钙化。

3. 动脉瘤样骨囊肿　长骨干骺端多见，呈明显膨胀性表现。边缘有硬化边。病灶以囊性为著，其内可见液液平面。增强扫描，囊壁和间隔有强化。

骨　肉　瘤

病案 9-1-13

　　患者，女，15岁，左膝关节上方疼痛2个月（图9-1-13）。

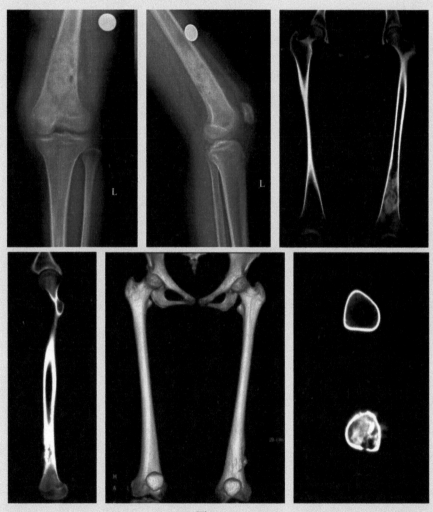

图 9-1-13

问题：

　　1. 该患者左膝关节X线检查有何特征性表现？

　　2. 左侧股骨CT检查有哪些异常改变？

　　3. 该患者诊断为何病？

病案 9-1-13 分析讨论

骨肉瘤（osteosarcoma）多见于青少年，11～20 岁多见，男性多于女性，常见于股骨下端、胫骨上端和肱骨上端，以干骺端好发。主要临床表现是局部进行性疼痛、肿胀和功能障碍；局部皮温较高并有浅静脉怒张；病变进展迅速，早期即可发生远处转移，预后较差。实验室检查血清碱性磷酸酶常增高。

大体病理，切面上瘤组织为灰红色，而黄白色处提示为瘤骨形成，半透明区为软骨成分，暗红色为出血区，肉眼上呈多彩状特点。骨肉瘤可侵及和破坏骨膜新生骨；当侵入周围软组织时，则形成肿块。有时肿瘤还可侵及骨端并破坏关节软骨侵入关节。镜下，肿瘤是由明显间变的瘤细胞、肿瘤性骨样组织及骨组织形成，有时亦可见有数量不等的瘤软骨。

【影像学表现】

1. X 线表现　主要表现为骨质破坏、骨膜反应、肿瘤骨和软组织肿块。

（1）骨质破坏：为溶骨性、成骨性或混合性，边缘多不清楚。

（2）骨膜反应：可呈葱皮样、平行状，骨膜再破坏形成 Codman 三角（也称骨膜三角）。

（3）肿瘤骨：为斑块状、针状和云絮状致密影。

（4）软组织肿块：表现为边界不清楚的软组织致密影，其内可出现肿瘤骨。

根据 X 线骨质破坏和骨质增生的多少，可把骨肉瘤分为成骨型、溶骨型和混合型，以混合型多见。①成骨型骨肉瘤：以肿瘤骨形成为主，明显时可呈大片状致密影，呈象牙样改变；骨破坏较少或不明显；骨膜反应较明显；软组织肿块中有肿瘤骨；如有肺转移其密度亦较高。②溶骨型骨肉瘤：以骨质破坏为主，很少有骨质增生；骨破坏呈不规则斑片或大片低密度区，边界不清；骨膜增生易被肿瘤破坏，形成 Codman 三角；软组织肿块中大多无肿瘤骨生成；易引起病理性骨折。③混合型骨肉瘤：骨质增生与骨质破坏程度大致相同。

2. CT 表现

（1）平扫：显示骨质破坏、肿瘤骨和软组织肿块更清晰敏感，能较好地显示肿瘤与邻近结构的关系；还可显示肿瘤在髓腔内的侵犯，表现为含脂肪的低密度骨髓影被软组织密度的肿瘤所取代。

（2）增强扫描：实质部分可有较明显强化。

【诊断与鉴别诊断】

影像学检查是骨肉瘤诊断的主要方法。其要点包括：多见于男性青少年，并有局限性骨质破坏、骨膜反应、肿瘤骨形成和软组织肿块表现。骨肉瘤应注意与化脓性骨髓炎鉴别，前者一般无急性发病，病变相对比较局限，不但有骨膜增生，且常见数量不等的瘤骨，还可穿破骨皮质形成软组织肿块，均不同于化脓性骨髓炎。

尤文氏肉瘤

病案 9-1-14

患者，男，9 岁，左侧膝关节外下方疼痛 1 月余（图 9-1-14）。

问题：

1. 简述患者左侧胫腓骨 X 线表现。

2. 该患者诊断为何病？

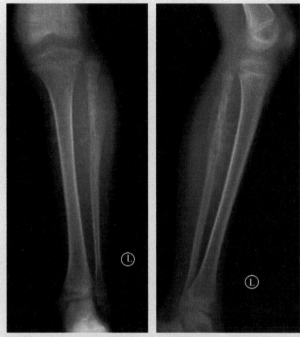

图 9-1-14

病案 9-1-14 分析讨论

尤文氏肉瘤（Ewing's sarcoma）是一种恶性的非成骨性骨肿瘤。该肿瘤主要见于青少年和儿童，在全身骨骼均可发病，年龄小者易发生于管状骨骨干。疼痛是最常见的临床症状，初发为间歇性疼痛，短期内随肿瘤的快速蔓延变为持续性疼痛，大部分病例可触及软组织肿块，受累部位皮温高，压痛明显。

瘤组织有不同程度神经外胚叶分化，肿瘤细胞有空泡状细胞质，圆形或卵圆形的核包埋在内，常有组织变性、坏死和出血，这种情况下细胞核小，细胞边缘比较清晰，肿瘤细胞倾向于集合在血管间隙，形成假玫瑰型或外皮型。

【影像学表现】

1. X 线表现

（1）骨质破坏：先在髓腔中出现斑点状稀疏破坏，继而从内向外发展，皮质也出现破坏，也有少数患者先破坏骨皮质。以溶骨性破坏多见，少数也可呈现轻度膨胀性骨质破坏。

（2）发生在管状骨的病变：骨膜反应较明显、呈层状、条状、花边状或梭形，肿瘤组织如破坏骨膜，也可形成 Codman 三角。

2. CT 表现

（1）平扫：溶骨性骨质破坏、软组织肿块和骨膜反应更清楚，能较好地显示肿瘤与邻近结构的关系，骨膜反应情况；硬化型可显示不规则密度增高；混合型可见溶骨性破坏及硬化并存。

（2）增强扫描：实质部分可有较明显强化，使肿瘤与周围组织的区分变得较为清楚。

【诊断与鉴别诊断】

影像学检查是尤文氏肉瘤诊断的主要方法，但缺乏特异性。其要点包括：多见于青少年和儿童，易发生于管状骨骨干的髓腔，溶骨性骨质破坏并骨膜反应。尤文氏肉瘤应注意与化脓性骨髓炎、骨肉瘤鉴别，前者一般无急性发病，病变相对比较局限，骨膜增生形式多样，可有软组织肿块，均不同于化脓性骨髓炎。骨肉瘤一般发生于长骨的骨端，可形成瘤骨，明显的软组织肿块，有别于尤文氏肉瘤。

转移性骨肿瘤

病案 9-1-15

患者，男，44 岁，胸背部疼痛 3 个月，有肾癌手术史（图 9-1-15）。

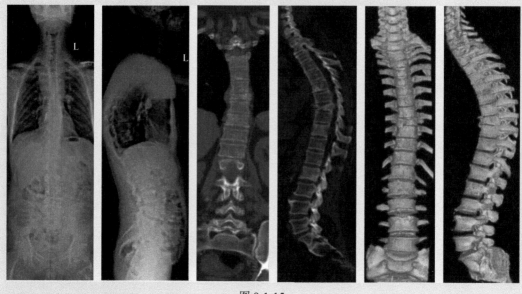

图 9-1-15

问题：

1. 该患者脊柱全长片胸椎有何异常？
2. 该患者胸椎 CT 有哪些异常改变？
3. 该患者诊断为何病？

病案 9-1-15 分析讨论

转移性骨肿瘤（bone metastatic tumor）常发生在中老年人。一般有原发肿瘤病史，多为前列腺癌、肺癌、乳腺癌、肾癌、甲状腺癌、鼻咽癌等。通常恶性骨肿瘤很少发生骨转移，但骨肉瘤、骨恶性淋巴瘤和尤文肉瘤可以发生骨转移。转移性骨肿瘤常常为多发，多见于中轴骨，以脊柱、肋骨和股骨上段等较常见，其次为颅骨、髂骨和肱骨等，膝关节和肘关节较少发生骨转移。转移性骨肿瘤主要临床表现为进行性骨痛、病理性骨折和截瘫。转移性骨肿瘤引起广泛性骨质破坏时，血清碱性磷酸酶增高，有助于同多发性骨髓瘤鉴别。切面见瘤组织多呈灰白色，常伴出血、坏死；镜下骨转移瘤的形态结构一般与其原发瘤相同。

【影像学表现】

1. X 线表现　血行性骨转移可分为溶骨型、成骨型或混合型，以溶骨型常见。

（1）溶骨型转移瘤：①发生在长骨者，多在骨干或邻近的干骺端及骨端，表现为骨松质中多发或单发小的虫蚀状骨质破坏区；病变发展，破坏区融合扩大，形成大片溶骨型骨质破坏区，骨皮质也被破坏；一般无骨膜增生；常并发病理性骨折。②发生在脊柱则见椎体的广泛性破坏，因承重而被压变扁，但椎间隙多保持正常；椎弓根多受侵蚀、破坏为其特征之一。

（2）成骨型转移瘤：少见，多为前列腺癌、乳腺癌、肺癌或膀胱癌。病变为高密度影，居骨松质内，呈斑片状或结节状，密度均匀一致；骨皮质多完整；多发生在腰椎与骨盆，常多发，发生在椎体时椎体往往不压缩、变扁。

（3）混合型转移瘤：兼有溶骨型和成骨型的骨质改变。

2. CT 表现　显示骨转移瘤敏感，还能清楚显示骨外局部软组织肿块的范围、大小及与邻近脏器的关系。

（1）溶骨型转移瘤：表现为松质骨或皮质骨的低密度缺损区，边缘较清楚，多无骨硬化，常伴有不太大的软组织肿块。

（2）成骨型转移瘤：为松质骨内斑点状、片状、棉团状或结节状边缘模糊的高密度灶，一般无软组织肿块，少有骨膜反应。

（3）混合型瘤兼有上述两型表现。

【诊断与鉴别诊断】

转移性骨肿瘤的特点为高龄发病，常呈多灶性，并以中轴骨受累多见，侵犯长骨时少见骨膜增生及软组织肿块。转移性骨肿瘤应注意与多发性骨髓瘤鉴别，骨髓瘤一般扁骨多见，骨质破坏呈穿凿样改变，本-周氏蛋白阳性，可诊断骨髓瘤。如怀疑转移性骨肿瘤者，可行全身PET-CT 检查，以寻找原发灶及其他转移灶。

七、全身性疾病的骨改变影像诊断

代谢性骨病（metabolic bone diseases）是指机体因先天或后天性因素破坏或干扰了正常骨代谢和生化状态而引发的骨疾患。X 线检查在代谢性骨病的诊断中占有重要地位，但是诊断时必须结合临床表现和生物化学方面的改变。

维生素 D 缺乏性佝偻病

病案 9-1-16

患者，女，4 岁，双下肢无力伴发育迟缓 1 年。查体：双膝内翻，实验室检查：25-（OH）D$_3$ 降低，碱性磷酸酶升高（图 9-1-16）。

问题：

1. 所示异常 X 线表现有哪些？

2. 该患者临床症状和体征有何特点？

3. 该患者诊断为何病？

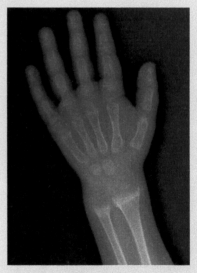

图 9-1-16

病案 9-1-16 分析讨论

维生素 D 缺乏性佝偻病是由于维生素 D 缺乏引起的钙、磷代谢紊乱，产生一种以骨骼病变为体征的全身慢性营养性疾病。主要病理改变是骨样组织钙化不良，产生骨质软化。病变可累及全身骨骼，以生长迅速的干骺端尤为明显。

本病多见于 6 个月至 3 岁的婴幼儿，主要病因是生长快、日照不足、食物中维生素 D 缺乏等。临床表现早期多为神经系统兴奋性增高的表现，无骨骼的改变，活动期出现典型的骨骼改变，常见的有方形颅、串珠肋、鸡胸、膝内翻、膝外翻等。恢复期骨骼改变有所改善，严重的佝偻病在后遗症期可残留不同程度的骨骼畸形。

【影像学表现】

X线表现　佝偻病的X线表现以骨骼发育迅速的部位，如胫骨、肱骨近端和股骨、尺桡骨远端最为明显。

（1）活动期：①骺板增厚，临时钙化带变薄、模糊以至消失，干骺端膨大，呈杯口状，边缘呈毛刷状改变；②二次骨化中心出现延迟、密度低、边缘模糊；③承重的长骨弯曲变形，可出现膝内翻或膝外翻畸形；④肋骨前端膨大形成串珠肋。

（2）恢复期：①临时钙化带重新出现，毛刷状改变减轻、消失，骺板宽带恢复正常；②弯曲变形的长管状骨的凹面骨皮质均匀性增厚致密；③骨骺相继出现；④严重的畸形多不能完全恢复。

【诊断与鉴别诊断】

本病初期，尚未出现骨骼改变之前不易诊断。活动期X线表现具有特征性，不难诊断。本病需与各种代谢性佝偻病鉴别，主要依据临床表现和实验室检查。

骨质疏松症

病案 9-1-17

患者，女，80岁，2个月前提重物后出现腰背部疼痛，活动或劳累后加重，休息可缓解。查体：脊柱腰部叩击痛（图9-1-17）。

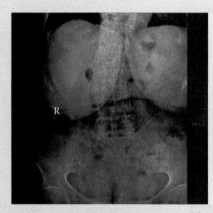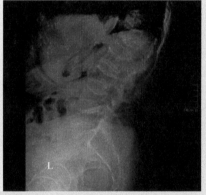

图 9-1-17

问题：

1. 所示异常X线表现有哪些？

2. 该患者临床症状和体征有何特点？

3. 该患者诊断为何病？

病案 9-1-17 分析讨论

骨质疏松症（osteoporosis）是一种以低骨量、骨微结构破坏，导致骨脆性增加和骨折危险性增大的全身性代谢性骨病。

骨质疏松症的主要病理改变是破骨细胞的骨吸收作用与成骨细胞的骨形成作用失去动态平衡，骨吸收超过骨形成。原发性骨质疏松症与年龄和性激素的缺乏有关，多见于老年人及绝经后妇女。继发性骨质疏松症通常由一些特定的疾病或者药物引发。

骨质疏松症由于缺乏典型的临床症状而常被人忽视，部分可有腰背痛、驼背、身高明显缩短及脆性骨折等，脊柱、髋关节和前臂是骨折好发部位。

【影像学表现】

1. X 线表现

（1）主要表现是骨密度减低，骨皮质变薄和出现分层现象，骨小梁变细、减少，但是边缘清晰，骨小梁间隔增宽。在脊椎表现为横行骨小梁减少或消失，纵行骨小梁相对明显，多呈不规则纵行排列，形如栅栏状。

（2）严重时椎体中央出现透亮区，椎体不同程度变扁，上下缘凹陷，呈双凹状，椎间隙增宽，呈双凸状，容易发生骨折，椎体压缩呈楔形。

2. CT 表现　基本同 X 线片，CT 密度分辨率高，对观察骨皮质、骨小梁及周围软组织的改变优于 X 线片。

【诊断与鉴别诊断】

WHO 诊断标准是双能 X 线吸收法（DXA）的测定值。X 线片上当骨量丢失 30% 以上才能出现骨质疏松征象，因此 X 线片在骨质疏松症的早期诊断上帮助不大，但是可以观察骨骼的形态、密度等改变，尤其是在判断是否合并骨折及与其他骨骼疾病鉴别时占有重要的地位。

骨质疏松症需与以下疾病鉴别：

1. 骨质软化症　骨质密度减低，骨皮质变薄，骨小梁变细、减少，但是边缘模糊，有骨骼变形和假骨折线形成。

2. 骨髓瘤　常累及头颅、脊柱、肋骨、胸骨和股、肱骨的近端等红骨髓集中区，表现为穿凿状、鼠咬状或蜂窝状骨质破坏，应结合实验室检查。

骨质疏松症发生椎体骨折时应与转移瘤病理性骨折鉴别，转移瘤多有明确的肿瘤病史，病变多由椎体累及椎弓根。

肾　性　骨　病

病案 9-1-18

患者，男，55 岁，发现尿蛋白阳性 40 余年，肌酐高 10 年，近半年出现双下肢疼痛。临床诊断：①慢性肾衰竭-尿毒症期；②慢性肾小球肾炎；③继发性甲状旁腺功能亢进（图 9-1-18）。

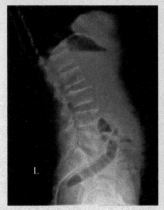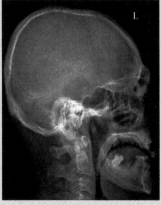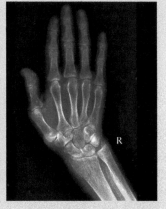

图 9-1-18

问题：

1. 所示异常 X 线表现有哪些？

2. 该患者临床症状和体征有何特点？

3. 该患者诊断为何病？

病案 9-1-18 分析讨论

肾性骨病又称肾性骨营养不良（renal osteodystrophy），是由各种慢性肾脏疾病所引起的钙磷代谢紊乱、酸碱平衡失调和内分泌腺功能失常所造成的骨骼损害。

肾小球性肾病多见于青少年，主要症状有肢体疼痛和压痛、乏力。幼年发病者身材矮小，严重者可合并骨骼畸形。本病发病机制尚不完全清楚，由于血钙降低，常合并有继发性甲状旁腺功能亢进。在骨骼方面可产生佝偻病或骨质软化症及甲状旁腺功能亢进之骨质损害两种病理改变。

肾小管性肾病常有遗传因素，由于病变发展过程较长，发病年龄常大于维生素 D 缺乏性佝偻病。本病主要骨骼改变是佝偻病和骨质软化症，一般很少有继发性甲状旁腺功能亢进。

【影像学表现】

1. 肾小球性骨病　X 线表现变化较多，病变程度与年龄有关。

（1）佝偻病表现，常发生于少年儿童生长较快时的承重部位。

（2）继发性甲状旁腺功能亢进表现：①骨外膜下骨皮质吸收，多见于指骨及颅骨。指骨骨外膜下骨皮质吸收以骨干一侧较明显。颅骨的改变主要是板障增厚、骨密度减低、内外板结构模糊或消失。②纤维囊性骨炎，多见于长骨、骨盆和颌骨，呈多囊状或呈单囊状的透亮区，较大时可有膨胀现象，边界欠清。

（3）骨质硬化表现，长骨的干骺端骨质增生硬化，椎体的上下缘增生硬化而中间较透亮为本病较特殊的征象。

（4）骨质软化症表现，并不常见。

（5）软组织异位钙化，多见于关节附近和动脉壁的钙化。

2. 肾小管性骨病

（1）佝偻病和骨质软化症，X 线表现同维生素 D 缺乏所致表现。

（2）骨质密度增高表现。

（3）关节附近疣状骨质增生，仅见于本病的骨质软化症型者。

（4）肾区钙化。

【诊断与鉴别诊断】

应在 X 线检查的基础上，结合临床症状及实验室检查对肾性骨病与原发性甲状旁腺功能亢进进行鉴别诊断。

第二节　关　节

一、不同成像技术的优势和综合应用

（一）X 线检查

X 线可以清楚地显示关节病变的部位、范围，关节的骨质增生及破坏等变化。常规 X 线检查是重要的和首选的检查方法，检查过程简便易行，检查费用较低。

（二）CT 成像

CT 主要用于解剖结构比较复杂的部位，难以充分显示的病变，或者在普通 X 线检查的基础上辅以 CT 检查以进一步明确诊断。

二、正常影像学表现

（一）关节骨端

关节骨端也称骨性关节面，X 线片上表现为边界光滑锐利的线样高密度影；CT 能清楚地显示关节骨端和骨性关节面的细节，关节软骨常不能显示，调节适当的窗宽、窗位可见关节囊周围肌肉及囊内韧带的断面，一般呈中等密度影。关节面上覆盖的关节软骨及儿童尚未骨化的软骨在 X 线片和 CT 图像上均不能分辨。

（二）关节间隙

X 线表现为两个骨性关节面之间的透亮间隙，是关节软骨、关节腔及少量滑液的共同投影；CT 扫描图像表现为关节骨端之间的低密度间隙，滑液在 CT 上常不能分辨，在冠状位和矢状位图像上可以比较直观地观察到关节间隙形态。

（三）关节囊及关节附属结构

韧带、关节盘在 X 线上不能显示，有时在关节囊外脂肪层的衬托下可见到部分边缘；关节囊能在 CT 上显示，为条状等密度影，厚约 3mm，韧带为条、带状等密度影，半月板在薄层 CT 横断面上可显示为密度均匀的 C 形或 O 形结构（图 9-2-1）。

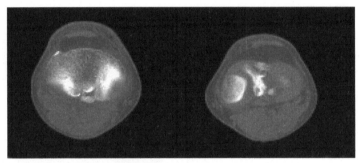

图 9-2-1 膝关节薄层 CT
左侧半月板为密度均匀的 O 形结构

三、基本病变影像学表现

（一）关节肿胀

关节肿胀（swelling of joint）包括关节积液和关节囊及周围软组织肿胀。关节积液是指各种病因所致的关节腔内积液增多；关节周围软组织肿胀是指各种原因引起的关节充血、水肿、出血和炎症增生等因素导致的软组织增厚。X 线片上均表现为关节周围软组织影增大，密度增高，病变累及的层次结构无法区分，如果大量关节积液时可显示为关节间隙增宽。CT 图像上可明确显示出关节囊肿胀、增厚，关节积液则表现为关节腔内被水样密度影充填，如果合并出血或积脓则密度明显增高；如果表现为关节附近含液的囊状影则为滑液囊积液（图 9-2-2）。

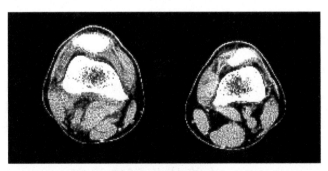

图 9-2-2 膝关节 CT
右侧膝关节附近的含液性密度的囊状影环绕

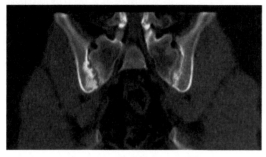

图 9-2-3　骶髂关节 CT 平扫

右侧骶髂关节间隙不规则变窄，关节面髂侧凹凸不平，呈虫噬样骨质破坏，周围骨质密度显著增高、硬化；对侧亦有关节面破坏

（二）关节破坏

关节破坏（destruction of joint）是指关节软骨及其下方的骨性关节面为病理组织侵蚀、代替所致。病变只累及关节软骨时，X线片上仅表现有关节间隙变窄，当累及关节面时则出现相应部位的骨质破坏和缺损，严重破坏时可引起关节半脱位和明显变形等。CT 扫描可清晰显示关节软骨下的骨质破坏（图 9-2-3），尤其是一些细微的骨质病变均能显示，虽然不能显示软骨结构，但软骨破坏导致的关节间隙变化可清楚显示于 CT 图像上。

（三）关节退行性变

关节退行性变（degeneration of joint）首发于软骨的变性、坏死、溶解，逐渐被纤维组织或纤维软骨所替代，广泛的软骨坏死和溶解可引起关节间隙变窄，骨性关节面增生、硬化、骨赘形成，关节囊肥厚，韧带钙化；碎裂的软骨可游离于关节腔内，发生钙化或骨化，形成关节内游离体（关节鼠）。X线早期表现为骨性关节面模糊、中断、消失；中晚期显示关节间隙变窄、软骨下囊变和（或）关节面边缘骨赘形成，无骨质疏松，骨质破坏不明显。以上各种 X 线征象在 CT 片上都可显示，而且病变图像更清晰（图 9-2-4），早期的细小变化亦能显示。

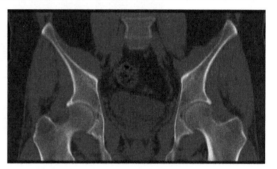

图 9-2-4　髋关节 CT
冠状位重建示右侧关节髋臼缘唇样骨质增生

（四）关节强直

关节强直（ankylosis of joint）是指关节遭遇破坏后，在组织愈合的过程中，所致的关节活动丧失，分为骨性强直和纤维性强直。前者是关节明显破坏后，关节骨端由骨组织连接，X 线上表现为关节间隙明显狭窄或消失，同时有骨小梁通过关节间隙连接两侧骨端，CT 表现与 X 线相似，细节更清楚；后者是指相邻关节面破坏修复后被纤维组织代替，关节骨端为纤维组织连接，X 线片上显示为关节间隙变窄，无骨小梁贯穿关节腔，CT 图像上显示关节间隙存在，无骨小梁结构侵入。

（五）关节脱位

关节脱位（dislocation of joint）是指关节组成骨脱离、错位，可分为完全脱位（正常相对的关节面彼此不接触）和半脱位（正常相对的关节面有部分接触）。从病因上又可分为外伤性、先天性和病理性脱位。大部分的关节脱位均可通过 X 线片明确诊断，无须加做其他影像检查；CT 扫描可明确显示 X 线平片上难以发现的关节脱位，如胸锁关节前后脱位、骶髂关节脱位等较隐匿性的病变。

四、关节外伤影像诊断

关节外伤的诊断以 X 线平片为基础和首选，CT 显示关节骨质创伤的范围、形态和骨结构关系优于平片。关节创伤包括关节脱位、稳定关节的韧带与肌腱的损伤、波及关节面的关节内骨折。本章节重点讲解骨性结构的影像表现。

关 节 脱 位

关节脱位占骨关节创伤的 7%。关节外伤性脱位多发生于活动范围大、关节囊和周围韧带不坚强、结构不稳定的关节，以肩、肘、踝等关节多见；临床上患者有明确的外伤史，且有关节肿胀、畸形、功能障碍或功能丧失等表现，常伴有关节囊和韧带的断裂、血管神经的损伤和（或）骨折出现。

1. 影像学表现

（1）X 线表现

1）完全脱位的显示较为容易，表现为关节面的对应关系完全脱离；半脱位则表现为关节间隙失去正常的弧度、关节间隙宽窄不等、关节骨端轻度分离移位等。脱位常伴有关节附近肌腱附着处的撕脱骨折。

2）常见的关节脱位

A. 肩关节脱位：多发生于老年人、青壮年。肩关节在人体大关节中活动范围最大，肩胛骨关节盂最浅，关节囊、韧带较松弛，关节结构相对薄弱，容易因外伤而发生脱位；根据病变发生机制分为前脱位和后脱位两种，以前脱位较常见。前脱位又分为：①喙突下脱位：肱骨头与关节盂及肩胛骨重叠位于喙突下，可伴随大结节撕脱骨折；②锁骨下脱位：少见，肱骨头脱出关节盂后明显向内侧移位到锁骨下；③盂下脱位：肱骨头明显向下移位，关节面对向肩胛骨外缘，多数病例合并大结节骨折。后脱位比较少见，正位 X 线片显示肱骨外展，肱骨头呈内旋位，难以发现脱位征象，侧位 X 线片可见肱骨头向后脱位于关节盂后方。

B. 肘关节脱位：较常见，多因肘关节过伸引起关节囊韧带严重损伤，常合并骨折和（或）血管神经损伤，X 线表现为肘关节向后脱位、向前脱位或侧方脱位，临床上后脱位多见。

C. 髋关节脱位：根据股骨头脱位的方向，可分为后脱位、前脱位及中心脱位。①后脱位：由于髋关节囊后部较薄弱，常以后脱位多见，表现为股骨头脱离髋臼向后上移位，Shenton 线不连续，可伴有髋臼和（或）股骨头骨折；②前脱位：股骨头向前下方移位，Shenton 线不连续，可合并髋臼前缘骨折；③中心脱位：多继发于髋臼骨折，股骨头通过破碎的髋臼底突入盆腔内，易造成相邻大血管的损伤。

D. 寰枢关节脱位：主要表现为寰枢关节间隙增宽，在成人超过 2mm 疑似脱位，超过 2.5mm 为脱位；在儿童超过 4mm 疑似脱位，超过 4.5mm 确诊脱位。

（2）CT 表现

1）可显示出 X 线平片上的表现。

2）还可明确显示平片上难以发现的特殊类型关节脱位，如胸锁关节前后脱位、骶髂关节脱位等，以及伴随的关节周围其他结构的损伤。

2. 诊断与鉴别诊断 成年人大关节脱位，特别是完全性脱位，影像征象明确，临床诊断不难；X 线检查应注意观察脱位的具体情况和有无并发关节骨折，成年人小关节脱位和发育期关节脱位，特别是不完全脱位，X 线表现可能不典型，常需与健侧进行比较才能确诊，CT 检查有助于此类脱位的确诊和鉴别。

五、关节感染影像诊断
化脓性关节炎

化脓性关节炎（pyogenic arthritis）是指各种原因引起的关节化脓性感染，可发生于任何年龄，最常发生于髋、膝关节，其次为肩、肘、踝关节。一般单发多见。本病常常起病急骤，全身呈脓毒血症反应，关节部位出现红肿热痛症状，活动受限。在不同的病理时期有相应的病理反应。

1. 影像学表现

（1）X 线表现

1）早期：X 线表现为关节周围软组织肿胀，局部软组织密度增高，关节间隙增宽；有时可出现关节半脱位，关节附近的骨质可呈现疏松表现。

2）进展期：出现软骨破坏后，早期关节间隙变窄，继之出现关节面的骨质破坏，以承受重量部位的骨质破坏明显，破坏区周围可见反应性骨质增生硬化，严重感染时，可出现干骺端化脓性骨髓炎，并伴有死骨形成。

3）恢复期：骨质破坏边缘可见不规则的骨质增生硬化，关节周围骨质密度和骨小梁结构恢复正常；如果骨质破坏不严重，可仅有关节间隙变窄，部分关节功能保留，严重时则形成纤维性强直或骨性强直。

（2）CT 表现：能明确显示关节的肿胀、关节腔及关节囊内的积液、关节骨质的破坏程度，明确病变累及的范围和破坏的严重程度，准确反映出病变的转归结果。

2. 诊断与鉴别诊断　一般呈急性起病，症状典型，早期诊断极为重要，骨破坏首先累及关节的承重面，晚期表现为关节强直。须注意与滑膜型关节结核鉴别。

关 节 结 核

病案 9-2-1

　　患者，女，41 岁，有右侧腰痛病史，近日持续疼痛 4 个月（图 9-2-5）。

问题：

　　1. 患者的主要临床表现是什么？

　　2. 请详细描述 X 线平片及 CT 所见影像表现。

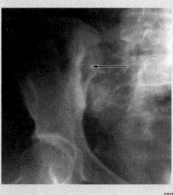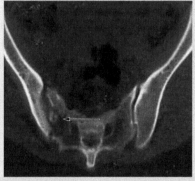

图 9-2-5

病案 9-2-1 分析讨论

　　关节结核（tuberculosis of joint）是继发于肺或其他部位结核的一种并发症，可继发于骨骺和（或）干骺端结核，形成骨型关节结核；也可以是致病菌侵犯滑膜后，形成滑膜型结核。

　　关节结核多见于儿童和青年人，儿童最多见，好发于髋、膝、踝、肘等关节。起病缓慢，可有关节活动受限，关节局部肿胀、疼痛。病理上表现为滑膜明显充血，表面毛糙，常有干酪样坏死物或纤维性炎性渗出物覆盖。

【影像学表现】

　　1.X 线表现

　　（1）骨型关节结核：X 线平片上表现典型，即在骨骺和（或）干骺端结核征象基础上，同时伴有关节周围软组织肿胀、关节间隙狭窄、关节骨质密度不均匀、骨质破坏等影像表现。

（2）滑膜型关节结核：常见于髋关节、膝关节等较大骨关节。

1）早期，X线表现无特征性，仅能显示关节积液、软组织肿胀、关节间隙增宽或邻近骨质疏松。

2）随着病变进一步发展，病变逐渐侵犯软骨和骨性关节面，首先显示关节边缘部分受累，常位于非接触面，对应关节面的关节边缘亦侵犯，呈虫噬样骨质破坏；而承重区骨质破坏出现较晚，关节间隙变化亦出现较晚，与化脓性关节炎表现有显著不同。

3）晚期全关节结核则关节软骨广泛破坏，以致关节间隙变窄或消失，常合并有病理性半脱位或脱位；周围软组织可有冷脓肿形成，如果穿破皮肤则形成窦道。

4）病变逐渐愈合后，骨质疏松征象消失，严重病例愈合后可形成关节强直，以纤维性强直多见。

2. CT表现

（1）对于骨结构的影像表现比X线片显示更清楚准确，细微病变的显示较好，同时可清晰地显示关节囊、关节周围软组织增厚或肿胀，关节腔内的积液。

（2）冷脓肿形成则表现为软组织内较低密度影，边界清楚，增强检查可出现不规则边缘强化，中心低密度区无强化，为脓肿的典型征象。

【诊断与鉴别诊断】

一般缓慢起病，病程长，部分患者有明确的结核病史，症状不如化脓性关节炎典型，骨破坏首先累及关节边缘部分，关节间隙狭窄出现晚，进展慢，晚期表现为关节纤维性强直。

六、慢性关节病影像诊断

慢性关节病病因多不清楚，治疗后可缓解症状，但不能完全治愈；是发病缓慢，病情逐渐发展，病程较长，累及周身多个骨关节的一系列疾病总称。

类风湿关节炎

病案 9-2-2

患者，男，74岁，8个月前出现双手关节肿胀、疼痛，活动时手指僵硬，后渐出现关节畸形，活动受限（图9-2-6）。

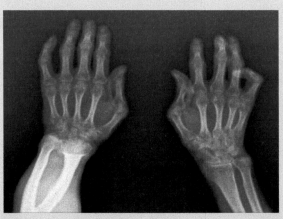

图 9-2-6

问题：

1. 患者的主要临床症状、体征有哪些？

2. 影像特征有什么？

3. 应该诊断什么病？

病案 9-2-2 分析讨论

类风湿关节炎（rheumatoid arthritis，RA）病因不明，是一种慢性全身性自身免疫性疾病；常同时累及多个关节、器官和（或）组织；以对称性、进行性骨关节病症为主要特征。

临床上多见于中年女性，临床症状表现为低热、疲劳、消瘦、肌肉酸痛、血沉加快等；对称性侵犯周围关节，手足小关节好发，大多为手指关节梭形肿胀、疼痛、活动受限，晚期可出现关节畸形，手指"尺侧偏移"、指间关节屈曲和过伸畸形、肌无力、肌肉萎缩和关节半脱位。部分患者可出现关节外的类风湿结节，有时病变可累及关节外的器官及组织，如动脉、心内膜、心肌、心包膜、胸膜及肺间质等。

【影像学表现】

1. X 线表现　手、足小关节最常受到侵犯，也是最早累及的部位。

（1）早期，关节周围软组织呈梭形肿胀，常为对称性发病，关节内积液首先导致关节间隙变宽，随着关节软骨破坏，关节间隙反呈变窄趋势；骨质受侵蚀破坏先从边缘部开始，出现边缘性侵蚀（marginal erosions），是 RA 早期的重要征象。

（2）随着病变进一步发展，骨性关节面开始变得模糊，以致中断。早期的骨质疏松多位于手足小关节的邻近骨骼，以后累及中轴骨、四肢骨，是 RA 又一早期征象之一。

（3）软骨下骨质的吸收、囊变是滑膜血管翳侵入骨质内所致，显示为边界不清楚的骨骼透亮区，常多发；在大关节附近，如膝、髋关节处可形成滑膜囊肿。晚期，关节结构破坏，导致关节脱位或半脱位，主要累及掌指或指间关节，造成手指向尺侧偏斜畸形；另外，RA 骨端破坏后可造成关节的纤维性强直或骨性强直。

2. CT 表现　一般不用于本病诊断。

【诊断与鉴别诊断】

本病的诊断主要依据临床表现、类风湿因子阳性、X 线平片表现，典型的早期、晚期影像特点是主要诊断依据。鉴别诊断中要注意与关节结核、痛风性关节炎、强直性脊柱炎等区分。痛风性关节炎大部分呈间歇性发作，男性青壮年多见，临床以高血尿酸为特点，晚期有痛风结节形成。

强直性脊柱炎

病案 9-2-3

患者，男，40 岁，间歇性腰疼 4 年余，近日加重，伴有明显臀部疼痛，实验室检查：血沉加快，类风湿因子阴性（图 9-2-7）。

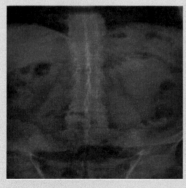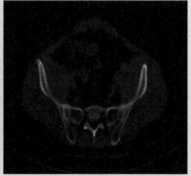

图 9-2-7

问题：

1. 该患者的主要临床表现有哪些？

2. 结合上述病例，简述该疾病的诊断要点。

病案 9-2-3 分析讨论

强直性脊柱炎（ankylosing spondylitis，AS）病因不明，是一种以中轴关节慢性非特异性炎症为主的全身疾病，常见骶髂关节受累，常常引起脊柱韧带广泛骨化而形成骨性强直。

AS 多发生于青年人，男性多见，有明显家族发病倾向；起病常常隐匿，早期主要表现为骶髂关节、臀部和（或）大腿后侧隐痛，症状不典型。病变活动期，出现骶髂关节、髂嵴部位、大转子、坐骨结节、棘突等部位疼痛和压痛，可伴有僵硬感，活动后缓解。实验室检查急性期可有 C-反应蛋白升高，血沉加快，大部分患者 HLA-B27 呈现阳性，类风湿因子多为阴性。病理上主要表现为慢性增生性滑膜炎，无特异性，周围关节可见与 RA 相似的滑膜增生、血管翳形成及淋巴细胞浸润；免疫组化分析可鉴别，RA 浆细胞以 IgM 型为主，本病则以 IgG 和 IgA 型为主。

【影像学表现】

1.X 线表现

（1）最早侵犯骶髂关节，常双侧同时发病，最先开始于下 1/3 关节面，骨质破坏以髂侧为主，初期关节面变得模糊，逐渐侵蚀破坏关节骨质，呈虫噬样破坏，边缘增生硬化，关节间隙假增宽；后期关节间隙变窄，硬化消失，形成骨性强直。

（2）病变进一步发展，向上侵及脊柱，形成弥漫性骨质疏松，椎体前缘凹面变平直，形成"方椎"，椎间盘和椎旁韧带亦可出现骨化，显示为平行于脊柱的高密度骨赘，使脊柱呈现竹节外观，形成"竹节椎"；脊柱可出现变形，表现为驼背畸形或脊柱变直，失去生理曲度。

（3）四肢关节可受累，以髋关节最常见，多表现为双侧对称发病，关节间隙变窄、关节面下囊变、侵蚀、硬化、骨赘形成和关节骨性强直。

2.CT 表现

（1）主要进行骶髂关节扫描，优势在于能消除关节前后重叠的影响，可更清楚地显示关节面的详细轮廓。

（2）早期表现为关节面的不规则改变、侵蚀、关节内的骨质缺损，以及周边的骨质硬化；晚期则表现为严重的软骨下侵蚀、囊变、关节完全强直，以及平片上所见全部的影像表现。

【诊断与鉴别诊断】

依靠临床病史、体征和 X 线的典型表现不难诊断。临床高度怀疑本病，而 X 线平片表现不典型时，可行 CT 检查发现早期病变。对称性侵犯骶髂关节、髂骨关节面硬化、骨质破坏、关节间隙狭窄等征象有助于本病诊断。

第三节 软 组 织

一、不同成像技术的优势和综合应用

（一）X 线检查

X 线较难对软组织病变进行准确的定位及定性诊断，限制了其在软组织病变诊断方面的应用。但是，也不能因此低估了 X 线平片在软组织病变诊断方面的价值，它不但能在一定程度上对病变的大体部位、范围、密度及邻近骨骼的侵犯情况提供信息，而且该检查方便、经济、快捷。目前，X 线仍是软组织病变的临床首选和基本的影像学检查方法。

（二）CT 成像

随着 CT 成像技术的不断进步，辐射剂量大幅降低，扫描速度进入了亚毫秒级，同时重建层厚最薄达到 0.5mm，极大地提升了时间和空间分辨力，对于软组织病变的细微结构显示更加清晰。同时，MSCT 的后处理技术能够多方位、多角度地显示病变及邻近的解剖结构，有利于对病变的认识更加准确和全面。

二、正常影像学表现

（一）X 线检查

骨骼系统的软组织主要包括肌肉、肌腱、韧带、血管、神经、筋膜和关节囊等，由于这些组织间的密度差异较小，常常缺乏良好的自然对比，X 线片上均表现为中等密度影，无法分辨各自的组织结构，通常仅仅依靠较低密度的皮下和肌间脂肪组织来衬托显示某些软组织结构（如肌肉、肌腱及韧带）的轮廓。

（二）CT 检查

在 CT 上，软组织呈中等密度，在皮下和肌间脂肪组织的衬托下，可以分辨肌肉、肌腱、韧带和血管，血管和神经走行于肌间，呈中等密度的小圆形或长条状影。CT 增强扫描，更有利于血管的显示。

三、基本病变影像学表现

（一）软组织肿胀

软组织肿胀（soft tissue swelling）多是由于炎症、水肿、出血或外伤引起的软组织肿大、膨胀，X 线、CT 上表现为软组织体积增大、增厚，软组织界限模糊不清，CT 对于显示软组织肿胀明显优于 X 线，水肿时可以观察到皮下脂肪层内出现网状结构影，出血时可以观察到高密度血肿。

（二）软组织肿块

软组织肿块（soft tissue mass）多由软组织肿瘤或骨肿瘤侵犯软组织引起，一些炎症也可以引起软组织肿块。X 线表现为局部软组织体积增大，呈肿块状，病灶内部可伴有钙化和骨化，良性肿块一般边界清晰，邻近组织受压、移位，邻近骨质可有受压骨质吸收或硬化的表现，恶性肿块边界不清，与邻近组织分界模糊，邻近骨质可见侵犯破坏征象。CT 可以显示软组织肿块的大小、边界，根据其密度分辨内部成分结构（如脂肪、出血、钙化等），增强扫描可以确定肿块与周围组织及血管的关系，以及肿块的血供，观察其内部是否有囊变、坏死等。

（三）软组织钙化和骨化

软组织钙化和骨化（soft tissue calcification and ossification）可见于出血、退变、寄生虫感染、骨化性肌炎、代谢性疾病、结核及肿瘤等疾病，钙化常位于肌肉、肌腱、关节囊、血管和淋巴结等处。X 线和 CT 上表现为形态各异的高密度影，边界清楚，CT 可以直接显示钙化和骨化的形态、大小及密度，其 CT 值多在 80HU 以上。不同病变的钙化和骨化常表现出不同的形态，如骨化性肌炎引起的钙化常呈斑片状，成骨性肉瘤邻近软组织内常见云絮状、针状瘤骨。

四、肌腱及韧带损伤的影像诊断

肌腱及韧带损伤

病案 9-3-1
　　患者，男，46 岁，外伤致右膝及小腿疼痛活动受限 3 小时（图 9-3-1）。
问题：
　　1. 该患者的主要临床表现有哪些？
　　2. 结合上述病例，简述该病的诊断要点。

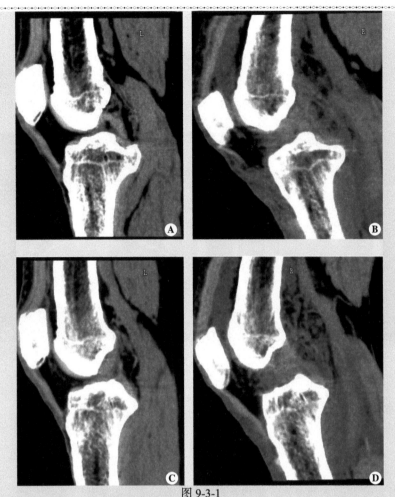

图 9-3-1

A、C. 左膝关节 CT 平扫矢状位；B、D. 右膝关节 CT 平扫矢状位

病案 9-3-1 分析讨论

　　肌腱及韧带损伤多发生于急性创伤，少数也可由长期劳损引起其变性损伤。肌腱及韧带急性损伤的症状多为损伤处肿胀、疼痛、压痛、关节活动受限等，甚至出现皮下淤血、相应关节活动受限或异常活动。其附着处也可伴有撕脱骨折，关节内的韧带损伤可伴有关节腔内的出血和积液。

　　肌腱及韧带损伤分为两种：部分性撕裂和完全性撕裂。部分性撕裂的韧带和肌腱内有出血和水肿，与尚未撕裂的纤维交织，邻近的软组织可出现水肿、脂肪间隙可见渗出。完全性撕裂的肌腱及韧带可见位置异常、断裂不连续，邻近的组织结构可见出血、水肿、渗出。

【影像学表现】

　　1. X 线表现

　　（1）一般无法显示肌腱和韧带损伤的直接征象。

　　（2）个别肌腱和韧带的损伤，仅仅通过间接征象做出大致判断，如髌韧带的撕裂，可观察到髌骨的位置发生改变。

　　2. CT 表现

　　（1）可以观察到损伤的肌腱和韧带肿胀，边缘模糊，正常形态消失，若伴有出血时，韧带内或其周围间隙内可见不均匀的较高密度影。

　　（2）还可以观察到并发的撕脱骨折、关节腔积液等。

　　（3）容积再现和多平面重建技术，也能够清晰、直观地显示撕裂韧带的位置和形态。

五、软组织炎症的影像诊断

软组织炎症

病案 9-3-2

患者，女，58 岁，左侧颌面部肿胀 2 日。2 日前耳垂破溃流脓，后感耳垂下肿胀，继而肿胀程度逐渐加重，范围逐渐增大（图 9-3-2）。

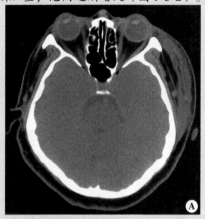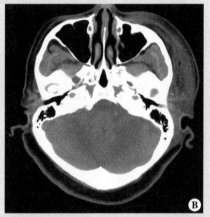

图 9-3-2
A、B. CT 平扫轴位

问题：

1. 该患者的主要临床表现有哪些？

2. 结合上述病例，简述该病的诊断要点。

病案 9-3-3

患者，男，65 岁，发热 9 天，伴呼吸困难、吞咽不适（图 9-3-3）。

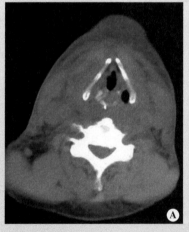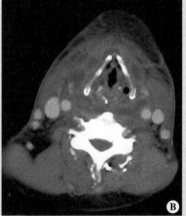

图 9-3-3
A. CT 平扫轴位；B. CT 增强轴位

问题：

1. 该患者的主要临床表现有哪些？

2. 结合上述病例，简述该病的诊断要点。

病案 9-3-2、病案 9-3-3 分析讨论

软组织炎症（soft tissue inflammation）可原发于软组织，也可继发于邻近的骨感染。临床上主要表现为局部软组织红、肿、热、痛，可伴有发热和白细胞计数增高等。

在病理上，急性期软组织炎症主要是病变区充血、水肿、炎性细胞浸润，病变继续发展可形成脓肿，脓肿可被局限包裹，也可沿着肌间隙扩散，炎症进入慢性期，病变的内部可出现钙化，病变边缘可有一层纤维组织包绕。

【影像学表现】

1. X 线表现　对软组织炎症的诊断价值不大，仅仅表现为病变区的软组织肿胀、密度增高，脂肪间隙模糊不清，有时皮下脂肪间隙可见网格状影。

2. CT 表现

（1）平扫：急性期炎症表现为病变区皮肤增厚，受累肌肉肿胀、密度增高、边缘模糊，肌间隙及皮下脂肪间隙模糊、密度增高，脓肿形成后，表现为圆形或类圆形肿块，中央呈液性密度，有时可见气液平面。

（2）增强扫描：脓肿内部的液化坏死不强化，肉芽组织形成的脓肿壁呈环形强化。

六、软组织肿瘤影像诊断

软组织肿瘤种类较为繁多，根据其分化程度和生物学行为，分为良性和恶性两种。良性肿瘤一般生长缓慢，边界清晰，内部密度均匀，呈膨胀性生长，邻近组织结构呈受压改变，邻近的骨组织可有压迫性缺损；而恶性肿瘤形态多不规则，边界不清，生长也较快，其内密度不均，呈浸润性生长，可引起邻近骨质破坏。

X 线对于软组织肿瘤的定位和定性较差，对于一些位置较深或较小的肿瘤难以显示，因此，X线对于软组织肿瘤的诊断价值有限。CT 能够确定肿瘤的位置、大小、范围和密度，能够分辨肿瘤内部的脂肪、出血、钙化等，对肿瘤的定位和定性有较大的价值。

脂 肪 瘤

病案 9-3-4

患者，女，56 岁，发现左前臂肿物 17 年余（图 9-3-4）。

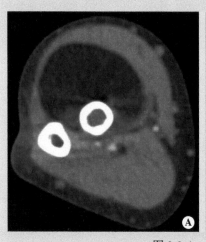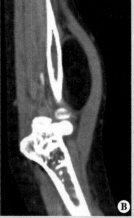

图 9-3-4
A.CT 增强轴位；B.CT 增强矢状位

问题：

1. 该患者的主要临床表现有哪些？

2. 结合上述病例，简述该病的诊断要点。

病案 9-3-4 分析讨论

脂肪瘤（lipoma）是最常见的软组织良性肿瘤，由分化成熟的脂肪组织构成。本病好发于50～70岁，可发生于全身任何含脂肪组织的部位，多见于颈、肩、背、臀及四肢的皮下组织，常单发，大小不一，生长缓慢，多无明显的临床症状，肿瘤较大时可产生相应部位的压迫症状。

病理上，脂肪瘤多有一层纤维包膜，且包膜完整，形态多为圆形或分叶状，质地柔软。镜下，肿瘤内见大量成熟的脂肪细胞堆积，脂肪瘤内部也可以含有其他间叶组织成分，如软骨、黏液、纤维结缔组织、平滑肌、血管等，分别称为软骨脂肪瘤、黏液脂肪瘤、纤维脂肪瘤、平滑肌脂肪瘤、血管脂肪瘤，其中纤维脂肪瘤最常见。

【影像学表现】

1. X 线表现　对该病的显示不敏感，多表现为局部软组织内或皮下圆形或卵圆形的低密度影，病变边缘光整、界限清晰。

2. CT 表现

（1）平扫：通常即可对本病定位及定性做出准确诊断，表现为软组织内或皮下圆形或卵圆形含脂肪的低密度影，病灶边界清晰，有包膜，内部可有分隔，病变内部密度均匀，CT 值通常在-120～-40HU。

（2）增强扫描：无强化。

血 管 瘤

病案 9-3-5

患者，男，58 岁，发现右锁骨上肿物 3 年余，无疼痛、发热、消瘦等症状（图 9-3-5）。

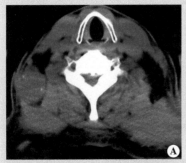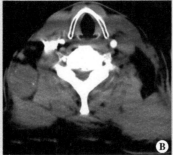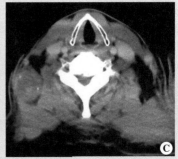

图 9-3-5
A. CT 平扫轴位；B. CT 增强动脉期轴位；C. CT 增强延迟期轴位

问题：

1. 该患者的主要临床表现有哪些？

2. 结合上述病例，简述该病的诊断要点。

病案 9-3-5 分析讨论

血管瘤（hemangioma）是软组织常见良性肿瘤之一，为血管组织所形成的良性肿瘤。婴儿和儿童多见，可发生于全身任何部位，常多发，多见于皮肤及皮下组织、肌肉、肌腱、滑膜及结缔组织等，其中皮下及皮下组织最为常见。本病多无明显的临床症状，偶有间歇性疼痛、肿胀，肿胀处有时可触及搏动和听到血管性杂音。

血管瘤是胚胎时期血管发育异常导致的先天性血管畸形，起源于血管内皮细胞。大体组织色灰红、质韧、表面光滑，界清，无包膜。根据血管腔的大小和血管类型可分为毛细血管瘤、海绵状血管瘤、静脉型血管瘤和混合型血管瘤。毛细血管瘤呈紫色隆起包块，由紧密排列的细小毛细血管丛组成。海绵状血管瘤由大小不一相互吻合的血窦组成，容易形成血栓和新生血管。静脉型血管瘤多位于深部软组织，主要由厚壁血管组成，腔内可见机化血栓和静脉石。

【影像学表现】

1. X线表现 常难以显示血管瘤的大小和范围。

2. CT表现

(1)平扫：对血管瘤的显示较为敏感，表现为形态规则或不规则的软组织肿块，边界多不清楚，有时可见到扭曲样的索条状结构，呈等或略低密度，密度多不均匀，约50%的病变内可见多发、大小不等的圆形或类圆形的高密度纽扣样静脉石，发现静脉石有助于血管瘤的诊断。

(2)增强扫描：明显强化，呈渐进性强化，毛细血管瘤与海绵状血管瘤呈延迟强化，有时需延时10～20分钟，病变较大时内部可见迂曲、紊乱、团状的血管影。

脂 肪 肉 瘤

病案 9-3-6

患者，女，69岁，发现左颈肩肿物40年（图9-3-6）。

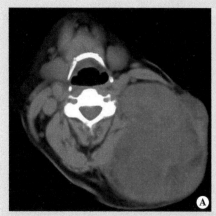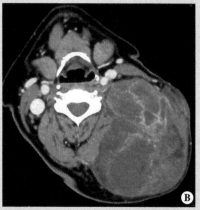

图 9-3-6
A. CT 平扫轴位；B. CT 增强轴位

问题：

1. 该患者的主要临床表现有哪些？

2. 结合上述病例，简述该病的诊断要点。

病案 9-3-6 分析讨论

脂肪肉瘤（liposarcoma）是成人最常见的软组织肉瘤之一，好发于中老年人，多发生在深部软组织，如四肢深部和腹膜后，多为无痛性、缓慢生长的肿块，病程从几个月到几年不等，肿块较小时无明显临床症状，较大时压迫邻近组织或器官会产生相应的临床症状。高分化型者预后较好，圆细胞型和多形性型者预后差，容易复发和转移。

脂肪肉瘤起源于脂肪细胞和向脂肪细胞分化的不同阶段的间叶细胞，肿瘤体积常较大，呈结节状或分叶状，质软，有假包膜，切面呈鱼肉状，瘤体内可有出血及坏死。按瘤细胞的成分不同，将脂肪肉瘤分为高分化型、黏液型、多形性型、圆细胞型、去分化型五种，其中黏液型最常见，圆细胞型恶性程度最高。脂肪肉瘤很少由脂肪瘤恶变而来。

【影像学表现】

1. X线表现 对该病的显示不敏感，仅在病变较大时表现为局限性软组织肿块，边界不清。

2. CT表现

(1)平扫：分化良好的脂肪肉瘤，表现为以脂肪成分为主的低密度肿块影，边界清晰，与脂肪瘤表现相似；恶性程度高的脂肪肉瘤，瘤体内脂肪成分较少，表现为不规则实性软组织密度肿块，其内密度不均匀，钙化少见，边界多不清，呈浸润性生长。

(2)增强扫描：实性成分可见不均匀强化，脂肪成分无强化。

第十章 乳腺系统

学习要求：

1. 记忆：乳腺的常见影像学检查方法，以及各种检查方法的适应证与优势；乳腺正常的解剖结构，可以熟练辨认 X 线和 CT 上乳腺各个正常结构，以及牢记乳腺正常结构在 X 线及 CT 上的影像学表现；X 线及 CT 上乳腺基本病变的影像学表现；乳腺癌、乳腺感染性疾病、乳腺良性肿瘤及肿瘤样病变的常见疾病分类，以及 X 线及 CT 上的典型影像学表现；乳腺增生及乳腺叶状肿瘤在 X 线及 CT 上的典型表现。

2. 理解：乳腺常见影像学检查方法的原理，以及合理选择最佳影像学检查方式；乳腺癌，乳腺良性疾病如炎症性疾病、乳腺增生、乳腺良性肿瘤及肿瘤样病变、叶状肿瘤等疾病的病理学基础、临床表现、诊断、治疗等。

3. 运用：根据所学相关专业知识，可以正确辨认出乳腺常见病变，能正确对乳腺常见病变进行分类，从而进一步对病变进行定性，满足临床诊断的需要。

第一节 乳腺炎症及良性肿瘤

一、不同成像技术的优势和综合应用

（一）X 线检查

乳腺 X 线摄影主要用于乳腺疾病的普查和乳腺癌的早期发现与诊断。X 线摄影由于操作简单，诊断准确，价格相对便宜，特别是对乳腺内钙化尤其乳腺癌的微小钙化检出率很高，已成为乳腺疾病的首选影像检查方法，并被广泛用于 40 岁以上妇女的乳腺普查。尽管 X 线检查目前是诊断乳腺疾病的主要手段，但在某些方面仍有一定的局限性，即使在最佳的摄影及诊断条件下，仍有 5%～15% 的乳腺癌因各种原因，如发生在致密型乳腺、乳腺手术后或成形术后的乳腺癌，以及乳腺 X 线片本身的局限性等呈现假阴性。乳腺 X 线检查的另一较大局限性是关于良、恶性病变的鉴别，与其他系统病变相同，乳腺病变也存在"同病异影，异病同影"的诊断难题。因此，必须了解乳腺疾病各种影像学表现的病理基础，并同时与临床资料相结合。

近年来随着数字化乳腺 X 线摄影技术的发展，出现了数字化乳腺体层摄影（digital breast tomosynthesis，DBT）、对比增强双能数字乳腺 X 线摄影（contrast-enhanced dual-energy digital mammography，CEDM）等新技术，并在临床中得到了应用。这些技术改进的优势已在致密型乳腺的女性中得到证实，较传统乳腺 X 线摄影明显提高了病变检出率及良恶性病变鉴别率。

同时由于计算机技术的飞速发展，应用于影像诊断领域的另一项新技术——计算机辅助检测（computer—aided detection，CAD）系统已在乳腺 X 线普查和诊断领域推广应用，以期提高对微小病变尤其是微小钙化的检出能力。

乳腺导管造影主要用于有乳头溢液的患者。通过造影可以发现乳腺导管内的病变，如导管有无扩张、截断、充盈缺损、受压移位、走形僵直、破坏、分支减少及排列紊乱等。导管病变通常由于体积小，大多触诊阴性，X 线片上很少有阳性发现，因此乳腺导管造影对临床诊断和治疗具有较大的指导价值。除此之外，还可在 X 线摄影引导下行病变穿刺活检取材及病灶术前导丝定位，为临床医师对乳腺病变的诊断及治疗提供了便利。

（二）CT 检查

CT 检查一般作为乳腺 X 线摄影和超声检查的补充检查手段。乳腺 CT 检查的原理和 X 线摄影

相仿，取决于病变对 X 线的吸收量，但 CT 的密度分辨力高，可清晰显示乳腺内的解剖结构，对观察致密型乳腺内的病灶、发现胸壁异常改变、检出乳腺腋尾部病变及腋窝和内乳淋巴结肿大等均优于 X 线片。CT 对于乳腺病变不仅可用作形态学观察，还可通过增强扫描评估病变的血供情况；对于检出乳腺癌的腋窝、内乳淋巴结转移，及肝、肺和骨转移也有较高价值。但 CT 平扫对鉴别囊实性病变的准确性不及超声；CT 对显示微小钙化特别是数目较少的钙化不及 X 线片，且对病变的良恶性鉴别诊断无特殊价值。此外，由于乳腺组织对射线较为敏感，而常规 CT 检查的射线剂量显著高于 X 线摄影，且检查费用相对较高，因此，目前不宜作为乳腺疾病的常规检查手段。

二、正常乳腺影像学表现

（一）正常 X 线表现

乳腺是一终身变化的器官，年龄、月经周期、妊娠、经产情况、哺乳、乳腺的发育及内分泌等多种因素均可对乳腺 X 线表现产生影响，故观察和分析时除应双侧对比外（在正常情况下，大多数人两侧乳房的影像表现基本对称），仍需结合年龄、生育史、临床及查体所见。各种解剖结构在 X 线影像上一般均可见到（图 10-1-1）。

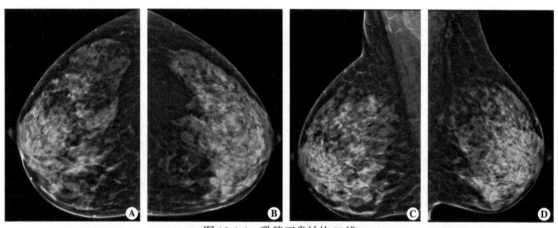

图 10-1-1 乳腺正常结构 X 线
A、B 为双乳头尾位（CC 位）；C、D 为双乳内外侧斜位（MLO 位）

正常乳腺各结构 X 线表现分述如下：

（1）乳头（nipple）：位于锥形乳腺的顶端和乳晕中央，密度较高，大小不一，但一般两侧等大。

（2）乳晕（areola）：呈盘状，位于乳头周围，乳晕区皮肤厚度为 1～5mm，较其他部位的皮肤稍厚。

（3）皮肤（skin）：呈线样影，厚度均一，但在下后方邻近胸壁反褶处的皮肤略厚。皮肤的厚度因人而异，为 0.5～3mm。

（4）皮下脂肪层（subcutaneous fat）：介于皮肤与浅筋膜浅层之间，厚度为 5～25mm，X 线表现为低密度透亮带，其内交错、纤细而密度较淡的线样影为纤维间隔、血管及悬吊韧带。皮下脂肪层厚度随年龄及胖瘦不同而异，年轻致密型乳腺此层较薄；肥胖者则较厚；脂肪型乳腺的皮下脂肪层与乳腺内脂肪组织影混为一体。

（5）悬吊韧带（suspensory ligament）：又称 Cooper 韧带（Cooper's ligament），乳腺腺叶间有与皮肤垂直的纤维束，上连浅筋膜浅层，下连浅筋膜深层，即把乳腺固定在胸壁上的一组弓形纤维，这些纤维结缔组织对乳房起固定和支持作用，使人站立时乳房不致下垂。乳腺癌时，乳房悬韧带可因受侵而缩短，皮肤表面凹陷呈现"酒窝征"改变。悬吊韧带的表现因发育而异：发育差者可不显示或仅显示为皮下脂肪层内纤细的线状影，前端指向皮肤；发育良好的悬吊韧带则表现为狭长的三角形影，其基底位于浅筋膜的浅层，尖端指向皮肤（图 10-1-2）。

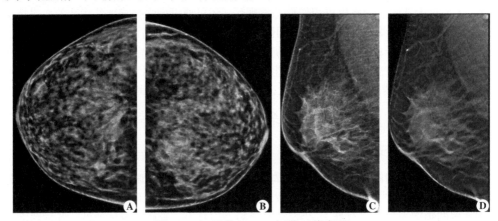

图 10-1-2　正常 Cooper 韧带 X 线表现

乳腺正常 Cooper 韧带影像 X 线表现为：皮下脂肪层内纤细的线状影或狭长的三角形影，尖端指向皮肤

（6）浅筋膜浅层（superficial layer of superficial fascia）：组织学上，乳腺组织被包裹在浅筋膜浅层和深层之间。X 线上浅筋膜浅层表现为皮下脂肪层与腺体组织间的一连续纤细的线样影，线样影有时呈锯齿状，齿尖部即为悬吊韧带附着处。

（7）纤维腺体组织（fibroglandular tissue）：X 线上的所谓纤维腺体影是由许多小叶及其周围纤维组织间质重叠、融合而成的片状致密影，边缘多较模糊。通常，纤维腺体组织的 X 线表现随年龄增长而变化较大。

（8）乳导管（duct）：正常人有 15～20 支输乳管即乳导管，开口于乳头，呈放射状向乳腺深部走行，并逐渐分支，最后终止于腺泡。X 线平片上乳腺导管和纤维组织构成的线样影难以鉴别，统称为乳腺小梁（breast trabeculae）。乳腺导管造影能清楚显示大导管及其分支导管（图 10-1-3）。当乳腺导管存在扩张时，X 线片上可以显示。

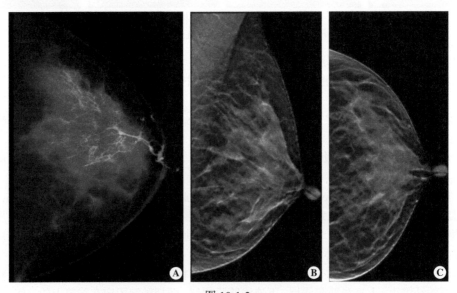

图 10-1-3

A. 乳腺导管造影显示大导管及其分支导管；B、C. 左乳晕区导管扩张

X 线表现为乳晕区起自乳头向乳内呈放射状走行的条状低密度影

（9）乳腺后脂肪（retromammary adipose）：位于乳腺浅筋膜深层与胸大肌筋膜之间，与胸壁平行，X线上表现为线样或带状透亮影，厚度为0.5～2mm，向上可达腋部。在X线片上，乳腺后脂肪线显示率较低。

（10）血管（vessel）：X线上在乳腺上部的皮下脂肪层内多能见到静脉影，静脉的粗细因人而异，一般两侧大致等粗。在脂肪型乳腺有时可见迂曲走行的动脉影。动脉壁钙化时，呈双轨状或柱状表现（图10-1-4）。

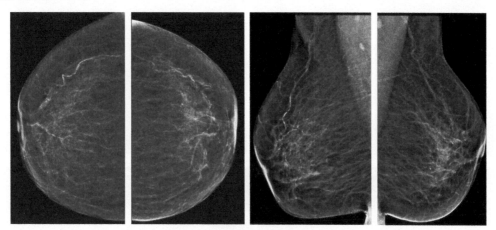

图 10-1-4　血管壁钙化 X 线表现

乳腺内动脉壁钙化，X 线表现为点状及条状钙化，沿血管壁呈"双轨样"或"柱状"走行

（11）淋巴结（lymph node）：乳腺内淋巴结（intramammary lymph node）一般不显影，偶尔可呈圆形结节影，直径多小于1cm。X线上常见的淋巴结多位于腋前或腋窝软组织内，根据其走行与X线投照的关系可呈圆形、椭圆形或蚕豆状的环形或半环形影，边缘光滑（图10-1-5）。淋巴结的一侧凹陷部称为"门"部（hilum），表现为低密度区，此处有疏松的结缔组织，血管、神经和淋巴管由此进出淋巴结。

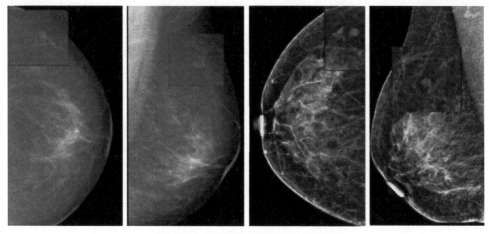

图 10-1-5　正常乳内淋巴结 X 线表现

正常乳内淋巴结及腋窝淋巴结，X 线表现为椭圆形或蚕豆状的环形或半环形影，边缘光滑，
并可见低密度的淋巴结"门"

由于正常乳腺的X线表现个体差异很大，缺乏恒定的X线表现。根据2013年美国放射学会提出的第五版乳腺影像报告和数据系统（breast imaging reporting and data system，BI-RADS）将乳腺分为四型：脂肪型（乳腺内几乎全部为脂肪组织，纤维腺体组织＜25%）；纤维腺体型（乳腺内散

在纤维腺体组织占 25%~50%）；不均匀致密型（乳腺呈不均匀致密表现，纤维腺体组织占 50%~75%）；致密型（乳腺组织非常致密，纤维腺体组织＞75%）（图 10-1-6）。

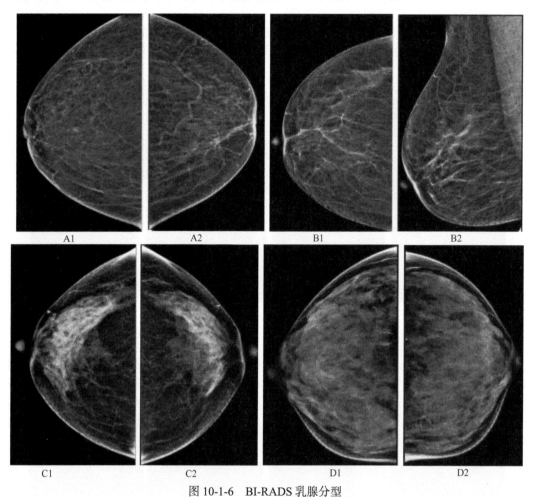

图 10-1-6　BI-RADS 乳腺分型

A1、A2 为正常脂肪型乳腺；B1、B2 为正常纤维腺体型乳腺；C1、C2 为正常不均匀致密型乳腺；D1、D2 为正常致密型乳腺

（二）正常 CT 表现

　　正常乳腺的 CT 表现与 X 线表现类似，但 CT 的密度分辨力较高，可通过调节窗宽和窗位，观察不同密度结构，清晰地显示乳头、皮肤、皮下脂肪层及条索状的悬吊韧带影等，这些结构的 CT 表现与 X 线片类似，并可通过测量获得不同正常组织的 CT 值。增强检查可观察乳腺的血供情况。

　　（1）乳腺脂肪组织在 CT 上清晰可辨，呈较低密度，CT 值在 -110~-80HU。在 CT 上，乳腺后脂肪间隙的显示明显优于 X 线片。

　　（2）纤维腺体组织和乳导管纤维腺体组织在 CT 上表现为片状致密影，其内可见或多或少的斑点或斑片状低密度脂肪岛。纤维腺体的 CT 值随年龄和生理变化而不同，为 10~30HU。增强 CT 扫描，正常腺体显示轻度均匀强化，强化后 CT 值增加 10~20HU。CT 上难以辨认乳导管影。乳腺实质类型不同，CT 表现亦有所差异。致密型乳腺呈一致性致密影，缺乏组织间层次对比；脂肪型乳腺密度较低，层次对比较为清晰；而不均匀致密型表现则介于脂肪型与致密型之间。

三、基本病变影像学表现

（一）X 线检查的异常表现

1. 肿块（mass） 为在两个不同投照位置均可显示的占位性病变（图 10-1-7）。仅一个位置显示应视为致密影。

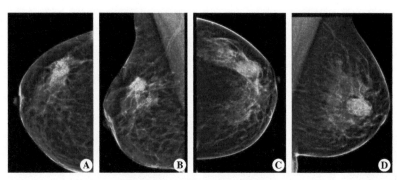

图 10-1-7 乳腺肿块 X 线表现

A、B（乳腺癌），右乳外上象限肿块，表现为不规则肿块，边缘毛糙、见长短不一毛刺影，密度增高且不均匀，其内见大量线虫样及粗糙不均质钙化；C、D（纤维腺瘤），左乳外上象限肿块，呈卵圆形，边缘清楚，密度欠均匀，稍高于腺体，其内见颗粒状及粗大不规则钙化

2. 钙化（calcification） 乳腺良、恶性病变均可出现钙化（图 10-1-8、图 10-1-9）。对钙化的分析通常包括两方面，即钙化的形态和分布。良性钙化多较粗大，形态可为颗粒状、爆米花样、粗杆状、蛋壳样、圆形、新月形或环形，密度较高，分布较为分散；而恶性钙化的形态多呈细小砂粒状、线样，或线样分支状，大小不等，浓淡不一，分布上常密集呈簇或呈线样及段样走行。钙化可单独存在，也可位于肿块内。钙化的大小、数目、形态及分布是鉴别乳腺良、恶性病变的重要依据。在 2013 年美国放射学会提出的第五版的 BI-RADS 诊断标准中，依据钙化形态分为典型良性、可疑钙化两类。

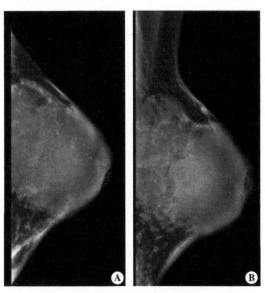

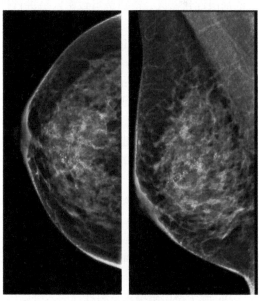

图 10-1-8 乳腺钙化 X 线表现

A. 右乳散在良性钙化（颗粒状、蛋壳样、圆形、环形）；B. 左乳男性乳腺癌伴钙化（细小砂粒状、线样或线样分支状，大小不等，浓淡不一，分布常密集呈簇或呈线样及段样走行）

图 10-1-9 右乳内象限段样及簇状分布钙化
（浸润性导管癌）

3. 结构扭曲（architectural distortion）　是指乳腺实质与脂肪间界面发生扭曲、变形、紊乱，如呈局灶性收缩表现或以某一点为中心的放射状纠集，但无明显肿块。其可见于乳腺癌，也可见于良性病变如慢性炎症、脂肪坏死、手术后瘢痕、放疗后改变等，应注意鉴别。此征象易与乳腺内正常重叠纤维结构影相混淆，需在两个投照方位上均显示时方能判断（图 10-1-10）。对于结构扭曲，如能除外手术后或放疗后等改变，应建议活检以除外乳腺癌。

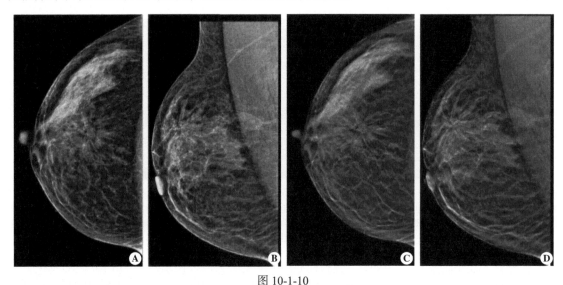

图 10-1-10
右乳外上象限局部腺体结构扭曲（A、B）；X线三维断层摄影显示腺体结构扭曲更加清楚（C、D）；
X线表现为以某一点为中心的放射状纠集

4. 局限性不对称致密（focal asymmetrical density）**或进行性不对称致密**（progressive asymmetrical density）　两侧乳腺对比，有不对称局限性致密区或与以前 X 线片比较发现一新出现的局限性致密区，特别是当致密区呈进行性密度增高或扩大时，应考虑浸润性癌的可能，需行活检。

5. 导管征（ductal sign）　表现为乳头下一或数支导管增粗、密度增高、边缘粗糙。其可见于乳腺恶性病变，但非特异性，也可发生在部分良性病变中。

6. 晕圈征（halo sign）　表现为肿块周围一圈薄的透亮带，有时仅显示一部分，为肿块推压周围脂肪组织所形成。此征常见于良性病变，如囊性病变或纤维腺瘤。

7. 皮肤增厚、凹陷　多见于恶性肿瘤。其为肿瘤经皮下脂肪层直接侵犯皮肤所致，此时多表现为局限性皮肤增厚；也可为血供增加、静脉淤血及淋巴回流障碍等原因所致，而此时常表现为广泛性皮肤增厚。增厚的皮肤可向肿瘤方向回缩，即酒窝征（dimpling sign），也可为手术后瘢痕所致。

8. 乳头回缩（nipple retraction）　乳头后方的癌灶与乳头间有浸润时，可导致乳头回缩、内陷，称为漏斗征（funnel sign），也可见于先天性乳头发育不良。判断乳头是否有内陷，必须是标准的头尾位或侧位片，即乳头应处于切线位。

9. 血供增多（increased vascularity）　表现为乳腺内出现增多、增粗、迂曲的异常血管影，多见于恶性肿瘤。

10. 腋下淋巴结增大　病理性增大淋巴结一般呈圆形或不规则形，外形膨隆，边界模糊或毛刺，密度增高，淋巴结门消失。

11. 乳导管改变　乳腺导管造影可显示乳导管异常改变，包括导管扩张、截断、充盈缺损、受压移位、走行僵直、破坏、分支减少及排列紊乱等。

（二）CT 检查的异常表现

1. 肿块 CT 可清晰显示乳腺良、恶性肿块的特征，其形态学表现与 X 线相同（图 10-1-11、图 10-1-12）。此外，CT 的密度分辨力高，可以发现密度差别较小的病变，而且根据 CT 值测量还可对囊肿、肿块内的脂肪以及出血、坏死进行判断。增强 CT 检查，良性肿块可呈中等程度强化，CT 值常增高 30～40HU；恶性肿块多有明显强化，CT 值常增高 50HU 以上。

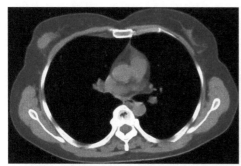
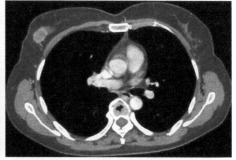

图 10-1-11　右乳外上象限占位性病变平扫及增强 CT 表现（浸润性导管癌）
右乳外上象限浸润性导管癌，CT 表现为不规则肿块，边缘毛糙见毛刺影，增强后明显不均匀强化

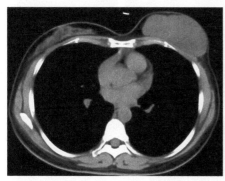
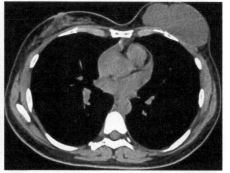

图 10-1-12　左乳纤维上皮性肿瘤 CT 表现（病理：部分呈纤维腺瘤改变，部分呈良性叶状肿瘤改变）

2. 钙化 乳腺良、恶性病变钙化的 CT 表现与 X 线相同，但对非常细小钙化灶的显示，CT 不及 X 线摄影。

3. 乳头内陷及局部皮肤增厚、凹陷 当乳腺癌浸润乳头或表面皮肤时，CT 检查同样可显示乳头内陷或局部皮肤增厚，密度增高，并向肿瘤方向凹陷。

4. 乳腺后间隙消失及淋巴结增大 恶性肿瘤侵及胸壁肌肉时，乳腺后间隙消失；有淋巴结转移时，在腋窝部及胸骨后可见增大的淋巴结。这些异常表现在乳腺常规 X 线摄影多难以显示。

四、乳腺感染性疾病影像诊断

常见的乳腺感染性疾病包括急性乳腺炎、慢性乳腺炎、浆细胞性乳腺炎及肉芽肿性乳腺炎等。乳腺炎多见于产后哺乳期妇女，尤其是初产妇更多见，青春期和绝经期后则较少发病。急性乳腺炎多有典型的症状和体征，很少需行影像学检查。另外，在乳腺 X 线投照中需对乳房施加一定的压迫，除增加患者痛苦外，也可能促使炎症扩散、加重，故对急性乳腺炎患者应尽量避免行 X 线检查。在少数患者中，为了鉴别急性乳腺炎与炎性乳腺癌而必须行 X 线检查时，应注意轻施压迫，CT 检查无须压迫，可作为首选检查方法。超声检查主要用于乳腺脓肿穿刺定位及与其他乳腺疾病鉴别。

急性乳腺炎

病案 10-1-1

　　患者，女，33 岁，因"发现右乳肿块 5 天"入院。患者于 5 天前因哺乳时右乳疼痛，于右乳内上象限触及一鸡蛋大小肿块，伴右乳局部皮温增高、肿痛、发红、乳头内陷，无皮肤橘皮样改变、浅表静脉怒张等其他特殊伴随症状。门诊以"右乳肿块性质待查"收入院。入院查体：T 37.8℃，R 20 次/分，P 95 次/分。血常规提示：WBC 12.6×10⁹/L。乳腺专科查体：双乳对称，右乳局部皮肤发红、发热、皮肤水肿增厚伴疼痛，右乳内上象限 2 点钟方向可触及一大小约 3.5cm×4.0cm×3.5cm 肿块，质韧，边界不清，活动不佳，左乳未触及明确异常。双侧腋窝及锁骨上未触及肿大淋巴结（图 10-1-13）。

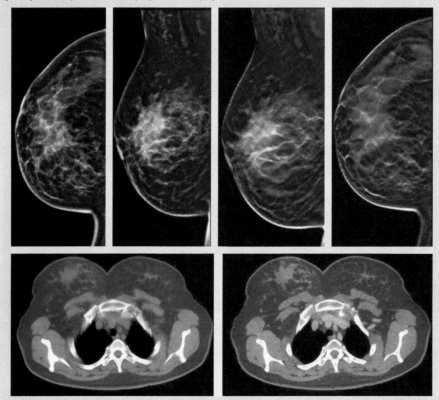

图 10-1-13

病案 10-1-1 分析讨论

　　急性乳腺炎（acute mastitis）是乳腺急性化脓性感染，多发生于产褥期和哺乳期妇女，病原菌常为金黄色葡萄球菌，少数为链球菌，是引起产后发热的原因之一，对健康有很大影响，要及时治疗。临床表现为病变局部红、肿、热、痛及周围淋巴结肿大，也可有脓肿破溃流出脓汁及窦道形成。周身发热、血白细胞升高等。不同病期表现略不相同。急性乳腺炎感染途径主要是病原菌从乳头破溃处或逆导管侵入。

【影像学表现】

　　1. X 线表现　哺乳期乳腺炎通常不选用乳腺 X 线摄影检查。

　　（1）常见 X 线表现为单乳或局限不对称密度增高影或边界模糊肿块，血运增加，广泛或局部皮肤水肿增厚、皮下脂肪层浑浊，并出现较粗大的网状结构。

　　（2）经抗生素治疗后，上述 X 线征象可迅速消失。

2. CT 表现

（1）平扫：急性乳腺炎 CT 表现与 X 线平片大致相同，表现为片状不规则致密影，边缘模糊，密度不均，皮下脂肪层浑浊，皮肤增厚。

（2）增强扫描：轻度至中度强化。

慢性乳腺炎

病案 10-1-2

患者，女，37 岁，因"发现左乳肿物伴疼痛 1 月余"入院。患者 1 月余前无意中发现左乳肿物，自觉左乳肿物约鹅蛋大小，伴疼痛，皮温升高，局部水肿，位置固定，无乳头溢液，无皮肤破溃。遂至当地医院就诊，行乳腺彩超提示：左乳肿物，考虑炎症可能。以青霉素、头孢菌素等对症治疗后，左乳疼痛缓解，肿物较前稍缩小。为求进一步诊治遂来诊，门诊以"左乳肿物性质待查"收入院。入院查体示：T 36.7℃，R 18 次/分，P 75 次/分。血常规未见明显异常。乳腺专科查体：双乳基本对称，左乳中央区及内下象限可触及一大小约 6.0cm×4.5cm×4.5cm 肿块，质硬，边界不清，活动欠佳，皮肤粘连（-），局部皮温增高，局部皮肤水肿伴疼痛，右乳未触及明确异常。左侧腋窝可触及肿大淋巴结，质韧，无融合，直径约 1.5cm（图 10-1-14）。

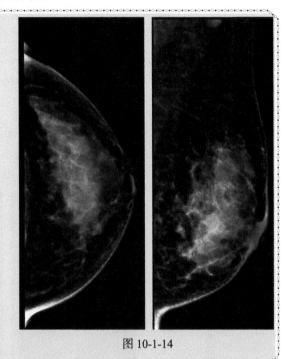

图 10-1-14

病案 10-1-2 分析讨论

慢性乳腺炎（chronic mastitis）常以乳房肿块为主要表现，质地韧，边界不清，有触痛，可与皮肤粘连，部分患者可出现局部红、肿、热、痛表现，通常起病隐匿，病程长，不易痊愈。部分病例组织坏死可形成脓腔，从而形成乳腺脓肿。脓肿形成时乳房常有压痛，触诊为边界不清的肿块，可破溃形成窦道。

慢性乳腺炎病因多样，可由特殊性感染、非特殊感染及化学或物理因素等引起。

【影像学表现】

1. X 线表现　哺乳期乳腺炎通常不选用乳腺 X 线摄影检查。

（1）慢性乳腺炎病变多较局限，X 线上表现为局限不对称性密度增高或肿块，边缘模糊，可伴有长短不等的条索，乳晕后大导管增宽、密度增高，皮下脂肪层密度增高、浑浊，邻近皮肤局部或广泛增厚。

（2）当形成脓肿时 X 线表现为单发或多发类圆形肿块，边界清晰或部分清晰，密度呈等或稍低密度，脓肿破溃后可形成皮肤窦道，亦可表现为局限性缺损区。

2. CT 表现

（1）平扫：病变较局限，皮肤增厚亦较急性乳腺炎轻微，随着炎症日趋局限，边缘逐渐变清晰。乳腺脓肿表现为类圆形边界模糊的肿块或斑片，呈等或稍低密度区，脓肿壁密度较高，并可见液性密度及分房征象。若脓腔内出现气体，则可见更低密度区或气液平面。

（2）增强扫描：囊壁及分隔可有强化。

【诊断与鉴别诊断】

1. 浆细胞性乳腺炎 多发于非妊娠、哺乳期青年妇女，常伴乳头凹陷等发育不良，表现为乳晕深部肿块，生长缓慢。乳头溢液以多孔、透明或浑浊黄色浆液性为主。乳晕及中央区肿块或局限性密度增高影内夹杂透亮区，增强 MRI 表现为乳导管扩张、管壁增厚强化，可形成脓肿或不均匀强化肿块。

2. 肉芽肿性乳腺炎 非乳晕区肿块，乳头溢液不常见，增强 MRI 检查表现为不均匀、渐进性强化区内小环形强化灶（脓肿形成）。

3. 炎性乳腺癌 临床进展快，乳晕、皮肤增厚并腋窝淋巴结肿大，MRI 呈快速明显强化，抗生素治疗无效。

浆细胞性乳腺炎

病案 10-1-3

患者，女，40 岁，发现右乳肿物 3 年，有乳头溢液史。查体：右乳晕下中央区触及一大小 6.5cm×6.0cm 肿物，质硬，边界不清，活动度欠佳，乳晕区及周围皮肤增厚，挤压患侧乳头有黄色浆液性溢液，乳头凹陷（图 10-1-15）。

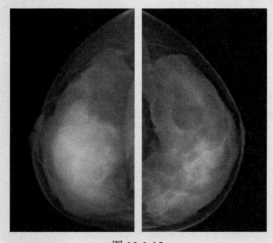

图 10-1-15

病案 10-1-3 分析讨论

浆细胞性乳腺炎（plasma cell mastitis）又称乳腺导管扩张症（mammary ductal ectasia），是以导管扩张和浆细胞浸润为病变基础的慢性非细菌性乳腺炎症，常被误诊为乳腺癌。一般较常见于生育期、已婚经产的非哺乳期妇女，产后 4～6 年发病。以乳房肿块、乳头溢液为主要表现，乳头常内陷或发育畸形，乳晕区皮肤橘皮样外观，后期可出现脓肿、瘘管等。

多种原因引起输乳管内的分泌物聚集致乳管扩张。镜下见扩张的导管内乳样或油脂分泌物，管周大量炎性细胞浸润，以浆细胞为主。其病因尚不明确，可能与乳头内陷或畸形有关。

【影像学表现】

1. X 线表现

（1）乳晕及中央区片状或结节状边界模糊致密影。

（2）肿块内夹杂条状透亮影，重者呈蜂窝状、囊状，有时可见"根尖样"的周围假"毛刺征"。

2. CT 表现

（1）平扫：早期主乳管区软组织致密影或乳晕后肿块，乳晕区皮肤增厚。

（2）增强扫描：不均匀强化，内见增厚管壁及脓腔形成。周围有类圆形小结节，且结节间有桥样连接。

【诊断与鉴别诊断】

1. 肉芽肿性乳腺炎　表现为非乳晕区肿块，乳头溢液不常见，增强 MRI 表现为不均匀、渐进性强化区内小环形强化灶（脓肿形成）。

2. 急性细菌性乳腺炎　哺乳期妇女多见，临床可有发热、局部乳房皮肤明显红、肿、热、痛，周围血白细胞升高等表现，脓肿形成后多形成形态不规则脓腔。

3. 乳腺癌　X 线上所表现的范围通常小于临床触诊，病变密度常高于浆细胞性乳腺炎。

肉芽肿性乳腺炎

病案 10-1-4

患者，女，31 岁，因"发现右乳肿物 1 月余"入院。患者 1 月余前无意中触及右乳中央部有一核桃大小肿物，触之稍硬，不易推动，不伴疼痛，乳头未见溢液溢血。遂至当地医院就诊，行乳腺彩超提示：右侧乳腺低回声肿块声像，未行进一步治疗。现为求进一步诊治遂来诊，门诊以"右乳肿块性质待查"收入院。入院查体示：双乳基本对称，双乳皮肤正常，右乳乳头内陷，右乳内上象限可触及一大小约 2.0cm×2.0cm 包块，质稍硬，边界不清，不易推动，无触痛，腋下、锁骨上淋巴结未触及（图 10-1-16）。

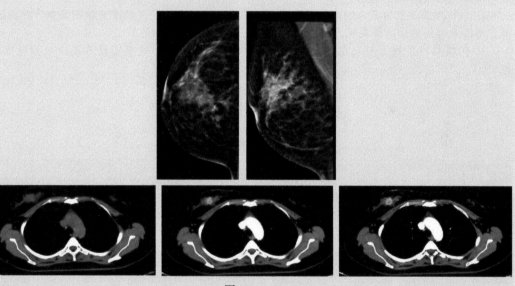

图 10-1-16

问题：

1. 患者病史有何特点？
2. 患者 X 线及 CT 检查的主要影像表现是什么？
3. 综合上述病史，应考虑何种疾病？如何确诊？

病案 10-1-4 分析讨论

肉芽肿性乳腺炎（granulomatous mastitis，GM）又称乳腺肉芽肿或肉芽肿性小叶炎，也称特发性肉芽肿性乳腺炎。临床少见，是指乳腺内非干酪样坏死局限于小叶的肉芽肿性病变，未能查及病原体，可能是自身免疫性疾病，与肉芽肿性甲状腺炎、肉芽肿性睾丸炎类似，多以乳腺无痛或疼痛性肿块就诊，常被误诊为乳腺癌。

本病好发于生育期、已婚经产妇女。主要表现为乳腺肿块，多无疼痛，质较硬，与正常组织界限不清，也可有同侧腋下淋巴结肿大，发生于乳晕区以外部位。本病少见，易被误诊。

病理上在乳腺小叶结构内形成肉芽肿，内由异物型多核巨细胞、上皮样细胞、嗜酸性粒细胞、中性粒细胞及淋巴细胞等构成。抗酸染色结核分枝杆菌阴性，镜检多数报告为慢性乳腺炎或炎性肉芽肿，部分区域脓肿形成。目前其病因尚不明确，可能是自身免疫性疾病或因感染、创伤、化学刺激引起的炎症，也可能与口服避孕药有关。

【影像学表现】

1. X 线表现

（1）局限性不对称密度增高。

（2）非乳晕区片状或结节状边界模糊致密影。

2. CT 表现

（1）平扫：边界模糊的肿块影或致密影。

（2）增强扫描：中度至明显强化。

【诊断与鉴别诊断】

1. 浆细胞性乳腺炎　多发于非妊娠、哺乳期青年妇女，常伴乳头凹陷等发育不良，乳晕深部肿块，生长缓慢。乳头溢液以多孔、透明或浑浊黄色浆液性为主。乳晕及中央区肿块或局限性密度增高影内夹杂透亮区，增强 MRI 表现为乳导管扩张、管壁增厚强化，可形成脓肿或不均匀强化肿块。

2. 急性细菌性乳腺炎　哺乳期妇女多见，临床可有发热、局部乳房皮肤明显红、肿、热、痛，周围血白细胞升高等表现，脓肿形成后多表现为形态不规则脓腔。

3. 乳腺癌　X 线上所表现的范围通常小于临床触诊范围，病变密度常高于浆细胞性乳腺炎。

五、乳腺增生影像诊断

乳 腺 增 生

病案 10-1-5

患者，女，40 岁，因"乳房反复疼痛 6 个月"入院。患者 6 个月来无明显诱因出现反复发作的经前期双侧乳房胀痛，并诉可触及硬结，月经后疼痛症状缓解，乳房结节变软，为求诊治来诊（图 10-1-17）。

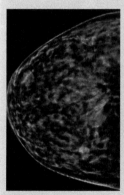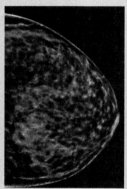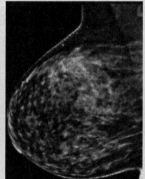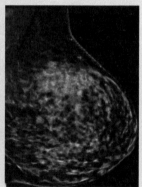

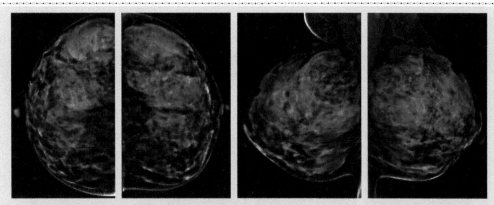

图 10-1-17

病案 10-1-6

　　患者，女，46 岁，因"发现双乳肿块半个月"入院。半个月前患者洗澡时无意间触及双乳肿块，伴压痛，为求明确诊断来诊。行乳腺彩超及乳腺 X 线检查，彩超提示：双乳内见多发大小不等液性无回声区，形状呈椭圆形，光滑整齐，囊壁较薄，边界清楚，后方回声增强，考虑双乳多发囊肿形成。专科查体：左乳头后方及右乳内下象限分别触及一肿块，伴压痛，质韧稍偏软，边界尚清，活动度可，无皮肤粘连，皮肤无红肿、橘皮样改变及浅表静脉怒张等表现（图 10-1-18）。

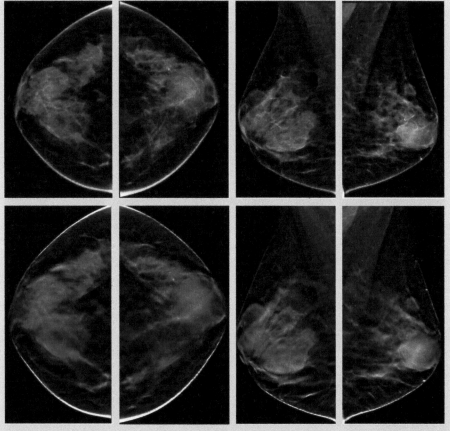

图 10-1-18

病案 10-1-7

　　患者，女，58岁，因"发现左乳肿块9月余"入院。9月余前患者无意间发现左乳肿块，无乳头溢液，无皮肤红肿破溃，自行购服"小金胶囊"等药物治疗，自觉肿块无明显变化，为求诊治而来诊，门诊以"左乳肿块"收入院。入院查体：双乳对称，皮肤外观正常，左乳内下象限可触及一大小约 2cm×2cm 的肿块，质稍硬，边界不清，活动可，皮肤粘连（－），无红肿及破溃。右乳未及明确异常，双侧腋窝及锁骨上未触及肿大淋巴结（图10-1-19）。

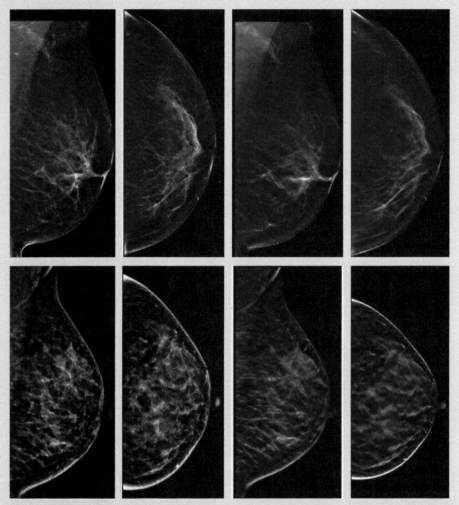

图 10-1-19

问题：

　　1. 患者病史有何特点？

　　2. 患者X线表现的主要影像表现是什么？

　　3. 综合上述病史，应考虑何种疾病？如何确诊？

病案 10-1-5 ~ 病案 10-1-7 分析讨论

　　乳腺增生是乳腺组织在雌、孕激素的周期性刺激下发生增生与退化共同作用的结果，是女性乳腺常见的一类临床症候群。

　　有关此类疾病的病理诊断标准及分类尚不统一，故命名较为混乱。一般组织学上将乳腺增生描述为一类以乳腺组织增生和退行性变为特征的病变,伴有上皮和结缔组织的异常组合,包括囊性增生、小叶增生、腺病等。其中囊性增生包括囊肿、导管上皮增生、乳头状瘤病、腺管型腺病和大汗腺样化生,它们之间有依存关系,但不一定同时存在。乳腺增生常发生在 30～40 岁患者,一般为双侧发病。临床症状为乳房胀痛和乳腺内多发性肿块,与月经周期有关,尤以经前期明显。

【影像学表现】

1. X 线表现

（1）乳腺内局限性或弥漫性棉絮状、片状或大小不等的结节状影,边界不清。

（2）反复增生退化的交替过程中,可出现钙盐沉积,典型表现为边界清楚的点状钙化,轮廓多光滑、清晰,单发、成簇或弥漫性分布。

（3）小乳管高度扩张形成囊肿时,表现为大小不等圆形或卵圆形肿块影,密度较纤维腺瘤略淡或近似,边缘光滑、锐利;乳腺囊肿如有钙化多表现为囊壁线样钙化。

（4）乳腺腺病可与囊性增生病伴发,其中硬化性腺病可表现为边界清楚的肿块或结构扭曲,与乳腺癌鉴别困难。

2. CT 表现

（1）平扫:乳腺组织增厚,呈片状或块状多发致密影,密度略高于周围腺体,在增厚的组织中可见条索状低密度影;当有囊肿形成时,表现为圆形或椭圆形均匀水样低密度区。

（2）增强扫描:一般无强化。

【诊断与鉴别诊断】

局限性乳腺增生,尤其是伴有结构不良时需与乳腺癌鉴别:①局限性增生通常无血供增加、浸润及皮肤增厚等恶性征象;②若有钙化亦多较散在,而不同于乳腺癌那样密集;③增生多为双侧性,并常伴经前期疼痛。

囊性增生中的囊肿在 X 线上与纤维腺瘤鉴别困难,此时超声检查有助于两者间鉴别。

六、乳腺良性肿瘤和瘤样病变影像诊断

乳腺良性肿瘤和瘤样病变影像诊断包括乳腺纤维腺瘤（fibroadenoma）、乳腺导管内乳头状瘤（intraductal papilloma）、乳腺脂肪瘤（lipoma）、乳腺错构瘤（hamartoma of the breast）、乳腺积乳囊肿（galactocele）。

乳腺纤维腺瘤

病案 10-1-8

患者,女,63 岁,因"发现双乳肿块半年余"入院。患者于半年前体检发现双乳肿块,自己未能触及,无疼痛,无乳头溢液,无皮肤改变。于门诊行超声及乳腺 X 线等相关影像学检查（图 10-1-20）。为求治来诊,门诊以"双乳肿块性质待查"收入院。入院查体:双乳对称,皮肤外观正常,左乳 2 点钟方位距离乳头 3cm 可触及一大小约 2cm×1cm 的肿块,质韧,边界清,活动佳,皮肤粘连（－）,无红肿及破溃。右乳 12 点钟方位距离乳头 4cm 可触及一大小约 1.5cm×1.0cm 的肿块,质韧,边界清,活动佳,皮肤粘连（－）,无红肿及破溃。双侧腋窝及锁骨上未触及肿大淋巴结。

问题:

1. 所示 X 线改变有哪些?

2. 该患者考虑诊断为何病?

3. 该病在 X 线表现上应与哪些疾病进行鉴别诊断?

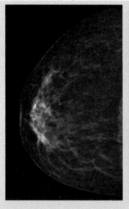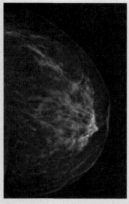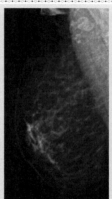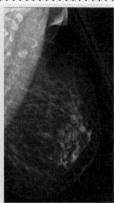

图 10-1-20

病案 10-1-8 分析讨论

乳腺纤维腺瘤（fibroadenoma）是最常见的乳腺良性肿瘤，常发生于 15～35 岁青年妇女，可见于一侧或两侧，也可多发，多发者占 15%～20%。

本病一般无自觉症状，多为偶然发现，少数可有轻度疼痛，为阵发性或偶发性，或在月经期明显。触诊时多为类圆形肿块，直径多小于 3cm，表面光滑，质韧，活动，与皮肤无粘连。

病理上，纤维腺瘤是由乳腺纤维组织和腺管两种成分增生共同构成的良性肿瘤。在组织学上，可表现为以腺上皮为主要成分，按其比例不同，可称之为纤维腺瘤或腺纤维瘤，但多数肿瘤以纤维组织增生为主要改变。其发生与乳腺组织对雌激素的反应过强有关。

【影像学表现】

1. X 线表现

（1）圆形或卵圆形肿块，亦可呈分叶状，边缘光滑整齐，密度近似或稍高于正常腺体。

（2）肿块周围有时可见晕圈征，部分肿瘤内可见钙化，可呈蛋壳状、粗颗粒状、树枝状或爆米花样，钙化可逐渐发展，相互融合为大块状钙化或骨化，而占据肿块的大部或全部。

2. CT 表现

（1）平扫：圆形、卵圆形或分叶状肿块，轮廓整齐，边缘光滑，密度一般较低，部分瘤内可见钙化。

（2）增强扫描：一般呈轻、中度均匀持续强化，强化后 CT 值可增高 30～40HU，但少数血运较丰富的纤维腺瘤亦可呈明显强化。

【诊断与鉴别诊断】

乳腺纤维腺瘤除应与乳腺癌鉴别外，尚需与乳腺其他良性肿瘤和肿瘤样病变鉴别，如乳腺囊肿、错构瘤和积乳囊肿等。

1. 乳腺癌　好发年龄多在 40 岁以上，常有相应的临床症状；病变形态多不规则，边缘不整，常有毛刺，密度较高，钙化多细小、密集。

2. 乳腺囊肿　常发生在围更年期女性，而纤维腺瘤多见于较年轻的女性，囊肿通常有压痛而纤维腺瘤较少见，触诊乳腺囊肿多质韧偏软，而纤维腺瘤则质韧偏硬；囊肿在 X 线片上多表现为等密度或略低密度、边缘清楚的圆形肿块，常多发；X 线上单纯囊肿常可见"晕征"，并且围绕病变大部分或全部；超声对于鉴别病变的囊实性很有价值，可加以区分。

3. 乳腺错构瘤　为正常乳腺组织异常排列组合而形成的一种少见的瘤样病变，触诊肿物多较软，部分病例可触诊阴性；X 线及 CT 表现为含脂肪的混杂密度肿块，具有明确的边界。

4. 乳腺积乳囊肿　比较少见，常发生在哺乳期或哺乳期后妇女；根据积乳囊肿形成的时间及内容物成分不同，X 线上呈不同表现类型，其中致密结节型积乳囊肿表现为圆形或卵圆形致密结节影，密度可均匀，此型与纤维腺瘤不易鉴别，多依靠临床病史及体征加以区别。

乳腺导管内乳头状瘤

病案 10-1-9

患者，女，43 岁，因"发现右乳溢液 2 月余"入院。患者于 2 月余前发现右乳挤压时溢液，呈血性，无疼痛，无乳头回缩，无皮肤红肿破溃改变。现为求诊治而来诊，门诊以"右乳溢液查因"收入院。入院查体：双乳对称，皮肤外观正常，双乳未触及明显肿块，右乳挤压乳头时可见血性液体。双侧腋窝及锁骨上未触及肿大淋巴结（图 10-1-21）。

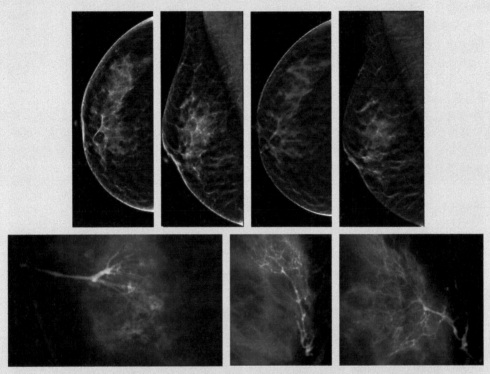

图 10-1-21

问题：

1. 所示 X 线及 CT 改变有哪些？
2. 结合该患者临床症状、体征及影像学表现诊断为何病？
3. 该病最重要的检查方法及特征性表现是什么？

病案 10-1-9 分析讨论

乳腺导管内乳头状瘤（intraductal papilloma）是指发生于乳晕区大导管的良性肿瘤，因乳腺导管上皮增生突入导管内并呈乳头样生长，而称其为乳头状瘤。常为单发，少数可同时累及几个大导管。其发病可能与卵巢功能失调和雌激素过度刺激有关。乳腺导管造影是诊断导管内乳头状瘤的重要检查方法。

本病较常见于经产妇，以 40～50 岁多见。临床表现主要为乳头溢液，单个或多个乳孔溢液，可为自发性或挤压后出现。溢液性质多为浆液性或血性。约 2/3 的病例可触及肿块，多位于乳房中部或近乳晕附近，挤压肿块常可导致乳头溢液。

大体病理上，瘤体常较小，常带蒂并有许多绒毛，血管丰富且壁薄、质脆，易出血，病变大导管明显扩张，内含淡黄色或棕褐色液体，腔内壁有乳头状物突向腔内。肿瘤起源于乳导管上皮，直径一般仅数毫米，很少大于 1cm。

【影像学表现】

1. X 线表现

（1）常规 X 线平片常无阳性发现，病变较大时在 X 线片上可表现为肿块，肿块内偶尔可见小的颗粒状钙化。

（2）乳腺导管造影是最有效、最准确的检查方法，表现为乳腺导管突然中断，断端呈光滑杯口状，若大导管以远导管同时显影则其内可见光滑圆形或卵圆形充盈缺损，同时显示近大导管侧的乳导管明显扩张，管壁光滑整齐。

2. CT 表现

（1）由于肿瘤常较小且位于乳晕附近，CT 上常难以显示。

（2）当导管内乳头状瘤较大或形成较大囊肿后，显示圆形或卵圆形肿物，边缘光滑，多在乳晕下大导管处。

【诊断与鉴别诊断】

导管内乳头状瘤与导管内乳头状癌的鉴别要点是：导管内乳头状癌血性溢液多见，常合并肿块，乳腺导管造影显示中段导管断端不整齐，管壁破坏、僵硬或合并钙化或肿块。此外，导管内乳头状瘤还需与乳腺其他良性肿瘤鉴别，通常并不困难，前者发生部位典型即在大导管处，并且乳腺导管造影有特征性表现。

乳腺脂肪瘤

病案 10-1-10

患者，女，57 岁，因"发现右乳结节 3 月余"来诊。3 月余前无意间触及右乳结节，无疼痛，无乳头回缩，无皮肤红肿破溃改变。为求诊治来诊。查体：右乳皮肤外观正常，右乳内下象限触及一肿块，质软，光滑，边界清晰，活动度可（图 10-1-22）。

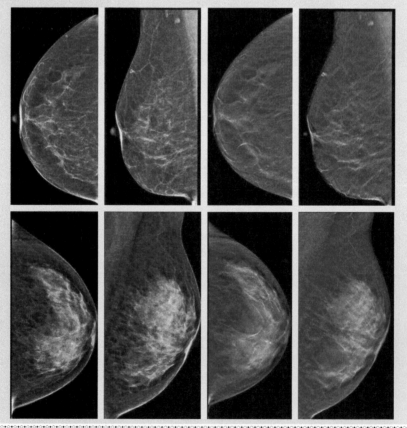

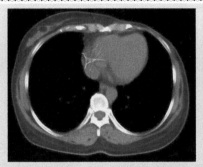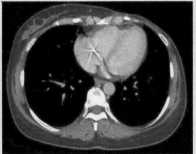

图 10-1-22

问题：

1. 所示 X 线及 CT 改变有哪些？

2. 结合该患者临床症状、体征及影像学表现诊断为何病？

3. 该病应与哪些疾病相鉴别？

病案 10-1-10 分析讨论

脂肪瘤是一种由无异质性的成熟脂肪细胞构成的良性肿瘤，多发生于皮下脂肪、乳后间隙、乳腺小叶间脂肪等部位。

本病可发生于任何年龄，但常见于中老年女性，多见于肥胖及乳房丰满者。常无临床症状，表现为单发、无痛、缓慢生长的质软包块，部分患者以单侧乳房增大就诊。触诊时表现为柔软、光滑、可活动的肿块，边界清晰。

乳腺脂肪瘤为乳腺最常见的间叶性肿瘤。在大体病理上，脂肪瘤与正常脂肪组织类似，但色泽更黄，肿物有纤细的完整包膜，一般直径＜5cm。显微镜下细胞形态及组织结构与周围正常脂肪组织类似，但有包膜，其内有纤维组织分隔。

【影像学表现】

1. X 线表现

（1）卵圆形或分叶状脂肪密度肿块，形态规则，边缘清楚、光滑，有较纤细而致密的完整包膜。

（2）在透亮影内有时可见纤细的纤维分隔，周围腺体组织受压移位。

2. CT 表现

（1）卵圆形、边界清楚的肿块，密度与正常脂肪组织相近，周围围以纤细而致密的包膜，在透亮区内常可见纤细的纤维分隔。

（2）肿瘤较大时，周围乳腺组织可被推挤移位。

【诊断与鉴别诊断】

乳腺脂肪瘤需与错构瘤、透亮型积乳囊肿等鉴别，由于其 X 线及 CT 表现典型，鉴别不困难。

乳腺错构瘤

病案 10-1-11

患者，女，50 岁，因"发现右乳肿块半个月"来诊。半个月前患者无意间发现右乳肿块，自诉能触及肿块，约蚕豆大小，无乳房疼痛、乳头溢液及皮肤红肿破溃等表现。患者于当地医院行超声检查，提示：右乳混合性包块，性质待查。为求进一步诊治来诊。查体：双乳皮肤外观正常，右乳内象限可触及一大小约 2cm×1cm 肿块，质稍硬，边界尚清晰，活动度可，皮肤粘连（－），腋窝未触及肿大淋巴结（图 10-1-23）。

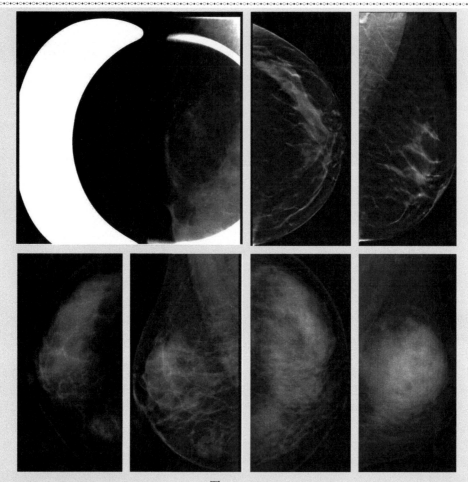

图 10-1-23

问题:

　　1. 所示 X 线改变有哪些?

　　2. 结合该患者临床症状、体征及影像学表现诊断为何病?

　　3. 该病应与哪些疾病相鉴别?

病案 10-1-11 分析讨论

　　乳腺错构瘤(hamartoma of the breast)是临床上较少见的特殊类型的乳腺良性肿瘤,为正常乳腺组织的异常排列组合而形成的一种少见的瘤样病变,并非真性肿瘤。

　　本病多发生于中年妇女,多数无任何症状,触诊肿物质软或软硬不一,呈圆形、椭圆形、活动度好,无皮肤粘连受累征象,一般肿块直径在 5.0cm 左右,大者也可达 20.0cm。妊娠期及哺乳期肿物迅速增大为本病的特点。目前本病发病原因尚不明确,有文献报道称是乳房胚芽迷走或异位,或胚芽部分发育异常致使乳腺正常结构成分紊乱所致,也有学者认为可能与影响乳腺组织生长的内分泌改变有关。

　　在大体病理上肿块呈圆形或椭圆形,表面有纤维假包膜,大小不一。显微镜下特征:肿瘤由上皮和间叶两种成分以不同比例混合而成,上皮成分可近似正常乳腺结构或萎缩的乳腺小叶,或乳腺结构不良、囊肿及大汗腺样化生。间叶成分中由于脂肪、纤维和腺体比例不同,病理学上可分为三个亚型:腺性错构瘤、脂肪性错构瘤及纤维性错构瘤。

【影像学表现】

1. X 线表现

（1）以脂肪成分为主的错构瘤：低密度肿块内见致密影，瘤体密度不均匀，包膜完整。在乳腺结构不良的背景下极易漏诊。

（2）以腺体、纤维成分为主的错构瘤：肿块边缘光滑、锐利，致密瘤体中见到小的透亮区，呈蜂窝状，包膜下可见透亮带。

（3）周围腺体组织受压移位，个别瘤体内可见小囊状钙化或条状钙化。

2. CT 表现

（1）平扫：呈现为混杂密度的、形态规整的肿物，兼有低密度的脂肪，亦有呈软组织密度的纤维组织和腺体组织。

（2）增强扫描：软组织密度部位可有轻度强化。

【诊断与鉴别诊断】

混杂密度为错构瘤的典型 X 线表现，肿瘤具有明确的边界，根据此种特征性表现可做出诊断，无需进一步检查。

乳腺积乳囊肿

病案 10-1-12

患者，女，27 岁，因"发现左乳肿块 5 年余"来诊。5 年余前哺乳期无明显诱因触及左乳肿物，约蚕豆大小，无乳房红肿、疼痛、乳头溢液及皮肤红肿破溃等表现。患者曾就诊于当地医院，考虑积乳囊肿（具体不详），未治疗，后肿块逐渐变大至鸡蛋大小，未治疗。现为求进一步诊治来诊，门诊以"左乳肿物性质待查"收入院。查体：双乳皮肤外观正常，左乳 12 点方位可触及一大小约 4.0cm×3.0cm×4.5cm 肿块，质硬，边界不清，活动欠佳，皮肤粘连（-），右乳未及明确异常，腋窝未触及肿大淋巴结（图 10-1-24）。

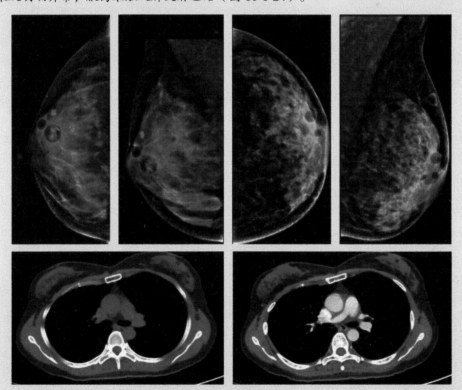

图 10-1-24

问题：

1. 所示 X 线及 CT 改变有哪些？
2. 结合该患者的临床症状、体征及影像学表现诊断为何病？
3. 该病应与哪些疾病相鉴别？

病案 10-1-12 分析讨论

积乳囊肿又称乳汁潴留性囊肿或乳汁淤积症，比较少见，其形成与妊娠及哺乳有关。在泌乳期时，各种原因引起一支或多支输乳管排乳不畅或发生阻塞，导致乳腺导管、终末导管及腺泡扩张、融合而形成囊肿。因其内容物为乳汁或乳酪样物而不同于一般的囊肿。

本病多见于 20~40 岁育龄期妇女，常发生于妊娠期、哺乳期及近期停止哺乳者。一般表现为无痛或轻微疼痛肿块，多位于乳腺深部或边缘处，少部分位于乳晕下，圆形或卵圆形。本病发于单侧或双侧乳房，单发或多发。多数边界清楚，表面光滑，有波动感，可活动，大小不一，平均直径 2cm，也可达 5cm。

肉眼观察，积乳囊肿表现为灰白色，病变可累及单个或多个导管，呈壁薄单房或多房蜂窝样囊肿，内含乳汁或乳酪样物。囊壁因纤维组织增生而较厚，质地较硬。显微镜下特征表现为囊肿内壁衬覆上皮细胞，囊内容物为无定形红染物，其内见吞噬乳汁的巨噬细胞或其他炎细胞。

【影像学表现】

1. X 线表现

（1）一般表现为圆形或卵圆形肿块，边缘清楚、光滑锐利。

（2）根据积乳囊肿形成时间及内容物成分不同，X 线上呈不同表现类型，积乳囊肿形成较早期、水分较多时可表现为圆形或卵圆形致密结节，密度均匀，或因脂肪聚集而出现小透亮区，囊壁较厚，囊壁周围可有完整或不完整的透亮环，此种表现类型可称为致密结节型积乳囊肿。

（3）如果积乳时间较长，水分吸收，乳汁黏稠，或积乳囊肿内含大量脂肪，则表现为圆形或卵圆形部分或全部高度透亮的结构，囊壁光滑整齐，此型可称为透亮型积乳囊肿。

2. CT 表现

（1）平扫：表现与 X 线相同。

（2）增强扫描：囊壁可有轻至中度强化。

【诊断与鉴别诊断】

致密结节型积乳囊肿的 X 线表现与其他良性肿瘤不易鉴别，只能依靠临床病史及增强 CT 加以鉴别。脂肪瘤与透亮型积乳囊肿的鉴别要点是：脂肪瘤多发生在中、老年妇女，而积乳囊肿常发生在 20~40 岁的哺乳期妇女，多有产后乳腺炎或积乳史；脂肪瘤的体积常较积乳囊肿大；脂肪瘤的周围有纤细而致密的包膜，形态可为分叶状，而积乳囊肿多为圆形，且囊壁较厚；脂肪瘤的透亮区内可见纤细的纤维分隔，而积乳囊肿则无；脂肪瘤在 CT 上呈脂肪密度，CT 值在 -70HU 以下，而积乳囊肿的 CT 值较高，增强扫描壁有强化，而脂肪瘤囊壁无强化。

七、乳腺叶状肿瘤影像诊断

病案 10-1-13

患者，女，63 岁，因"发现右乳肿块 2 年余"来院就诊。患者于 2 年前自行触及右乳肿物，约馒头大小，偶有刺痛，无乳房红肿、乳头溢液及皮肤红肿破溃等表现。未行特殊治疗。近 3 个月，自觉肿块变大占据整个乳房。现为求进一步诊治来院，门诊以"右乳肿物性质待查"收入院。查体：双乳不对称，右侧乳腺增大，右乳中央区可触及一大小约 15cm×15cm 肿块，质硬，边界不清，活动欠佳，皮肤粘连（-），左乳未及明确异常，腋窝未触及肿大淋巴结（图 10-1-25）。

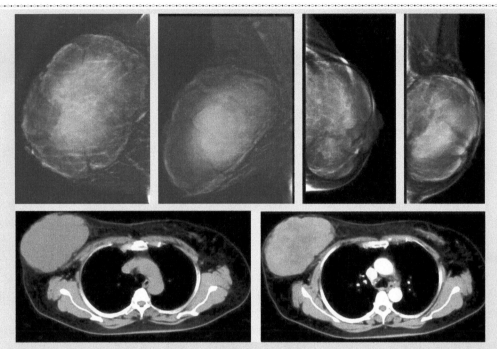

图 10-1-25

问题:

1. 所示 X 线改变有哪些?
2. 该患者考虑诊断为何病?
3. 该病在 X 线表现上应与哪些疾病进行鉴别诊断?

病案 10-1-13 分析讨论

乳腺叶状肿瘤(phyllodes tumor of the breast)是一种临床较少见的乳腺疾病,占乳腺肿瘤的 0.3%~1.0%,占乳腺纤维上皮性肿瘤的 2%~3%。本病呈分叶状结构,是由乳腺纤维结缔组织和上皮组织组成的纤维上皮性肿瘤。本病首先由 Muller 于 1938 年描述并命名,曾用过多个不同名称。2003 年 WHO 依据肿瘤组织学分类原则将其命名为叶状肿瘤。根据间质过度增生程度,肿瘤细胞密度、形态、异型性、核分裂象、生长方式及周边浸润情况分为良性、交界性和恶性三类。

本病好发于 40~50 岁女性,发病年龄较纤维腺瘤稍晚,较乳腺癌早。多数患者为单侧乳房单发病灶,少数多发,左右两侧发病率大致相同。目前其发病机制不详,可能与乳腺纤维瘤、雌激素的分泌与代谢失调等多种因素有关。主要临床表现为无痛性乳房肿块,少数伴局部轻微压痛,肿瘤生长缓慢,病程一般较长,部分可在短期内快速生长,对诊断有提示意义。肿瘤体积多数大于 5cm。质较韧,部分内有囊性感,通常边缘光滑,活动度较好。肿块较大时,局部皮肤可受压变薄、发亮,皮下浅静脉曲张,甚至可由于供血障碍而破溃,但皮肤一般不受累。本病一般无乳腺癌常见的间接征象,如皮肤凹陷、乳头回缩、乳头溢液等。

大体标本上乳腺叶状肿瘤一般呈膨胀性生长,表面呈多结节状,边界较清楚,但无真性包膜,有时因侵犯周围组织而致边界不清,切面分叶状,质韧,灰白色、灰黄或淡粉色。体积较大时切面呈特征性旋涡状结构,其内常见大小不等的裂隙或囊腔,有坏死、出血及黏液性改变。镜下见由上皮成分和间质细胞组成,肿瘤的间质性成分决定了肿瘤的病理行为。2012 年 WHO 根据间质的异型性及细胞核分裂数的多少,将本病分为三级:Ⅰ级(良性)、Ⅱ级(交界性)及Ⅲ级(恶性)。

【影像学表现】

1. X 线表现

（1）较小时多表现为边缘光滑的圆形或卵圆形结节影，密度均匀，与纤维腺瘤鉴别困难。

（2）较大时表现为分叶状、高密度、边缘光滑锐利的肿块，此征象为叶状肿瘤较特征性的表现。

（3）患侧血运可有明显增加，出现粗大的静脉阴影。

（4）表面皮肤多数正常或被下方肿块顶起而变得菲薄，少数可见破溃。

（5）常无边缘浸润、毛刺及邻近皮肤增厚、乳头回缩、周围结构扭曲等类似乳腺癌的恶性征象。

2. CT 表现

（1）平扫：与 X 线表现大致相同，小的叶状肿瘤多表现为类圆形结节，边缘光滑，密度均匀，与纤维腺瘤难以区分，肿瘤较大时出现特征性的分叶状外形，边缘仍光滑锐利，无毛刺或浸润。

（2）增强扫描：中度至明显不均匀强化。

【诊断与鉴别诊断】

小的叶状肿瘤与纤维腺瘤或其他良性肿瘤难以区别。大的叶状肿瘤可根据肿瘤明显的分叶状外形，边缘光滑锐利，血运明显增加及无皮肤增厚等影像特征而做出正确诊断。超声或 MRI 检查可显示肿瘤内的囊腔，有重要的鉴别诊断价值，最后诊断需依靠病理学确诊。

1. 纤维腺瘤　好发年龄为 15～35 岁，比叶状肿瘤低约 10 岁更常见，肿块大小可随月经周期发生改变，但无短期内迅速增大病史。当肿瘤发生变性时，易合并粗糙钙化。CT 上表现为密度较均匀的肿块，囊变、坏死少见。

2. 乳腺癌：常需与边缘光滑的髓样癌及黏液腺癌鉴别。髓样癌好发于年轻女性，肿瘤生长速度快，多呈圆形或分叶状，边缘清楚，密度增高且不均匀，钙化罕见，CT 增强后环形强化多见。而黏液腺癌好发于老年女性，边界大部分清楚，局部模糊，密度增高且不均匀，钙化少见，若出现钙化，则多为粗大、形态不规则钙化，CT 表现上密度均匀，有时可见低密度分隔，增强扫描呈向心性强化，分隔有强化。

第二节　乳腺恶性肿瘤

一、不同成像技术的优势和综合应用

（一）乳腺 X 线摄影的应用价值与限度

乳腺 X 线摄影（mammography）是目前乳腺普查最有效、最常用的影像学检查。在过去 50 年间，乳腺 X 线摄影技术经历了从乳腺干板摄影（xeroradiography）、屏/片乳腺 X 线检查（screen-film mammography，SFM）到现在的数字化乳腺 X 线摄影（digital mammography，DM）的变化过程。近几年来随着技术的不断变化，出现了数字化乳腺体层摄影（digital breast tomosynthesis，DBT）、对比增强双能数字化乳腺 X 线摄影（contrast enhanced dual-energy digital mammography，CEDM）等新技术，使得乳腺 X 线摄影图像质量不断提高及辐射剂量明显减低，显著提高了检出乳腺病灶的敏感性。

乳腺 X 线摄影具有操作简单、设备及检查价格便宜、诊断标准完备等优点，特别是对早期乳腺癌微小钙化的显示是其他设备无法比拟的。屏/片乳腺 X 线检查和数字化乳腺 X 线摄影对乳腺癌的检出敏感度较低，原因是乳腺 X 线摄影为二维重叠图像，病灶与致密的纤维腺体组织相互重叠被遮挡所致，特别是在非常致密腺组织的患者，乳腺 X 线摄影对乳腺癌检出的敏感度较低。为了解决致密腺体的问题，出现了数字化乳腺体层摄影和对比增强双能数字化乳腺 X 线摄影的新技术。数字化乳腺体层摄影技术是通过多角度对乳腺进行快速摄影，获得不同角度的投影数据进行重建成一系列高分辨率的断层 X 线图像，解决了二维图像中病灶与纤维腺体组织相互重叠显示不清的问题。对比增强双能数字化乳腺 X 线摄影是利用碘对比剂在 33.2keV 时因边缘效应出现显著 X

线吸收衰减差异检出病灶的新技术。这两种新技术检出乳腺癌的敏感率较高，特别是对比增强双能数字化乳腺 X 线摄影检出的敏感率与乳腺 MRI 相近，且特异性高于乳腺 MRI。虽然乳腺 X 线摄影随技术改进图像质量越来越好，但是由于具有潜在的射线损伤的缺点，孕妇、哺乳期妇女和年轻患者不能作为首选检查，其他人也不能频繁复查；且新技术的放射剂量较传统乳腺 X 线摄影有一定增加，如果需要注射碘对比剂也存在碘过敏风险。

（二）乳腺 CT 的应用价值与限度

由于常规 CT 的放射剂量大，一般不作为乳腺的常规影像学检查方法，如怀疑乳腺癌转移至肺部及胸廓时可行胸部 CT 扫描以指导临床分期及治疗。近年来出现了一种新型专用乳腺检查的锥光束乳腺 CT（cone beam breast CT，CBBCT），扫描速度快，密度分辨率高，可以进行三维重建全方位观察乳腺内部形态，且无须对乳腺进行压迫，也可根据需要进一步增强扫描。锥光束乳腺 CT 增强检查对乳腺病变的检出率与 MRI 相仿，而且特异性高于乳腺 MRI 检查。锥光束乳腺 CT 的缺点有：存在射线损害，检查费用相对高，如需要碘对比剂时也存在碘过敏风险，并存在部分容积效应，对于微小钙化的显示不如乳腺 X 线摄影清晰。

（三）成像技术的优选和综合应用

每种乳腺影像学检查技术都有各自的长短，因而根据病情和设备有效地选择一种或最佳的组合，既能节省资源，又能达到准确诊断的目的。目前国际上一致认为乳腺 X 线摄影和乳腺超声检查为最佳组合，从而被广泛采用。乳腺 MRI 为 X 线和超声检查的重要补充，特别是对乳腺癌保乳手术前的评估有重要价值。

二、正常影像学表现

（一）正常 X 线表现

乳腺 X 线摄影一般均为双侧乳腺成像，每侧乳腺常规为两个体位：头尾位（craniocaudal，CC）和内侧斜位（mediolateral oblique，MLO）。头尾位片可区分乳腺的内象限及外象限，内侧斜位片可区分乳腺的上象限及下象限，两个体位相互结合可给病变定位（图 10-2-1）。

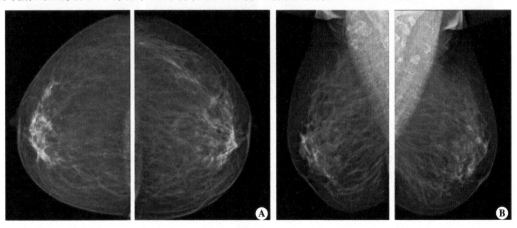

图 10-2-1
A. CC 位；B. MLO 位

乳腺解剖结构由乳头、乳晕、皮肤、乳腺实质（包括乳腺导管及腺体）及间质（包括纤维组织、脂肪、血管及淋巴管等）构成。X 线片上乳腺解剖结构由浅至深依次显示乳头、乳晕、皮肤、皮下脂肪、纤维腺体组织、乳后脂肪间隙及胸大肌。

1. 乳头（nipple） 位于锥形乳腺的顶端和乳晕中央的较高密度影，可呈向前突起小柱状影，也可呈扁平状或稍有内陷改变，与个体先天发育有关。但一般两侧对称，也可不对称。

2. 乳晕（areola）　位于乳头周围，宽 2～3cm，乳晕区皮肤较厚。

3. 皮肤　皮肤厚度因人而异，X 线片上呈厚度均匀一致的线样影覆盖在乳腺表面，一般在乳房后下部反褶处皮肤较其他部位皮肤稍厚。

4. 皮下脂肪　皮下脂肪层位于皮肤与纤维腺体组织之间的低密度区，厚度因人而异，为 5～25mm，皮下脂肪厚度随年龄增加而增厚，肥胖者较厚。皮下脂肪层内可见少许纤细的稍高密度线样影或网状影，为纤维间隔、静脉影和 Cooper 韧带影。

5. 纤维腺体组织（fibroglandular tissue）　乳腺内部片状致密影，边缘模糊，主要是由乳导管、乳腺小叶及周围的纤维结缔组织所构成的影像。纤维腺体组织的 X 线表现与年龄和生育哺乳等因素有很大的相关性，年轻女性因纤维腺体组织较丰富，X 线表现为整个乳腺致密影；随着年龄的增加纤维腺体组织逐渐萎缩，被脂肪组织代替，中年女性 X 线表现为散在片状致密影，其内散在分布低密度的脂肪影；老年女性 X 线表现为低密度的脂肪影，其内有少量条索状及网格状残存的乳导管、结缔组织及血管。

根据美国放射学会（American College of Radiology，ACR）制定的乳腺影像报告和数据系统（Breast Imaging Reporting and Data system，BI-RADS）将乳腺分为四型：脂肪型（乳腺组织内纤维腺体组织<25%，几乎全部为脂肪组织），少量腺体型（乳腺内散在纤维腺体组织为 25%～50%），多量腺体型（乳腺内不均匀致密腺体组织为 50%～75%），致密型（乳腺内非常致密腺体组织>75%）（图 10-2-2）。乳腺分型有助于判断 X 线诊断的可靠程度，从脂肪型到致密型乳腺随着乳腺纤维腺体致密程度的上升，X 线对小病灶的显示能力随之下降。

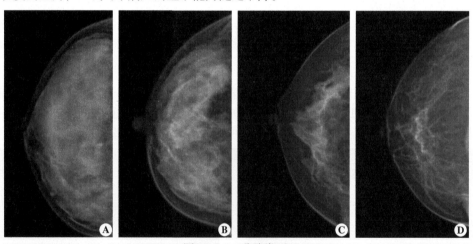

图 10-2-2　乳腺类型
A. 致密型；B. 多量腺体型；C. 少量腺体型；D. 脂肪型

6. 乳后脂肪间隙（retromammary adipose）　位于纤维腺体组织与胸大肌之间低密度脂肪影，有少部分乳腺的纤维腺体组织延伸至胸大肌前方无乳后脂肪间隙。

7. 血管　乳腺内静脉粗细不一，未生育妇女的静脉较细小，生育及哺乳后静脉增粗，哺乳较多侧乳腺静脉较哺乳较少侧粗。乳腺动脉较静脉细，老年女性乳腺可见动脉壁呈双轨或柱状高密度钙化影（图 10-2-3）。

8. 淋巴结　正常淋巴结外形呈肾形，凹陷部分为淋巴门，淋巴门表现为低密度区（图 10-2-4）。正常乳腺内的淋巴结一般不显示，偶尔外上象限可见；腋窝区常见淋巴结影，由于淋巴结位置不同，表现为类圆形或肾形结节影，边缘光滑清楚。正常淋巴结短径<10mm，当淋巴结内脂肪化时可以明显增大，呈中央低密度周围稍高密度的类环形或月牙形影，短径超过 15mm。

9. 乳导管　X 线摄影片乳腺导管与纤维腺体组织分界不清。乳腺导管造影能清楚显示大导管及 4～5 级的分支，起自乳头下方呈放射状向乳腺深处走形，由粗到细延伸、管壁光滑。

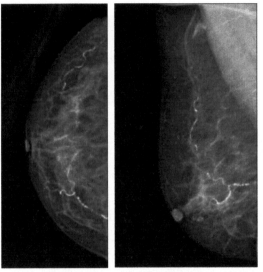
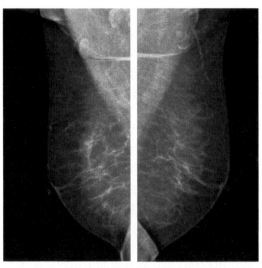

图 10-2-3 乳腺内血管钙化

图 10-2-4 双侧腋下正常淋巴结，呈肾形，其内见低密度区淋巴结门

（二）正常 CT 表现

正常乳腺的 CT 平扫表现与 X 线表现类似，但 CT 的密度分辨率高，可以调节窗宽及窗位观察不同密度的结构，并可以测量不同组织的 CT 值。增强检查可以观察乳腺组织的供血情况。

1. 乳头和皮肤 大多数人双侧乳头大致对称，增强表现为轻度强化。乳晕处皮肤略增厚，其他部位皮肤厚度均匀，增强表现为轻度强化。

2. 脂肪组织 皮下脂肪、散在纤维腺体组织中的脂肪组织及乳后间隙脂肪呈低密度影，CT 值为 $-120～-80HU$，增强扫描无强化。CT 显示脂肪组织较 X 线摄影清晰。

3. 纤维腺体组织及乳导管 乳导管与纤维腺体组织分辨不清。不同的乳腺类型在 CT 上的表现有所差异：致密型乳腺的各组织层次缺乏对比，呈一致性致密影；脂肪型乳腺的组织层次对比清晰，呈低密度脂肪影，其内少许纤维腺体组织。中间混合型的表现介于致密型与脂肪型之间（图 10-2-5）。乳腺纤维腺体组织的 CT 值为 10～30HU，增强表现为轻度强化，CT 值增加 10～20HU。

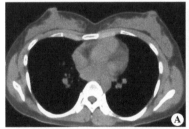
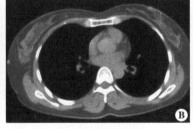
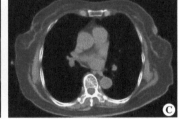

图 10-2-5 不同类型乳腺的 CT 表现

A. 致密型；B. 混合型；C. 脂肪型

三、基本病变影像学表现

（一）X 线检查

1. 肿块（mass） 是在两个不同的投照体位上均能见到的有一定轮廓的占位性病变。可以是

良性病变或是恶性病变，应从如下几方面分析肿块。

（1）形状（shape）：肿块形状可分为圆形、椭圆形、分叶状及不规则形，良性病变一般为圆形或椭圆形，恶性病变一般为分叶状或不规则形，因而按此顺序，恶性病变的可能性依次递增，而良性病变的可能性依次递减。

（2）边缘（margin）：肿块边缘的描述可以是清楚、小分叶、不清楚及毛刺状。肿块边缘清楚、光滑或锐利多为良性病变；而呈小分叶、模糊及毛刺状多为恶性病变的征象。由于 X 线图像为重叠影像，肿块边缘模糊时要考虑是否与正常组织影重叠所致，需要行局部压迫点片或 X 线断层摄片进一步判断。

（3）密度（density）：根据肿块周围或对侧相同体积的正常乳腺纤维腺体组织密度对比，肿块分为高密度、等密度、稍低密度影和含脂肪低密度影。一般而言，良性病变呈等密度、稍低密度或含脂肪低密度影，如含脂肪密度肿块有错构瘤、脂肪瘤、积乳囊肿、脂性囊肿等。恶性病变多为高密度影，少数可为等或低密度影。

（4）大小（size）：肿块大小对良、恶性的鉴别意义不大。X 线和临床触诊测量肿块的大小并不完全一致，之间的差异取决于肿块的边缘。恶性病变呈浸润性生长，边缘呈毛刺状，临床触及肿块的大小包括肿块、肿块周围被浸润组织及纤维组织增生、肿块周围水肿及皮肤组织等都包含在内，因而临床触诊到肿块的大小明显大于 X 线的测量；良性病变边缘光滑锐利，两者差异较小（图 10-2-6～图 10-2-8）。

2. 钙化（calcification）　根据 ACR 的 2013 年第 4 版把钙化分为良性钙化和可疑钙化两种类型。从类型及分布两方面进行描述。良性钙化较粗大清楚，呈圆形、爆米花样、粗棒状、环形、蛋壳样及新月形等，分布比较分散。可疑钙化细小模糊，呈小砂粒状、细线状、小分支、多形性等，大小不一，密度不均，分布比较密集呈簇状或线段性走形。钙化可单独存在，也可位于肿块内。

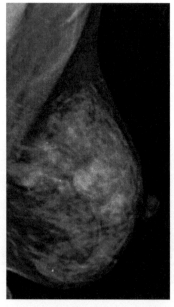 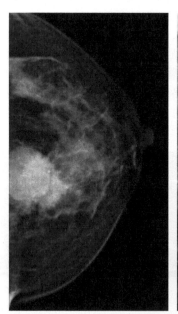 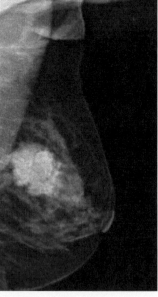

图 10-2-6　乳腺良性肿块（纤维腺瘤）
两个肿块呈圆形、椭圆形，边缘光滑清楚，密度均匀，类似于腺体密度

图 10-2-7　乳腺恶性肿块（乳腺癌）
肿块呈小分叶状，肿块内见多发细小钙化影，肿块密度明显高于腺体，边缘呈分叶状，边界不清

  钙化分布表现：①散在分布：钙化随机分散在整个乳腺中，呈点状和不定形，一般为良性。②区域状分布：指在较大范围的钙化，一般大于 2cm³ 或超过一个象限，分布与导管走行不一致，需要结合钙化类型综合考虑钙化的性质。③集群分布：指在较小的范围内（＜2cm³）至少有 5 枚钙化，可以是良性钙化，也可以是恶性钙化。④线样钙化：钙化呈线形分布，为一个导管腔内的钙化，多数是可疑钙化。⑤段样分布：提示来源于一个导管及其分支的病变的钙化，也可来源于一叶或一个段叶上的多灶性病变的钙化，通常为可疑钙化（图 10-2-9～图 10-2-12）。

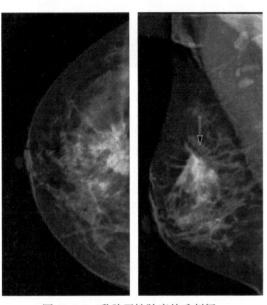

图 10-2-8 乳腺恶性肿瘤的毛刺征

肿块呈不规则形，密度明显高于腺体，边缘呈毛刺状，边界不清

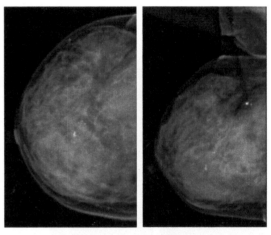

图 10-2-9 乳腺良性钙化

乳腺内见多发、大小不一、高密度粗颗粒钙化

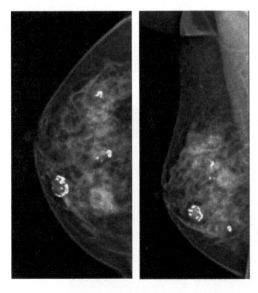

图 10-2-10 乳腺良性钙化（纤维腺瘤钙化）

多个肿块内钙化影，呈爆米花样，高密度粗颗粒钙化

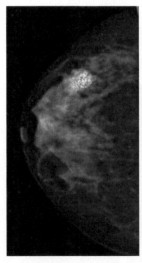
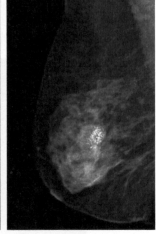

图 10-2-11 乳腺肿块伴可疑钙化（乳腺癌）

肿块内多发细小、大小不一、浓淡不一密集钙化影

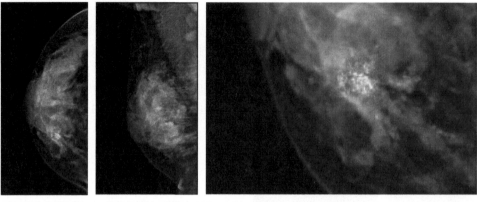

图 10-2-12　乳腺可疑钙化
乳腺内多发细小、多形性、大小不等、浓淡不一的簇状分布的钙化影

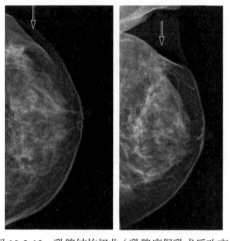

图 10-2-13　乳腺结构扭曲（乳腺癌保乳术后改变）
左侧乳腺外上象限局部结构扭曲、变形、收缩，局部皮下脂肪消失，局部皮肤凹陷

3. 结构扭曲（architectural distortion）　乳腺正常结构扭曲、紊乱及失常，但无明确肿块，包括从某一点出发的放射状影或毛刺状影，或乳腺实质边缘扭曲变形。结构扭曲可见于乳腺癌，也可见于良性病变，如手术后瘢痕、放疗后改变、慢性炎症、脂肪坏死等。患者没有乳腺手术史和放疗史，若怀疑乳腺癌需进行临床活检（图 10-2-13）。

4. 局限性不对称致密影或进行性不对称致密影（focal asymmetrical density，developing asymmetrical）两侧乳腺相互对比有不对称局部致密区，或与旧片对比，新出现局限性致密区，或局限性致密区范围增大或密度增高，要考虑乳腺癌可能，需要进行影像评估和活检（图 10-2-14）。

5. 晕轮征（halo sign）　指肿块周围出现一圈薄的环形透亮影，是肿块推压周围正常脂肪组织所形成的。这个征象常见于纤维腺瘤或囊肿等良性病变。如环形透亮影较厚且边缘不光整，要怀疑乳腺癌的可能（图 10-2-15）。

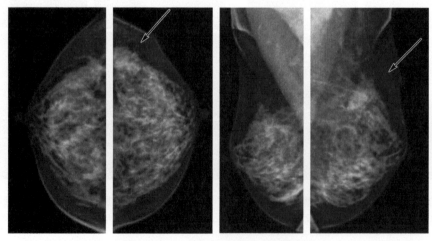

图 10-2-14　乳腺局灶性不对称致密影
双侧乳腺对比，左侧乳腺外上象限局部密度增高

6. 皮肤增厚、凹陷（skin thickening，skin retraction） 多见于乳腺癌，也可见于乳腺炎性病变或手术后瘢痕形成。肿瘤沿着浅筋膜直接侵犯皮肤，或由于肿瘤引起血供的增加、静脉淤血及淋巴回流障碍等原因造成皮肤增厚。增厚皮肤由于纤维组织牵拉向肿瘤方向回缩形成酒窝征（dimpling sign）（图 10-2-16）。

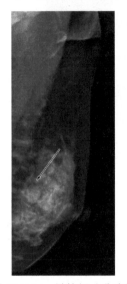
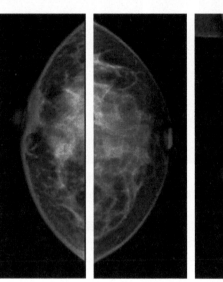
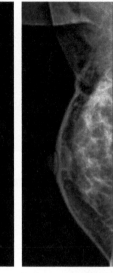
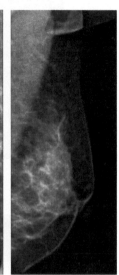

图 10-2-15　晕轮征（乳腺纤
　　　　维腺瘤）
肿块周围有一圈透亮带

图 10-2-16　皮肤增厚、凹陷
右侧乳腺皮肤及乳晕增厚

7. 乳头回缩（nipple retraction） 乳头后方的肿瘤浸润乳头皮下组织，导致乳头回缩、内陷，称为漏斗征（funnel sign）（图 10-2-17）。判断乳头是否凹陷必须是乳头位于切线位。先天性乳头发育不良也表现为乳头回缩，因此要询问病史。

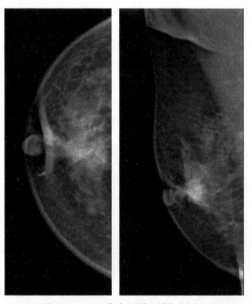

图 10-2-17　乳头回缩（漏斗征）

8. 血供增多（increased vascularity） 多见于恶性肿瘤，表现为乳腺内出现异常增粗、增多、迁曲血管影（图 10-2-18）。

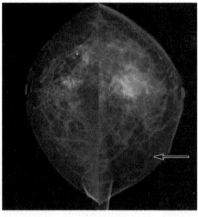
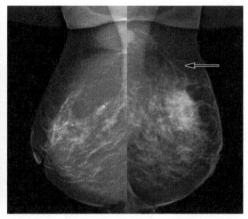

图 10-2-18 血供增多

左侧乳腺外上象限恶性肿块并血供增多、增粗

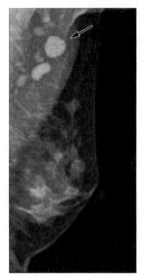

图 10-2-19 左侧腋下淋巴结肿大

左侧乳腺上象限两个恶性肿块伴可疑钙化，左侧
腋下淋巴结肿大

9. 腋下淋巴结增大（axillary adenopathy） 可见于乳腺癌转移，也可见于炎症增生。病理性淋巴结一般为圆形或不规则形增大，密度增高，低密度的淋巴结门密度增高、结构消失（图 10-2-19）。

10. 乳腺导管改变 乳腺导管造影可显示乳腺导管扩张、充盈缺损、截断、破坏、受压移位等。

（二）CT 检查

1. 肿块 良、恶性肿块的形态学特征表现与 X 线相同，但 CT 的密度分辨率高，显示肿块的形态、密度、大小、边缘较 X 线摄影清晰，并可以发现较小的肿块，也可测量 CT 值分析肿块内的组织，如囊肿、脂肪、出血等。增强扫描可以了解肿块强化的程度，一般良性肿块中度强化，CT 值增高 30～40HU；恶性肿块多为明显强化，CT 值增高 50HU 以上，增强可显示肿块与周围组织的关系，如肿瘤浸润胸壁肌肉时乳后脂肪间隙消失、肌肉明显强化与肿块分界不清，同时可以显示肿瘤的供血血管（图 10-2-20、图 10-2-21）。

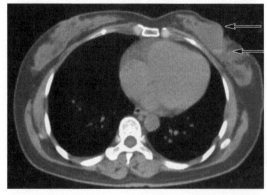

图 10-2-20

左侧乳腺囊性肿块（上箭头），其内见少量高密度出血影（下箭头）

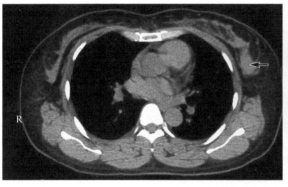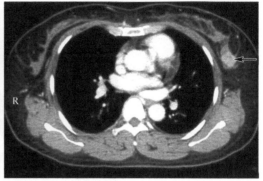

图 10-2-21

左侧乳腺外象限肿块影（箭头），平扫呈等密度影，增强表现为明显强化

2. 钙化 CT 的空间分辨率低于 X 线摄影，对非常细小钙化灶的显示不及 X 线。乳腺良、恶病变钙化的 CT 表现与 X 线相同（图 10-2-22、图 10-2-23）。

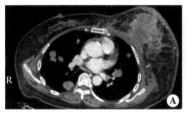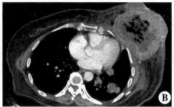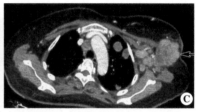

图 10-2-22

A、B. 左侧乳腺巨大肿块，增强表现为不均匀强化，其内有液化坏死区及低密度气体影，肿块侵犯胸大肌、

乳腺皮肤，乳腺皮肤明显增厚并部分凹陷，肺部多发转移瘤；C. 左侧腋下多发、大小不一、

明显强化肿大淋巴结（箭头）

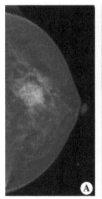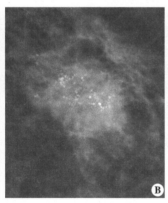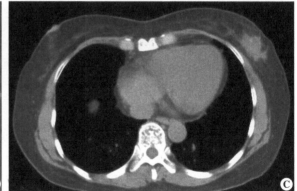

图 10-2-23

X 线表现为左侧乳腺小分叶肿块并多发细小多形性可疑钙化，CT 表现为小分叶肿块，

边缘呈粗毛刺状，肿块内少许钙化影

3. 乳头凹陷及皮肤增厚 肿瘤浸润乳头及皮肤可引发乳头内陷及相应皮肤增厚，并向肿瘤方向回缩（图 10-2-24）。

4. 淋巴结肿大 乳腺发生淋巴结转移时，可见腋窝区及胸骨后的淋巴结肿大。

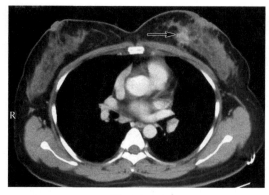

图 10-2-24

左侧乳腺内象限有一明显强化小肿块影（箭头），边缘呈毛刺状，左侧乳晕明显增厚，乳头凹陷

四、乳腺癌影像诊断

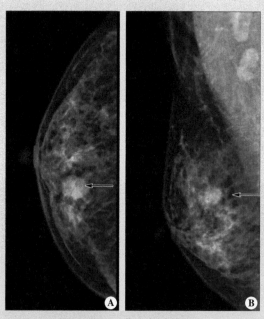

图 10-2-25 乳腺癌 X 线表现

病案 10-2-1

患者，女，56 岁，发现右侧乳腺肿块半月余，约两横指大小，无压痛，来院就诊。患者无畏寒、发热，无咳嗽、咳痰，无胸痛，无乳腺异常溢液，乳腺皮肤未见异常。行乳腺钼靶检查见图 10-2-25。门诊以"右侧乳腺肿块性质待查"收入院。专科查体：双侧乳腺对称，局部皮肤无红肿、破溃，无"橘皮样"变，右侧乳腺内上象限可触及大小约 2.0mm×1.5mm 肿块，形态不规则，活动度可，质尚软，无压痛，边界尚清。右侧乳头无凹陷，无溢液。左乳未触及肿块，双侧乳房及腋窝未扪及明显肿大淋巴结。

问题：

1. 结合上述疾病，乳腺癌的主要诊断要点包括哪些？

2. 乳腺癌的主要鉴别诊断是什么？如进行保乳手术还需要哪些检查？

病案 10-2-2

患者，女，64 岁，无意中发现左侧乳腺肿块 1 月余，如鸽子蛋大小，左侧乳头稍有瘙痒，无压痛，无红肿、疼痛，乳头无凹陷、溢液，局部皮温不高，未予重视。4 天前患者自诉左乳不适而来诊，行乳腺钼靶检查见图 10-2-26，门诊以"左侧乳腺癌"收入院。病程中无局部皮肤破溃、红肿及橘皮样改变，无畏寒发热，无咳嗽咳痰及咯血胸痛。专科检查：双侧乳腺对称，局部皮肤无红肿、破溃，无"橘皮样"改变，左侧乳腺外下象限可触及大小约 5.0mm×4.0mm 肿块，表面欠光整，质硬，无触痛，边界不清，活动度尚可。右乳腺未触及肿块，双侧腋窝及锁骨上下未扪及明显肿大淋巴结。

问题：

1. 结合上述疾病，乳腺癌的主要诊断要点有哪些？

2. 乳腺癌的主要鉴别诊断是什么？如进行保乳手术还需要哪些检查？

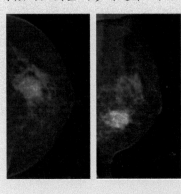 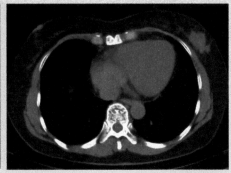

图 10-2-26

病案 10-2-1、病案 10-2-2 分析讨论

乳腺癌（breast carcinoma）目前在女性恶性肿瘤位居首位，死亡率位于第四或五位。早期乳腺癌的治愈率为 90%，因此乳腺癌的早期发现、早期诊断和早期治疗是改善预后的重要因素。而目前影像学检查是早期发现、早期诊断乳腺癌的重要手段。

乳腺癌好发于绝经期前后的 40～60 岁妇女，男性乳腺癌罕见。临床症状常为患者自扪及无痛性乳房肿块，少数伴有疼痛；可伴有乳头溢血、乳腺回缩等；肿瘤侵犯 Cooper 韧带会出现"酒窝征"；侵犯皮肤时出现乳腺皮肤变硬及"橘皮样"改变；乳头湿疹样癌（乳腺 Paget's 病）表现为乳头皮肤瘙痒、糜烂破溃、结痂脱屑改变，伴有灼痛。肿瘤转移至腋窝及锁骨上淋巴结时可触及肿大淋巴结。病理学上通常将乳腺癌分为三类：非浸润性癌，浸润性非特殊型癌、浸润性特殊型癌。浸润性乳腺癌还要进行 ER、PR、HER-2、Ki-67 免疫组织化学检查进行肿瘤分子分型、个体化风险评估及个体化治疗方案制定。

【影像学表现】

1. X 线表现

（1）直接征象：恶性肿块、可疑钙化和结构扭曲。

1）肿块：是乳腺癌常见的 X 线征象，呈分叶状或不规则的等或高密度影，肿块密度与乳腺分型有关，在致密型乳腺内常呈等密度影，在脂肪型乳腺内常呈高密度影，肿块边缘不清，呈小分叶状、毛刺状改变。

2）可疑钙化：是乳腺癌常见的 X 线征象，钙化可单独存在，也可与肿块同时出现。大多数导管原位癌只在 X 线上以钙化的形式表现。钙化表现为成簇的细砂粒状，或线性或段性沿导管走形，大小不等，密度浓淡不一。

3）结构扭曲：是乳腺癌的 X 线征象，乳腺实质结构紊乱，与脂肪间界面变形、扭曲，但没有明显肿块影，可伴有或不伴有钙化。

（2）间质征象：乳腺癌的直接征象常见伴随征象，包括局限性不对称致密影、血管影增多增粗、皮肤增厚和局部凹陷、乳头凹陷和腋窝淋巴结肿大等。间接征象也可单独出现。

2. CT 表现

（1）平扫：乳腺内可见分叶状、不规则等或高密度肿块影，增强表现为肿块明显强化，边缘不清，呈小分叶状或毛刺状改变。巨大肿块内可见液化坏死区，可见肿块内外的钙化影，但细小钙化有时不能显示。肿瘤侵犯乳腺皮肤可见皮肤增厚和局部凹陷、乳头凹陷及腋窝淋巴结肿大。

（2）增强扫描：明显强化。

【诊断与鉴别诊断】

乳腺癌的影像学特征和发病部位典型，需与乳腺纤维腺瘤、乳腺导管内乳头状瘤、乳腺错构瘤等鉴别。

第十一章 儿 科

学习要求:
1. 记忆: 儿科影像诊断学中不同成像技术的优势和综合应用。
2. 理解: 儿科影像诊断学的正常影像表现及基本病变影像学表现。
3. 运用: 胚胎脑病的影像表现; 新生儿缺血缺氧性脑病的影像表现。

第一节 中枢神经系统

一、不同成像技术的优势和综合应用

对于中枢神经系统的疾病,不同成像技术中以 MRI 最优,CT 次之,而 X 线及超声检查应用受限。由于小儿在检查过程中较难保持不动,容易导致体位不正或产生运动伪影,影响图像的观察分析。因此,在行 CT 或 MRI 检查时,常需要等小儿自然入睡或给予镇静后再进行检查。药物镇静多以 10%水合氯醛口服,但用药前应详细询问病史,了解小儿一般情况、肝肾功能等,方可使用,使用时注意控制用量(常用剂量为 0.5ml/kg,一次总量不超过 1g),并在服药后密切观察。

(一)X 线检查

X 线平片在小儿中枢神经系统疾病中的应用较局限,主要用于观察头颅的大小及形态有无改变、颅缝及囟门的闭合情况、颅骨骨质有无破坏、有无脑回压迹增多等。

(二)CT 检查

CT 能够较清晰地显示颅脑的结构,可以观察脑实质内有无结构及密度的改变,且 CT 成像快速方便,费用较低。但 CT 具有电离辐射,因此,小儿 CT 检查应严格遵守适应证,采用低剂量扫描,检查过程中注意使用铅服遮盖投照野以外的部位,尤其是性腺部位。

二、正常影像学表现

(一)正常 X 线表现

小儿颅骨最大的特点是未完全骨化,各骨间存在颅缝及囟门结构。囟门共 6 个,位于中线的 2 个分别称为前囟及后囟,位于两侧外下方的 4 个分别为成对的前、后外侧囟门。在婴幼儿时期,额骨由 2 块骨块形成,左右各一,中间为额缝。枕骨由 4 块骨块构成,分别为枕骨基底部、两侧的枕骨外侧部及枕鳞部。蝶骨由 3 块骨块构成,中间为蝶骨体及双侧蝶骨小翼,两侧块为蝶骨大翼及翼突。

随着年龄增大、颅骨生长,囟门及颅缝逐渐变小、闭合。前囟在 1 岁半以后基本闭合,后囟在出生前 2 个月或出生后 2 个月内完全闭合,前、后外侧囟分别在出生后 3 个月及 2 岁时闭合。额缝于 2 岁开始闭合,但有少数可终生存在,枕骨各骨块之间的软骨常于 2~3 岁时消失、闭合。人字缝、冠状缝、矢状缝一般于 25 岁开始闭合。

(二)正常 CT 表现

1. **颅骨** 基本与头颅 X 线平片表现相同。
2. **硬膜窦** 是硬脑膜两层之间形成的含静脉血的窦腔,包括上矢状窦、下矢状窦、直窦、窦

汇、成对的横窦及乙状窦。在儿童及成人，这些硬膜窦常需要增强扫描才能清楚显示，但在新生儿，这些区域常呈较明显的高密度，不应认为是颅内出血，其成因主要与新生儿硬膜窦的血流缓慢、血容量大、红细胞及血红蛋白比例较高有关。

3. 脑实质　新生儿脑组织密度较低，且大脑灰质、白质界限不清。其原因主要有：①新生儿脑组织发育不成熟，脑组织内含水量较高，与胎龄呈反比；灰质、白质之间含水量相似；②新生儿脑白质的神经髓鞘形成不完全；③新生儿脑组织富含蛋白质，而类脂质、磷脂和脑苷脂含量较少。

4. 脑室、脑池　新生儿时期，双侧侧脑室及第三脑室较小，第四脑室常较宽大，外侧裂池及基底池亦较宽大，双侧额颞部颅骨下蛛网膜下腔常较宽大，绝大多数可见透明隔间腔存在。双侧侧脑室及第三脑室较小，第四脑室及外侧裂池较宽大，是因为新生儿大脑发育优先于脑干和小脑，而在小脑中，小脑蚓部发育又更为优先，因此，在基底池中，以小脑延髓池宽大更为明显。由于大脑额叶、颞叶、岛叶发育未成熟，故外侧裂池及额颞部颅骨下蛛网膜下腔常较宽大，随着脑叶的发育，这些区域会逐渐缩小；新生儿期透明隔间腔的存在被认为是脑发育过程中的正常表现。

综上所述，新生儿与成人颅脑 CT 表现存在较大的差异。随着年龄增长、脑组织发育，以上差异逐渐缩小。因此，在新生儿及婴幼儿颅脑 CT 诊断中应注意区别这些特殊的正常影像学表现与疾病改变，减少误诊。

三、基本病变影像学表现

（一）X 线检查

1. 头颅大小及形态改变

（1）头颅增大：常见于婴幼儿脑积水，多同时合并有颅骨变薄、颅缝增宽、脑回压迹增多等改变。

（2）头颅变小：多见于脑小畸形或脑发育障碍。

（3）头颅变形：单侧脑发育不全或颅骨病变，均可引起头颅变形。

2. 颅骨骨质改变

（1）颅骨破坏：可由邻近脑组织病变或颅骨本身病变引起，以肿瘤性病变为主。颅骨破坏伴有边缘硬化者，多提示良性或慢性病变；当颅骨破坏边缘不清、无硬化者，多考虑恶性或急性病变。需与正常颅骨发育形成的囟门等结构相鉴别。

（2）颅骨增生硬化：表现为颅骨密度和厚度增加。弥漫性的颅骨增生硬化与代谢性、系统性疾病有关，如石骨症、地中海贫血等；局限性的颅骨增生硬化多由局部邻近病变或颅骨本身病变引起，如骨纤维结构不良、慢性骨髓炎等。

（3）颅骨骨折：见于外伤患者。需与正常颅骨之间的骨缝相鉴别。

3. 颅内压增高

（1）头颅增大、颅缝增宽：由于小儿各颅骨骨缝、囟门未完全闭合，颅内压增高时容易导致各颅缝增宽，以冠状缝最明显，从而引起头围增大。

（2）脑回压迹增多：颅内压越高，发生时间越长，颅骨脑回切迹越明显。

4. 病理性钙化　当病变引起颅内组织较明显钙化时，可在头颅 X 线平片观察到高密度影。

（二）CT 检查

小儿的颅脑 CT 基本病变与成人相似，主要表现为脑实质密度的改变、脑组织结构及形态的改变。

1. 脑实质密度的改变　如上所述，新生儿正常脑实质较成人密度低，应注意与脑水肿、缺血缺氧性脑病相鉴别；当低密度区范围较弥漫、边界轮廓不清，CT 值低于 22HU 时，应考虑脑水肿或缺血缺氧性脑病。其余血肿、钙化、囊肿、梗死、脓肿、肿瘤等病灶的密度改变，基本与成人

CT 表现相同。

2. 脑组织结构及形态的改变　与成人病灶相似，主要观察病灶有无占位效应、有无周围水肿，中线结构是否有移位，脑室、脑池、脑沟的大小形态有无发生改变，有无合并脑疝等。

四、胚胎脑病影像诊断

病案 11-1-1

　　患儿，男，胎龄 37 周，出生 25 分钟，因"出生时出现精神、反应差"入院。患儿母亲于孕早期曾患"感冒"，出现发热、乏力、咽痛、耳后及枕部淋巴结肿大伴压痛等症状，于发热 2 天后出现皮疹，皮疹起自面颈部并蔓延至全身。约孕 24 周产检彩超发现双侧侧脑室增宽，双侧丘脑区域回声增强。患儿 25 分钟前于产科顺产娩出，羊水Ⅰ度，脐带扭转，胎盘无异常，无窒息。出生后精神、反应差。入院查体：体温 36.3℃，脉搏 150 次/分，呼吸 50 次/分，血压 65/36mmHg，血氧饱和度 95%，体重 2.4kg；足月，小于胎龄儿外貌，精神、反应差，行头颅 CT 检查见图 11-1-1。

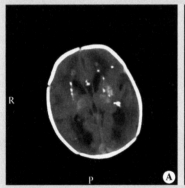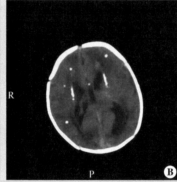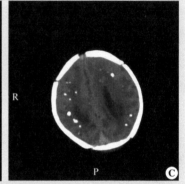

图 11-1-1

问题：

　　1. 患儿母亲病史有何特点？

　　2. 患儿头颅 CT 平扫检查的主要影像表现是什么？

　　3. 综合上述病史，应考虑何种疾病？如何确诊。

病案 11-1-1 分析讨论

　　部分病原体可通过胎盘经母体感染胎儿，并引起神经系统的器质性损害，因此称为胚胎脑病（embryonic cerebropathy）。临床上常用"先天性 TORCH 感染"来归纳这些引起胚胎感染的病原体：T，弓形虫（toxoplasma）；O，其他已知病原体（other agents），包括梅毒、埃可病毒、合胞病毒、水痘病毒、腺病毒等；R，风疹病毒（rubella virus）；C，巨细胞病毒（cytomegalovirus）；H，单纯疱疹病毒（herpes simplex virus）。其中以风疹病毒及巨细胞病毒引起胚胎脑病较多见。

　　病原体感染母体，引起胎盘绒毛膜上皮炎症或导致毛细血管内皮损伤，破坏胎盘屏障，从而通过胎盘感染胎儿，影响胎盘的正常供血及正常组织的分化发育，导致发育迟缓或发育障碍，严重者可引起死胎、流产。不同病原体对各组织细胞的亲和力不同，对于引起 TORCH 感染的病原体来说，脑组织是其易感器官。病原体感染引起室管膜下原生基质缺氧、坏死、囊变和神经胶质增生，而脑白质及基底核团小血管壁变形、钙质沉积，继而形成室管膜下、脑白质及基底节的钙化灶。这类患者具有相似的临床症状及影像学表现。临床常表现为神经系统功能障碍（如惊厥、癫痫、反应低下、反射亢进、智力低下等）及一些全身症状（如足月小样儿、新生儿黄疸、肝脾肿大等）。

【影像学表现】

1. X 线表现 诊断价值有限，仅能显示较明显的钙化灶。

2. CT 表现

（1）多数早期 CT 检查呈阴性或仅显示脑白质低密度水肿区及髓鞘形成延迟。

（2）随着病程进展，室管膜下、基底节及脑白质内可见特征性的多发点状、结节状钙化斑，并伴有脑室、脑池、脑沟扩张等脑发育不良改变，以及脑小畸形、神经元移行障碍、脑穿通畸形等。

（3）钙化斑出现的时间、范围与感染程度、范围及病程有关。

【诊断与鉴别诊断】

胚胎脑病影像学具有一定的特征性改变。当新生儿、婴幼儿发现脑发育不良或畸形伴室管膜下、基底节及脑白质内多发点状、结节状钙化斑时，应注意先天性 TORCH 感染可能，需尽早行相应的血清学检查，进一步确诊后及时对患儿进行治疗以减少后遗症、降低死亡率。

胚胎脑病需要与结节性硬化相鉴别，后者也可表现为室管膜下多发钙化斑，但伴随脑发育不良及畸形者很少，且具有面部皮脂腺瘤、癫痫、智力发育障碍等临床表现。

五、新生儿缺血缺氧性脑病影像诊断

新生儿缺血缺氧性脑病（neonatal hypoxic ischemic encephalopathy，HIE）是指新生儿在围生期内发生窒息缺氧，导致脑缺血缺氧性损伤并引起相应一系列临床症状的一种全脑性损伤。由于新生儿胎龄不同，其缺血缺氧性脑病的发生机制、易损部位、影像学表现、临床症状及临床预后均存在差异。因此，以下将早产新生儿缺血缺氧性脑病与足月新生儿缺血缺氧性脑病分别进行阐述。

早产新生儿缺血缺氧性脑病

病案 11-1-2

患儿，男，胎龄 28 周，出生 2 天，因"出生后气促 2 天，加重伴心率下降半天"入院。孕期产检未见明显异常，因早产顺产娩出，羊水清亮，量中等，胎盘未见异常。出生时气促、全身皮肤青紫，给予清洁呼吸道、气管插管、心肺复苏、肾上腺素静脉注射等处理。半天前患儿出现经皮血氧饱和度下降，伴心率下降，予以心肺复苏、改善循环、输血等治疗后症状改善，行头颅 CT 检查见图 11-1-2。

问题：

1. 患儿头颅 CT 平扫检查图像有何特点？

2. 结合病史，该患儿应考虑何种疾病？

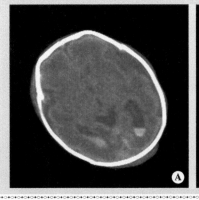
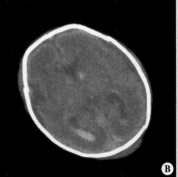

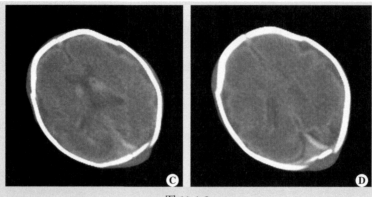

图 11-1-2

病案 11-1-2 分析讨论

早产儿窒息缺氧引起脑损伤的病理机制主要与以下几个因素有关：①原生基质是早产儿缺血缺氧性脑病的易损部位。原生基质是神经元和神经胶质细胞的起源处，其内发育不成熟的血管壁脆性高，当发生窒息缺氧时，早产儿脑血管自动调节功能进一步减弱，脑循环压力容易随着体循环压力的变化而变化，从而导致脑缺血或脑出血；②早产儿未成熟的神经突触容易受兴奋毒性氨基酸的损伤，进一步加重脑损伤；③ATP 合成不足。缺氧状态下，ATP 合成不足，生物膜功能受损导致钙离子内流，引起神经毒性作用，此外，缺氧激活一氧化氮合成酶，产生自由基，亦引起神经细胞损伤。在上述几种因素的作用下，早产儿缺血缺氧性脑病的主要病理改变有原生基质出血、脑室旁出血性脑梗死、脑室周围白质软化症、脑白质发育不良及脑梗死。

早产儿缺血缺氧性脑病临床表现无特异性，主要表现为反应减低、肌张力减弱、深反射亢进，严重者可出现心率、血压、呼吸改变，也可有反应迟钝、前囟隆起、癫痫等表现。

【影像学表现】

1. X 表现　一般不用于本病诊断。

2. CT 表现

（1）可以显示出血的部位、范围及脑室扩张程度。

（2）根据病情严重程度，可将早产儿缺血缺氧性脑病原生基质出血分为四级：Ⅰ级为室管膜下出血，CT 上可见孟氏孔后方或侧脑室体部室管膜下区域局限性高密度出血灶，脑室内无积血；Ⅱ级为血肿破入脑室系统不伴脑室扩张，CT 可见脑室周围高密度血肿，同时，形态正常的侧脑室内可见少量积血；Ⅲ级为血肿破入脑室系统伴脑室扩张，CT 可见脑室周围高密度血肿，同时，明显扩大的脑室内可见大量积血；Ⅳ级为脑室旁出血性脑梗死，CT 可见脑室周围高密度血肿伴脑室系统明显扩张、大量积血，脑实质血肿周围白质密度明显降低，边界模糊，呈脑梗死表现。晚期，随着脑室周围白质血肿吸收，出血相应区域可见低密度软化灶形成。

脑室周围白质软化症及脑白质发育不良

影像学表现如下：

（1）X 表现：一般不用于本病诊断。

（2）CT 表现

1）多用于脑室周围白质软化症的动态观察。

2）随着病程发展，脑室周围局限性或广泛性血肿逐渐吸收、液化，形成多发小囊腔，严重者呈"瑞士奶酪样"改变；囊腔与侧脑室相通、融合，使得侧脑室呈现不规则明显扩张。

3）晚期，侧脑室背侧和三角区不规则明显扩张，脑室旁白质减少，邻近脑沟加深、增宽。

脑 梗 死

1. 影像学表现

（1）X 表现：一般不用于本病诊断。

（2）CT 表现

1）早产儿缺血缺氧性脑病脑梗死的 CT 异常表现要晚于临床症状出现，主要表现为梗死区域呈扇形低密度区，但与正常发育未成熟脑白质呈现的低密度难以鉴别，后者脑皮质密度正常，故皮质受累对早产儿缺血缺氧性脑病脑梗死有提示意义。

2）后遗症期相应区域形成钙化或软化。

2. 诊断与鉴别诊断 胎龄小于 32 周的早产儿，出现上述影像学表现时，应考虑早产儿缺血缺氧性脑病可能，诊断需要结合生产史、临床症状及相关实验室检查。影像学检查有利于评估病情和预后情况，为临床治疗提供依据。

本病需要与产伤、胚胎脑病相鉴别。产伤多由产钳、胎吸、腹部加压等助产措施所致，主要表现为颅内出血，应结合生产史进行鉴别；胚胎脑病典型表现为室管膜下和脑实质多发钙化斑形成，伴有脑发育不良或脑畸形，母子二代血清学检查具有确诊意义。

足月新生儿缺血缺氧性脑病

病案 11-1-3

　　患儿，男，胎龄 40 周，出生 1 天。孕期产检自述未见明显异常，1 天前经阴道娩出，羊水清亮、量中等，胎盘未见明显异常。出生时抽泣样呼吸，给予清理呼吸道、球囊加压给氧等抢救处理后呼吸恢复，使用呼吸机辅助通气，行头颅 CT 检查见图 11-1-3。

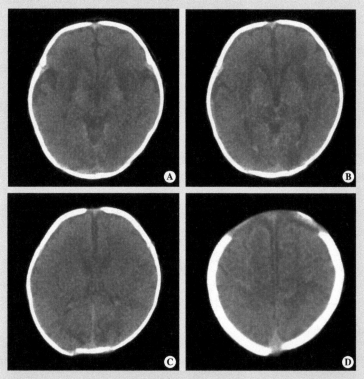

图 11-1-3

问题：

　　1. 试描述该患儿头颅 CT 平扫检查的主要表现。

　　2. 结合病史，应下何种诊断？

病案 11-1-3 分析讨论

　　足月儿窒息缺氧引起脑损伤的病理机制主要包括：①神经元是足月儿缺血缺氧性脑病主要累及对象，与脑血管发育、代谢及兴奋毒性神经氨基酸突触的分布有关。缺血缺氧导致神经元急性水肿、坏死，还可以引起神经元迟发性死亡，致使相应部位脑组织损伤；②缺血缺氧引起血供和能量代谢异常，导致脑血管自动调节障碍和血压下降，脑血流量降低，从而引起脑损伤；③缺血再灌注损伤引起神经元死亡。在这几种机制的共同作用下，新生儿缺血缺氧性脑病的主要病理改变包括矢状旁区脑损伤、基底节/丘脑损伤、足月儿缺血缺氧性脑病颅内出血及脑梗死。

　　足月新生儿缺血缺氧性脑病临床主要表现为嗜睡、瞳孔放大但反射存在、肌张力轻度减弱随后增高，上述症状常可在 24 小时内恢复。严重者瞳孔对光反射减弱，出现惊厥或去大脑强直、肌张力迟缓，常持续 72 小时以上。

【影像学表现】

　　1. 矢状旁区脑损伤　　CT 表现：急性期可无明显异常表现。随后大脑镰旁皮质对称性密度降低，灰白质分界不清，以顶枕叶多见，邻近脑室、脑沟变窄。

　　2. 基底节/丘脑损伤　　CT 表现：双侧基底节、丘脑对称性低密度区，也可呈双侧基底节、丘脑区密度增高。

　　3. 颅内出血　　CT 对急性出血敏感性高，足月儿缺血缺氧性脑病颅内出血主要包括：①硬膜下出血：CT 表现为颅骨内板下弧形、新月形高密度影，可跨越颅缝，血肿较大时可有明显占位效应；②蛛网膜下腔出血：出血多来源于发育未完全的软脑膜动脉间小血管吻合支，也可来源于蛛网膜下腔内的桥静脉，出血主要聚集于大脑纵裂池、大脑凸面和后颅窝；③小脑出血：其原因可为自发性出血，也可继发于静脉梗死和创伤性撕裂伤；④脑室出血：出血多源于脉络丛。

　　4. 脑梗死　　足月儿缺血缺氧性脑病脑梗死与早产儿缺血缺氧性脑病脑梗死相似。其 CT 表现为扇形低密度梗死区，该表现的出现较临床症状晚，且与正常发育未成熟脑白质呈现的低密度鉴别困难，皮质受累对足月儿缺血缺氧性脑病脑梗死有提示意义。后遗症期相应区域亦可出现钙化或软化。此外，低氧状态下，动脉末梢可出现梗死，多见于矢状旁分水岭区，表现为分水岭区对称性密度降低，灰白质分界不清，随着病情转归，后期可形成软化灶。

【诊断与鉴别诊断】

　　由于窒息缺氧的持续时间、缺氧程度不同，足月儿缺血缺氧性脑病的影像学表现各异，缺乏特异性，因此，其诊断需将影像表现与生产史、临床表现、相关实验室检查紧密结合。影像学检查的价值还在于了解足月儿缺血缺氧性脑病的累及部位、范围、程度，以评估新生儿的病情、预后及后遗症程度。

　　本病需与胆红素脑病相鉴别。后者主要累及苍白球，T_1WI 上信号改变与本病相似。胆红素脑病患儿常可发现高胆红素血症，因此实验室检查具有鉴别意义。

第二节　头　颈　部

一、不同成像技术的优势和综合应用

（一）X 线检查

　　X 线检查辐射剂量低，检查时间短，小儿易配合，对显示小儿颈部骨骼发育异常、颈椎生理曲度、椎体序列，人工耳蜗术后判断电极位置，明确腺样体肥大压迫气道程度简单易行。但因其对软组织分辨率低，在临床的应用受到很大限制。

（二）CT 检查

　　CT 检查通常作为 X 线平片和超声检查的重要补充方法，CT 多平面重建能够全方位显示病变，对病变累及周围组织结构显示较好。CT 对显示颈部骨质结构清楚，显示病变内钙化比较敏感。而在小儿某些疾病，如头颈部肿瘤、腮裂囊肿、甲状舌管囊肿、异位胸腺或甲状腺、腺样体肥大、外伤、颈部异物等已成为首要检查方法。婴幼儿期各脏器、骨骼发育尚未成熟，解剖结构对比较差，因此增强 CT 检查的价值依然较大。

CTA 对显示头颈部肿瘤供血动脉及周围血管价值极高，CTA 有着较好的密度分辨率与空间分辨率，可以直接显示供血动脉及周围血管的改变；CTA 的后处理方式可以包括 VR、MIP 和 MPR，以 VR 获得空间全景象，MIP 观察较细小的病变，MPR 不同方位观察较大的血管。MRA 也可以显示血管的改变，并且有更好的对比分辨率，但空间分辨率较差，因而不如 CTA 好。但儿科 CT 检查应严格掌握适应证，并采用低剂量扫描，检查时尽可能遮盖患儿性腺。

二、正常影像学表现

▐ （一）眼

新生儿的眼呈三面锥体形态，而成年人呈四面锥体形态，新生儿眶口呈卵圆形，在成年人接近圆形。由于新生儿蝶骨大翼尚未发育，因此眶下裂较成年人宽。新生儿的眼球和眼眶的比值比成年人小，因为新生儿的眼球不像成年人一样占据眼眶的大部分。

▐ （二）外耳道

外耳道指由外耳门到骨膜的管道，分为外侧的软骨段、内侧的骨段。4 岁以下儿童的外耳道几乎全为软骨性，且浅而直，可呈闭合状态，至学龄前期鼓部逐渐发育，外耳道呈管状而与成年人近似。儿童咽鼓管咽口与鼓口接近水平，且宽敞，因此易发生中耳感染。随着年龄增长，乳突逐渐气化，如发生炎症，常使气化终止，形成硬化型乳突。

▐ （三）鼻

婴幼儿鼻黏膜柔弱，且富于血管，故易发生感染。因鼻黏膜充血肿胀，常使狭窄的鼻腔堵塞。新生儿鼻腔外侧壁略为凹凸。鼻阈（鼻前庭与固有鼻腔交界处）隆起，形成鼻腔中最窄的部位。婴幼儿鼻甲多不对称，个体差异很大。随鼻腔的发育，中下鼻道才慢慢变宽而被利用。鼻中隔的弯曲随着年龄的增长而明显，11 岁以后几乎都存在不同程度的弯曲。造成鼻中隔偏曲的原因主要是筛骨垂直板和梨骨的骨化过程发育不平衡，以及两骨连接不好所致。

▐ （四）鼻窦

鼻窦的发生是由于组成鼻腔壁的有关骨质吸收，组成不断扩大的腔，并与鼻腔相通。上颌窦在出生时已形成矢状方向的小囊，冠状位呈瓶状或三角形。7 岁时为圆形，在发育过程中，上颌窦的形状不断改变，主要在 7 岁后进行，当恒牙全出齐时达到稳定，上颌窦开口多呈卵圆形，少数有 1～2 个副开口。额窦在 1 岁以内仅见额隐窝和几个小气房，至 4 岁时如豌豆大小，7～8 岁发育迅速，至 14 岁时发育基本稳定，形成四壁形。蝶窦出生时为蝶隐窝，是一小的黏膜囊，位于鼻腔后上方，1 岁时进入软骨部，3～4 岁时开始气化，7 岁时发展迅速，10 岁时扩大形成圆形，11 岁起形态不规则，两窦间中隔多偏向一侧。出生时已具备部分筛窦，1 岁内发育迅速，2～3 岁时筛房扩大逐渐深入骨中，至 12～14 岁时各组筛窦形成稳定形态。

▐ （五）咽

咽为一垂直的肌性管道，位于鼻腔、口腔和喉的后方，其上方的顶接颅底，下方在 C_6 下缘高度与食管相延续。婴幼儿的咽部淋巴组织丰富，是咽部感染的防御屏障，但严重肿大的咽扁桃体可阻塞后鼻孔，影响呼吸。喉位于颈前部，向上开口于咽腔的喉部，向下与气管相连，两侧有颈部血管、神经、甲状腺等重要结构。

三、基本病变影像学表现

小儿头颈部疾病繁多，以感染性和先天性疾病多见，影像学检查在诊断中起重要作用。小儿眼及眼眶疾病包括眼眶和眼先天畸形，眼眶和眼外伤，眼及眼眶肿瘤、眶内血管性病变、炎性病变。

小儿颞骨病变以先天畸形和感染最常见，包括外耳道畸形（闭锁和狭窄）、中耳畸形（锤骨和砧骨融合，砧骨长脚缺如或发育不全，砧骨镫骨同时缺如，镫骨发育不全或缺如，砧镫关节分离，砧镫关节骨性融合）、内耳畸形（迷路发育不良、总腔畸形、耳蜗畸形、前庭和半规管畸形、前庭导管畸形）。感染性病变主要包括外耳道炎、急性或慢性中耳炎。

鼻先天性疾病主要为先天性后鼻孔闭锁、脑膜膨出和脑膜脑膨出。小儿鼻腔肿瘤病理类型较多，如鼻腔横纹肌肉瘤、鼻腔血管瘤、淋巴瘤、朗格汉斯细胞组织细胞增生症、骨纤维异常增殖症。

小儿颈部先天性病变包括甲状舌管囊肿、腮裂囊肿、颈部异位胸腺、异位甲状旁腺等。颈部肿瘤比较常见的有淋巴瘤、血管瘤、横纹肌肉瘤、畸胎瘤等。颈部感染性病变主要包括咽后脓肿、咽旁间隙化脓性感染。

四、腺样体肥大影像诊断

病案 11-2-1

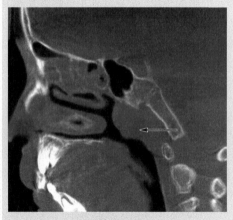

患者，男，6 岁，因"睡眠打鼾伴张口呼吸、呼吸音重半年"收住院。追问病史，患儿家长诉患儿半年前无明显诱因出现张口呼吸、打鼾、呼吸音重等症状，平时伴鼻塞，至外院就诊发现腺样体肥大（阻塞后鼻孔 4/5），予以药物治疗后稍好转，但易反复，遂来诊。查鼻内镜：腺样体肥大（阻塞后鼻孔 3/4），鼻炎。耳内镜示双侧分泌性中耳炎。门诊拟"阻塞性睡眠呼吸暂停综合征，慢性分泌性中耳炎，鼻炎"收入院（图 11-2-1）。

问题：

1. 结合上述疾病，腺样体肥大的主要影像诊断要点包括哪些？

2. 请对腺样体肥大的主要鉴别诊断及注意事项进行简单分析。

图 11-2-1

病案 11-2-1 分析讨论

腺样体是一团淋巴组织，出生后即存在，并随年龄增大而增生，6 岁左右最大，以后逐渐退化，一般 10 岁以后开始萎缩。

临床表现多样，如咽鼓管咽口阻塞所致中耳炎；常并发鼻炎、鼻窦炎等症状；睡时常打鼾、张口呼吸；长期张口呼吸可致"腺样体面容"。

病理改变主要是因炎症反复刺激而发生病理性增生，导致鼻咽腔及气道狭窄。

【影像学表现】

1. X 线表现

（1）直接征象：鼻咽部侧位片可见鼻咽顶壁与后壁软组织肿块。

（2）间接征象：鼻咽后气道宽度变窄。

2. CT 表现

（1）平扫：横断面表现为鼻咽顶壁与后壁软组织增厚，一般成对称性，表面可不平，平扫呈软组织密度。

（2）增强扫描：可见强化，与周围软组织分界不清楚。

【诊断与鉴别诊断】

腺样体肥大的影像学特征和发病部位典型，容易诊断。

五、先天性发育畸形影像诊断

后鼻孔闭锁

病案 11-2-2

患者，男，1 岁。患儿家长诉患儿出生后即发现双侧鼻腔不通气，出生时有面色青紫，于外院 NICU 住院治疗。患者有睡眠时打鼾症状，伴张口呼吸现象，鼻腔分泌物较多，摄入母乳偏少。既往鼻内镜：双鼻后孔闭锁。现为求进一步诊治，遂来诊，门诊拟"先天性双侧鼻后孔闭锁"收治入院，CT 检查见图 11-2-2。

问题：

1. 结合上述疾病，后鼻孔闭锁的主要影像诊断要点包括哪些？

2. 请对后鼻孔闭锁的主要鉴别诊断及注意事项进行简单分析。

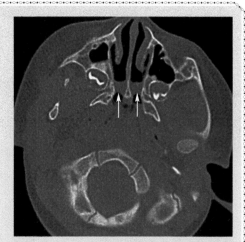

图 11-2-2

病案 11-2-2 分析讨论

后鼻孔闭锁分为骨性、膜性和混合性三类。后鼻孔闭锁是最常见的导致新生儿鼻部阻塞的原因，双侧后鼻孔闭锁较单侧更常见，常导致新生儿呼吸窘迫。

临床表现为双侧鼻腔不通气，出生时有面色青紫表现。年龄较大者表现为鼻塞、张口呼吸。后鼻孔狭窄也会出现与后鼻孔闭锁相似的临床表现。

本病的胚胎发生学说不是很清楚，目前大多学者认同颊鼻膜（bucconasal membrane）胚胎性残留学说：正常胚胎在第 27 天到 6 周时，位于原始鼻腔与原始口腔间的间隔——颊鼻膜应该消失而形成原始后孔，如此膜所含间叶组织较厚，未能吸收、穿透，则形成闭锁间隔，间隔内残留间质的多少决定闭锁为膜性、骨性或混合性。

【影像学表现】

1. X 线表现 一般不用于本病诊断。

2. CT 表现

（1）直接 CT 征象为后鼻孔闭锁隔的形成，根据 CT 值的高低可区分骨性或非骨性。

（2）混合性闭锁表现为骨性分隔部分层面出现膜性结构。

先天性外耳和中耳畸形

病案 11-2-3

患者，男，5 岁，患儿家属诉患儿出生时即发现左侧先天性小耳畸形伴外耳道闭锁，右侧听力筛查未通过，当时未予特殊处理。8 个月前家属发现患儿左侧听力逐渐下降，无耳闷、耳痛、流脓等伴随症状，予外院就诊，查 ABR：左侧 85dBnHL，右侧 45dBnHL。CT：左外耳道闭锁畸形，左侧听小骨发育不良，左侧胆脂瘤可能（图 11-2-3）。出生至今患儿未曾佩戴助听器，讲话略含糊。今日为求进一步诊治，拟"左侧小耳畸形，左侧外耳道重度狭窄，胆脂瘤可能"收治入院。

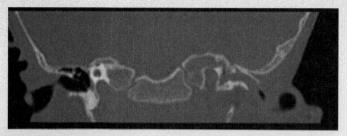

图 11-2-3

问题：

1. 结合上述疾病，先天性外耳和中耳畸形的主要影像诊断要点包括哪些？
2. 请对先天性外耳和中耳畸形主要鉴别诊断及注意事项进行简单分析。

病案 11-2-3 分析讨论

先天性外耳畸形常表现为外耳道狭窄、闭锁或先天性小耳畸形。我国 1978 年的统计结果显示，先天性外耳道闭锁的发病率为 1∶3439。部分患者的耳道闭锁是某些综合征的表现之一，如 Goldenhar、Treacher-Collins、Branchio-Oto-Renal 综合征。中耳畸形包括中耳肌肉畸形、鼓室畸形及听小骨畸形。中耳畸形临床主要表现为传导性耳聋。

外耳发育的胚基第一腮沟与中耳发育的胚基第一咽囊及第一、二腮弓关系密切，因此外耳畸形常合并中耳畸形。

【影像学表现】

1. X 线表现　因分辨率低诊断价值不大。

2. CT 表现

（1）先天性外耳畸形多表现为外耳道闭锁、外耳道狭窄、耳郭畸形及中耳畸形，其中以外耳道骨性闭锁伴听骨链畸形最多见。

（2）耳郭畸形的种类较多，可表现为耳廓缺如、小耳、招风耳、副耳、巨耳等。

（3）外耳道骨性狭窄是指外耳道前后径或上下径≤4mm。

（4）骨性闭锁即外耳道消失，可见骨性闭锁板；骨性闭锁常合并听小骨异常，以锤骨、砧骨与闭锁板融合最常见。

（5）膜性闭锁表现为外耳道内有软组织填充，并与外耳软组织相连。

（6）中耳畸形 CT 表现：①鼓室腔发育异常，表现为狭小或变形；②听骨链畸形种类繁多，可以表现为砧镫关节分离、融合，先天性镫骨固定，也表现为锤砧关节融合，甚至听小骨发育不全或完全缺如。

先天性内耳畸形

病案 11-2-4

患儿，男，1 岁，家长诉患儿出生后 2 天、42 天、3 个月行 3 次听力筛查双耳未通过，患儿对声音反应差。3 月龄时行 ABR 示左耳听反应阈 75dBnHL，右耳听反应阈 80dBnHL。6 月龄时复查 ABR 示左侧听反应阈 80dBnHL，右侧听反应阈 85dBnHL。2013 年 1 月行双耳 CT 示双侧前庭导水管扩大，双耳 Mondini 畸形（图 11-2-4）。半年前配戴组听器后患儿对声音反应明显好转，目前可叫"妈妈""爸爸"等词。患儿病程中无耳部、头部外伤史，无耳毒性药物使用史，今日来院求人工耳蜗植入，拟"双侧重度感音神经性耳聋，双侧大前庭导水管综合征，双耳 Mondini 畸形"收治入院。

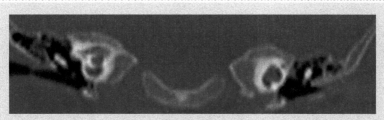

图 11-2-4

问题：

1. 结合上述疾病，先天性内耳畸形的主要影像诊断要点包括哪些?

2. 请对先天性内耳畸形主要鉴别诊断及注意事项进行简单分析。

病案 11-2-4 分析讨论

先天性内耳畸形是在胚胎早期胎儿受遗传、病毒感染或药物等不良因素的影响，致发育障碍造成先天性耳聋。内耳畸形可分为耳蜗畸形、前庭畸形、半规管畸形、内听道畸形和前庭导水管畸形。其中，与听力密切相关的为耳蜗畸形、内听道畸形、前庭导水管畸形。临床主要表现为不同程度的听力下降。

内耳独立发生于胚胎早期的听基板，因此内耳畸形常单独发生。由于胚胎期内耳骨迷路发育时间为妊娠第 4~8 周，而膜迷路的成熟时间则在妊娠的第 8~24 周，因此，对于先天性感音神经性耳聋的患者，骨迷路畸形者膜迷路一定畸形。

【影像学表现】

1. X 线表现 一般不用于本病诊断。

2. CT 表现

（1）耳蜗畸形：①Michel 畸形，耳蜗、前庭及半规管结构完全缺失，是最严重的一种内耳畸形，较罕见。②耳蜗未发育：耳蜗完全缺失，但前庭和半规管可正常或发育不良。③共同腔畸形：未发育的耳蜗、前庭和半规管融合成一囊状腔样结构。④表现为耳蜗发育短小，内腔无扩大，螺旋少于 2 周，底旋正常亦可异常，中、顶旋常融合，中轴变小，可见内间隔。前庭常扩大并伴有半规管畸形。⑤不完全分隔畸形，为内耳畸形中最常见的类型。Ⅰ型（IP-Ⅰ型）表现为耳蜗呈一囊状结构，缺乏蜗轴和筛区，同时前庭扩大，常伴耳蜗神经异常；Ⅱ型（IP-Ⅱ型）即 Mondini 畸形，耳蜗仅 1.5 圈。耳蜗底旋发育正常，中旋和顶旋融合成一囊腔，无正常蜗轴和骨螺旋板，常伴有前庭扩大或前庭导水管扩大。

（2）前庭半规管畸形：表现为半规管部分缺如或与前庭融合呈囊腔。

（3）内听道畸形：表现为内听道缺失、狭窄、扩大。内听道狭窄标准为直径≤2 mm。

（4）大前庭导水管综合征：前庭导水管中段宽度≥1.5mm。

六、早产儿视网膜病变影像诊断

病案 11-2-5

患者，男，7 个月，因出生后 1 个月筛查发现两眼底病变收住院。追问病史，患儿为剖宫产早产儿，父母于患儿全身稳定后（出生 1 个月时）筛查发现患儿双眼瞳孔区发白，无疼痛、畏光、流泪等症状，后反复于数家医院就诊，未治疗。今来诊，门诊以"早产儿双侧视网膜病变"收入院。

问题：

1. 结合上述疾病，早产儿视网膜病变主要影像诊断要点包括哪些?

2. 请对早产儿视网膜病变的主要鉴别诊断及注意事项进行简单分析。

病案 11-2-5 分析讨论

　　早产儿视网膜病变（retinopathy of prematurity，ROP）是一种常见于早产儿及低体质量婴儿的眼底疾病，是造成早产儿失明的主要原因之一。小胎龄、低出生体质量及吸氧是 ROP 发生的高危险因素。

　　ROP 主要为视网膜缺氧缺血导致新生血管生成，产生增殖性视网膜病变，最终导致牵引性视网膜脱落。已有的研究结果表明，视网膜新生血管的形成与 ROP 的发展密切相关。

【影像学表现】

　　1. X 线表现　一般不用于本病诊断。

　　2. CT 表现

　　（1）一般表现为双眼发病，病变可以表现为不对称。

　　（2）患儿眼球的大小取决于病变的程度，轻微者眼球大小基本正常，严重时会导致眼球变小。

　　（3）主要表现为视网膜脱离，即在视网膜后部视盘附近形成近似"V"形的高密度影。

七、视网膜母细胞瘤影像诊断

病案 11-2-6

　　患者，女，4 个月，父母于 1 个月前发现患儿双侧眼球外斜，无眼红、眼痛、畏光流泪等症状，于当地医院诊断为"双侧视网膜母细胞瘤"（图 11-2-5），未治疗，建议转上级医院，遂来诊。

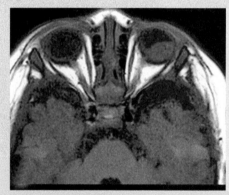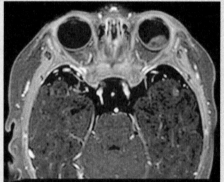

图 11-2-5

问题：

　　1. 结合上述疾病，视网膜母细胞瘤主要影像诊断要点包括哪些？

　　2. 请对视网膜母细胞瘤的主要鉴别诊断及注意事项进行简单分析。

病案 11-2-6 分析讨论

　　视网膜母细胞瘤（retinoblastoma，RB）是婴幼儿最常见的眼球恶性肿瘤，好发于 3 岁以下的婴幼儿，恶性程度高，病程较短，易引起全身转移而导致死亡。典型的临床表现有白瞳、视力下降、斜视、继发性青光眼及头痛等。

　　RB 起源于眼底视网膜核层，常为 RB 抑癌基因异常所致。部分病例有遗传倾向，为常染色体显性遗传。已有研究表明，影响 RB 预后的病理学高危因素为大范围脉络膜、筛板后视神经受累（有或无视神经断端受累）和巩膜侵犯。根据临床表现，可将视网膜母细胞瘤的发展过程分为眼内生长期、青光眼期、眼外扩散期和全身转移期。根据肿瘤的生长情况及影像表现将其分为三期：Ⅰ期（眼内期），肿瘤局限于眼球内，对应临床分期的眼内生长期和青光眼期；Ⅱ期（眼外期），肿瘤穿破虹膜形成眶内肿块或侵犯视神经，对应眼外扩散；Ⅲ期（眶外期），肿瘤沿视神经侵犯颅内或发生远处转移，对应全身转移期。

【影像学表现】

1. X 线表现　诊断价值有限，部分病例可见眼眶内钙化。

2. CT 表现

（1）平扫：对发现 RB 内钙化敏感性及特异性较高。肿块内钙化是视网膜母细胞瘤最具特征性的 CT 特点，具有定性诊断价值。95%的视网膜母细胞瘤可以发生钙化，钙化形式多种多样，可以呈团块状、斑片状或点状，大小不一，可单发或多发。视网膜母细胞瘤附着处的巩膜和脉络膜往往增厚。肿瘤生长可突破眼环，球后见软组织密度肿块，视神经受累表现为增粗、扭曲及视神经管扩大。肿瘤继续生长可侵及视交叉并于颅内形成肿块。

（2）增强扫描：软组织部分发生较明显强化，若发生视神经侵犯或颅内转移，增强扫描后均可强化，CT 增强可显示视神经侵犯不及 MRI 增强敏感。

第三节　呼 吸 系 统

一、不同成像技术的优势和综合应用

（一）X 线检查

1. 透视　胸部透视是 X 线检查技术之一，简单易行。透视下可任意转动患儿，可以从多方位观察患儿肺部病变，同时借助患儿深吸气及呼气可观察病变随体位及呼吸变化时有无位置、大小及形态的变化，亦可以观察横膈的活动及有无纵隔摆动等。但透视检查的空间分辨率不及胸部平片，不易发现细小病变，影像资料不能永久保存，同时透视辐射剂量远大于摄片，现已很少应用于临床。

2. 计算机 X 线摄影（CR）及数字 X 线摄影（DR）　是 X 线摄影技术的重大发展，X 线曝光量比常规 X 线摄影有一定程度的降低，有利于儿童辐射防护；具有较高的空间分辨率和强大的后处理功能，一次曝光之后即可通过调整窗宽及窗位、局部放大等后处理技术，突出显示感兴趣区，对局部病变的密度和胸部解剖结构的重叠区域进行优化处理，可以提高儿童胸部病变的诊断准确率；CR 和 DR 的应用使得影像资料可以进行数字化处理、存储、传输。儿童期间胸部疾病以炎症类病变为主，平片对于儿童胸部检查基本可满足临床诊断要求。平片摄片快捷、射线剂量低，对生长发育阶段的儿童至关重要。

3. 高千伏 X 线摄影　高千伏摄影是指用 120kV 以上的管电压所产生的能量较大的 X 射线，使胸廓的骨性结构和软组织结构影像变淡，气管、支气管、主支气管及肺门血管影像显示清楚，比常规胸片更能清楚显示肺和纵隔的病变。由于管电压高，曝光时间短，患儿接收的 X 线辐射剂量降低。虽然高千伏摄影过去提高了胸部疾病的诊断准确率，但是由于 CR 及 DR 的广泛应用，现在这种摄影技术已较少应用于临床。

（二）CT 检查

1. 多层螺旋 CT　CT 较常规胸片具有密度分辨率高，横断层成像避免图像重叠，对细微病变显示清晰的优点。螺旋 CT 扫描速度快，时间分辨率高，运动伪影少，更适用于儿童尤其是婴幼儿。螺旋 CT 对于儿童肺实质及间质病变、肺及支气管先天性畸形、纵隔及肺门病变、气道异物判断具有一定优势。由于 CT 检查 X 线辐射剂量远大于胸部平片，儿童呼吸系统尚未发育成熟，对射线的抵御能力远低于成人，过量射线可能影响身体发育，因此对于儿童胸部病变应将胸部平片作为首选检查，将 CT 检查作为胸部平片的补充检查。

2. 高分辨力 CT（HRCT）　即应用高 mAs、薄层厚（1~2mm）、大矩阵（≥512×512）及骨重建法提高空间分辨率的扫描方法。HRCT 可清楚显示肺部的细微结构如肺小叶等，是比较敏感的肺无创性检查方法。HRCT 可清晰显示小儿肺间质性病变、支气管扩张及支气管肺发育不良的各种典型征象，有助于临床医生对于肺间质病变做出诊断，评估患儿肺部发育情况，这些优势对于患有慢性肺间质病变的儿童或早产儿、支气管扩张及肺支气管发育不良的患儿尤为重要。

3. 低剂量 CT 扫描　主要通过降低管电流获得满意的图像，以满足临床诊断需求，减少射线对儿童的损伤。低剂量 CT 较胸部平片可以提供更多、更准确的信息，有助于定位及定性诊断，较普通螺旋 CT 辐射剂量低，临床应用价值较大。

4. 增强 CT　对于儿童胸部软组织及肺病变形成的软组织肿块需要行增强 CT 检查，以进一步明确肿块的血供情况，与周围正常组织及血管的解剖关系，从而做出正确诊断。此外，胸部增强 CT 可以清楚显示肺门及纵隔结构，对于肺内肿块及不张和实变的肺组织具有一定鉴别意义。由于增强 CT 的辐射剂量问题，要注意儿童的配合问题，对于较小儿童扫描前可适当镇静。

5. CT 图像后处理技术　CT 图像后处理技术主要包括多平面重建（MPR）、最大密度重建（MIP）、最小密度重建（MINP）、表面遮盖法重建（SSD）和容积重建（VR）等后处理技术。以上重建技术可以直观、清晰地显示儿童气管及血管结构，并可还原出气管、支气管的三维结构。利用 MPR 可以显示气管腔内及腔外病变，对于儿童气管及支气管异物的位置、气管狭窄及先天性发育异常的显示优于横断面。利用 MINP 重建可以显示气管、支气管、叶支气管、段支气管甚至更远部位的支气管，立体直观地显示气道的狭窄或中断，但此重建图像中无胸廓和肺纹理等结构，对肺内并发症显示较差，图像受重建阈值的影响，易造成原始数据的丢失。

二、正常影像学表现

（一）胸廓

1. 正常 X 线表现

（1）胸廓骨性结构包括肋骨、胸骨、胸椎、锁骨及肩胛骨等结构。

1）肋骨：通过胸肋关节连于胸椎两侧，包括前肋、后肋和腋段三部分，骨性胸廓共包括 12 对肋骨。儿童期肋软骨尚未发生钙化，新生儿肋骨皮质呈两条平行白线，中间为纤细透亮的骨松质结构。由于肋骨结构发育尚未成熟，儿童期胸廓较柔软。婴幼儿期胸廓形态受肺泡充气程度影响，胸廓前后径与横径相仿，呈圆柱形，前肋位置略低于后肋，且二者走向近乎水平。而后随着年龄的增长，2~3 岁，后肋走行方向由水平逐渐转变为向外下方倾斜，前肋由水平逐渐向外下方倾斜，此时胸廓左右径大于前后径。学龄期后胸廓则与成人相仿。

2）胸骨：位于前胸壁中上部，从上至下分为胸骨柄、胸骨体和剑突三部分。婴幼儿期胸骨柄和胸骨体由多枚骨化中心构成，体位倾斜时胸骨可表现为多个结节状致密影，4~8 岁时胸骨柄和胸骨体骨化中心由上至下逐渐融合。在标准后前位胸片上，大部分胸骨与纵隔影重叠，仅胸骨柄两侧外上缘可突出于纵隔影之外，其在侧位和斜位片上可全貌显示。

3）胸椎：儿童期正位胸片可显示纵隔及心脏后方的胸椎椎体、椎间隙、椎弓根和脊肋关节。新生儿胸椎体后方无肺组织投影，6 个月以后才能看到充气的肺组织。婴儿由于胸壁软组织较薄，正位胸片可显示全部胸椎。

4）锁骨：位于上胸部两侧，表现为横过肺尖对称的两条骨性结构。婴幼儿期由于配合不佳，体位偏转，两侧锁骨常不对称。

5）肩胛骨：在标准后前位胸片上，肩胛骨应投影于肺野之外，如两肩向前旋转不够或于前后位，尤其是卧位投照时，肩胛骨影可呈带状重叠于中上肺野的外侧部。肩胛骨下角在青春期有二次骨化中心，易误认为骨折。

（2）胸壁软组织：婴幼儿皮下脂肪丰富，肌肉尚未完全发育，胸片可显示皮下脂肪丰富，组织松软。新生儿背部软组织重叠于肺野，仰卧位胸片可见重叠于肺野的直线状致密影。学龄期儿童胸大肌、胸锁乳突肌发育尚不发达，胸壁软组织则以锁骨上皮肤皱褶，肺尖部以胸膜反折形成的伴随阴影为主。

2. 正常 CT 表现 CT 骨窗可显示胸廓骨性结构，因 CT 扫描层面与肋骨走行方向不完全一致，同一层面仅显示几个不同肋骨的断面而不能显示肋骨全长，可通过多平面重建技术（MPR）显示肋骨全长，从而清晰显示肋骨病变。胸廓后方中央为胸椎结构，前方中央为胸骨结构，肩胛骨位于上胸部的两侧，断层呈线状骨性致密影。纵隔窗可显示胸壁软组织，两侧前胸壁可见胸大肌及胸小肌，大龄儿童可见胸大肌前方的乳房组织。胸后壁及脊柱两旁肌肉组织较多，由于 CT 软组织分辨率有限，常常不能分辨这些肌肉。

（二）胸膜

1. 正常 X 线表现

（1）X 线检查时一般看不到胸膜，只有在胸膜转折处，且 X 线与其走行方向平行时，才能在 X 线片上显示，表现为线状或薄层状致密影。

（2）由脏层胸膜向肺内深入形成的叶间裂可作为常规 X 线和 CT 识别肺叶的基础。右肺可见水平裂及斜裂，左肺仅能见斜裂。

2. 正常 CT 表现

（1）叶间裂在 CT 表现为条状的低密度无肺纹理区或细线样致密影，5mm 以下的薄层扫描尤其是 HRCT 扫描叶间裂多表现为线样高密度影。

（2）斜裂的上端起自 $T_4 \sim T_5$ 水平，不同扫描层面表现不同。水平裂多见于中间支气管或右肺动脉干的层面。

（三）气管、支气管

1. 正常 X 线表现 在常规胸片上，气管和两侧肺门区的主、叶支气管可以显示；肺段以下支气管因与周围含气肺组织缺乏对比，而不能显示。气管起自相当于 $C_6 \sim C_7$ 平面的喉部环状软骨下缘，表现为纵隔偏中央稍右侧的纵行管状透亮影。气道管腔及长度的发育自出生延续至青春期。婴幼儿时期气管分叉位于 T_3 水平，随年龄增长逐渐下移，10 岁时位于 T_5 水平，15 岁左右气管及支气管发育达成人水平。右侧主支气管粗短、陡直，平均长约 2.5cm，与中线的夹角为 20°～30°；左侧主支气管细长、倾斜，平均长约 5cm，与中线的夹角为 40°～55°。由于支气管的形态特点，气管内异物易进入右侧支气管。

2. 正常 CT 表现 CT 可清晰显示气管、支气管主要分支及周围肺组织。多层螺旋 CT 利用多平面重建技术（MPR）从不同角度观察气管、支气管解剖形态及相邻肺组织。气管位于纵隔正中或稍偏右，在 CT 横断面表现为圆形、椭圆形或马蹄形的含气结构，在较小儿童通常为圆形，在较大儿童通常为卵圆形。支气管在 CT 断层上的表现与其走行方向有关。最小密度投影（MINP）可显示气管、支气管、叶支气管及段支气管的形态及走行。HRCT 可显示管径为 2～3mm 的支气管小分支。

（四）肺组织

1. 正常 X 线表现 胸片上所显示的纵隔两旁含气的透亮区域称肺野，为便于对病变进行定位，人为地将一侧肺野纵向分为三等份，即内、中、外带，分别以第 2、4 肋骨前端下缘的平线将肺野横向分为上、中、下三个肺野。肺纹理主要由肺动脉及肺静脉组成，表现为自肺门向外呈放射状分布的树枝状致密影。正常下肺野纹理比上肺野多且粗，右下肺野肺纹理比左下肺野多而粗。

2. 正常 CT 表现 正常肺组织在 CT 断层图像上显示为低密度的含气组织，气管、支气管及各级气管的壁及血管表现为高密度影。根据 CT 对叶间裂的显示可对肺叶进行划分，在薄层扫描的图像上根据支气管的走行可以对肺叶进行分段，右肺分为 10 段，左肺分为 8 段，可清晰显示肺叶及肺段的病变，HRCT 可显示肺小叶的病变。断层图像可清晰显示肺门结构及肺血管。

（五）纵隔

1. 正常 X 线表现 在后前位胸片上，纵隔位于胸廓正中，两侧肺组织之间，其内组织及器官与后方的脊柱互相重叠，表现为高密度影。为方便对病变进行定位，常将纵隔进行分区，儿童常用 Kirks 三分法。2 岁以内小儿胸腺发育较迅速，正位片常可见到胸腺，可呈帆形、圆形及弧形，常见一侧或两侧纵隔阴影增宽，边缘锐利，通常自上纵隔开始，向下逐渐增大向肺内突出，下端成角，使增大的胸腺呈三角形，这是典型表现，亦称"帆征"。

2. 正常 CT 表现 CT 密度分辨率较高，断层图像结合后处理技术可以清晰显示纵隔内胸腺、气管、支气管、心脏大血管及淋巴结病变，在纵隔病变的诊断中具有重要价值。

（六）横膈

1. 正常 X 线表现 横膈为一薄层肌腱组织，位于胸腔和腹腔之间，各呈圆顶状。儿童横膈位置较高。在正位胸片上，膈显示为圆顶状高密度影，边缘光滑整齐，最高点靠近中内 1/3 处。内侧与心脏形成心膈角，外侧与胸壁相交形成肋膈角，在侧位片上，圆顶部靠前，前端与前胸壁形成前肋膈角，后部与后胸壁形成后肋膈角，正常时前、后肋膈角均为锐角，后肋膈角位置最低。通常右膈比左膈高 1～2.5cm。

2. 正常 CT 表现 CT 上横膈与相邻脏器如心脏、肝脏、脾脏等重叠而不能清楚显示。前膈肌附着于剑突和两侧肋软骨上，膈肌向后内与脊柱前纵韧带相连形成膈角，右侧膈脚起于 L_1～L_3，左侧起于 L_1～L_2，且右侧比左侧厚。

三、基本病变影像学表现

（一）渗出

渗出（exudation）是炎性分泌物（液体和细胞）代替了肺泡内气体，并蔓延至邻近肺泡。X 线表现为密度增高影，边界不清（累及整个肺叶时边界清楚）；累及一个肺段或肺叶，呈小片状或大片状。

（二）空腔与空洞

空腔（air-containing space）是肺内生理性腔隙病理性扩大，壁薄、均匀，无液化坏死过程，内壁有上皮结构，如肺囊肿、肺大疱及肺气囊。空洞（cavity）是肺内病变的组织坏死后经支气管排出后吸入气体后形成，洞壁由坏死组织、肉芽组织、纤维组织所形成，可见于肺脓肿。

（三）气胸

气胸（pneumothorax）是脏层或壁层胸膜破裂，空气进入胸膜腔内，形成无肺纹理透亮区，可伴有胸廓膨隆、纵隔移位等。胸腔内气体、液体同时存在时，形成气液平面。

（四）肺不张与肺气肿

肺不张（pulmonary atelectasis）是支气管因内外因素被完全阻塞，肺内气体于 18～24 小时内被吸收，肺萎陷，体积减小，密度增高，可伴有纵隔移位，胸廓塌陷，肋间隙变窄，横膈抬高。肺气肿（pulmonary emphysema）是支气管被不完全阻塞时，由于支气管活瓣作用，吸入气体量多于排出气体量，肺泡膨隆，肺透亮度增高。可见于气管、支气管异物等。

四、新生儿肺疾病影像诊断

新生儿肺透明膜病

病案 11-3-1

患者，男，出生 30 分钟，因"孕母慢性高血压合并重度子痫前期，瘢痕子宫，妊娠期糖尿病"予全麻下剖宫产娩出，BW 1370g，出生后即出现青紫，给予气囊加压给氧、胸外按压、气管插管等急救措施，无明显改善，Apgar 评分 2~5 分。病程中无呻吟、口吐白沫，未开奶，二便未排，孕母曾使用地塞米松促胎肺成熟。入院时查体：神清，反应差，皮肤黏膜无黄染、皮疹及出血点，前囟平软，口唇发绀，口腔黏膜光滑，未见口吐泡沫，呼吸 40 次/分（人工呼吸），双肺呼吸节律欠规则，呼吸音粗糙，无啰音，心率 140 次/分，律齐，未闻及杂音，腹平软，肝脾肋下未及，脐带结扎，四肢肌力减低，双下肢轻度水肿，吮吸、觅食反射减弱（图 11-3-1）。

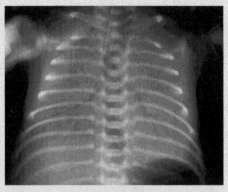

图 11-3-1

问题：
1. 结合上述病史，新生儿肺透明膜病的主要 X 线表现有哪些？
2. 简述新生儿肺透明膜病的主要鉴别诊断。

病案 11-3-1 分析讨论

新生儿肺透明膜病（hyaline membrane disease，HMD）亦称为新生儿呼吸窘迫综合征（neonatal respiratory distress syndrome，NRDS），为新生儿特别是早产儿死亡的主要原因之一。有关危险因素包括胎龄、性别、双胞胎、多胞胎、低体重儿、缺氧、糖尿病孕妇产胎儿、剖宫产、肺部感染等，其中剖宫产与 HMD 的发生密切相关。HMD 容易进展为新生儿持续肺动脉高压、多器官功能障碍、低血压和肺气漏等。

【影像学表现】

X 线表现

（1）肺野透光度降低，肺纹理模糊，呈磨玻璃样改变，胸廓扩张度和膈肌位置正常，结合临床病史，对早期诊断 HMD 具有重要意义。

（2）支气管充气征：是诊断 HMD 的重要征象；其出现是因为肺泡萎缩加重并且被渗出液充填，肺泡内气体吸收消失，细支气管等小气道代偿性过度充气，压力增高而被动性扩张，从而出现支气管充气征。

（3）白肺：是肺部病变严重时的典型征象。水平裂可见，则可排除 HMD。

根据 HMD 胸部 X 线征象，可将其病情分为 4 级。Ⅰ级：两下肺为主的肺内广泛细小颗粒影。Ⅱ级：肺野透光度下降，呈广泛磨玻璃样改变，支气管充气征于部分肺野可见。Ⅲ级：肺野透光度显著下降，可见广泛分布的支气管充气征，同时心缘和膈面模糊。Ⅳ级：肺野呈"白肺"样改变，心缘及膈面不可辨。

【诊断与鉴别诊断】

1. 新生儿湿肺　临床症状较轻，病变短时间内变化较快，于 12~24 小时内复查胸片，病变可吸收消散。水平裂、支气管充气征是 HMD 和新生儿湿肺非常可靠的鉴别指征。对于新生儿湿肺的诊断，肺野透亮度增高和局部毛玻璃改变是继水平裂增厚之后最重要的变量。

2. 新生儿肺出血　肺野透光度减低，可见点状、片絮状和大片状致密影，无大量出血时既无"白肺"改变，也无空气支气管征，心影早期即可增大。

3. 新生儿吸入性肺炎　有宫内窘迫史或胎粪吸入史；X 线表现为两肺门阴影增粗，肺野内有结节状及斑片状致密影、肺过度膨胀，支气管充气征不明显，多见于过期产儿。

新生儿湿肺

病案 11-3-2

　　患者，女，出生 21 小时，以"生后呻吟、吐沫 30 分钟"为主诉入院。因孕妇"羊水过少，胎膜早破 2～3 小时"给予缩宫素催产后，患儿顺产娩出，Apgar 评分 9 分钟 9 分，BW 2820g，生后呻吟、吐沫，遂急转科以进一步诊治，病程中无青紫、气促等，未开奶，二便未排。否认羊水、脐带、胎盘异常。于 2018 年 9 月 24 日以"新生儿湿肺"收住院。体格检查：神清，反应一般，皮肤无黄染、皮疹及出血点，前囟平软，1.0cm×1.0cm，鼻翼无煽动，口唇红，口腔黏膜光滑，未见口吐泡沫，呼吸 50 次/分，双肺呼吸音稍粗糙，未闻及干湿啰音，心率 142 次/分，律齐，心音正常，未闻及杂音，腹平软，肝脾肋下未及，四肢肌张力稍减低，肛周无破损，吸吮、觅食反射正常（图 11-3-2）。

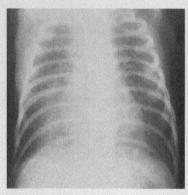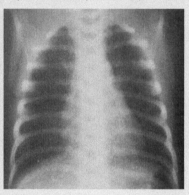

图 11-3-2

问题：

　　1. 新生儿湿肺最常见的 X 线征象是什么？

　　2. 简述新生儿湿肺的鉴别诊断。

病案 11-3-2 分析讨论

　　新生儿湿肺（wet lung disease of neonata，NWLD）又称新生儿暂时性呼吸困难，或称Ⅱ型呼吸窘迫综合征，是一种因肺内液体积聚和消除延迟引起的暂时性轻度自限性呼吸功能不全。本病病程短，X 线征象变化快，预后良好。患儿多在生后 6 小时内出现气促、发绀，平均 1 小时，10 小时左右为高峰，24～36 小时逐渐减退，2～3 天症状消失。

　　新生儿湿肺可能与胎儿肺液吸收或排除障碍有关，胎儿肺液分布于肺泡腔、间质和血管、淋巴管内，分娩时 1/2～2/3 从口鼻排出，其余由淋巴管和静脉吸收转运。正常情况下这种吸收和转运在出生后数分钟或数小时即可完成。如果肺液不能及时排出、吸收、运转即形成新生儿湿肺。

【影像学表现】

　　X 线表现如下：

　　（1）征象较多且变化快，早期以肺泡积液为主，后期以肺血管扩张为主要表现，肺间质积液介入二者病程之间，上述两种或多种征象常合并存在，而以某一征象为主。

　　（2）肺泡积液、间质积液和肺血管扩张是一连续过程，是肺液在转运、吸收的不同阶段的表现，而胸膜及胸腔积液是肺间质积液致胸膜外渗所形成的。

【诊断与鉴别诊断】

　　1. 吸收性肺炎　一般有宫内窘迫或出生窒息史，多在出生后 24 小时内发病，临床表现为气促、发绀、口吐白沫，整个病程持续时间较长，影像表现为双肺野内点状、斑片状阴影，但由于细支气管的活瓣性阻塞，重度肺气肿为重要的 X 线特征；而 NWLD 患儿一般情况及反应较好，哭声响，体温、白细胞及血气分析多正常，其肺气肿征为程度较轻的代偿性肺气肿，肺气肿征及肺野内斑片状影可在48～72小时吸收消失。

2. **肺透明膜病** 多见于早产儿，患儿一般情况差，临床表现为不同程度的呼吸困难、发绀、低温、呼气性呻吟、三四征、呼吸音低，血气分析提示低氧、酸中毒。肺透膜病早期也可表现为肺野内广泛颗粒状影，但随着病程的进展颗粒状影融合扩大成大片状，肺透亮度下降，常显示支气管充气征；而NWLD病程短，预后好，病灶多在48～72小时内吸收，短期动态监测X线征象变化，可以鉴别NWLD与肺透明膜病及其他新生儿呼吸系统疾病。

对于有新生儿湿肺高危因素的足月或近足月新生儿应加强监护，出生时呼吸正常，生后6天内出现呼吸急促、发绀者要考虑NWLD的可能，应短期复查X线胸片。

新生儿吸入性肺炎

病案 11-3-3

患者，女，出生30分钟，因"羊水Ⅲ°污染娩出0.5小时"入院。因孕母"瘢痕子宫"予剖宫产娩出，羊水Ⅲ°污染，Apgar评分10分钟10分，BW 3450g，生后急转科以进一步诊治，病程中无气促、发绀、呻吟、口吐白沫等，未开奶，二便未排。查体：神清，反应一般，皮肤无黄染、皮疹及出血点，前囟1.0cm×1.0cm、平软，口唇红，口腔黏膜光滑，呼吸50次/分，双肺呼吸音粗糙，偶可闻及湿啰音，心率136次/分，律齐，心音正常，吸吮、觅食反射正常（图11-3-3）。

问题：

简述新生儿肺炎的X线表现。

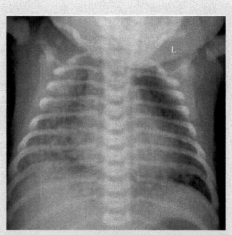

图 11-3-3

病案 11-3-3 分析讨论

新生儿吸入性肺炎是指新生儿吸入胎粪、羊水、乳汁后引发的肺部炎性反应，是新生儿科的常见疾病，发生于围生期胎儿宫内窘迫或有新生儿窒息史的患儿。新生儿吸入性肺炎主要包含羊水吸入性肺炎、胎粪吸入性肺炎、乳汁吸入性肺炎等疾病，羊水吸入性肺炎最为常见，其次为胎粪吸入性肺炎，以乳汁吸入性肺炎较为少见。其主要病理改变为胎粪颗粒及羊水对气道及肺泡腔产生阻塞，且胎粪还可对肺泡产生刺激，进而引发呼吸道机械性阻塞与化学性炎症，患儿多可见呼吸窘迫等临床表现，病情严重者甚至可见气胸、纵隔气肿等严重并发症，对患儿健康及安全的威胁极大。病因：①早产儿、低体重儿：胃容量小，贲门括约肌发育不良，幽门括约肌发育良好；②中枢神经系统发育异常或脑损伤，常合并吞咽动作不正常；③先天食管闭锁；④吞咽反应差，吸吮无力。新生儿吸入性肺炎临床表现为青紫、呼吸急促、当大量吸入后患儿面色青紫、呼吸暂停，甚至气道阻塞而死亡。

【影像学表现】

X线表现

（1）轻度：两侧肺纹理明显增粗，并从肺门以放射状向周围肺野伸展，以双下肺野为著，并可见轻度肺气肿现象。

（2）中度：两侧肺纹理增粗，病变以两下肺野及肺门区最为严重，伴明显肺气肿，肺野透亮度升高，两侧横膈压低，膈顶扁平。

（3）重度：两肺广泛斑片状及结节状密度增高影，分布不均匀，多伴重度肺气肿。

【诊断与鉴别诊断】

1. 新生儿呼吸窘迫综合征　以早产儿为主，患儿在出生后 6～12 小时多可见呼吸困难症状，经 X 线检查可见肺野呈毛玻璃样改变，且可见充气支气管征。

2. 感染性肺炎　患儿的 X 线检查结果多可见大小不一的片状阴影；临床诊断时需与患儿病史进行结合，进行区分，以确保诊断的准确性。

气　胸

病案 11-3-4

患者，男，出生 30 分钟，因"胎龄 34 周早产、呻吟、气促、吐沫 0.5 小时"收入院，因孕母"妊娠合并急性胰腺炎、子宫肌瘤"予剖宫产娩出，BW 2380g，生后反应差，Apgar 评分 1 分钟 7 分，予清理呼吸道、刺激等处理后 5 分钟评分 10 分，呻吟、气促、吐沫，遂急转科以进一步诊治，病程中反应差，无抽搐、尖叫等，未开奶，二便未排。入院时查体：晚期早产儿貌，神清，反应差，呻吟，皮肤无黄染、皮疹及出血点，四肢末端发绀，前囟平软，1.0cm×1.0cm，口唇微绀，口腔黏膜光滑，口吐泡沫，呼吸 62 次/分，双肺呼吸音粗糙，未闻及干湿啰音，心率 125 次/分，律齐，心音正常，未闻及杂音，腹平软，肝脾肋下未及，四肢肌张力减低，吸吮、觅食反射减弱（图 11-3-4）。

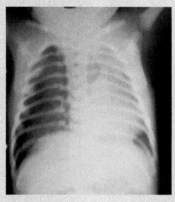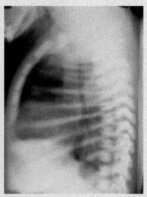

图 11-3-4

问题：

简述新生儿气胸的 X 线表现。

病案 11-3-4 分析讨论

无论任何原因引起的肺泡过度充气、肺内压增高或肺泡腔与肺间质间压力差增大及邻近组织压迫，均可导致肺泡破裂，而产生气胸。新生儿气胸可分为三种：医源性、病理性、自发性，其中医源性和自发性气胸发病率最高。医源性气胸临床表现多较严重。自发性气胸多发生在出生后 24 小时，可能因为新生儿肺弹力组织发育尚不成熟，足月儿生后最初几次呼吸活动过强，使肺泡内压过高，导致肺泡破裂。病理性气胸由肺部本身的疾病引起，主要以呼吸窘迫综合征、窒息、羊水污染及胎粪吸入综合征、新生儿肺炎等为主因，特别是胎粪吸入综合征是最常见原因。

【影像学表现】

X 线表现如下：

（1）多为肺野内侧、外侧或前部透亮，甚至可以见到肺压缩征象。根据新生儿气胸的气体分布与形态特点，可将其归纳为四种类型：内侧缘型、膈上型、前胸壁型及成人型。

（2）因为新生儿多采用卧位摄片，卧位时胸腔前部内侧为最高，所以气体多聚集在胸腔的前部和内侧。这点决定了其与成人、年长儿的气胸位于外侧，把肺压缩于胸内侧明显不同。

（3）少量气体聚于肋膈角区时，X线前后卧位上表现为肋膈角区局限性透亮度增加，肋膈角变深且锐利，称为深窦征；少量气体集聚于心缘旁或前肋膈角时，X线表现为心缘旁、膈顶处弧形条状透亮影，膈顶或心缘边缘异常清晰，常不能见到压缩肺边缘。

（4）气胸量较大时，根据不同的积气部位和积气量的多少，可有不同的X线表现，呈现出一定的多样性。最常见X线表现为胸腔密度降低，其中内中带密度降低更明显、更常见，纵隔旁、胸腔内中外带均可出现无肺组织透亮区，大部分患者可见压缩肺边缘，有时无肺组织透亮区呈移行性改变，未见明显压缩肺边缘。由于气体多集聚于胸腔前缘及纵隔旁，肺组织多压缩于胸腔后外下部，与成人压缩肺组织位置明显不同。水平侧位上表现为胸腔前缘片状无肺组织区。大量气胸时还可形成纵隔气疝，X线表现为气管纵隔向对侧移位，无肺组织透光区经纵隔疝向对侧胸腔。

【诊断与鉴别诊断】

结合临床病史及影像学检查发现透亮区即可诊断气胸。气胸需要与肺过度充气鉴别。

五、气管、支气管和肺发育异常影像诊断

肺发育异常

病案11-3-5

患者，女，5个月，气喘半月余就诊。体格检查：双肺呼吸音粗，未闻及啰音。叩诊左侧胸腔呈实音。血常规、肝肾功能、电解质基本在正常参考值范围内。心电图示窦性心律。肺功能示通气及弥散功能受限（图11-3-5）。

问题：

1. 该患者CT图像有哪些改变？
2. 该患者诊断为何病？

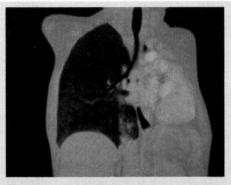

图11-3-5

病案11-3-5分析讨论

先天性肺发育异常是胚胎早期原始前肠发育缺陷所致，可累及单侧肺、双侧肺，单独累及某个肺叶者少见。分型：肺未发生、肺未发育、肺发育不良或不全。本病一般男性多于女性，可合并其他先天性畸形，如法洛四联症、动脉导管未闭、胃肠道畸形、泌尿系统疾病、骨骼畸形等。

临床上单侧肺受累患者可无症状，或表现为胸闷。合并感染或其他畸形者则有相应的临床表现。

病理上肺发育不良可分为原发性和继发性。原发性原因不清楚，继发性常常是由于肺发育过程中受到空间的限制所引起。

【影像学表现】

1. X线表现

（1）直接征象：患侧胸腔体积变小，密度增高。

（2）间接征象：健侧肺组织代偿性肺气肿，可连同前纵隔一起疝入患侧胸腔，形成纵隔疝，表现为患侧胸腔高密度里的透亮含气影。

2. CT表现

（1）平扫及其后处理技术可清晰显示有无肺实质、支气管和肺动脉的存在。

（2）肺发育不良的分型。Ⅰ型：肺未发生，肺实质及周围血管、支气管、肺动脉完全缺如。Ⅱ型：肺未发育，即患肺的主支气管呈盲袋状残留，其以下各级支气管和血管未发育。Ⅲ型：肺发育不良或不全，即肺组织已发育，但肺泡数目少，肺泡发育不成熟，支气管和小动脉数目减少。

【诊断与鉴别诊断】

本病主要与继发性一侧胸腔密度增高（如肺毁损、肺不张、一侧大量胸腔积液）进行鉴别。本病患侧胸腔密度均匀性升高可与肺毁损进行鉴别。肺不张患者一般肋间隙变窄。一侧大量胸腔积液时纵隔向健侧移位。这些征象有助于与先天性的肺发育异常进行鉴别。

先天性囊样腺瘤畸形

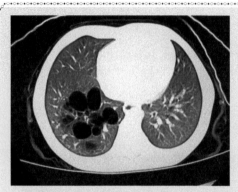

图 11-3-6

病案 11-3-6

患者，男，6 岁，出生时发现右肺多发囊性病变，近 2 年余活动后心悸、气急、多汗，且多伴咳嗽、咳痰。近期出现呼吸困难、发绀等临床症状。查体：气管稍向右偏移，心音正常，呼吸音稍粗，无湿啰音。肺功能检查提示限制性通气障碍，弥散功能降低，血常规、肝肾功能、血钙、血磷测定未见明显异常，CT 检查如图 11-3-6。

问题：

1. 该患者 CT 图像有哪些改变？
2. 该患者诊断为何病？

病案 11-3-6 分析讨论

先天性肺囊样腺瘤畸形（congenital cystic adenomatoid malformation，CCAM）是一种少见的肺发育异常，由不同大小和分布异常的毛细支气管及肺泡样结构组成。普遍的观点认为 CCAM 是一种肺错构瘤样囊性发育畸形，可能与原始支气管肺胚芽萌出及分支过程中，发育中止或缺陷，引起支气管闭锁有关。

本病发病率男性略高于女性，多因出生后呼吸困难或反复感染就诊。可发生于任何年龄，最早发生于胎儿时期，多见于 2 岁以内婴幼儿，成人患者少见。

病理上可分为三型。Ⅰ型，大囊型，单个或数个厚壁大囊，囊壁含假复层纤毛柱状上皮、平滑肌和少量纤维，可含软骨，此型最为常见。Ⅱ型，小囊型，由数目众多的小囊组成，囊壁含纤毛柱状上皮、立方上皮、少量不规则平滑肌和弹力纤维，不含软骨成分。Ⅲ型，实性型，由大块实性成分组成，其内为肉眼难辨的毛细支气管样小囊，内衬立方或柱状上皮。

【影像学表现】

1. X 线表现

（1）多个或单个毗邻含气大囊或多发蜂窝小囊，囊腔内可有气液平面。

（2）大多数合并纵隔肺疝，呈肺气肿样改变。

2. CT 表现

（1）可清晰显示囊腔间隔、囊腔壁及小囊腔内气、液状态，对囊性病变范围、邻近肺组织显示情况均优于常规 X 线平片。

（2）根据其 CT 表现可分为大囊型、小囊型、实性型。其中大囊型常见，CT 可见单个或多个大小不均薄壁囊腔，内部有气或液体，周围伴多发含气小囊肿；小囊型次之，CT 可见蜂窝状变化，由多个短直径薄壁小囊构成。实性型则相对少见，CT 可见致密型、实性肿块。

【诊断与鉴别诊断】

CCAM 的影像诊断要点是：单个肺叶受累多见。单发大囊状或多房囊状透亮区，其内无肺纹理。常伴有不同程度纵隔向健侧移位和纵隔肺疝。本病需要与囊性支气管扩张、先天性肺囊肿、先天性大叶性肺气肿进行鉴别。囊腔内含有气液平面者，需要与肺脓肿进行鉴别。

先天性大叶性肺气肿

病案 11-3-7

　　患者，男，8 岁，咳嗽伴喘鸣音 1 周余，间断发热，最高达 37.7℃，门诊以"肺炎"收住入院。查体示患侧胸廓隆起，语颤减弱；叩诊过清音，心浊音界缩小，胸部 CT 检查如图 11-3-7。

问题：

　　1. 该患者 CT 图像有哪些改变？

　　2. 该患者诊断为何病？

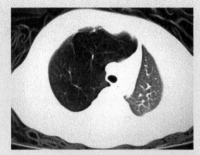

图 11-3-7

病案 11-3-7 分析讨论

　　先天性大叶性肺气肿（congenital lobar emphysema，CLE）是一种支气管先天发育异常，引起肺叶过度充气，以肺叶进行性过度膨胀，压迫周围组织为特征的先天性疾病。通常单个肺叶受累多见。

　　先天性大叶性肺气肿是肺叶的过度延伸，有时可以是两叶，被认为是支气管形成抑制瓣结构，吸气顺利，呼气受限。

　　临床上表现为患儿生后不久呈现进行性呼吸困难和发绀，多有咳嗽、咳痰、喘息及气促等症状。病理上可分为肺泡增多型和肺泡结构不良型。本病病因尚不明确，可能与支气管壁软骨发育不全、软骨缺乏，或者支气管受到外源性压迫，导致单向性阀门，气体可以进入，但不能被完全呼出，引起气体潴留有关。其病理基础是小叶间隔正常，仅有肺泡过度充气扩大，部分肺泡壁断裂融合成大疱。

【影像学表现】

　　1. X 线表现　病变以肺叶或肺段分布，肺组织体积增大，透亮度增高，肺纹理稀疏。

　　2. CT 表现　可清晰显示肺气肿范围、程度，气肿肺叶或肺段内有稀疏肺纹理存在。

【诊断与鉴别诊断】

　　先天性大叶性肺气肿的诊断要点是肺叶进行性膨胀，透亮度增加，有肺纹理存在，但相对稀疏。这一征象可以与其他肺囊性病变相鉴别，如肺囊肿、先天性囊样腺瘤畸形、肺大疱等。

支气管源性囊肿

病案 11-3-8

　　患者，女，12 岁，因体检发现前纵隔占位半月余入院。查体未见明显阳性发现。血常规、肝肾功能、电解质等均在正常范围内，胸部 CT 检查如图 11-3-8。

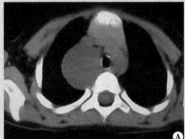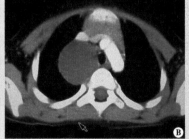

图 11-3-8

问题：

　　1. 该患者 CT 图像有哪些改变？

　　2. 该患者诊断为何病？

病案 11-3-8 分析讨论

支气管源性囊肿（bronchogenic cyst，BC）是由胚胎期前肠出现异常胚芽或气管、支气管异常分支发展而来。按发病部位不同分为纵隔型、肺内型和异位型，其中以纵隔型最为多见。

【临床与病理】

多数患者无临床症状，往往由体检发现。少数病灶压迫周围组织或伴感染、出血等而导致相应的临床症状，如咳嗽、咳痰、胸闷、胸痛、咯血、吞咽不适等。

支气管源性囊肿起源于胚胎期前肠，属于上皮性囊肿，是胚胎发育过程中支气管胚芽发育异常并与正常气道组织脱离所致。病变含有一种或多种支气管组织，如呼吸道上皮、平滑肌、腺体、透明软骨和弹力纤维等。

【影像学表现】

1. X 线表现　复杂多样，可以为囊性密度影，亦可为软组织密度影，合并感染时可见气液平面。

2. CT 表现

（1）平扫：境界清楚，边缘光滑的不透光区，密度从水到蛋白，黏液黏稠蛋白量高时 CT 值可达 50 HU。囊壁薄，清晰。

（2）增强扫描：典型无强化或轻微强化；囊内积气或囊壁增强提示感染。

【诊断与鉴别诊断】

支气管源性囊肿的诊断要点是：临床症状轻微，纵隔或肺内边界清楚锐利的囊性病变，与气管或支气管关系密切，囊壁菲薄清晰。纵隔内支气管源性囊肿需要与胸腺瘤、神经源性肿瘤、心包囊肿等相鉴别。前者一般有好发的位置，与气管、支气管关系密切，增强无强化，而肿瘤性病变，增强有强化；心包囊肿则与心包关系密切。肺内的支气管源性囊肿，尤其合并感染，周围有渗出，气液平面者，需要与肺脓肿或支气管扩张相鉴别，一般后两者临床症状都比较明显，肺脓肿有高热、寒战、咳脓臭痰等；支气管扩张有咯血、咳痰等临床表现。

六、　肺动静脉瘘影像诊断

先天性肺动静脉瘘

病案 11-3-9

患者，女，10 岁，咳嗽 5 天入院。查体：心率 87 次/分，呼吸 20 次/分。口唇及甲床轻度发绀，体温不高，双肺呼吸音粗，右肺下叶呼吸音略低，未闻及干湿啰音。心律齐，心前区未闻及杂音。血氧饱和度 0.80，胸部 CT 检查如图 11-3-9。

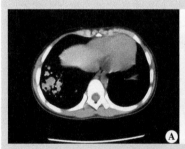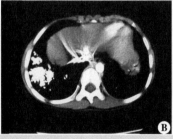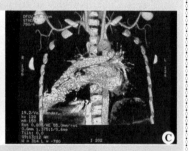

图 11-3-9

问题：

1. 该患者 CT 图像有哪些改变？

2. 该患者诊断为何病？

病案 11-3-9 分析讨论

先天性肺动静脉瘘（congenital pulmonary arteriovenous fistula, PAVF）是先天性肺血管畸形。本病为胎儿期毛细血管吻合支持续存在所致，动脉血液不经过肺泡直接流入肺静脉，肺动脉与静脉直接相通形成短路。

由于 PAVF 患者动静脉右向左分流，造成临床典型的三大症状：运动性呼吸困难、发绀和杵状指。此外，缺氧可引起神经系统症状；瘤样扩张可引起胸痛及咯血。

病理上为结缔组织内衬有内皮细胞的血管，粗细不一，大者呈囊状与动、静脉相连，3%左右与体动、静脉连接，并可伴毛细血管畸形。

【影像学表现】

1. X 线表现

（1）单发、多发分散、聚集的大小不等的结节，与单一的肺动脉相连。

（2）增强时肺静脉常提前充盈，透视下可见明显的血管搏动。

2. CT 表现

（1）平扫：境界清楚，边缘光滑的高密度影。

（2）增强扫描：明显均匀强化，强化方式与肺动脉相似。CT 血管成像三维重建技术可以发现供血动脉、异常交通血管及引流静脉。

【诊断与鉴别诊断】

PAVF 的诊断要点是：CT 血管成像三维重建技术发现供血肺动脉、异常交通血管及引流静脉即可进行诊断。本病需要与其他单发或多发结节性病变进行鉴别，如炎性假瘤、结核球等，平扫有时不易区分，但这些病变均不具有血管性病变的特点，增强及血管成像可以很容易地进行鉴别。

肺 隔 离 症

病案 11-3-10

患者，男，12 岁，反复咳嗽伴胸闷半年余就诊。查体：两肺呼吸音粗，未闻及明显干湿啰音，胸部 CT 检查如图 11-3-10。

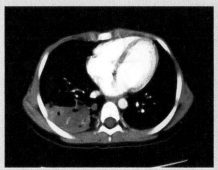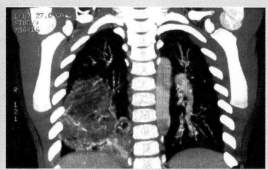

图 11-3-10

问题：

1. 该患者 CT 图像有哪些改变？

2. 该患者诊断为何病？

病案 11-3-10 分析讨论

肺隔离症（pulmonary sequestration, PS）是一种少见的先天性肺发育异常。发育异常的肺组织与支气管树缺乏正常连接，仅接受体循环异常血管的供血。该部分肺段丧失正常的肺功能，形成隔离肺段。依据其有无独立的脏层胸膜而分为叶内型和叶外型两种，其中以叶内型较为多见，约占75%。

本病好发于青少年，多表现为反复的咳嗽、咳痰、发热、咯血等。少数患者可无症状，于体检时发现。

病理上是由于胚胎的前原肠、额外发育的气管和支气管肺芽接受体循环的血液供应而形成无功能的肺组织团块。

【影像学表现】

1. X线表现

（1）叶内型多表现为肺内肿块或实变影，靠近脊柱旁近膈面。周围肺组织存在不同程度的肺气肿。若隔离肺与支气管树相通时，可形成单发或多发大小不等的薄壁囊腔。

（2）叶外型基本表现为软组织密度肿块影，位于肺底与横膈之间、膈下甚至纵隔内。

2. CT表现

（1）平扫：好发于肺下叶基底段，左肺多于右肺，表现为实性、囊实性或囊性肿块。

（2）增强扫描：实性成分明显强化，并可见粗大血管进入。叶内型与叶外型均有异常体循环动脉供血，最常见的供血动脉是胸主动脉，其次是腹主动脉，此外还有脾动脉、髂动脉、腹腔干的分支等。

【诊断与鉴别诊断】

诊断肺隔离症的要点是体循环供血，常见的供血动脉为胸主动脉、腹主动脉及其分支等。而静脉引流的不同则是鉴别叶内型与叶外型的关键。叶内型的引流静脉通常是下肺静脉；而叶外型的引流静脉通常是体静脉（奇静脉、半奇静脉、下腔静脉、门静脉等）。本病需与肺内其他占位性病变鉴别，如肺良恶性肿瘤、胃肠管经过横膈裂孔疝疝入胸腔等，肺内其他占位性病变，可呈软组织密度肿块影，但无异常体循环供血。胃肠道疝多见于左肺下叶或右侧心膈角附近，胃肠造影可明确诊断。发现异常体循环供血的动脉和异常引流的静脉是诊断肺隔离症及区分其分型的关键。

七、 先天性气管狭窄影像诊断

先天性气管狭窄

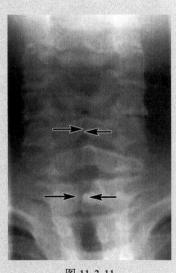

图 11-3-11

病案 11-3-11

患者，男，2岁1个月，反复上呼吸道感染1年余。查体未见明显异常，X线检查如图 11-3-11。

问题：

1. 该患者的 X 线图像改变有哪些？
2. 该患者诊断为何病？

病案 11-3-11 分析讨论

先天性气管狭窄可分为软骨性狭窄（软骨环发育异常）和纤维性狭窄（胚胎期前肠在分割气管和食管的过程中分割不均匀所致）。气管狭窄患者病情较轻者可无明显临床症状，重者可出现呼吸困难、反复呼吸道感染及喘鸣等临床表现。

【影像学表现】

1. X 线表现

（1）直接征象：可显示气管狭窄的部位、程度和范围。纤维性狭窄或外压型病变范围相对局限，而软骨性狭窄者病变范围相对较长。

（2）间接征象：肺气肿。

2. CT 表现

（1）软骨性气管狭窄者，范围广泛，呈渐进性漏斗状狭窄。

（2）气管软骨呈全环 O 型，亦可为软骨的部分缺如。

（3）纤维性狭窄者气管腔呈半月形或环状。

【诊断与鉴别诊断】

先天性气管狭窄的特征性表现是管腔狭窄，但管壁光整，无明显增厚，借此可以帮助与气道其他病变导致的气管狭窄进行鉴别。

气管、支气管异物

病案 11-3-12

患儿，男，16 个月，咳嗽、咳白色黏痰，偶呛咳伴哮鸣音半月余，家长诉患儿半月余前吃蚕豆突然啼哭并出现剧烈呛咳、憋气、面色潮红，片刻后症状缓解，无呕吐，胸部 CT 检查如图 11-3-12。

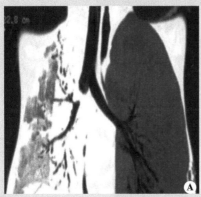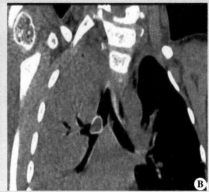

图 11-3-12

问题：

1. 该患者 CT 图像有什么特征？

2. 该患者诊断为何病？

病案 11-3-12 分析讨论

气管、支气管异物是临床常见急症，异物可存留在喉咽腔、喉腔、气管和支气管内，引起声嘶、呼吸困难等。异物停留的部位根据异物大小、形态及气流情况而不同，一般下叶较上叶多见，右侧较左侧多见。本病 80%～90% 见于 5 岁以下儿童。

气管、支气管异物主要见于儿童和老年人。异物可以是不透 X 线的金属制品，如硬币、发卡、针、钉子等；也可以是可透 X 线的植物性异物如花生米、瓜子、果核、豆类等。

本病临床表现多样，异物进入喉内，出现反射性喉痉挛而引起吸气性呼吸困难及剧烈的刺激性咳嗽。如异物停留于喉入口，则有咽痛及咽下困难。异物进入气管立即发生剧烈呛咳，并有憋气、呼吸不畅等症状。随着异物贴附于气管壁，症状可暂时缓解；若异物上下活动，可出现刺激性咳嗽，闻及拍击音；气管异物可闻及哮鸣音，两肺呼吸音相仿；如异物较大，阻塞气管，可致窒息。较小异物可进入支气管，由于右主支气管较左侧短、粗、直，故异物较易进入右主支气管，早期症状和气管异物相似，咳嗽症状较轻。植物性异物，支气管炎症多较明显，即咳嗽、多痰。呼吸困难程度与异物部位及阻塞程度相关。大支气管完全阻塞时，听诊患侧呼吸音消失；不完全阻塞时，可出现呼吸音降低。

病理改变主要是机械性阻塞和异物所致的损伤刺激及继发感染，与异物的形态、是否活动及停留的时间有关。

【影像学表现】

1. X线表现

（1）直接征象：不透X线异物可透视或摄片时直接显示其大小、形状及部位。不透X线的异物在透视或摄片时直接显示其大小的特点是，侧位片可见异物的最大宽面，后前位显示其成纵行条状影，可与食管异物鉴别。

（2）间接征象：气管内透光性异物表现为两肺弥漫、对称性肺气肿；支气管内透光性异物表现为纵隔摆动、阻塞性肺气肿、肺不张及肺部感染。

2. CT表现

（1）CT扫描及三维重建后处理技术在婴幼儿气管、支气管异物诊断中最大的优点和临床价值在于能准确及清晰地显示异物大小及其位置。

（2）CT检查结合多平面重组技术应作为诊断可疑支气管异物患者的首选方法，尤其对临床表现和常规X线检查不明确的患者具有重要的诊断意义。

【诊断及鉴别诊断】

本病多有明确的异物吸入史及典型异物吸入症状。常出现咳嗽、咳痰、发热等急性支气管炎或肺炎症状。X线透视可有纵隔摆动，胸片或CT胸部扫描可有肺不张、肺气肿表现。如在气管、支气管内看到高密度不透光影即可确诊为金属异物。

异物不明显时，需要与气管支气管炎、支气管哮喘鉴别。诊断不明确时可考虑支气管镜检查。

第四节　循　环　系　统

一、不同成像技术的优势和综合应用

（一）X线检查

X线检查可以大体观察心脏及大血管结构轮廓、肺血分布及有无合并肺部病变等情况，尤其是对肺血多少和肺淤血及其程度的判断具有其他检查无法代替的优势，因此为小儿循环系统的首选检查项目。但组织影像结构重叠，不能详细显示心脏大血管内部情况，不能动态观察心脏、大血管波动，一般只能提供征象，无法精确评估详细病因及病变类别。

（二）CT检查

CT检查可以直观地反映心内畸形、瓣膜病变及精细的解剖结构，适用于复杂的心血管畸形和一些后天性心脏病，以及大血管和周围血管疾病的诊断。然而碘对比剂过敏和射线损害是CT检查的缺点，尤其是对幼儿放射线辐射危害更大，检查时要注意做好防护措施。

（三）DSA检查

目前DSA检查主要应用于心脏冠状动脉造影，以及心脏介入手术等领域，辐射较大，较少用于儿童常规检查。

二、正常影像学表现

正常X线表现如下：

1. 后前位 心影 2/3 位于胸骨中线左侧，1/3 位于右侧。心尖指向左下，心底朝向右后上方。心右缘分为两段：上段为主动脉和上腔静脉重叠影，下段为右心房。心左缘分为三段：自上向下依次分为主动脉结、肺动脉段和左心室段。2 岁以下婴幼儿胸腺与心影重叠，可构成假雪人征。

2. 心脏的测量 常用心胸比率来衡量心脏大小，即心脏最大横径与胸廓最大横径的比率，心脏最大横径是胸廓正中线分别至左、右心缘各自最大径之和，胸廓横径则以最大胸廓处的内源距离为准。正常成人心胸比在 50% 以下。在婴幼儿，心影呈球形，心尖圆钝上翘，而且心脏形态受呼吸影响较大，心胸比例年长儿应 <50%，婴幼儿 <55%，呼气相及卧位时心胸比率增大。

心脏的大小与体型及年龄有关，如矮胖者为横位心，胸廓宽，膈肌高，心纵轴及水平角 <45°，心胸比值略 >0.5；瘦长者为垂位心，胸廓窄，膈肌低，夹角 >45°，心胸比值 <0.5；适中者为斜位心，心呈斜位，心腰平直，介于横位心和垂直心之间。新生儿右心占优势，受围产期心血管生理改变的影响，心影丰满呈球形。此外不同体位或不同呼吸，心脏影像大小也略有变化。

三、基本病变影像学表现

（一）镜面右位心

根据心脏在胸腔内的位置及其与内脏的位置关系分为以下四种：镜面右位心、右旋心、左旋心、中位心。镜面右位心是相对多见的先天性心脏位置异常，指全内脏转位，像照镜子一样，全部组织器官反转，即右位心合并内脏转位。右旋心，指心尖指向右而不合并内脏转位，又称单发右位心，通常主动脉弓及降主动脉仍在左侧。左旋心指心尖指向左侧而合并完全内脏转位或不同程度的内脏异位，又称单发左位心。中位心指心尖居中，内脏位置不定。

1. X 线检查 镜面右位心 X 线平片显示心尖指向右，心脏 2/3 在右，1/3 在左。水平叶间裂在左侧，胃泡在右侧（图 11-4-1）。

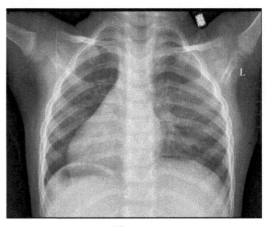

图 11-4-1

2. CT 检查 心脏各房、各室、大血管、肺（肺叶裂、左右肺门）、肝脏、脾脏、胃完全反转，如同在镜面上的影像。

（二）右位主动脉弓

1. X 线检查 正位平片显示主动脉结位于右上纵隔（图 11-4-2）；食管吞钡：主动脉弓压迹在食管右、后方。

2. CT 检查 主动脉弓层面可见主动脉弓位于食管右侧，主动脉弓跨越右主支气管后，主动脉位于右侧胸腔（图 11-4-3）。

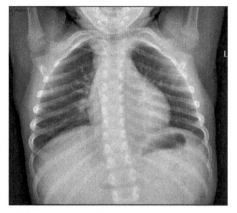

图 11-4-2

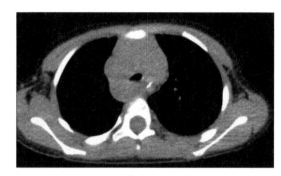

图 11-4-3

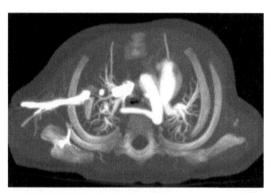

图 11-4-4

（三）迷走右锁骨下动脉

1. X 线检查 主动脉弓压迹上下缘螺旋压迹影为本病的特征性表现。压迹方向从食管的左缘向右向上斜形，边缘清晰呈弧形，食管吞钡检查可见食管受压移位及动脉搏动等间接征象。钡餐检查时应注意与同部位早期食管癌、平滑肌瘤、纵隔肿瘤、纵隔内肿大淋巴结等相鉴别。

2. CT 检查 CT 三维重建法可直接显示迷走锁骨下动脉的起始、大小及走行方向。CTA 作为一种无创且直观的检查方法可以确诊本病（图 11-4-4）。

（四）肺静脉异位引流

1. X 线检查

（1）心上型：胸片可发现肺血增多，肺动脉段突出，右心室、右心房增大，异位引流入左上腔静脉时，上纵隔阴影增宽，整个心影成 "8" 字形。

（2）心下型：当部分肺静脉异位引流时，右肺静脉开口于下腔静脉，在后前位胸片上于心脏右侧向下内朝向横膈的一个弯曲的血管影，它由一条异常的引流右肺的肺静脉所形成，形似弯刀，称为弯刀综合征。当严重肺静脉阻塞时可表现为肺动脉高压所致的肺血再分配及间质性肺水肿。

（3）心内型：表现与房间隔缺损类似（图 11-4-5）。

2. CT 检查 CTA 可以对异位肺静脉走行、异位引流位置及大部分并发的其他心脏畸形做出明确诊断。

（五）完全性大动脉转位

1. X 线检查 正位胸片显示纵隔血管影狭小为典型表现，由于主、肺动脉干常呈前后排列所致；出生时心影大小可正常，肺血改变不明显；出生后数日，心影

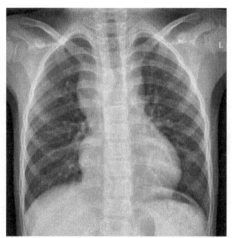

图 11-4-5

逐渐增大,肺血逐渐增多;无肺动脉狭窄或轻度狭窄患儿,心脏呈中度至重度增大,以向左增大为主,肺动脉段不突出,但肺门血管扩张,呈明显肺充血改变（图11-4-6）。

2. CT 检查 CT 可准确显示完全性大动脉转位（CTGA）的心内外异常结构,尤其对主-肺动脉位置关系的判断和冠状动脉解剖类型的评价有独特的优势。

四、主动脉畸形影像诊断

主动脉畸形包括主动脉缩窄（coarctation of aorta）、主动脉狭窄（aorta stenosis）、主动脉离断（interrupted aortic arch）和双主动脉弓（double aortic arch）等。以下只介绍主动脉缩窄和双主动脉弓。

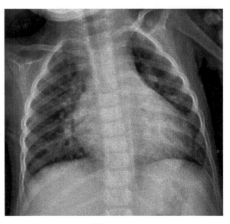

图 11-4-6

主动脉缩窄

病案 11-4-1

患者,女,3岁3个月,3年前因感冒就诊于当地医院发现心脏杂音（具体不详）,无咯血、发绀、浮肿、呼吸困难等,考虑为"先天性心脏病",因患儿年龄偏小且体重偏低,未进一步治疗。3年来患儿体格及智力较正常同龄儿童无明显异常,较易患呼吸道感染,且久不愈,不喜欢蹲踞,活动耐力差。今为求明确诊断来诊。体格检查未见明显异常。专科检查:口唇无发绀,心前区稍隆起,剑突下未见异常心脏搏动,心界向左稍扩大,心前区未扪及震颤,心率118次/分,律齐有力,L₂可闻及连续性杂音,P₂＞A₂。无杵状指,双下肢无水肿,双侧足背动脉搏动对称、可扪及。双肺呼吸音清,未闻及干湿啰音,CT检查结果如图11-4-7。

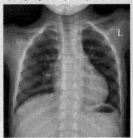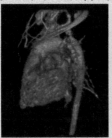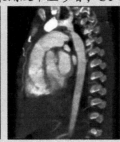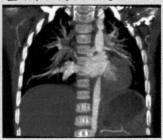

图 11-4-7

问题:

1. 根据临床表现及所提供的影像资料,该患者的主要诊断是什么?
2. 该病的主要诊断依据及鉴别诊断有哪些?

病案 11-4-1 分析讨论

主动脉缩窄（coarctation of aortic, CoA）病因目前尚未清楚,占先天性心脏病的8%～10%,男女发病比例约为2:1。主动脉缩窄的临床表现取决于缩窄部位、缩窄程度、是否合并其他心脏血管畸形及年龄等。典型临床体征为上下肢血压相差大,上肢血压明显高于下肢血压,桡动脉搏动强,股动脉搏动减弱甚至消失。

主动脉缩窄最常发生于动脉导管或动脉韧带与主动脉连接的相邻部位。根据缩窄节段与动脉导管或动脉韧带的位置关系,可分为导管前型和导管后型两类。导管前型,也称复杂型,此型缩窄段位于动脉导管或动脉韧带近端,容易合并心血管其他畸形。导管后型,也称单纯型,比较常见,缩窄段位于动脉导管或动脉韧带远端,常为单独梗阻。

【影像学表现】

1. X 线表现

（1）儿童期可无异常改变，10 岁以上患者常显示心影增大，左心室更为明显。"3"字征是诊断主动脉缩窄（尤其是导管后型）的特征性 X 线表现。

（2）后前位和左前斜位 X 线片在主动脉（或扩张的左锁骨下动脉）与降主动脉的连接部显示为一个切迹或缺损形成双弓状，形似"3"字。切迹以上的弧形为扩张外突的左锁骨下动脉的开口或是缩窄近端的主动脉弓，下部弧形为缩窄后的主动脉扩张，切迹则指示主动脉缩窄所在。扩大迂曲的肋间动脉压迫肋骨后段下缘而形成的切迹是主动脉缩窄病例的另一特殊 X 线征象。

（3）肋骨下缘切迹仅见于 5 岁以上的患儿，最常见于第 4～9 肋骨，一般累及双侧肋骨。食管钡餐检查常显示在主动脉缩窄区，狭窄后扩大的降主动脉或扩大的右侧肋间动脉在食管左壁形成压足迹，称为"E"字征。

2. CT 表现

（1）管腔狭窄及扩张：主动脉缩窄位于主动脉峡部比较常见，即左锁骨下动脉开口远端，约占 90% 以上。缩窄远端均有不同程度的梭形扩张，甚至形成动脉瘤；双侧锁骨下动脉常代偿性增粗、扩张。

（2）侧支循环：是主动脉缩窄代偿过程中逐渐形成的，狭窄程度越重者侧支血管越多、越粗，胸廓内动脉、支气管动脉、肋间动脉、腹壁上下动脉是最常见的侧支血管。

（3）合并其他畸形：主动脉缩窄常合并动脉导管未闭、主动脉瓣二叶畸形、室间隔缺损、主动脉瘤等多种心内外畸形。

【诊断与鉴别诊断】

影像学检查可以明确诊断主动脉缩窄，但需与大动脉炎、主动脉弓离断、主动脉瘤、主动脉瓣上狭窄等进行鉴别。大动脉炎患者管壁增厚，活动期有炎性改变；且主动脉内膜弥漫性或节段性、不同程度地增厚，致使管腔节段性不同程度地狭窄，累及范围较广。主动脉弓离断为升主动脉与降主动脉之间的管腔及血流连续性中断，降主动脉通过动脉导管与肺动脉相通，均合并重度肺动脉高压，且肺动脉显著扩张。主动脉缩窄后主动脉可扩张，需与主动脉瘤进行鉴别，主动脉瘤一般较少伴发狭窄。主动脉瓣上狭窄一般见于 Williams-Beuren 综合征。

双主动脉弓

病案 11-4-2

患者，女，5 岁 4 个月，5 年前患儿因受寒就医，于外院诊断为"先天性心脏病"，因患儿年幼，当时未进行治疗。追问病史，该患儿运动过度后可引发呼吸困难，且患儿呼吸道易感染。门诊以"先天性心脏病"收入院。查体：36.5℃，脉搏 114 次/分，血压 95/53mmHg，呼吸急促。双肺呼吸音清，未闻及明显干湿啰音。外院超声提示先天性心脏病、肺动脉闭锁，室间隔缺损，房间隔缺损，粗大体循环肺循环侧支形成（图 11-4-8）。

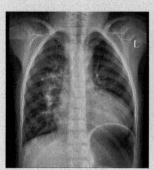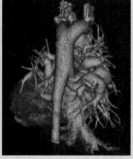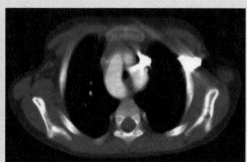

图 11-4-8

问题：
    1. 结合临床表现及影像表现，该患儿的主要诊断是什么？
    2. 该病 CT 的主要征象是什么？

病案 11-4-2 分析讨论

    胚胎早期双侧第四主动脉弓皆不退化，则形成双主动脉弓（double aortic arch, DAA）。病理特点为升主动脉位置正常，在气管的前方分成两支：一支在气管和食管的右后方（右后弓）；另一支经气管前方向左前走行（左前弓），两者环绕气管和食管后，汇合成降主动脉，形成一个完整的血管环。通常分为三种类型，右弓优势型（约占 75%）、左弓优势型（约占 20%）和均衡型（约占 5%～10%）。

    双主动脉弓若不合并心内畸形，很少有血流动力学障碍。双主动脉形成血管环位置较高，易压迫主气道和食管，临床主要表现为气管、食管受压的症状。症状常于 6 个月内出现，多数病例在婴幼儿期即出现如气急、喘息等症状，且常并发呼吸道感染，严重时甚至出现窒息和晕厥。

【影像学表现】
    1. X 线表现 左心增大，右肺门增大，双肺纹理增多、增粗，右肺为著。
    2. CT 表现 升主动脉在气管前分为左、右两弓，两弓环绕食管及气管，汇于气管后方形成降主动脉，形成一个完整的血管环。典型征象是主动脉弓层面轴位 CT 图像于气管两侧可见"（ ）"样血管结构，其中气管、食管包含在其内，常呈受压改变。一般两弓均开通，如一弓闭锁，则于主动脉弓层面见"c"或反"c"结构，但血管缺失一侧可见一韧带样结构，气管同样受压。

【诊断与鉴别诊断】
    双主动脉弓影像学表现较为典型，容易诊断。

五、血管环畸形所致呼吸道和消化道压迫影像诊断

病案 11-4-3

    患者，女，4 个月 3 天，因"喘息 6 天，咳嗽 4 天，加重伴呼吸困难 1 天"入院。起病急，以喘息、咳嗽为主要表现，伴一过性发热，于外院输液治疗后仍咳嗽，喘息加重，且伴呼吸困难。追问病史，出生时因"新生儿窒息"入院治疗过。查体：体温 36.8℃，脉搏 172 次/分，血压 108/68mmHg，呼吸 46 次/分，呼吸急促，三四征（＋），双肺呼吸音粗，可闻及密集中细湿啰音、痰鸣音及大量哮鸣音。外院 X 线检查提示支气管肺炎（图 11-4-9）。

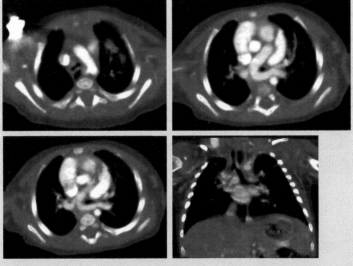

图 11-4-9

问题：

1. 结合上述临床病史及影像资料，该患儿的主要诊断是什么？主要影像诊断要点包括哪些？

2. 遇到血管环畸形时应注意哪些？

病案 11-4-3 分析讨论

血管环（vascular ring）是先天性主动脉弓、大血管及肺动脉的先天性发育异常，由持续存在尚未退化和（或）退化的主动脉弓复合组成的环形结构，常包绕气道、食管，引起婴幼儿及儿童难以解释的呼吸及吞咽困难。临床症状的严重程度取决于血管环包绕压迫气道、食管的程度，主要表现为喘鸣、呼吸困难、反复呼吸道感染等。年龄较大的儿童则表现为吞咽困难，特别是吃固体食物时症状更明显，甚至可出现呼吸困难或青紫。

常见的血管环畸形的主要病理解剖分型：①双主动脉弓：若胚胎发育期左右第四弓持续存在，形成双主动脉弓，造成完全性血管环，是临床中最常见的血管环畸形。②右位主动脉弓：可合并迷走左锁骨下动脉（aberrant left subclavian artery）、孤立左锁骨下动脉、镜像分支，前两者形成不完全性血管环，右位主动脉弓常伴有主动脉憩室，该憩室也会造成对气道的压迫。③肺动脉吊带（pulmonary artery sling）：又称迷走左肺动脉，是左肺动脉异常起源于右肺动脉的后方，呈半环形跨过右主支气管向左穿行于食管前和气管后到达左肺门，当伴有动脉导管或者动脉韧带时，可构成完全型血管环，此型多伴有心内畸形、气道狭窄，部分形成完全性气管环。此型引起的气道狭窄多较重，且是引起气道变异最多的血管环病变。④左弓右降：常由于左侧主动脉弓为颈弓，来源于胚胎第三弓而不是第四弓。本型合并气道异常发生率较高，由于形成左弓多位于左主支气管的正上方，降主动脉位于左主支气管的后方，弓部对左主支气管压迫显著，因此多表现为左主支气管狭窄。

【影像学表现】

1. X 线表现

（1）血管环畸形患儿不伴有其他先天性心脏畸形时胸片心影可无异常。当血管环导致气道受压时，其胸片检查可表现为肺不张、气肿和感染等间接征象。双主动脉弓病例可显示双侧主动脉弓球形隆起，右侧常更明显。

（2）食管造影检查可显示在 T_3、T_4 水平上段食管两侧压迹，右主动脉弓造成的压迹较大且位置较高，左主动脉弓造成的压迹较小且位置较低。右位主动脉弓表现为仅在右侧见到主动脉弓球形隆起，而左侧缺如。食管造影检查在主动脉弓部位见食管被推向左侧并显示压迹。

2. CT 表现

（1）是诊断血管环的金标准，对检出主动脉弓发育异常，及主动脉弓发育异常分型、是否并发动脉和心内畸形有着重要意义。

（2）有助于了解主动脉弓畸形与大气道、食管的解剖学关系及评估相应气管、食管压迫程度，对于进一步的外科治疗及后续疗效观察有指导意义。

【诊断与鉴别诊断】

大多数血管环合并气道异常患儿常伴有先天性心脏病。因此，在临床实践中，伴先天性心脏病的基础疾病的患儿又常出现喘鸣、反复呼吸道感染、呼吸困难等气道梗阻的临床症状时，应该考虑是否存在血管环合并气道异常。结合患儿的临床体征，有指征者进行无创的 MSCT 检查以排除血管性压迫所致的气管狭窄。

第五节　消化系统与腹膜腔

一、不同成像技术的优势和综合应用

检查前准备：与成人不同，小儿行 CT 检查时常需要镇静，以患儿自然睡眠最为理想。药物镇静一般适用于 6 个月至 4 岁患儿。用药前应详细了解病史，观察患儿一般情况和了解患儿肝、肾功能。口服镇静剂最常用 10%水合氯醛，剂量为 0.5ml/kg，加生理盐水稀释后口服，也可保留灌肠。水合氯醛吸收较快，维持时间 4~8 小时，一般极量不应超过 1g，否则将影响循环和抑制呼吸。用药后应密切观察患儿生命体征变化。

（一）X 线平片

目前仍以平片作为儿童胸部、骨骼疾病首选检查方法。新生儿和婴幼儿胸部 X 线平片检查常采用仰卧位投照，摄片范围依据病情而定，如上气道梗阻性病变应包括颈部，怀疑先天性膈疝时，需将腹部摄入片内。摄片以平静吸气相为宜。新生儿和婴幼儿腹部 X 线平片检查常采用立式正位投照，因病情严重，无法摄取腹部立式正位片时，可采取卧式正位或侧卧位水平方向投照。3 岁以上儿童应照立位片，以扩大肺野观察范围。

（二）透视检查

透视检查主要用于观察肺脏、心脏、横膈、肋骨在呼吸运动下的状态，尤其通过吸-呼气动态变化，可明确气道梗阻性病变如支气管异物等所产生的异常改变。对于可疑支气管异物的患儿，透视检查主要用以对其作出初步诊断。

（三）胃肠造影

胃肠造影是小儿胃肠道疾病的首选影像检查方法。钡餐检查前新生儿需禁食 4 小时，婴幼儿及儿童需禁食 6~8 小时。新生儿一般服钡剂 20~40ml。先天性食管闭锁可用 30%泛影葡胺 1ml，在透视下经导管注入，观察清晰后立即将对比剂吸出。小儿结肠疾病的首选影像检查方法是钡剂灌肠。患儿取侧卧位，自肛门插入软管，注入钡剂，达肝曲后即停止注入，应用体位改变将钡剂引流至回盲部后观察。当新生儿和婴幼儿疑为先天性巨结肠时，钡剂灌肠检查应在便秘期内进行，检查前 3 天停止洗肠并禁用药物通便，使用橡胶导尿管注入钡剂，导尿管头端深度稍超过肛门即可。不应使用 Foley 双腔气囊导管。

（四）静脉尿路造影

静脉尿路造影常用于观察小儿泌尿系统先天畸形。婴幼儿肾脏分泌浓缩功能较差，肠道生理积气也较多，这些因素会干扰显影。造影时，应选用非离子型对比剂，常规于注射后 3 分钟、7 分钟、15 分钟和 30 分钟摄全腹片，并视病情需要延迟摄片。

（五）CT 检查

CT 检查通常作为 X 线平片和超声检查的重要补充，在某些小儿疾病，如肿瘤、外伤、先天性畸形等已成为首选检查方法。婴幼儿期各脏器尚未完全发育成熟，解剖结构对比较差，因此增强 CT 检查的价值较大。需注意的是，X 线照射对儿童的潜在放射损害远比成人严重，儿科 X 线和 CT 检查应严格掌握适应证，采用低剂量扫描，检查时必须遮盖患儿性腺等敏感部位。此外，对碘对比剂过敏者不能进行 CT 增强检查。

二、正常和异常影像学表现特点

小儿胃肠道疾病比较独特，有些仅见于儿童期，如先天性胃肠道畸形、坏死性小肠结肠炎等。熟悉胃肠道的胚胎发育对影像诊断先天性胃肠道畸形非常重要。小儿胃肠道疾病的影像学检查通常以钡剂造影为主，但有吸入风险或疑为穿孔时，需用水溶性非离子型对比剂。钡剂于口服后 2~5 小时到达回盲部，12 小时可达降结肠，如服后 9 小时仍停留于小肠内，提示肠蠕动过缓。婴儿盲肠位置较高，可位于髂骨峰上方。超声检查在小儿胃肠道疾病诊断中的应用也日趋广泛，如肥厚性幽门狭窄，超声可清晰显示环绕幽门的肥厚肌肉形成的肿块。小儿胃排空受体位影响较大。

　　小儿急腹症病种繁多，胃肠道畸形为新生儿急腹症常见病因，腹部 X 线平片为首选检查方法，对明确畸形存在、估计病变部位和程度有重要价值。影像检查在儿童急腹症诊断中所起作用不容忽视，应依据病情选择简便快捷、敏感性和特异性高的检查方法。正常情况下，出生后随着呼吸和啼哭，胃肠道迅速充满气体。因尚未形成结肠袋，小肠与结肠不易区分。采取立位或水平侧位摄片可观察肠腔内气液平面和腹腔内游离气体。肠腔内气体含量、分布、肠管形态、肠壁厚度及形态对影像诊断至关重要。怀疑胃肠道病变时，先摄 X 线立位腹平片，观察有无胃肠道穿孔或梗阻；疑有腹膜炎时应选超声或 CT 检查；怀疑胆道与泌尿系统结石应选超声检查；怀疑实质脏器病变时应选超声和 CT 检查；腹部创伤应选增强 CT 检查；胆囊急症宜选超声检查。

　　小儿的肝脏较大，年龄越小越明显，以肝左叶为著，部分肝左叶较肝右叶体积大。与成人胆囊突出于肋下缘不同，小儿胆囊被肝叶遮盖。肝叶变异在小儿较常见，有的附加叶与主体肝组织分离，仅有一血管蒂相连，称肝副叶。胰腺的发育异常主要是异位胰腺和环状胰腺。副脾比较常见，数目不定，多者可为数个，常位于脾门附近。小儿肝脏血供丰富，容易充血，肝细胞再生能力强，不易发生肝硬化，但易受各种致病因素的影响，如缺氧、感染、药物中毒等均可使肝细胞发生肿胀、脂肪浸润、变性、坏死。腹部实质脏器创伤、肿瘤和感染性病变均为小儿外科的常见疾病，小儿肝脏良性肿瘤以婴幼儿血管内皮瘤（infantile hemangioendothelioma）和海绵状血管瘤（cavernous hemangioma）较常见，可以单发或多发，合并持续消耗性血小板减少者称卡-梅综合征（Kasabach-Merritt syndrome）。小儿肝脏恶性肿瘤以肝母细胞瘤（hepatoblastoma）最常见。胆管病变以先天性疾病为主，如胆总管囊肿和先天性胆管闭锁。小儿胰腺疾病主要为急慢性炎症及其并发症。小儿脾外伤较常见。影像学检查在小儿消化系统疾病诊断中发挥重要作用。

三、先天性胃肠道发育畸形影像诊断

食管闭锁和食管气管瘘

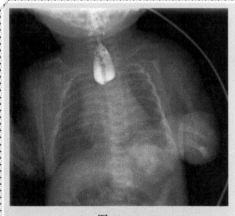

图 11-5-1

病案 11-5-1

　　患儿，男，出生后 20 分钟，胎龄 40 周，剖宫产。患儿系 3 胎第 1 产，出生体重 2.6kg，于当地医院经剖宫产分娩，Apgar 评分不详，生后皮肤青紫，给予清理呼吸道、吸氧后，皮肤渐好转，吸痰时出现吸痰管下降困难，今为求进一步诊治来院，患儿生后未排大小便，已接种乙肝疫苗第一针，X 线检查结果如图 11-5-1。

问题：

1. 患者 X 线检查的主要影像表现是什么？
2. 结合患儿病史，考虑哪种疾病？

病案 11-5-1 分析讨论

　　食管闭锁和食管气管瘘是胃肠道发育畸形中较常见的疾病。临床上，凡新生儿口溢白沫，生后每次哺乳后均出现呕吐、呛咳、发绀、吞咽困难、进行性呼吸困难，且伴其他先天畸形或产妇有羊水过多史，均应考虑本病可能。

　　食管与气管在胚胎发育过程中皆由前肠演变而成，二者共为一管。在胚胎第 5～6 周时，由前肠侧壁向内褶入，形成气管食管隔（tracheoesophageal septum），将食管、气管分隔。腹侧管向尾侧延伸，分化并发育成呼吸系统，背侧管向头侧延伸，分化发育成食管。若气管食管隔发育缺陷，气管、食管未完全分隔开或分隔上任何一点未接合，便形成食管气管瘘。若分隔在发育过程中转向背侧，完全隔断食管管腔，则形成食管闭锁。根据食管闭锁盲端的位置、有无食管气管瘘及瘘口位置，将本病分为五型。

Ⅰ型：食管上下段均为盲端，中间无连接或以纤维组织索条连接，无食管气管瘘。

Ⅱ型：食管上段有瘘管与气管相通，而下段呈盲端。

Ⅲ型：食管上段为盲端，下段上端有瘘管与气管相通。

Ⅳ型：食管上下端均与气管相连并有瘘管形成。

Ⅴ型：食管畅通但有与气管形成的瘘管。

其中Ⅲ型最多见，占90%以上，此型按照闭锁两盲端的距离，>2cm 或<2cm，又可分为Ⅲa 型和Ⅲb 型。

【影像学表现】

1. X 线表现　　X 线是本病的首选检查方法。方法：经鼻（或口）插入一 X 线能显影的、质地较软的鼻饲管，其后拍摄胸腹部立式正位片，观察腹部胃肠道内是否充气、胸腔入口处是否有含气盲袋、鼻饲管是否在胸腔入口处通过受阻或反折、是否有吸入性肺炎。插管检查时：①若导管顺利插入胃腔则证实食管通畅，但不能排除食管气管瘘；②若导管在闭锁食管的盲端折返，表明食管闭锁；③若临床高度怀疑食管闭锁，可将导管上提至食管上端，注入 1~2ml 碘油，观察食管闭锁盲端的位置与形态。腹部平片检查：①上部食管无论是否闭锁，若下部食管与气管有瘘，均可见腹部胃肠道有气体充盈；②若下部食管闭锁，则腹部胃肠道无气体充盈。

2. CT 表现　　CT 三维重组对于显示本病具有一定优势。可在不使用对比剂、不插入胃管的情况下对患儿进行检查，观察闭锁近端食管扩张积气、积液情况，显示闭锁食管的近侧盲端。应用多平面重组图像，可完整显示气管食管瘘的位置、类型以及闭锁食管近端与远端的距离，为诊断食管闭锁的分型和制订治疗方案提供依据。

【诊断与鉴别诊断】

本病经鼻（或口）插入鼻饲管后拍摄胸腹部立式正位片或行 MSCT 检查，依据上述表现，可明确诊断。

十二指肠闭锁与狭窄

病案 11-5-2

患儿，女，出生后 1 天，间断呕吐 6 小时。6 小时前患儿出生后呕吐，呕吐物为白色黏液，伴腹胀，无发热等症状。自发病以来，精神一般，未开奶，哭声低，生后无胎粪排出，小便量少，体重 2.4kg，CT 检查如图 11-5-2。

问题：

1. 患者 X 线检查的主要影像表现是什么？

2. 结合患儿病史，考虑哪种疾病？

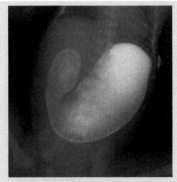

图 11-5-2

病案 11-5-2 分析讨论

十二指肠闭锁与狭窄多见于妊娠期羊水过多的早产儿或低体重儿，主要症状为患儿出生后喂奶即出现呕吐，呕吐物大多含有胆汁，患儿常无胎粪排出。体检见上腹部饱满，可见胃蠕动波。本病是新生儿十二指肠梗阻常见原因之一，系胚胎初期十二指肠空腔化不全所致。闭锁端多为膜性闭锁，少数为两段式或多发闭锁。十二指肠狭窄亦多为膜性狭窄，隔膜中间有一小孔。十二指肠闭锁与狭窄可以发生在十二指肠的任何部位，以降段和水平段最多见。十二指肠闭锁常伴肠旋转不良、环状胰腺、食管或肛门直肠闭锁、先天性心脏病等。

【影像学表现】

1.X线表现

（1）立位腹部平片：十二指肠闭锁表现为胃及十二指肠充气扩张，各含一个气液平面，即典型的双泡征，其余肠管无气体充盈。若闭锁处位于十二指肠远段，则表现为三泡征，即除胃泡外，在十二指肠降段和水平段各有一气液平面。若闭锁十二指肠内充满潴留液体时，仅胃泡充气扩张呈单泡征。十二指肠狭窄可见上腹部的胃泡明显扩大，狭窄以上十二指肠有不同程度扩张和气液平面，狭窄以下肠管仅有少量气体，重度狭窄者表现与闭锁相似。

（2）上消化道造影：口服或经胃管注入对比剂后，见胃及闭锁近端十二指肠明显扩张，蠕动增强，闭锁盲端边缘光滑、扩张显著，呈风兜状，对比剂不能下行。十二指肠狭窄时，狭窄以上肠管扩张，蠕动较强，对比剂可自狭窄小孔缓慢通过。

（3）钡剂灌肠造影：十二指肠闭锁时，显示结肠细小呈胎儿型，盲肠位置正常。十二指肠狭窄时，显示结肠形态正常。

2.CT表现   一般不用于本病诊断。

【诊断与鉴别诊断】

X线检查是十二指肠闭锁与狭窄的主要诊断方法。立位腹部平片主要观察有无单泡征、双泡征、三泡征等，了解小肠内气体分布情况，可初步判断是否有十二指肠梗阻。上消化道造影可进一步明确梗阻部位和梗阻端的情况。钡剂灌肠造影用于了解结肠形态、位置是否正常，有无细小结肠，从而为诊断和鉴别诊断提供帮助。本病需要与环状胰腺和先天性肠旋转不良鉴别：前者十二指肠狭窄段多较长，钡剂灌肠造影显示结肠宽径正常；后者系腹膜带压迫十二指肠造成梗阻，钡剂灌肠检查观察回盲部位置可助于鉴别。

先天性直肠肛门畸形

病案 11-5-3

患者，男，出生后1天，胎龄35周，发现肛门闭锁1天。患儿系1胎第1产，因"先兆流产"于当地医院顺产娩出，出生体重 2.0kg，Apgar 评分不详，出生后发现患儿肛门闭锁，为求进一步诊治来诊。患儿自出生以后，精神反应可，未排大便，小便情况不详，未进行预防接种，X线检查如图 11-5-3。

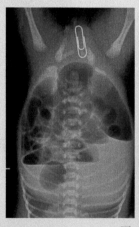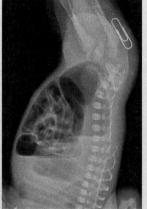

图 11-5-3

问题：

1. 患儿X线检查的主要影像表现是什么？

2. 结合患儿病史，分析患儿可能的疾病类型？

病案 11-5-3 分析讨论

先天性直肠肛门畸形为新生儿常见的先天性畸形，居先天性胃肠道畸形的首位。胚胎早期后肠与尿生殖窦共同形成泄殖腔，胚胎第七周时，中胚层向下生长，将后肠与尿生殖窦完全分开，后者发育为泌尿生殖系统（膀胱、尿道、阴道），后肠则向会阴部伸展发育为直肠。在后肠与生殖窦分开的同时，在会阴部后来成为肛门的部位出现一凹陷，称为原始肛道，肛道向体内伸展与后肠相遇，最后中间仅有一膜状隔，称为肛膜。在胚胎第八周时肛膜消失，后肠与肛道遂贯通成为正常的直肠与肛管。在上述发育过程中出现异常时，即可形成肛门闭锁或狭窄畸形。直肠肛门畸形可分为下述四种类型：

Ⅰ型：肛门或肛管直肠交界处狭窄，为肛膜未全消失引起。

Ⅱ型：肛门膜性闭锁，肛膜存留而未被吸收。

Ⅲ型：肛门闭锁，直肠远端未完全下降，肛窝与直肠盲端间隔以一层较厚组织，此型最为多见。

Ⅳ型：直肠闭锁，肛门与肛管正常，直肠下段形成盲端，与上段直肠不相连。

以上各型中约有半数有直肠瘘，男性瘘管有三类：①直肠膀胱瘘；②直肠尿道瘘；③直肠会阴瘘。女性瘘管有四类：①直肠阴道瘘；②直肠舟状窝瘘；③直肠会阴瘘；④直肠膀胱瘘。此外，需注意本病常合并其他畸形，如先天性心脏病、泌尿系各部发育畸形等。

先天性肛门直肠畸形的临床症状出现的早晚与畸形类型有关：肛门闭锁者通常出生后即可发现；直肠闭锁而肛门正常者，则多因不排胎粪、出现肠梗阻症状或插管不能通过闭锁处才被发现。伴有瘘管的肛门闭锁，若瘘管过细则易在生后 24 小时之内出现肠梗阻症状；若有会阴瘘提示梗阻部位低，若尿中混有胎粪则表明有直肠尿道或膀胱瘘。

【影像学表现】

1. X线表现 本病X线检查临床已很少采用，X线检查适宜的时间为出生 20 小时后。若闭锁的直肠生殖器官与泌尿生殖器官间有较粗的瘘管可通过足够的气体与胎粪时，可无肠梗阻表现，此时可见膀胱内有气体影。若不伴瘘管形成者，常用的摄影方法为，在新生儿肛穴处粘贴一金属标志，并在倒立 2～5 分钟后摄片，以使直肠内充气，应用此法可测量直肠盲端距肛穴闭锁处的距离。为判断闭锁部位的高低，常在耻骨联合上缘至骶尾骨交界处画一连线，作为耻骨直肠肌位置的标志，若充气的直肠远端高于此线属高位闭锁，低于此线则为低位闭锁。

对于伴有瘘道的肛门直肠畸形，术前多需造影检查，可依具体情况选择不同的造影方法：若开口在会阴、阴道或舟状窝内，且开口达一定的大小，可在肛穴放置金属标志后，直接经瘘管插入导管行瘘管造影，以证实直肠盲端的高低、管径粗细及与肛穴间的距离，且可了解瘘管的位置、形态。若考虑为直肠尿道瘘或直肠膀胱瘘，多可通过尿道或膀胱造影显示较粗的瘘管，如果瘘管较细或其中堵有胎粪则不能显示瘘管，在此情况下可利用导管注射对比剂充分充盈膀胱，而后抽出导管，在透视下行排泄性膀胱尿道造影，并于侧位摄取点片，通常可显示瘘管。

2. CT表现 可以显示肛提肌群的发育状态及走向，也用于术后随访。

【诊断与鉴别诊断】

根据会阴部肛门缺如，出生后不排大便等临床表现可明确诊断。影像学检查可确定直肠闭锁盲端的位置，同时还可发现合并的其他畸形。X线倒立位平片为本病的影像学检查方法之一。超声可准确测量直肠闭锁盲端与表皮间的距离，克服了直肠闭锁盲端胎粪便残留造成倒立位平片不能准确显示直肠闭锁位置的问题，方法简单、准确。CT能够直观准确地显示直肠盲端的位置和周围肌群的形态，评估并发的畸形。

先天性巨结肠

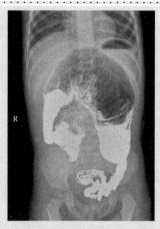

病案 11-5-4

患者，男，1 岁，无自主排气排便 19 个月。19 个月前患儿出生后，无自主排气排便，间断给予清洁灌肠并肛管排气后可排大便，症状反复，今为求手术治疗来院。自发病以来，患儿精神可，饮食睡眠可，小便正常，体重随年龄增长，X 线检查如图 11-5-4。

问题：

1. 患者 X 线检查的主要影像表现是什么？
2. 结合患者病史，考虑哪种疾病？

图 11-5-4

病案 11-5-4 分析讨论

先天性巨结肠（congenital megacolon）也称希尔施普龙病（Hirschsprung disease），为小儿常见的先天性肠道畸形之一，是由于直肠或结肠远端的肠管持续痉挛，粪便淤滞在近端结肠，使该肠管肥厚、扩张。先天性巨结肠的基本病理变化是病变肠管肠壁肌间和黏膜下的神经丛内缺乏神经节细胞，无髓鞘性的副交感神经纤维数量增加并变粗。目前认为先天性巨结肠是多基因遗传和环境因素共同作用的结果。男性多于女性。主要症状为便秘、腹胀和呕吐。临床上90%的顽固性便秘和腹胀，需经灌肠和药物辅助排便。

先天性巨结肠受累肠管典型改变分三部分：①扩张段，为近端结肠，表现为肥厚、扩张，颜色苍白；②痉挛段，为病变段肠管，无神经节细胞段，呈功能性狭窄；③移行段，在上述两者之间，呈漏斗状。病理上，根据痉挛段的狭窄长短，将先天性巨结肠分为常见型、短段型、长段型和全结肠型，以常见型最多见。

【影像学表现】

1. X 线表现

（1）腹部平片：呈低位不全性肠梗阻表现。初期表现为结肠、小肠均扩张，随患儿年龄的增长，结肠扩张更加明显。全结肠型则结肠充气减少，小肠充气扩张明显。

（2）钡剂灌肠造影：钡剂灌肠检查为本病确诊方法之一，可明确显示痉挛段、移行段和扩张段。灌肠前清洁洗肠应使用等渗生理盐水，以免水中毒。新生儿可免去洗肠，以便较好地观察结肠自然状态。钡灌肠后应拔出肛管，排出部分钡剂后再摄腹部正侧位片，这样可使肠管接近于灌肠前的自然状态，较确切地反映痉挛段的形态和长度。部分新生儿其上述典型的钡灌肠表现尚未形成，仅表现为不能自动排钡，或排视量少于50%，可于钡灌肠24小时后复查，若仍有大量钡剂存留可提示诊断。对于结肠内有较多钡剂滞留者应清洁洗肠，避免形成钡石梗阻。

2. CT 表现　一般不用于本病诊断。

【诊断与鉴别诊断】

本病需与胎粪黏稠综合征鉴别，后者直肠及乙状结肠内有大量胎便，钡灌肠检查显示结肠内有胎粪所致的充盈缺损，结肠并无明显扩张，直肠也无痉挛段，经洗肠胎便排出后，症状消失。

四、新生儿坏死性小肠结肠炎影像诊断

新生儿坏死性小肠结肠炎（necrotizing enterocolitis，NEC）多见于低体重早产儿及人工喂养新生儿。常于出生后 3 周内发病，以 2～10 天为高峰。病理以回肠远端和升结肠近端坏死为特点，早期表现为肠黏膜和黏膜下层充血、水肿、出血、坏死，晚期肠坏死累及肌层和浆膜层，肠壁破损可致肠腔内气体进入黏膜下层、肌层和浆膜下层。肠壁静脉破损，肠壁积气可进入血管内，并随血流进入门静脉系统即门静脉积气。

临床主要表现为腹胀、呕吐、血便和体温不稳定，血便常呈洗肉水样，量较多，具有特殊的腥臭味。

【影像学表现】

1. X 线表现 腹部 X 线平片有如下表现：①肠管充气减少或肠管充气不均匀，病变肠管形态僵直，位置较固定；②肠间隔增厚，>2mm；③动力性肠梗阻表现，肠淤张伴肠管内分散的中小气液平面；④肠壁积气，黏膜下积气大多呈囊状或小泡状透亮影，肌层或浆膜下积气显示为沿肠壁的线条状透亮影或为围绕肠管的环状、半环状透亮影；⑤腹腔渗液，表现整个腹部密度增高，两侧胁腹部向外膨隆，肠管漂浮在中央；⑥门静脉积气，X 线表现为自肝门向肝内呈枯树枝状透亮影；⑦肠穿孔，表现为游离气腹。

2. CT 表现 一般不用于本病诊断。

【诊断与鉴别诊断】

X 线表现具有如上一些特征，结合临床表现可做出正确诊断。腹部平片为本病首选检查方法，由于本病容易并发肠穿孔，上消化道钡剂造影和钡剂灌肠造影检查应属禁忌。本病需要与胎粪性腹膜炎鉴别，胎粪性腹膜炎是由于妊娠期胎儿胃肠道发生穿孔，胎粪溢出引起的无菌性化学性腹膜炎，导致腹腔渗出、肠粘连和胎粪钙化，腹部平片可见腹腔内胎粪钙化影。

五、肠套叠影像诊断

病案 11-5-5

患者，男，3 岁，阵发性哭闹 2 天。2 天前，患儿无明显诱因出现阵发性哭闹，诉脐周痛，每次持续约十分钟，为求诊治，急来诊。自发病以来，神志清，精神差，饮食、睡眠差，小便量少，体重无明显变化，X 线检查如图 11-5-5。

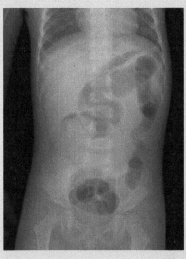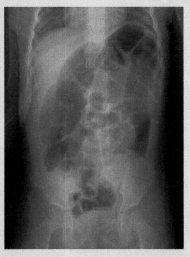

图 11-5-5

问题：

1. 患者 X 线检查的主要影像表现是什么？
2. 结合患者病史，考虑哪种疾病？

病案 11-5-5 分析讨论

肠套叠（intussusception）是指肠管的一部分及其相应的肠系膜套入邻近的肠腔内，并引起肠梗阻。肠套叠一般是近端肠管套入远端肠管，肠套叠的外层肠管称为鞘部，进入其内的两层肠管称为套入部，共有三层肠壁。肠管套入后由于套入部的肠系膜血管受压、肠管供血发生障碍，导致肠壁淤血、水肿和坏死，晚期常导致肠梗阻及腹膜炎。

本病是婴儿肠梗阻最常见的原因，以 3 个月至 2 岁好发。大约 90% 以上的肠套叠为特发性，可能与饮食改变、活动量过大及腺病毒感染等有关。2%～5% 为继发性，继发于肠炎、肠息肉、梅克尔憩室、肠重复畸形等。根据套入部位的不同，将肠套叠分为回结型、回回型、小肠型和结肠型，以回结型最多见，约占 85%。临床表现主要为阵发性腹痛、呕吐、红果酱样血便和腹部包块。

【影像学表现】

1. X 线表现

（1）腹部平片：发病数小时内，由于呕吐和肠痉挛，造成肠管内生理积气减少；发病 24～48 小时，出现不全性肠梗阻表现，肠管内可见阶梯状气液平面。

（2）钡剂灌肠：在透视下，经肛门插管注入钡剂。钡剂到达套入部通过受阻，钡首呈杯口状或球形充盈缺损；鞘部有钡剂进入时，可呈弹簧状或螺旋状。钡剂灌肠穿孔后容易发生腹膜炎、肠粘连，目前临床已很少使用。

（3）空气灌肠：在透视下，经肛门插管注入气体。气体沿结肠逆行充盈，到达套入部时通过受阻，并见肠管内有类圆形或马铃薯状软组织肿块影。在连续注气中，随着肠腔内气体压力的维持和增加，气体继续前进，肿块阴影向后退缩，随后肿块阴影变小、消失，大量气体进入小肠呈沸腾状或礼花状表现，说明肠套叠已复位。

肠套叠复位标准为大量气体进入小肠内、肿块影消失、患儿临床症状与体征消失。

2. CT 表现

（1）图像断面与套入肠管垂直时，肠套叠呈靶环状表现的肿块，各层密度高低相间；图像断面与套入肠管平行时，肠套叠呈高低密度相间的香肠状肿块。

（2）套叠部多层状表现为其肠壁、肠系膜和肠内容物具有不同的密度所致。

【诊断与鉴别诊断】

肠套叠的影像学表现具有特征性。超声检查无须特殊准备，方法简便，诊断准确率高，是肠套叠的首选检查方法。空气灌肠作为复位治疗方法已普遍应用，空气灌肠治疗应严格掌握适应证与禁忌证。本病需要与急性坏死性肠炎、蛔虫性肠梗阻、细菌性痢疾等鉴别，典型的影像学表现结合临床病史多能明确诊断。此外，肠套叠需与其他腹部肿物鉴别，"同心圆"样或"套筒征"表现具有诊断意义，但有时某些肠腔内肿物如息肉，也可出现类似"同心圆"样表现，需结合临床病史加以鉴别。

六、肝母细胞瘤影像诊断

病案 11-5-6

患者，男，3 岁，发现右上腹包块 1 周。1 周前家属无意间发现患儿右上腹肿块，质硬、固定，无发热、无黄疸，为求诊治而来院。自发病以来，患儿神志清，饮食可，大小便正常，体重无减轻（CT 检查，图 11-5-6）。

问题：

1. 应着重观察患者哪项检验结果？

2. 患者 CT 检查的主要影像表现是什么？

3. 综合上述病史，应考虑何种疾病？

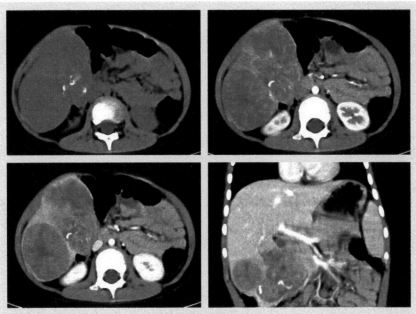

图 11-5-6

病案 11-5-6 分析讨论

　　肝母细胞瘤是小儿最常见的肝脏原发性恶性肿瘤，起源于胚胎早期未成熟的肝胚细胞，占肝脏原发肿瘤的 25%～45%，在原发性肝脏恶性肿瘤中占 40%～50%。本病好发于婴幼儿，3 岁以前占 90%，1 岁左右占 60%，5 岁以上很少见，偶见成人病例报道。临床多以不规则局限肝肿大为最初症状，右上腹可触及肿物，可伴食欲不振、呕吐、贫血等。血清甲胎蛋白（AFP）对诊断有一定的特异价值，80%～90% 的肝母细胞瘤患儿明显增高。

　　肝母细胞瘤绝大多数单发，右叶多见。病理所见瘤体一般较大，呈类圆形，部分有假性包膜与肝分隔。肿瘤切面呈结节状隆起，其内可有出血、坏死、钙化及灰白色黏液样物，瘤体质脆。肿瘤周围的肝组织正常，无肝硬化。肿瘤镜下表现多样，WHO 根据瘤细胞分化程度及是否含肿瘤性间叶组织，将本病分为：单纯胎儿型、混合性胎儿型和胚胎型、粗大小梁型、小细胞未分化型、混合性上皮和间叶型、伴有畸胎瘤特征的混合型等。

【影像学表现】

　　1. X 线表现　一般不用于本病诊断。

　　2. CT 表现　瘤体表现为低密度为主的混杂密度较大圆形的肿块，边界清楚光滑。具有"十多、一低、一少"的特点。

　　（1）"十多"：即单发病灶多、右叶多、外生型多、跨叶多、瘤体呈圆形多、实性多、具有假包膜的多、出血坏死多、囊变多、钙化多达 50% 以上，呈点、条、弧形散在或聚集分布，可位于肿瘤的边缘或中心部，以混合型肝母细胞瘤较多见。跨叶生长者，瘤体一般巨大，常突入腹腔，易误认为肝外肿瘤；或多中心生长，同时侵犯肝左、右叶。

　　（2）"一低"：即无论平扫或增强扫描，肿瘤密度及强化程度总是低于正常肝实质，肿瘤与正常肝组织的分界明显。

　　（3）"一少"：即肝硬化少见，肿瘤周围的肝组织正常。此外，很少侵犯大血管。CT 增强扫描，肿瘤强化程度总是低于正常肝实质，肿瘤与正常肝组织的分界更明显，假包膜显示较平扫清晰，瘤内坏死区无强化。周围器官的形态和腹部大血管情况，因肿瘤发生部位和大小而异，肝门区淋巴结多数未见肿大，下腔静脉显示较差，血管内瘤栓不多见。

【诊断与鉴别诊断】

1. 原发性肝细胞癌　5岁以上小儿偶可见（肝母细胞瘤以1～3岁多见），50%患者AFP为阴性，肿瘤形态不规则，周围多见卫星灶，无假包膜，钙化少见（10%），且多为斑点状。门静脉瘤栓较多见，常伴有脂肪肝或肝硬化等表现。

2. 肝转移瘤　婴幼儿以神经母细胞瘤最多见，其次为肾母细胞瘤、淋巴瘤及白血病（可为多中心起源）。常表现为多发结节灶，肝外周部多见，增强扫描肿瘤周边可呈较特异的"环状"强化或不强化。

3. 肝错构瘤　主要应与囊性肝母细胞瘤鉴别。以2岁以下男孩多见，囊性肿块内常有间隔，囊壁光整，边缘清晰。

4. 未分化胚胎性肉瘤　年长儿多见，肿瘤具有"大囊及囊壁小结节软组织影"等特点，边界不清晰，形态不规则，罕见钙化，AFP多为阴性有助于鉴别点。对照影像学：超声可作为筛查手段。MRI检查，在T_2WI序列，肿瘤的假包膜显示较CT清晰，呈低信号环线影；对血管受压、移位及受侵较CT显示好，且无须静脉注射对比剂。磁共振弥散加权成像及弥散系数对肿瘤的良恶性鉴别可提供帮助，但钙化在MRI上显示不佳。

第六节　泌尿与生殖系统

一、不同成像技术的优势和综合应用

（一）静脉性尿路造影

静脉性尿路造影主要用作观察儿童泌尿系统先天性畸形。婴幼儿肾脏分泌浓缩功能差，肠道生理积气多，干扰显影，应选用非离子型对比剂，常规注射后3分钟、7分钟、15分钟和30分钟摄全腹片，视病情需要延迟摄片。

（二）CT检查

对于某些儿童肿瘤、外伤等，CT检查已成为首选检查方法。婴幼儿期各脏器尚未发育成熟，解剖结构对比较差，因此增强检查价值较大。

由于X线照射对儿童的潜在放射损害远比成人严重，儿科X线和CT检查必须严格掌握适应证，以减少放射线剂量，检查时必须对生殖腺等敏感部位采取防护措施，尽可能采用超声和MRI检查。此外，CT增强检查需采用碘对比剂，对碘剂过敏者不能进行CT增强检查。

二、正常影像学表现

1. 婴儿肾脏位置较低，下极可低至髂嵴以下，2岁以后升至髂嵴以上。婴儿肾脏呈分叶状，至2～4岁时，分叶常完全消失。

2. 婴幼儿输尿管长而弯曲，管壁肌肉和弹力纤维发育不良，容易受压扭曲而导致梗阻。

3. 婴儿膀胱位置较高，尿液充盈时可升入腹腔，随年龄增长逐渐降入盆腔。

4. 新生儿的肾上腺在比例上较大，出生6个月后迅速缩小，至学龄前期可恢复到出生时大小，以后逐渐发育达成人水平。

三、基本病变影像学表现

先天性畸形、肿瘤、创伤和感染性病变为小儿泌尿系统常见疾病。

1. 先天性畸形　包括肾数目异常、肾结构和肾单位数量异常、肾位置和形态异常、集合系统异常及输尿管畸形等。

2. 小儿肾脏肿瘤　类型较多，以肾母细胞瘤最常见。

3. 泌尿系统创伤　包括肾包膜损伤、肾实质损伤、集合系统损伤和尿路损伤。

4. 泌尿系统感染性疾病　包括逆行感染、血行感染。

四、肾母细胞瘤影像诊断

病案 11-6-1

　　患者，男，9 岁，因血尿、腹部肿块 1 月余以"腹部肿瘤"收入儿外科住院。查体：左上腹膨隆，可触及一肿物，约 15cm×15cm 大小，质硬，不活动，表面不光滑，边界不清楚，无触痛，肝脾肋下未及（CT 检查，图 11-6-1）。

问题：

　　1. 结合上述病史，肾母细胞瘤的主要影像诊断要点包括哪些？

　　2. 请对肾母细胞瘤的主要鉴别诊断及注意事项进行简单分析。

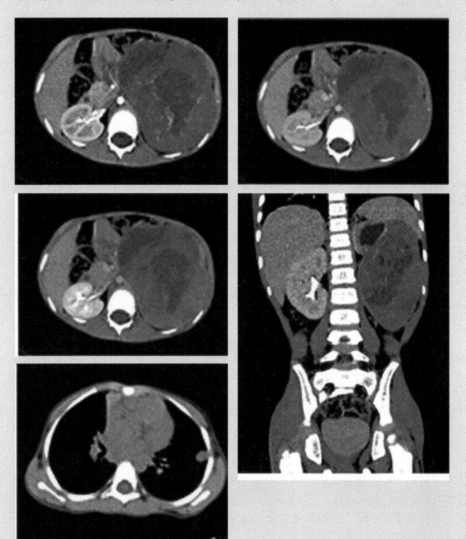

图 11-6-1

病案 11-6-1 分析讨论

肾母细胞瘤（wilms tumor，WT）是最常见的儿童原发泌尿系统恶性肿瘤，占 15 岁以下儿童恶性肿瘤的 6%～7%，约 75%发生于 5 岁以下儿童。男女发病无明显差异。左右肾发生率大致相同。

临床主要表现为腹部肿块。多数患者因无意中发现腹部包块而就诊，少数患者表现为血尿、腹痛或发热。

肾母细胞瘤为胚胎源性肿瘤，多数呈散发。家族性肾母细胞瘤占 1%～3%，且有发病年龄更小和双侧发病的特点。大体病理肿瘤有完整包膜，质地中等，切面呈灰白色实性。镜下观：肿瘤组织由大量未分化胚芽组织、少量上皮成分和少量间叶成分构成。胚芽细胞呈短梭形或小圆形，胞质少，核呈圆形或椭圆形，深染，有小核仁，核分裂象活跃，呈弥漫、条索状或结节状排列。免疫组织化学染色：胚芽及部分上皮成分表达 WT1，胚芽及间叶成分表达波形蛋白，上皮成分表达细胞角蛋白（CK）及上皮细胞膜抗原（EMA），向平滑肌及横纹肌方向分化的间叶成分表达平滑肌肌动蛋白（SMA）、结蛋白。肿瘤细胞整合酶相互作用分子 1（INI1）阳性，bcl-2 部分阳性。

【影像学表现】

1. X 线表现　一般不用于本病诊断。

2. CT 表现

（1）平扫：肿瘤双侧发病相近，上极明显多于下极。单侧发病多见，部分为双侧发病。肿块呈圆形、类圆形或不规则形，边缘清楚或不清。瘤内常有低密度坏死区或出血，钙化少见，钙化呈散在或簇状斑片状或点线状，位于病变中央或边缘。肿瘤较大者可跨越中线，腹膜后大血管受压移位，但不被包绕。囊性肾母细胞瘤表现为囊性包块，其内有宽窄不等的多个软组织密度的分隔，增强后分隔不均匀强化，包膜完整。残肾可以向前下、外下、外上、内后方移位。肾母细胞瘤可发生腹膜后、膈脚后和胸部淋巴结转移。肿瘤较大时可直接侵犯肝右叶，部分患者可合并肺静脉与下腔静脉瘤栓。

（2）增强扫描：实性部分呈轻度或中度强化，坏死区无强化。肿瘤可突破肾筋膜侵犯周围组织，腹膜后脂肪间隙消失。瘤体与肾实质间可见线状强化的假包膜影。肿瘤侵犯、压迫肾脏，残留肾脏呈"新月形"或"环形"强化，是肾母细胞瘤的典型表现。

【诊断与鉴别诊断】

本病主要与神经母细胞瘤相鉴别。后者肿瘤呈分叶状，CT 平扫密度不均匀，常有出血、钙化。肿瘤常跨越中线，可包绕腹主动脉而与肾母细胞瘤不同。肾形态基本正常，但常受压移位。

五、神经母细胞瘤影像诊断

病案 11-6-2

患者，男，4 岁，因"左髋关节疼痛伴活动受限"就诊于当地医院。查体：左髋部轻度肿胀，左髋关节活动明显受限，左腹股沟处压痛（+），Thomas 征（+），"4"字实验（+），诊断为"左髋关节滑膜炎"，予以抗感染、"左下肢皮肤牵引"及止痛后疼痛缓解，髋关节 CT 示左侧股骨颈密度增高。（髂骨）骨髓细胞形态学示大量菊花团样排列，体积大，高核浆比，染色质较细，伴大量粉红色黏液物质的细胞。双肾上腺 B 超示左侧肾上腺不均质回声占位，腹部 CT 示左肾上腺占位（图 11-6-2），拟诊"神经母细胞瘤"。实验室检查，神经元特异性烯醇化酶 282.8ng/ml。（前髂骨）骨髓涂片可见转移瘤细胞，比例为 41%。

问题：

1. 结合上述病史，神经母细胞瘤的主要影像诊断要点包括哪些？

2. 请对神经母细胞瘤的主要鉴别诊断及注意事项进行简单分析。

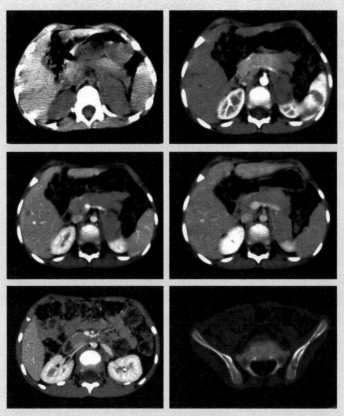

图 11-6-2

病案 11-6-2 分析讨论

神经母细胞瘤是儿科常见的恶性肿瘤，好发于 5 岁以下儿童，居小儿恶性肿瘤第三位，仅次于小儿白血病及中枢神经系统肿瘤。多数起源于肾上腺髓质，也可起源于脊柱旁交感神经链。

多数患儿以腹部肿物就诊，由于儿茶酚胺及其代谢产物增多，多有皮肤苍白、贫血、多汗等症状。起源于脊椎旁交感神经链者可产生脊髓压迫症状。临床以肿块、发热或贫血为主要表现。肿瘤恶性程度高，临床表现缺乏特异性，多数患者就诊时已属晚期。

神经母细胞瘤由未分化的神经母细胞构成，是高度恶性的交感神经肿瘤，肿瘤无包膜并向邻近组织浸润。肿瘤大体观呈实性，边缘不清，部分肿瘤有假包膜，质软，灰白色，瘤体内常有出血、坏死或斑片状钙化。光镜下，肿瘤细胞呈圆形，大小一致，细胞核深染，细胞质少，瘤细胞呈弥漫分布或被纤细的纤维结缔组织分隔成团巢状，可见菊形团及神经毡结构。

【影像学表现】

1. X 线表现　一般不用于本病诊断。

2. CT 表现

（1）平扫：结节状或巨大软组织肿块，单发多见，多数呈类圆形，也可呈不规则形。由于囊变、坏死及钙化，密度不均匀。钙化在神经母细胞瘤中常见，且钙化形态是鉴别肿瘤良恶性的重要标志，良性多呈斑点状钙化，粗大及不规则的钙化提示恶性。淋巴结、骨及肝脏转移常见。肿瘤较大者可包绕腹主动脉、肠系膜上动脉、腹腔干或肾动静脉。

（2）增强扫描：不均匀强化。

【诊断与鉴别诊断】

本病主要与肾母细胞瘤相鉴别：病变位于肾脏，单侧或双侧发病，呈圆形或类圆形。肾母细胞瘤与残肾分界清晰，形成典型的怀抱征。肿瘤钙化及周围血管包埋少见。

第七节 骨骼与肌肉系统

一、不同成像技术的优势和综合应用

（一）X 线检查

1. X 线平片 是儿童骨关节系统首选的、主要的检查手段，它不仅具有良好的空间分辨率，而且产生的辐射剂量对于儿童来说相对较低，可满足多数的骨关节病变诊断需求。常规拍摄正侧位片，如骨髓炎、骨折、骨肿瘤、关节炎、关节脱位、骨畸形矫正术前等。必要时加照斜位，如胸骨等。通常摄片应包括软组织及骨的两端关节或至少一端关节。如疑为正常变异时可加照对侧比较。普通 X 线检查不易检出隐匿微小的骨质破坏，不能显示骨髓病变与相邻结构的空间关系，同时对于诊断软骨、肌腱韧带、关节囊和软组织病变也有一定困难。

2. 透视 主要用于骨折复位或关节脱位整复、异物定位等，由于患儿及术者接受 X 线照射量较大，目前此法少用。

3. 关节造影 主要用于膝关节造影。自髌上囊注射 30%泛影葡胺 5～8ml，透视下观察对比剂分布情况，然后采取前后位及后前位正中、内旋、外旋共六个位置投照。观察有无盘状半月板或半月板撕裂。髋关节造影用于髋关节脱位手法整复不满意的病例，观察关节内软组织情况，确定是否需要手术治疗。有条件的医疗单位已用 CT 或 MRI 取代。

（二）CT 检查

CT 是一种对比分辨率优于普通 X 线的检查方法，但其空间分辨率不如普通 X 线检查。CT 适用于观察骨组织异常及病变与邻近组织的解剖关系，显示结构复杂的骨关节，发现普通 X 线检查难以发现的病变，亦可用于观察骨肿瘤的范围。对于观察髋关节脱位、股骨头无菌坏死、强直性脊柱炎骶髂关节面的显示，均优于平片。

二、正常影像学表现

长骨在小儿的生长过程中分为骨干、干骺端及骨骺三部分。骨干由致密的骨皮质及骨髓腔构成，骨皮质中段较厚，两端较薄，有时可见营养血管穿过的线状透亮影。骨髓腔内含脂肪成分，密度低，但新生儿骨髓腔以红骨髓为主，所以密度较高。两端干骺端为松质骨，可见排列规整的骨小梁。干骺端可见横行的致密带，可成为先期钙化带，是骨生长最活跃之处。先期钙化带与骨骺之间横行的透亮带称骨骺板或骺线，为负责生长的软骨板所在。随年龄增长逐渐变薄，骨骺位于长骨两端或一端，呈圆形或卵圆形，边缘致密，中心为松质骨，最初为软骨形成的二次骨化中心。不同骨的骨骺化骨时间及骨骺与干骺端融合时间不同，骨骺化骨核多数为一个，但也可为数个，随年龄增长融合为一体，假如骨骺与干骺端提前融合，生长即停止，骨骺发育异常可构成关节畸形。正常骨膜、未骨化的化骨核及骨髓内血管 X 线不显影。

骨龄的估计：骨龄是描述某一生活年龄时健康儿童群体骨发育程度的指标，在骨的发育过程中，骨化速度及骨骺与干骺端闭合时间及其形态的变化都有一定的规律，这种规律用时间表示即为骨龄（skeletal age，SA）。根据正常男女骨骼的规律变化，可制定一个正常骨龄标准。出生时腕部尚无骨化中心，股骨远端及胫骨近端已出现骨化中心。因此判断长骨的生长，婴儿早期应摄膝部 X 线骨片，年长儿摄左手及腕部 X 线骨片，以了解其腕骨、掌骨、指骨的发育。骨化中心出生后的出现次序为头状骨、钩骨（3 个月左右）、下桡骨骺（约 1 岁）、三角骨（2～2.5 岁）、月骨（3 岁左右）、大小多角骨（3.5～5 岁）、舟骨（5～6 岁）、下尺骨骺（6～7 岁）、豆状骨（9～10 岁）。10 岁时出全，共 10 个，故 1～9 岁腕部骨化中心的数目大约为岁数加 1。

三、基本病变影像学表现

（一）骨骼

1. 骨质疏松（osteoporosis，OP） 是指单位组织内骨量降低、骨组织微结构破坏，即骨的有机成分和钙盐均减少，但两者比例正常，易引起骨脆性增加、发生骨折为特征的代谢性骨病。组织学上见骨皮质变薄，哈氏管扩大及骨小梁减少、变细、间隙增大。骨质疏松可分为全身性及局限性，其中全身性见于小儿营养不良、代谢和内分泌障碍；局限性见于失用性及炎症。

骨质疏松需在骨量丢失至一定程度（30%～50%）方有阳性 X 线征象，故诊断早期骨质疏松使用敏感性较高的骨密度测定方法，如单能或双能定量 X 线、CT 等。骨量丢失到30%以上，X 线平片可见骨质密度均降低，骨小梁变细、减少，间隙增宽，骨皮质可见分层、变薄，骨质疏松处骨皮质、骨小梁边缘清晰，骨质疏松性椎体常可见压缩骨折；CT 亦有类似改变。

2. 骨质软化（osteomalacia） 是指单位组织内骨的有机成分含量正常但钙盐含量减少，即类骨质矿化不足导致的骨质变软。其多见于佝偻病、骨软化症、肾病及营养不良等，发生于生长期的骨质软化称为佝偻病。

X 线平片可见以下改变：

（1）骨质密度改变：包括骨密度减低、骨密度增高。骨密度减低见于不同部位，分全身性及部分性；而骨密度增高以椎体表现明显，分为弥漫性及夹心椎两种。

（2）骨皮质、骨小梁改变：骨皮质、骨小梁边缘模糊，骨小梁变细、减少，间隙增宽，骨皮质可见分层、变薄。

（3）骨骼弯曲变形：漏斗型骨盆、肢体弯曲变形、脊柱椎体双凹变形、髋内翻、膝内或外翻、钟形胸廓、长管状骨不同程度的弯曲变形。

（4）可伴骨折：通常在耻骨、肱骨、坐骨等出现假骨折线，即宽为 1～2mm、与骨皮质垂直、边缘整齐的透亮线。

3. 骨破坏（bone destruction） 是指局部骨质被病变组织取代引起的骨质溶解、吸收，导致局部骨缺失，是影像学诊断骨骼疾病最重要的基本异常征象之一，多见于骨的炎症、结核、肿瘤及肿瘤样病变等。

X 线平片可示形态各异的局限性骨密度降低、骨小梁和（或）骨皮质消失的骨质缺损区，边缘清晰或模糊。骨破坏早期、病灶较小或病灶出现在结构重叠部位常较难辨别。

CT 则可发现较小的病灶、异常的钙化和骨化。多种病因均可引起局限性的骨破坏，但疾病的性质、病灶发展的速度及破坏区与正常组织交界区有所差异，包括以下几种改变：

（1）形态各异，周围有连续硬化边，多见于慢性炎症、生长缓慢的良性肿瘤，如骨化性纤维瘤。

（2）无硬化边环绕，但边界清楚，多见于慢性炎症、生长缓慢的良性肿瘤、某些恶性肿瘤（如穿凿样改变的多发性骨髓瘤）。

（3）边界不规则、模糊，多见于急性炎症、恶性肿瘤，如急性骨髓炎、骨肉瘤。若骨破坏区部分边缘或全部边缘由边界清楚、锐利或有硬化边向不规则、模糊、无硬化边转变，说明病灶正处于活动期或有恶变可能。

（4）膨胀性改变，周围边缘锐利或模糊，表明骨内病变破坏骨皮质内面的进展相对缓慢，与骨膜增生、骨化过程的速度大致相等。边界清晰、锐利者多由慢性炎症、良性肿瘤或肿瘤样病变，常见的疾病有骨巨细胞瘤；边界不清或伴骨膜反应者多见于生长相对缓慢的恶性肿瘤。

4. 异常骨化与骨增生硬化 骨化为骨基质形成并钙盐沉积。异常骨化（abnormal ossification）可分为两种，一种是由正常骨细胞形成骨基质并经钙盐沉积，形成骨膜反应、骨质增生硬化，最终可演变为正常的骨质结构，其中骨增生硬化（osteosclerosis）是指单位体积内骨量增多、致密，病灶较局限，多见于炎症、外伤、肿瘤或全身性疾病（氟骨症、石骨症）等。另一种由有成骨能力的肿瘤细胞形成骨基质并经钙盐沉积成为肿瘤骨，最终不能演变为正常的骨质结构。

反应性骨增生硬化在 X 线、CT 上均表现为局部的骨密度增高、骨小梁增多增粗、皮质增厚，局部骨髓腔变窄甚至消失或形成骨赘。肿瘤骨在 X 线、CT 上表现为骨内和（或）软组织肿块内片状、斑块状或放射状无正常骨小梁的高密度灶。

5. 异常钙化（abnormal calcification） 是指软骨类肿瘤的钙化或骨组织坏死后所发生的钙化。

瘤软骨钙化在 X 线、CT 上均可见为病灶内或分叶状、结节状的软组织肿块内散在的点状、半环状或环状的高密度灶。

骨梗死钙化表现为在骨髓内见不规则的密度增高灶，但周围不伴骨破坏。据影像学表现分为早期、中期及晚期。早期：X 线和 CT 无明显异常改变或呈轻微骨质疏松区；中期：X 线和 CT 均表现为局限性骨质疏松和斑点状钙化；晚期：X 线及 CT 呈不规则状、蜿蜒状骨质硬化。

6. 骨坏死（necrosis of bone） 指局部骨组织新陈代谢停止，其中坏死的骨质称为死骨，主要是由血液供应受阻或中断所致，发生于骨骺或软骨下骨者称为骨缺血性坏死，发生于干骺端或骨干者称为骨梗死。组织学上可分为两个阶段：①以细胞坏死为特征的骨死亡阶段；②以血管再生、骨化再生和死亡骨小梁吸收为特征的修复阶段。早期因骨质的含钙量无改变，X 线不敏感，可无异常改变；而 CT 上可见骨质稀疏。中晚期时，死骨的 X 线、CT 上均可见局限性密度增高灶，周围骨质疏松吸收，骨质疏松间杂骨增生、表面新骨形成，骨小梁增粗。

7. 骨膜反应（periosteal reaction） 现有的影像检查均不能显示正常的骨膜。骨膜反应是在病理时骨膜内层的成骨细胞受刺激增生，形成形态各异的骨膜新生骨的过程。

骨膜反应的最早期仅有骨膜成骨细胞增生、骨膜水肿，X 线平片、CT 均难以辨别。成骨细胞受刺激增生，形成骨膜新生骨时，X 线平片、CT 方可见异常改变：骨膜新生骨表现为线样高密度影，边缘模糊，与骨皮质平行，与骨皮质之间以一线样低密度灶分隔；随着骨膜新生骨逐渐增多，可见单层或多层平行状、葱皮状、花边状、放射状或三角形的密度增高灶。CT 可见骨皮质增厚或与骨皮质之间以透亮线间隔。其可分为以下几种情况：

（1）病变范围：外伤、肿瘤所致的病灶常为局限性改变，而炎症所致的病灶常为广泛性改变。

（2）病变发展速度：发展速度较快的骨膜新生骨常较淡薄、模糊，慢性病所致的常厚且均匀、致密。

（3）病变性质：病变好转或痊愈时骨膜新生骨变得致密、清楚，骨皮质增厚。

（4）骨膜三角（codman triangle）：是指已形成的骨膜新生骨再次被破坏后其边缘残留的骨膜新生骨，提示病变活跃或恶性骨肿瘤可能。

（5）儿童的成骨活动较成人活跃，因此疾病所致的骨膜增生更为明显。

8. 骨骼变形（bone deformity） 是指骨外形、骨皮质、骨小梁及骨龄的异常改变，骨的病变和发育、塑型异常均可引起。众多病因可致骨骼变形，应根据各自的病变特征做出相应诊断。

（1）骨外形的异常改变：包括骨的粗细改变、长度改变、形态改变等，如局限性骨皮质增厚可致骨局限性增粗、变形，骨质软化、先天性发育异常可见骨弯曲、变形。

（2）骨皮质的异常改变：骨、骨膜增生均可致局部骨皮质增厚，常见于内分泌疾病、先天性疾病。

（3）骨小梁的异常改变：包括骨小梁粗细、密度、形态、间隙及结构改变。骨小梁变细、密度降低、间隙增宽多见于骨质疏松、骨质软化；骨小梁增粗、密度增高、结构紊乱多见于石骨症、骨纤维异常增生。

（4）骨龄异常改变：骨龄常用来评价儿童的骨发育程度，衡量儿童生物年龄、了解儿童的生长发育潜力及性成熟的趋势。每一骨骼的生长发育均具连续性和阶段性，骨骺（二次骨化中心）的出现、与干骺端的愈合、骺线的消失均发生在一定的时间范围内，使用骨的 X 线征象、根据骨发育的 X 线征象（成熟标志），把实际骨龄与正常儿童的骨龄标准相对比，若与实际年龄不符且超出规定范畴者称为骨龄异常，常见于内分泌、营养代谢、先天性发育异常等疾病，如维生素 D 缺乏性佝偻病、生长激素分泌过多引起的巨人症。

（二）关节

1. 关节肿胀（swelling of joint）　多见于关节间隙、关节囊及关节周围软组织病变，即关节炎症或创伤等所致的关节积液，关节囊增厚，关节囊及周围软组织出血、水肿等。X线平片可见关节周围软组织肿胀、密度略增高、厚度增加，软组织的结构及分层欠清，脂肪移位；大量关节积液可见关节间隙增宽。CT可明确肿胀关节的性质。

2. 关节间隙异常（abnormality of joint space）　包括关节间隙较正常间隙增宽、宽窄不均或变窄甚至消失。关节间隙增宽常见于大量关节囊内积液；各种关节病所致关节软骨变性、磨损、坏死均可致关节间隙局部变窄或宽窄不均；关节间隙变窄最常见于退行性骨关节病所致的关节软骨破坏，但儿童少见；当侵犯软骨下骨质时可引起关节间隙消失。X线平片、CT均可见关节间隙异常，但关节软骨病变则较难辨别。

3. 关节软骨下骨吸收（osteolysis under articular cartilage）　是指关节的骨性关节面破坏，表现为关节面的淡薄模糊、中断或消失，常见于关节炎、类风湿关节炎或代谢障碍性骨病等。CT可见关节软骨下细小的骨质破坏。

4. 关节破坏（destruction of joint）　是指关节软骨及其下方的骨质被病理组织所侵犯、取代。病变初期只侵犯、破坏关节软骨时，X线平片仅可见关节间隙变窄；以后病变累及骨性关节面骨皮质、骨松质，则出现关节间隙狭窄并造成局部或一侧骨性关节面骨质缺损，从而引起关节半脱位、畸形或强直。X线表现为关节面毛糙，间隙变窄，一侧骨端局限性骨质疏松，骨小梁消失。根据关节破坏的程度及进程可分为以下两种类型：

（1）边缘性骨质破坏：骨质破坏常位于关节边缘，进展较缓慢，常见于关节滑膜结核、类风湿关节炎晚期等，关节滑膜结核常呈虫蚀样改变，类风湿关节炎晚期才出现骨破坏，常呈"小凳状"改变。

（2）持重面骨质破坏：骨质破坏常始于关节持重面或从关节边缘侵犯软骨下骨质，病灶进展快且破坏范围广泛，常见于急性化脓性关节炎。

5. 骨性关节面下囊状变（cystoid change under osteoarticular surface）　是指关节滑液通过病变的关节软骨及关节面渗入骨端，形成囊肿样骨吸收、破坏区；或炎性血管翳形成，肉芽组织侵犯破坏形成的骨性关节面下囊状骨破坏。此病变与囊肿相似，但并不是真正的囊肿。前者常见于退行性骨关节病（儿童少见），后者常见于类风湿关节炎及其他各种类型的关节炎。

X线平片、CT均表现为在骨性关节面下或邻近处见单个或数个圆形或类圆形的透亮区，其周围常有反应性硬化边围绕。

6. 关节强直（ankylosis of joint）　是指关节广泛破坏后对应的两关节面间因骨或纤维组织连接而使关节丧失运动功能。

关节强直可分为骨性强直及纤维性强直两种：骨性强直是指两关节面间由骨组织连接者，常见于化脓性关节炎、强直性脊柱炎晚期；X线平片、CT均可见关节间隙部分或完全消失，关节僵直，内有骨小梁穿过关节面并连接两侧骨端。纤维性强直是指由纤维组织连接者，常见于结核性关节炎、类风湿关节炎晚期；在X线平片上可见关节间隙仍存在，但关节活动受限或丧失，关节面无骨小梁穿过。

关节强直的诊断不能单从影像学表现诊断，需要结合临床。

7. 关节脱位（dislocation of joint）　是指组成关节的骨骼之间的脱离、错位，对位关系部分或全部缺失。根据原相对关节面是否有接触，分为完全脱位及半脱位。任何可引起关节破坏的疾病均可致关节脱位，故从病因上可分为外伤性、先天性和病理性三种，以外伤性关节脱位较为常见。

X线平片多可直接显示关节脱位。CT则能更清晰地显示部分X线平片较难辨别、显示欠佳的关节脱位合并关节损伤。

8. 关节内游离体（intra-articular loose body） 又称关节鼠，是游离在关节内的骨性、软骨性或骨软骨性小体，可由撕脱的骨碎片或脱落的滑膜性骨软骨瘤等构成。临床表现的特征性症状为关节交锁。X 线平片及 CT 上软骨钙化及骨性的游离体表现为关节内圆形、类圆形或结节状的高密度灶，X 线平片无法显示不伴钙化的病灶。

9. 关节软骨钙化 是指软骨组织（如关节软骨、半月板、关节盘等）因退变、结晶盐等钙质沉着而发生的钙化（calcification of cartilage），分为生理性和病理性两种。X 线平片、CT 在软骨组织内可见点状、线状、片状的致密的高密度灶，边界清楚。

10. 关节旁软组织肿块（mass of soft tissue aside joint） 是指发生于关节滑膜的良、恶性肿瘤或肿瘤样变所形成的关节旁软组织肿块影。CT 可显示关节旁软组织肿块的大小、形状、密度的改变及与周围组织之间的关系的情况。CT 通过病灶的表现，基本上可对囊状、含脂肪或含钙化/骨化类的肿块进行定性。

（三）软组织

1. 软组织肿胀（swelling of soft tissue） 可因局部组织或器官的炎症、水肿、出血或脓肿等病变所致。X 线平片上软组织膨隆，病灶的密度略增高，边界模糊、欠清，组织层次模糊，脂肪移位，邻近的皮下脂肪层可出现网状结构；若形成脓肿的病灶边界相对清楚，邻近肌肉束可受压移位，而结核性脓肿壁后期可出现钙化灶；血肿的边缘常表现为锐利或模糊。CT 则可更清晰地显示肌肉肿胀、肌间隙模糊，皮下脂肪层密度增高并伴网状影；血肿表现为高密度灶；脓肿表现为低密度灶，增强扫描时伴有环形强化。

2. 软组织肿块（mass of soft tissue） 是指软组织内肿块性病变，可由各种组织来源性的肿瘤或肿瘤样病变及其他病变所形成。X 线平片上仅可显示局部的软组织肿胀、低密度的脂肪影及高密度的钙化或骨化影，其余肿块性质显示欠清。而在 CT 上，可清楚地显示出软组织肿块的部位、大小、边缘、密度的情况及其邻近关系，同时进行、动态增强扫描及灌注成像可大致明确肿块的血液供应、肿块密度时间曲线的改变趋势。在良、恶性肿块的鉴别中，典型恶性肿瘤通常表现为密度不均，边界不清晰，内部血管分布丰富、血液灌注量大，故增强扫描时通常可见明显强化，时间曲线上升速度快。典型的良性肿瘤通常病变密度均匀，边界清晰。

3. 软组织钙化与骨化 软组织钙化（calcification of soft tissue）又称为软组织钙质沉着症，可分为原发性和继发性，前者原因不明确，后者系原发病在软组织的局部表现，多因出血、坏死、肿瘤、结核及寄生虫感染等所致。好发于大关节周围，亦可见于肌肉、肌腱、关节囊、淋巴结等组织内。X 线平片、CT 上显示钙化为点状、片状等形态各异的高密度灶，软骨组织的钙化多表现为环形、半环形或点状高密度灶。软骨组织中的骨化（ossification of soft tissue）多见于骨化性肌炎或来自骨膜和软组织内的成骨性肿瘤。骨化性肌炎在 X 线平片及 CT 上表现为环形的密度增高灶，成熟的异位骨化具有骨的结构，外层包裹纤维结缔组织即骨皮质，中间是成骨细胞，具有小梁结、类骨组织。成骨性肿瘤多表现为软组织肿块内片状、针状的高密度灶。

4. 软组织内脂肪或气体影 由于脂肪在 X 线平片及 CT 上均表现为低密度影，体内含脂肪成分的病变在影像学上常产生特殊性的征象。常见的含脂肪成分的软组织肿瘤包括脂肪瘤和脂肪肉瘤；在 CT 上，脂肪的 CT 值在 $-100\sim-60HU$，通过测量病灶的 CT 值多可判断病灶内是否含有脂肪成分。

软组织气体（gas in the soft tissue）即软组织内积气，其常见病因有以下几种：①外源性气体进入体内，因软组织外伤或术后所致；②含气器官穿孔或破裂；③产气菌感染，通常为创伤后的感染；④血液中释放的过饱和气体。在 X 线平片上，软组织内积气表现为皮下或肌肉间不规则圆形或类圆形或条带状透亮影，有时衬托出肌束的轮廓；在 CT 上，软组织内气体表现为极低密度影，CT 值通常小于 $-200HU$，边界清楚。

四、发育性髋关节发育不良影像诊断

病案 11-7-1

患者，女，7岁9个月，父母代述于7年前发现患儿行走时步态异常，跛行，无哭闹，无咳嗽、畏寒、发热、午后低热、盗汗、抽搐、腹胀、腹泻、大小便失禁等症状，曾在当地医院就诊，未予特殊治疗，现患儿步态异常逐渐加重，为求进一步治疗，于2015年11月20日以"左侧发育性髋关节脱位"收入骨关节科。入院时神志清，精神好，无咳嗽、咳痰、流涕等，体重与同龄儿童相仿。既往史及家族史无特殊。查体：R 20次/分，P 98次/分，BP 111/77 mmHg，T 36.6℃，患儿呈跛行步态，患侧臀部扁而宽，双侧大腿内侧皮肤皱褶不对称，患侧皮褶加深增多，会阴部增宽，患侧内收肌紧张，髋关节外展、内旋活动受限。髋关节屈曲外展实验(+)，Galeazzi征(+)，单足独立试验(+)，患肢较健侧缩短约1cm（X线检查，图11-7-1）。

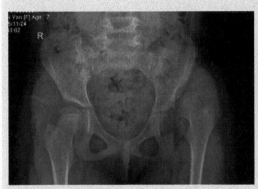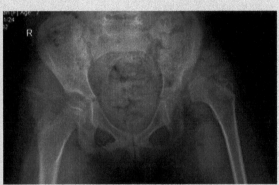

图 11-7-1

病案 11-7-1 分析讨论

发育性髋关节发育不良又称为发育性髋关节脱位（developmental dysplasia of the hip，DDH），过去也称之为先天性髋关节脱位（congenital dislocation of the hip，CDH），为髋臼与股骨头失去正常对位关系，导致两者及周围软组织发育不良。其分为髋臼发育不良、髋关节半脱位、髋关节脱位三种类型。本病是一种比较常见的畸形，女性发病率高，单侧发病多见，左侧较右侧多见。DDH是一种复杂的多因素疾病，其中包括髋关节囊和韧带松弛、机械因素、雌激素及遗传因素，目前DDH的病因并不十分明确。

患儿出生时即可发现患肢缩短，臀部皱襞加深，髋外展受限。股骨头突出，牵拉推送患肢时，可见如"打气筒"样上下移动。Ortolani手法检查可感到股骨头滑进髋臼或听到弹响；Baylow检查有半脱位和后脱位；患儿站立或行走较晚，单侧者表现为跛行，双侧者行走时左右摇摆如鸭步。Galeazzi征阳性，以及Tyendelenburg试验阳性。

患者病理改变包括髋臼发育不良，髋臼窝内充填脂肪纤维组织，圆韧带迂曲肥大，关节囊松弛，股骨前倾角增大，股骨头骨骺小等。

【影像学表现】

1.X线表现

（1）当4～6个月的婴儿股骨头骨化中心形成时，平片图像最为可靠。常规摄取双髋正位和双髋外展位片。股骨头是否位于髋臼窝内是诊断本病的直接依据。在股骨头骨化中心出现之前，主要根据股骨近端位置来判断。常采用双髋外展位片（von Rosen拍片法），即投照时取双股骨外展45°并极度内旋的骨盆前后位像。正常情况下，两侧股骨干轴线的延长线向上通过髋臼中心，表明无脱位；若延长线位于髋臼中心以外，则表明脱位或倾向脱位。此外，还可表现为患侧骨盆骨发育不良，骨骺出现晚且小，耻骨、坐骨间骨骺线宽且联合晚，患侧闭孔较对侧小等。

（2）评价髋关节半脱位或脱位可有多种方法，在股骨头骨骺出现之前可用：①Shenton线，为沿股骨颈内缘与同侧闭孔上缘的连线，正常应为圆滑抛物线，脱位时则失去应有的弧形；②内侧关节间隙（泪滴距），即测量干骺端的内侧面与相邻髋臼壁的距离，两者相差不超过1.5mm，此法主要用于检查髋关节向外脱位；③外侧线（Calve线），即髂翼的外侧面与股骨颈外侧面的弧形连线，正常为连续弧线；④髋臼指数（髋臼角）：经两侧髋臼最深处的"Y"形软骨中点做水平连线，再通过髋臼外上缘至髋臼最深处做连线，两直线夹角为髋臼指数。髋臼角正常范围为12°～30°，随着年龄增长逐渐减小，出生时为30°，1岁时为23°，后每年减少1°，至10岁时为12°左右。髋臼角增大提示髋臼发育异常。当髋臼角明显增大时，还可见髋臼顶发育不良呈斜坡状，髋臼窝平浅宽大。

（3）当股骨头骨骺出现后，还可用以下方法测量：①Perkin方格：经两侧髋臼最深处的"Y"形软骨中点做水平连线，称为Hilgenreiner线，再通过髋臼外缘做垂直线，称为Perkin线，由二者构成四个象限，称为Perkin方格。正常时股骨头位于方格的内下象限，超出此区域，则为脱位或半脱位。②C-E角：过两侧股骨头中心做一条直线，再过股骨头做一条垂线，由中心点再做一条髋臼外沿的切线，后两条线的交角即为C-E角，5～8岁时C-E角正常值为19°，9～12岁为12°～25°，13～30岁为26°～30°。C-E角减小提示髋关节脱位或者髋关节发育不良。

2. CT表现

（1）髋臼外上缘水平层面与髋臼面形态变形，外缘内凹，局部缺损。

（2）股骨头外形明显变小，形态可为不规则状，或出现裂纹及密度高低不均和局部缺损等变化。

（3）股骨颈前倾角，即通过股骨内外髁间连线，与经过大转子对股骨颈断层至股骨头的连线，测股骨内外髁间连线与大转子至股骨头连线之间的夹角即为前倾角。正常新生儿为25°～35°。脱位时前倾角增大，重者可达60°以上。

【诊断与鉴别诊断】

本病主要与婴幼儿化脓性关节炎鉴别，后者早期于骨质破坏前即出现病理性髋关节脱位，但两侧髋臼形态对称是与前者的主要差别，结合临床和实验室检查也有助于鉴别。

五、维生素 D 缺乏症和维生素 C 缺乏症影像诊断

维生素 D 缺乏症

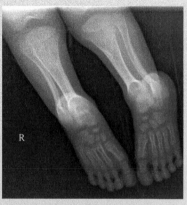

图 11-7-2

病案 11-7-2

患者，男，4岁，2年前出现肋缘外翻，伴多汗，查血钙提示低钙，1年前出现双下肢畸形，"O型腿"，步态异常，易摔倒（X线检查，图 11-7-2）。

问题：

1. X线异常表现有哪些？

2. 该患者诊断为何病？

3. 该病有哪些诊断要点？

病案 11-7-2 分析讨论

维生素 D 缺乏症（vitamin D deficiency, VDD）是指体内维生素 D 不足引起全身性钙、磷代谢失常以致钙盐不能正常沉着在骨骼的生长部分，最终发生骨骼畸形，可导致佝偻病（rickets）和骨质软化（osteomalacia）。

本病常见病因有围生期维生素 D 不足、日照不足、生长速度过快需要增加、食物中补充维生素 D 不足、疾病影响等。佝偻病发生在生长中的长骨，主要病理改变是生长着的长骨干骺端生长板和骨基质矿化不全，表现为生长板变宽和长骨的远端周长增大，在腕、踝部扩大及软骨关节处呈串珠样隆起，软化的骨干受重力作用及肌肉牵拉出现畸形。

佝偻病常见于出生数月至 3 岁的小儿，临床上分为四期，分别为初期（早期）、活动期（激期）、恢复期、后遗症期。佝偻病初期多数从患儿出生 2 个月开始发病，该期以神经症状为主，患儿有不安、好哭、流汗等现象，伴有枕部毛发稀疏。激期 X 线改变为手腕骨、肋骨前端具有明显的病理改变，甚至出现颅骨及脊柱的异常病变，如出现前囟大及闭合延迟，甚至出现"O"形或"X"形腿。佝偻病恢复期，除手腕骨干骺端增宽可继续存在外，各种临床表现均逐渐消失，肌张力开始修复，血液生化改变和 X 线摄片均可显示正常。

【影像学表现】

1. X 线表现

（1）容易出现在快速增长的部位（桡骨、尺骨、股骨远端和肱骨、胫骨近端的骨骺及干骺端）。

（2）特征表现包括干骺端增宽、杯口样改变，并有不规则、边缘磨损、毛刷征。骨骺板明显增宽。骨骺边缘模糊和骨质密度相对减低，并有病理性骨折。

（3）胸部异常有鸡胸，肋骨前端与肋软骨交界处膨大，呈佝偻病性串珠肋。恢复期可见钙化带致密增厚，边缘清楚规则，骨骺骨化中心相继出现。

2. CT 表现　与 X 线表现类似。

【诊断与鉴别诊断】

本病影像表现典型，容易诊断。

维生素 C 缺乏症

病案 11-7-3

患者，男，1 岁 7 个月，因反复皮下瘀斑和紫癜 1 年余，面黄 2 周来诊。查体：患儿神清，精神欠佳，营养发育较差，呼吸平稳，平卧时两下肢平放如蛙状。两下肢正位片示两侧股骨及胫骨骨质正常，未见疏松改变，两侧股骨下端及胫骨上端骨骺密度低呈磨砂玻璃样改变，可见环行征。干骺端显示坏血病白线，干骺端角征显示，余未见异常（图 11-7-3）。

问题：

1. 该患者诊断为何病？

2. 诊断该病要注意哪些因素？

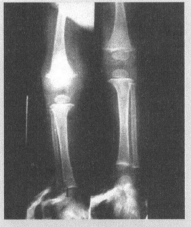

图 11-7-3

病案 11-7-3 分析讨论

维生素 C 缺乏症（vitamin C deficiency）又称坏血病（scurvy），是由于缺乏维生素 C 所导致的一种以骨骼变化和毛细血管通透性增加为特征的全身性疾病。人体不能合成维生素 C，需从饮食中摄取。

本病的病理改变是维生素 C 缺乏时，毛细血管壁渗透性增加而易于出血，同时使成骨细胞活动受到抑制，骨与软骨基质形成发生障碍，软骨板预备钙化带破骨性吸收减少，使软骨转变成骨的过程停滞。

本病常见于 6～9 月龄婴儿，早期有烦躁、乏力、食欲减退、体重不增等症状，以后表现为低热，贫血，两下肢（尤其小腿）肿疼，但不红，两腿如蛙形屈曲、拒触。临床上应与脊髓灰质炎、骨髓炎、婴儿骨质增生症等鉴别。有似肋骨串珠，但在突起部位的内侧可触到凹陷，如"C"形，称坏血病串珠，应与佝偻病区别。但当坏血病合并佝偻病时，串珠内侧的凹陷不明显，有出血者应与出血性疾病鉴别，本病可合并营养不良、感染、佝偻病等。

【影像学表现】

1. X 线表现

（1）长骨干骺端临时钙化带变密、增厚，普遍性骨质稀疏，并可引起骨折及骨骺分离、移位。增生的骨骺盘向两旁突出，形成骨刺，称为侧刺，为本病的特殊表现，具有诊断意义。

（2）骨骺中的骨化中心密度降低，呈毛玻璃样，骨小梁结构消失，周围呈细环状致密影，即本病典型的温伯格（wimberger）环。

（3）长骨骨骺区骨膜下出血，可使骨皮质与骨膜分离，干骺端可有血肿形成。小儿肋骨前端增宽，顶端圆突如压舌板状。

2. CT 表现　一般不用于本病诊断。

【诊断与鉴别诊断】

本病影像表现典型，容易诊断。

六、股骨头骨骺缺血坏死影像诊断

病案 11-7-4

患者，男，9 岁 1 个月，因左髋部疼痛、左下肢跛行，于 10 个月前至当地医院就诊，予止痛对症治疗后，疼痛缓解，但仍有左下肢跛行。遂就诊，行髋关节 X 线平片检查提示左侧股骨头骨骺缺血坏死。遂予左髋人字石膏外固定 2 个月、支具固定左髋关节 6 个月，于 9 月 5 日以"左侧股骨头骨骺缺血坏死"收住创伤骨科手外科。查体：生命体征平稳，左下肢轻度萎缩，较右下肢短缩 1cm，左髋部无红肿，轻度压痛、叩击痛，"4"字征阳性，髋关节外展、外旋活动受限，各趾血运、感觉、活动正常（X 线检查，图 11-7-4）。

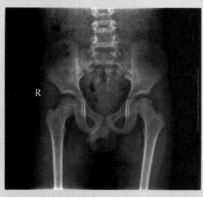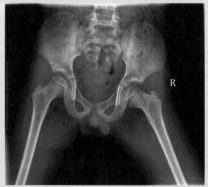

图 11-7-4

问题：

1. X 线异常表现有哪些？

2. 该患者诊断为何病？

3. 该病有哪些诊断要点？

病案 11-7-4 分析讨论

　　股骨头骨骺缺血坏死好发于 3～14 岁的男童，尤以 5～9 岁多见，多为单侧受累。主要症状和体征为：髋部疼痛及压痛，患肢活动受限、跛行、短缩及"4"字征阳性。通常认为与股骨头骨骺血供障碍有关，婴儿出生后，股骨头二次骨化中心尚未出现，三组血管营养股骨头（包括股圆韧带血管），各支间没有吻合；4 个月至 3 岁时，二次骨化中心出现，骺板逐渐形成，股圆韧带血管逐渐退缩，只留有上、下干骺血管；4～7 岁时，骨化中心和骺板已形成，干骺血供开始减少，主要依靠骺外侧动脉（上干骺动脉的终端分支）供应头部血运，股圆韧带血管仍未参与供血，故此年龄组最易发生 Perthes 病；8～9 岁时，股圆韧带内又有新的血管形成，并有增粗（骺内侧动脉）、与上干骺动脉（骺外侧动脉）吻合，扩大了供血区，但下干骺血管只供股骨颈干骺端的血运；10～13 岁时，上述各血管之间有 80% 互相吻合；14～17 岁时，骨骺逐渐发育成熟，骺生长板逐渐闭合，下干骺血管变得十分丰富，干骺动脉与骺外侧动脉、股圆韧带吻合。

【影像学表现】

　　1. X 线表现　根据患儿影像学表现，大致分为以下三期：

　　（1）早期：髋关节、股骨头骨骺骨化中心变小，密度均匀增高。股骨头骨骺前上部因承重而形态变扁，并出现透光线和轻度节裂，即股骨头骨骺边缘部的新月形透光影。同时伴有干骺部粗短、骨质疏松、骺线不规则轻度增宽等干骺端的影像学形态改变。

　　（2）进展期：骨骺病灶的坏死与再生修复可同时进行，但以再生修复为主。坏死骨骺表现为不均匀密度增高灶，形态较早期更为扁平。坏死骨骺发生节裂程度加重，并形成数个骨碎块，节裂的骨骺内出现多发大小不等的囊状透光影，周围通常伴硬化边，骺线呈不规则的增宽、增厚，干骺部粗短、局限性骨质疏松和囊变则较早期更为明显、进展。

　　（3）晚期：若治疗及时、得当，病灶逐渐吸收，其股骨头骨骺形态、密度及结构亦均可逐渐恢复至正常水平。若延误治疗，患者常遗留患肢骨骼畸形，即股骨头扁平或节裂畸形、股骨颈粗短、大粗隆位置升高，髋内畸形、髋关节半脱位，从而引发继发性退行性关节病。

　　2. CT 表现　与 X 线表现类似。

【诊断与鉴别诊断】

　　本病主要与暂时性滑膜炎、髋关节结核相鉴别。暂时性滑膜炎多见于 3～9 岁的儿童，近期有病毒感染史，其 X 线平片、CT 均显示关节间隙增宽，但关节面无异常征象。髋关节结核的 X 线平片显示髋关节间隙变窄，CT 可示砂粒状死骨、部分骨质破坏呈虫蚀状改变，周围软组织肿胀，与结核相关的生化检查指标升高：PPD 及 OT 试验阳性，结核活动期可有血沉升高。

七、朗格汉斯细胞组织细胞增生症影像诊断

　　朗格汉斯细胞组织细胞增生症（Langerhans cell histiocytosis，LCH）是以大量朗格汉斯细胞增生、浸润和肉芽肿形成，导致器官功能障碍为特征的一组肿瘤性疾病，较多发生在 5 岁以下儿童。过去因其临床表现、范围和预后不同分为勒-雪氏病（Letterer-Siwe disease）、韩-薛-柯氏病（Hand-Schuller-Christian disease）、嗜酸性肉芽肿（eosinophilic granuloma）三种。事实上，不同疾病体之间的边界并不严格，尽管疾病呈现异质，但将 LCH 视为具有各种扩展和疾病的单独的疾病。目前的分类根据疾病涉及的范围分为单一系统疾病（single system disease，SS-LCH）和多系统疾病（multisystem disease，MS-LCH）。在 SS-LCH 中，只涉及一个器官或系统，如骨骼（或作为一个单个骨骼或多个骨骼）、皮肤、淋巴结（非另一病灶的引流淋巴结）、肺部、下丘脑-垂体/中枢神经系统，或其他如甲状腺或胸腺。在 MS-LCH 中，两个或更多器官或系统涉及或不涉及风险器官（累及肺、肝、脾及骨髓为高风险）。

单一系统疾病

病案 11-7-5

　　患者，男，3 岁，因"发现头部肿物 2 月余"入院，患儿母亲代诉于 2 月上旬无意中发现患儿右额部肿物，约 4cm×4cm 大小，质地中等，与周围组织分界清，活动度差，轻压痛，无红肿、发热、破溃等，患儿无头晕、头痛，无恶心、呕吐等（X线检查，图 11-7-5）。

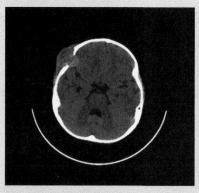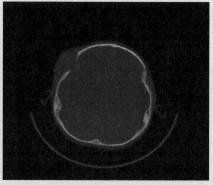

图 11-7-5

问题：

　　1. CT 异常表现有哪些？

　　2. 该患者诊断为何病？

　　3. 该病有哪些诊断要点？

病案 11-7-5 分析讨论

　　朗格汉斯细胞在各组织器官中均有作用，常受影响的是骨骼（80%），皮肤（33%）和垂体（25%）。其他常涉及的器官和系统是造血系统、肝脏、脾脏和肺部（分别 15%），淋巴结（5%～10%）和中枢神经系统（不包括垂体）（2%～4%）。可为单一系统疾病或多系统疾病。

　　1. 生长部位的压迫、占位、侵犯表现　颅脑、脊柱等。可侵犯垂体灰结节和下丘脑而引起症状，包括中枢性尿崩、生长迟缓（身高、体重低于正常同龄儿第 3 百分位）、抽搐、智力倒退，表现可以是 LCH 的首发症状，也可发生于化疗中或停药后数年。眶内组织受累导致突眼，皮肤、黏膜和内脏也可受累。

　　2. 全身症状　不明原因的发热、低热、食欲不振。

　　3. 实验室检查　嗜酸性粒细胞升高，血沉、CRP 中度加速。

　　本病涉及进程缓慢的单系统，多病灶的疾病，预后要比单个病灶差。病灶可治疗后修复，也可自愈。

　　病灶起自骨髓腔，逐渐蔓延生长并压迫骨质，还可以侵犯软组织形成肿块。光镜下呈肉芽组织样和肉芽肿炎性背景，朗格汉斯细胞弥漫排列在内，呈网状、串簇状或者片状。中晚期炎性背景组织减少甚至纤维化。免疫组化显示 CD1a 和（或）CD207（Langerin）阳性有助于确诊 LCH。

【影像学表现】

　　1. X线表现　骨骼中，颅脑最多，其次是股骨，而后是脊柱、肋骨、骨盆，肩胛骨、胫骨和下颌骨等相对少。不同的部位有不同的特殊表现，总体上呈溶骨性破坏。早期不破坏骨质，晚期骨质破坏区周围出现硬化边。修复期病灶内可出现小片致密骨，然后可逐渐消失，部分病例也可反复出现新病灶。

　　（1）颅骨：起源于板障，逐渐累及内外板。单发或多发，呈圆形或卵圆形破坏，也可多病灶融合。内可见纽扣样死骨。病灶边缘锐利如穿凿状或斜坡状，周围可有轻度硬化边。可跨颅缝形成软组织肿块。

（2）长骨：多见于长骨干骺端和骨干。病灶由骨腔膨胀性生长，局部骨皮质变薄，轻度硬化。可见层状骨膜，大多超越骨破坏的范围。

（3）骨盆：病灶多于髂骨髋臼上方，骨质破坏呈不规则的单房或多房状的囊状破坏。可穿破骨质引起骨膜反应及软组织肿胀。

（4）脊柱：单个或多个椎体受累及，椎弓根、椎板、关节突都可受累，连续或跳跃。椎体呈楔形，或平板状，相邻椎体多正常或稍宽。修复期密度增高。

（5）眶骨：病灶位于眼眶外或眶上，眶骨破坏并眼眶扩大。

2. CT 表现

（1）平扫：骨质破坏，局部软组织代替，边界清晰。

（2）增强扫描：可见强化。

【诊断与鉴别诊断】

1. 单个转移灶 颅骨的单个转移灶可出现骨缺损，骨破坏边缘不规则、模糊，边缘无硬化等，再者患者一般年龄较大，有原发肿瘤病史有助于鉴别。

2. 表皮样囊肿 呈圆形、卵圆形或波浪状轮廓，边缘清楚，其周围亦可见硬化。但表面囊肿膨胀明显，可见板障增宽，内外板变薄。而颅骨嗜酸性肉芽肿是板障和内外板同时破坏，颅骨膨胀不明显。

3. 颅骨血管瘤 颅骨局部呈圆形边缘整齐的透光区，周围颅骨有时可见细小硬化圈。不同的是，透光区可见自中央向四周放射的骨间隔，类似日光放射。切线位上观察，阴影内骨间隔方向与颅骨表面垂直，可与本病鉴别。

多系统疾病

病案 11-7-6

患儿，女，4 个月，因"全身丘疹、丘脓疱疹 2 个月，发热 3 天"入院。患儿父母代诉患儿 2 个月前无明显诱因下头部出现丘疹，皮肤病理提示朗格汉斯细胞组织细胞增生症，免疫组化：CD1a（+），S-100（+），LCA（+）（X 线检查，图 11-7-6）。

问题：

1. 患者病史有何特点？

2. 患者 X 线检查的主要影像表现是什么？

3. 综合上述病史，应考虑何种疾病？如何确诊？

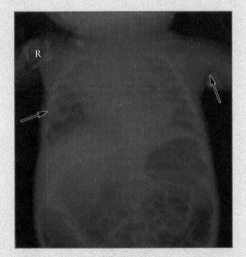

图 11-7-6

病案 11-7-6 分析讨论

多系统疾病（multisystem disease，MS-LCH）多数发病年龄在 3 岁以下（平均 2 岁左右），最严重，当影响到高风险的器官（肝、脾、肺和骨髓）时预后最差。皮肤症状可呈囊泡状、大泡样、皮炎（多见头皮或腋窝）或紫癜性皮疹，有的呈自愈性，但多数进展为多器官损害。作为 LCH 细胞直接浸润的次要现象，肝脾肿大和淋巴结肿大/贫血/白细胞增多。也可因脾亢引起三系减少。肺部网状内皮细胞浸润，出现咳嗽、气胸。病理全身网状内皮细胞广泛增生，可含或不含脂质。余同 SS-LCH。

【影像学表现】

　　1. X 线表现　呈多系统改变，但 X 线诊断骨骼病变较好。

　　骨骼：常见于颅骨、躯干骨和长管骨。多发大小不等，圆形或卵圆形缺损，广泛弥漫虫噬样破坏。

　　（1）骨盆：孤立或大小不等的溶骨性破坏，融合。

　　（2）脊椎：压缩性骨折。

　　（3）长骨：镂空，但骨膜反应轻微。

　　（4）肺部：间质性病变，可呈囊状变或斑点状变。

　　2. CT 表现　多系统损害，可更好地观察肺部、腹部、神经系统病变。

【诊断与鉴别诊断】

　　1. 白血病　可多发骨破坏，但少见全骨镂空性破坏。

　　2. 转移瘤　患者一般年龄较大，有原发恶性肿瘤病史，骨缺损边缘不规则、模糊、边缘无硬化等，有助于鉴别。